よくわかる
アルツハイマー病
―実際にかかわる人のために―

編集：**中野　今治** 自治医科大学教授
　　　水澤　英洋 東京医科歯科大学教授

永井書店

●執筆者一覧

●編集
中野　今治（自治医科大学神経内科 教授）
水澤　英洋（東京医科歯科大学神経内科 教授）

●執筆者（執筆順）
平井　俊策（群馬大学 名誉教授）
藤本　健一（自治医科大学神経内科 助教授）
数井　裕光（大阪大学大学院医学系研究科未来医療開発専攻ポストゲノム疾患解析学講座・プロセシング異常疾患分野）
武田　雅俊（大阪大学大学院医学系研究科未来医療開発専攻ポストゲノム疾患解析学講座・プロセシング異常疾患分野 教授）
三好　功峰（仁明会精神衛生研究所 所長）（兵庫県西宮市）
植木　昭紀（兵庫医科大学精神医学 助教授）
柄澤　昭秀（聖徳大学臨床心理学研究科 教授）
葛原　茂樹（三重大学医学部神経内科学 教授）
丹治　治子（東北大学医学部附属病院老年呼吸器内科）
荒井　啓行（東北大学医学部附属病院先進漢方治療医学 教授）
小阪　憲司（福祉村病院 病院長）（愛知県豊橋市）
緑川　晶（昭和大学医学部神経内科）
河村　満（昭和大学医学部神経内科 教授）
森　悦朗（東北大学大学院医学系研究科高次機能障害学分野 教授）
兵頭　隆幸（愛媛大学医学部神経精神医学）
池田　学（愛媛大学医学部神経精神医学 助教授）
田邊　敬貴（愛媛大学医学部神経精神医学 教授）
東海林幹夫（岡山大学医学部神経内科 助教授）
柳下　章（東京都立神経病院神経放射線科 医長）
松田　博史（国立精神・神経センター武蔵病院 放射線診療部長）
穂積　昭則（獨協医科大学神経内科）
平田　幸一（獨協医科大学神経内科 教授）
柳澤　勝彦（国立長寿医療センター研究所アルツハイマー病研究部 部長）
池田　研二（東京都精神医学総合研究所老年期精神疾患研究部門 参事研究員）
田平　武（国立長寿医療センター研究所 所長）
植木　彰（自治医科大学附属大宮医療センター神経内科 教授）

朝田　　　隆（筑波大学臨床医学系精神医学 教授）
川原　　正博（九州保健福祉大学薬学部 教授）
黒田洋一郎（東京都神経科学総合研究所・科学技術振興機構CREST 内分泌かく乱物質 研究代表者）
中島　　健二（カナダウエスタン・オンタリオ大学 客員教授・京都府立医科大学 名誉教授）
品川俊一郎（東京慈恵会医科大学精神医学講座）
繁田　　雅弘（東京都立保健科学大学作業療法学科 教授）
高松　　淳一（国立病院機構菊池病院 院長）
長屋　　政博（国立長寿医療センター→病院機能回復診療部骨・関節訓練科 医長）
中村　　重信（京都臨床治験センター 所長）（京都市）
藤本　　直規（藤本クリニック 理事長）（滋賀県守山市）
永田久美子（浴風会高齢者痴呆介護研究・研修東京センター 主任研究主幹）（東京都杉並区）
西村　　秋生（名古屋大学医学部医学系研究科健康社会医学専攻社会生命科学講座ヤング・リーダーズ・プログラム
　　　　　　　助教授）
今井　　幸充（日本社会事業大学大学院社会福祉学研究科 教授）
宮崎　　昭夫（福岡県立大学人間社会学部 教授）
荻原　　朋美（信州大学医学部精神医学）
髙橋　　　徹（信州大学医学部精神医学）
天野　　直二（信州大学医学部精神医学 教授）
土田　　昌一（鶴巻温泉病院 病院長）（神奈川県秦野市）
西村　　知樹（鶴巻温泉病院 研修医教育部長）（神奈川県秦野市）
小松﨑八寿子（初石病院神経内科）（千葉県柏市）
三宅　　貴夫（京都保健会盛林診療所 所長）（京都市）

preface of Alzheimer's desease's textbook

序　文

　我々はどのような境遇であれ、あるいはどのように努力しようとアルツハイマー病のリスクから逃れることはできない。自分だけは罹らないと信じている人がいるかも知れないが、それは正しくない。知的職業人であろうとなかろうと、富者であろうと貧者であろうと、アルミの弁当箱で日の丸弁当を食した者であろうと学校給食で育った者であろうと、一切かかわりなくこの病気は襲ってくる。レーガン元米大統領が本症であることを宣言したことは我々の記憶に新しい。アルツハイマー病の危険因子と考えられている要素は数多いが、実証されたものはほとんどなく、唯一確実な危険因子は加齢であり、これを逃れ得る者はいない。

　日本は歴史上例のない高齢化社会を迎えている。平成15年版厚生白書によると、高齢者(65歳以上)は、戦後間もない1950年(昭和25年)には416万人(全人口の4.9％)に過ぎなかったが、1970年(昭和45年)の739万人(7.1％)を経て2002年(平成14年)には2,400万人弱(18.5％)に達した。しかも将来、2020年(平成32年)には、3,334万人(26.9％)と、4人に1人は高齢者になると推測されている。

　日本の高齢化は多くの点で未曾有である。平均寿命然り、高齢者率然り、そして高齢化のスピード然りである。加齢がアルツハイマー病の危険因子であれば、高齢化とともにアルツハイマー病も増加するのは当然の理である。高齢者の2～3％はアルツハイマー病になるといわれており、その患者数は2000年で45～55万人となり、既に宇都宮市の全人口44万人を超えている。2020年には倍近い70～80万人にのぼり、さらに増加するものと推測されている。

　我々は、好むと好まざるとにかかわらずこの現実に直面しなければならない。患者診療と介護の点では、医療関係者と患者・家族が重要な役割を果たすことはいうまでもない。しかし、彼らのみで対処できる問題ではない。患者に翻弄される家族の難儀は、既に昭和47年に出版された「恍惚の人」(有吉佐和子著)に実にリアルに描かれている。アルツハイマー病対策は医療関係者や患者・家族のみでなく、行政関係者や法律家も巻き込んだ全社会的な取り組みを必要とする。

　本書は、アルツハイマー病の実地診療に携わるすべての人を視野に入れて編まれた。検査所見を含めてアルツハイマー病の病像を知ることは極めて重要である。原因の究明と危険因子の探究は時間はかかろうとも本症克服の要である。いまだ効果は不十分であるものの治療

薬も市販され、新たな薬や治療法も開発されつつある。リハビリ、社会的対応、ターミナルケアも実地診療においては他に劣るものではない。本書はこれらすべてを網羅し、それぞれの章はその分野で実際に活躍されている方々に御多忙の中執筆して頂いた。ここに謝意を表する次第である。

　本書はアルツハイマー病にかかわる人々の補助となるものと信じるところであり、世に出すことを誇りとするものである。

　最後に、本書出版にあたり終始御尽力頂いた編集長の高山静氏ならびに制作にあたり御努力頂いた松村さくら氏に深く感謝する次第である。

　平成16年4月吉日

編者　中野　今治
　　　水澤　英洋

目 次

CHAPTER 1 アルツハイマー病の臨床

1 アルツハイマー病とは ————平井俊策 3
1・アルツハイマー病発見の経緯 …………………………………………3
2・AD の臨床的特徴 …………………………………………………5
3・AD の成因はどこまでわかったか ……………………………………6
4・AD の検査・予防・ケア・治療 ………………………………………8

2 どのようなときにアルツハイマー病を疑うか ————藤本健一 10
1・病歴情報を集める …………………………………………………10
2・しばしば経験される症状 …………………………………………11
3・痴呆と老人性健忘 …………………………………………………12
4・痴呆と間違われやすい病態 …………………………………………13
5・アルツハイマー型痴呆を疑うとき …………………………………15

3 アルツハイマー病の症候 ————数井裕光、武田雅俊 17
1・認知機能障害 ………………………………………………………17
2・精神症状 ……………………………………………………………26
3・神経症状 ……………………………………………………………29
4・日常生活動作の障害 ………………………………………………29
5・アルツハイマー病の症状と遺伝子 …………………………………31

4 アルツハイマー病の自然経過—病期と症候 ————三好功峰、植木昭紀 33
1・病期と臨床症状 ……………………………………………………33
2・評価尺度による重症度の判定 ……………………………………37
3・全経過 ………………………………………………………………38
4・まとめ ………………………………………………………………39

5 疫学 ————柄澤昭秀 41
1・痴呆の疫学研究の歩み ……………………………………………41
2・痴呆の地域調査における問題点 …………………………………43
3・老年期の痴呆および AD の有病率 …………………………………43
4・痴呆と晩発性 AD の発生率 …………………………………………47
5・初老期痴呆および早発性 AD の有病率と発生率 …………………49
6・AD の危険因子について ……………………………………………50

CHAPTER 2 アルツハイマー病の診断と鑑別診断

1 アルツハイマー病の診断：概観 ……………………………………葛原茂樹 57
1・痴呆の概念(ICD-10) ……………………………………………………57
2・認知機能障害が痴呆であるかどうかの診断 ……………………………58
3・痴呆の原因疾患 …………………………………………………………61
4・アルツハイマー病の診断 ………………………………………………64

2 健忘型軽度認知機能障害とアルツハイマー病の早期診断
……………………………………………………………………丹治治子、荒井啓行 67
1・正常加齢と痴呆の間 ……………………………………………………67
2・amnestic MCI の概念 ……………………………………………………68
3・amnestic MCI の biomarker 研究 ………………………………………69
4・今後の展望 ………………………………………………………………70

3 アルツハイマー病の診断基準 ………………………………………小阪憲司 72
1・DSM-IVの臨床診断基準 …………………………………………………72
2・ICD-10 の臨床診断基準 …………………………………………………73
3・NINCDS-ADRDA の臨床診断基準 ………………………………………74
4・アルツハイマー病の積極的診断基準の必要性 …………………………75

4 アルツハイマー病における心理検査・評価スケール
………………………………………………………………………緑川 晶、河村 満 78
1・行動評価法 ………………………………………………………………78
2・心理検査法 ………………………………………………………………79

5 アルツハイマー病と血管性痴呆の鑑別 ……………………………森 悦朗 91
1・血管性痴呆の臨床診断基準 ……………………………………………92
2・血管性痴呆の基本的なタイプ …………………………………………95
3・アルツハイマー病との鑑別 ……………………………………………99
4・アルツハイマー病と皮質下虚血型血管性痴呆との関係 ……………100

6 アルツハイマー病とほかの変性性痴呆性疾患の鑑別
………………………………………………………………兵頭隆幸、池田 学、田邊敬貴 106
1・前頭側頭葉変性症(fronto-temporal lobar degeneration；FTLD) ……106
2・皮質基底核変性症(corticobasal degeneration；CBD) ………………112
3・進行性核上性麻痺(progressive supranuclear palsy；PSP)(Steele-Richardson-Olszewski 症候群) ……………………………………………………114
4・レビー小体型痴呆(dementia with Lewy bodies；DLB) ……………115
5・うつ病 ……………………………………………………………………118

CHAPTER 3 アルツハイマー病の検査

1 アルツハイマー病の生化学的検査 ————東海林幹夫 123
1・診断マーカーの必要性 …………………………………………………123
2・一般的検査 ………………………………………………………………125
3・より詳細な検査 …………………………………………………………125

2 アルツハイマー病のMRI ————柳下 章 133
1・アルツハイマー病(Alzheimer's disease；AD) ……………………133
2・非アルツハイマー型の変性性痴呆 ……………………………………135
3・痴呆をきたすその他の主な疾患 ………………………………………140
4・痴呆を呈することがある疾患 …………………………………………143

3 アルツハイマー病の機能画像 ————松田博史 145
1・SPECT、PET検査とは …………………………………………………145
2・画像統計解析法の進歩とアルツハイマー病への応用 ………………146
3・PET/SPECTによるアルツハイマー病の早期診断 …………………150
4・アルツハイマー病とほかの痴呆との鑑別診断 ………………………154
5・アポリポ蛋白EとPET/SPECT所見の関連 …………………………156
6・PET/SPECTでの治療効果の判定 ……………………………………156
7・今後の方向性 ……………………………………………………………158

4 電気生理学検査―脳波(EEG)を中心に ————穂積昭則、平田幸一 160
1・正常脳波について ………………………………………………………161
2・老年者の脳波 ……………………………………………………………162
3・アルツハイマー病の脳波 ………………………………………………162
4・事象関連電位：特にP300について …………………………………165

CHAPTER 4 アルツハイマー病の病態と病理

1 アルツハイマー病の病態機序 ————柳澤勝彦 169
1・アルツハイマー病の病態生理 …………………………………………169
2・アルツハイマー病の危険因子 …………………………………………175

2 アルツハイマー型痴呆の病理 ————池田研二 178
1・アルツハイマー型痴呆を構成する病理所見 …………………………178
2・病理所見の意味するもの ………………………………………………183
3・アルツハイマー型痴呆病理の多様性 …………………………………185
4・アルツハイマー型痴呆の病理学的診断基準 …………………………189

CHAPTER 5 アルツハイマー病の危険因子──アルツハイマー病は予防できるか

1 アルツハイマー病と遺伝子 ────田平 武　195
1・遺伝因子関与の根拠 ……………………………………………195
2・ADのタイプ別頻度 ……………………………………………196
3・FADおよび関連疾患の原因遺伝子 …………………………196
4・危険因子としての遺伝子 ………………………………………197
5・apoEとAD ………………………………………………………198
6・APP遺伝子変異とAD発症機序 ………………………………199
7・PS遺伝子変異とAD発症機序 …………………………………200

2 アルツハイマー病と食事 ────植木 彰　203
1・アルツハイマー病の栄養学的問題点 …………………………203
2・抗酸化物とアルツハイマー病 …………………………………204
3・魚油とアルツハイマー病 ………………………………………206
4・高ホモシステイン血症とアルツハイマー病 …………………208
5・アルツハイマー病と糖尿病、インスリン抵抗性、血管因子 …208
6・日本人での栄養調査 ……………………………………………210

3 アルツハイマー病と環境・生活要因 ────朝田 隆　215
1・消炎鎮痛薬など薬物 ……………………………………………215
2・コレステロールとスタチン ……………………………………216
3・エストロゲン ……………………………………………………218
4・飲酒・喫煙 ………………………………………………………219
5・その他の要因 ……………………………………………………220

4 アルツハイマー病とアルミニウム ────川原正博、黒田洋一郎　223
1・アルミニウムの神経系に対する作用 …………………………223
2・アルミニウムとアルツハイマー病との関連 …………………225
3・アルミニウムの体内動態 ………………………………………231

5 アルツハイマー病と脳血管障害 ────中島健二　236
1・アルツハイマー病と血管性因子 ………………………………236
2・アルツハイマー病と血圧の関係 ………………………………237
3・高血圧と脳病理変化 ……………………………………………238
4・アルツハイマー病と糖尿病の関係 ……………………………239
5・アルツハイマー病と脳梗塞 ……………………………………240
6・動脈硬化とアルツハイマー病 …………………………………241

CHAPTER 6 アルツハイマー病の治療

1 アルツハイマー病の治療―中核症状に対して ――品川俊一郎、繁田雅弘　245
- 1・中核症状とは……245
- 2・アセチルコリンエステラーゼ阻害薬……246
- 3・治療の実際……248
- 4・その他の薬剤……255
- 5・薬剤の投与意義……256
- 6・まとめ……257

2 アルツハイマー病の治療―周辺症状に対して ――高松淳一　258
- 1・周辺症状の視点……258
- 2・周辺症状の疫学……259
- 3・周辺症状の評価……260
- 4・周辺症状の治療……261
- 5・自験例の提示……262

3 痴呆疾患におけるリハビリテーション ――長屋政博　271
- 痴呆疾患のリハビリテーション……272

4 アルツハイマー病の新しい治療法 ――中村重信　281
- 1・アセチルコリンエステラーゼ阻害薬によるアルツハイマー病治療の発展……281
- 2・ニコチン受容体を介するアルツハイマー病の治療……284
- 3・ムスカリン受容体を介するアルツハイマー病の治療……285
- 4・アセチルコリン以外の神経伝達物質を介するアルツハイマー病の治療……286
- 5・Aβを介するアルツハイマー病の治療……287
- 6・その他のアルツハイマー病の治療……289

CHAPTER 7 アルツハイマー病のケアと社会的対応

1 アルツハイマー病診療の現場から―医師の視点から ――藤本直規　293
- 1・痴呆患者に対して医療は何ができるか？……293
- 2・かかりつけ医の役割……294
- 3・物忘れ外来の役割……298
- 4・痴呆患者の入院診療について……303
- 5・痴呆患者の在宅医療における課題……304

2 アルツハイマー病の人のケア ――永田久美子　307
- 1・病みつつ生きていく本人を支える「新しいケア」……307

2・利用者本位：暮らしの中で本人が体験していること、求めていること ……………311
　　3・アルツハイマー病の人の特徴からみたケアの原則と技術 ……………313

3 介護保険における痴呆 ──西村秋生　319
　　1・社会資源活用の重要性 ……………319
　　2・介護保険における痴呆の現状 ……………319
　　3・介護保険の仕組み ……………319
　　4・保険給付のプロセス ……………322
　　5・指摘されている問題点 ……………324
　　6・痴呆に対する介護サービスの現状と今後 ……………325
　　7・サービス提供の課題 ……………326
　　8・介護保険の活用 ……………327

4 アルツハイマー病における家族の役割 ──今井幸充　328
　　1・家族介護者の実態 ……………328
　　2・家族の世話とは ……………330
　　3・家族介護者の役割 ……………332
　　4・専門家の役割 ……………335

5 アルツハイマー病と法律相談 ──宮崎昭夫　338
　　1・相談の多様さ ……………338
　　2・相談機関 ……………341

6 アルツハイマー病の告知をどうするか ──荻原朋美、髙橋　徹、天野直二　345
　　1・インフォームド・コンセントについて ……………345
　　2・病名告知に対する意識 ……………346
　　3・告知は是か非か ……………348
　　4・何をどのように告知するか ……………349

7 アルツハイマー病患者のターミナルケア① ──土田昌一、西村知樹　352
　　1・アルツハイマー病の病期 ……………352
　　2・栄養と水分補給 ……………353
　　3・アルツハイマー病終末期の諸問題に対するマネジメント ……………355

●アルツハイマー病患者のターミナルケア② ──小松﨑八寿子　359
　　1・患者のケア上の問題 ……………359
　　2・患者の家族の、こころの問題 ……………366
　　3・倫理的問題 ……………367

8 アルツハイマー病と社会支援 ──三宅貴夫　369
　　1・社会支援の実態と課題 ……………369
　　2・これからの課題 ……………375

ALZHEIMER'S DISEASE
CHAPTER

1

アルツハイマー病の臨床

1 アルツハイマー病とは

はじめに 本書はアルツハイマー病(Alzheimer's disease；AD)のすべてをわかりやすく解説するのが目的であるが、ここでは「アルツハイマー病とは」というテーマのもとに、次の各論で述べられる詳しい記載の序論として、ADの全体像について概説してみたい。本稿のテーマはADの臨床となっているが、臨床の理解に必要な基礎的知識についても適宜できるだけやさしく説明していきたい。

1・アルツハイマー病発見の経緯

この病気を最初に報告したのはドイツの精神科医で神経病理学者であったアルツハイマーである。彼は健忘と見当識障害を初発症状とし、やがて抑うつ・幻覚を示し4年半の経過で著しい痴呆を呈して死亡した51歳女性例において、特異な神経病理学的変化を見い出し、従来報告のない独特な痴呆性疾患であるとして“Über eine eigenartige Erkrankung der Hirnrinde”という演題で1906年に南西ドイツ精神医学会において報告した(図1)。この例の神経病理学的な特徴の1つは、大脳皮質の細胞間質に銀染色で染まる多数の斑状構造物(老人斑、senile plaque；SP)がみられること、第二には神経細胞内に銀染色で染まる線維状の構造物(神経原線維変化、neurofibril-

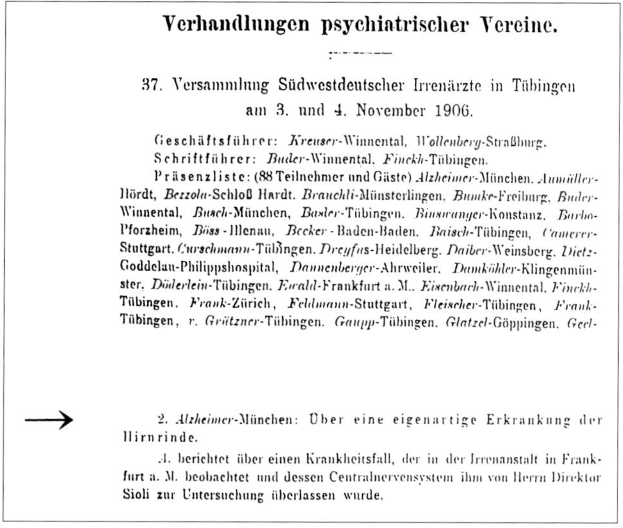

Verhandlungen psychiatrischer Vereine.

37. Versammlung Südwestdeutscher Irrenärzte in Tübingen am 3. und 4. November 1906.

Geschäftsführer: *Kreuser*-Winnental, *Wollenberg*-Straßburg.

Schriftführer: *Buder*-Winnental. *Finckh*-Tübingen.

Präsenzliste: (88 Teilnehmer und Gäste) *Alzheimer*-München. *Aumüller*-Hördt, *Bezzola*-Schloß Hardt. *Brauchli*-Münsterlingen. *Bumke*-Freiburg. *Buder*-Winnental, *Busch*-München, *Basler*-Tübingen. *Binswanger*-Konstanz. *Barbo*-Pforzheim, *Böss*-Illenau, *Becker*-Baden-Baden. *Baisch*-Tübingen, *Camerer*-Stuttgart. *Curschmann*-Tübingen. *Dreyfus*-Heidelberg. *Daiber*-Weinsberg. *Dietz*-Goddelau-Philippshospital, *Dannenberger*-Ahrweiler. *Damköhler*-Klingenmünster. *Döderlein*-Tübingen. *Ewald*-Frankfurt a. M.. *Eisenbach*-Winnental. *Finckh*-Tübingen. *Frank*-Zürich, *Feldmann*-Stuttgart, *Fleischer*-Tübingen, *Frank*-Tübingen, *v. Grützner*-Tübingen. *Gaupp*-Tübingen. *Glatzel*-Göppingen. *Geel*-

→ 2. *Alzheimer*-München: Über eine eigenartige Erkrankung der Hirnrinde.

A. berichtet über einen Krankheitsfall, der in der Irrenanstalt in Frankfurt a. M. beobachtet und dessen Centralnervensystem ihm von Herrn Direktor Sioli zur Untersuchung überlassen wurde.

図 1. アルツハイマー病が最初に報告された南西ドイツ精神医学会の抄録の最初のページとアルツハイマー病の発表抄録の冒頭部(→)

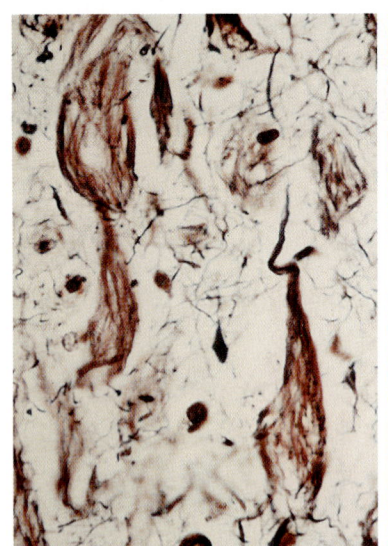
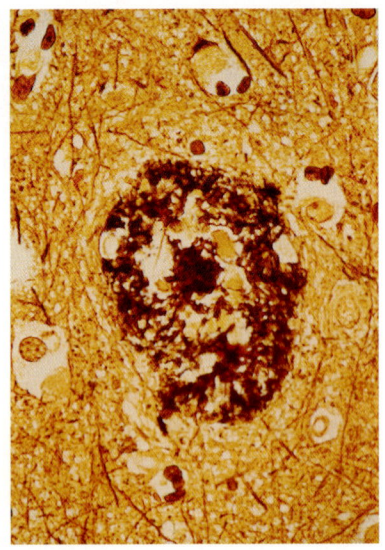

図 2. 右：アルツハイマー病を特徴づける老人斑（ビルショウスキー・平野変法染色）、左：神経原線維変化（ボディアン染色）

lary tangle；NFT）が多数出現することであった。SP はアルツハイマー以前にフィッシャーによって既に報告されていた変化であったが、NFT はアルツハイマーが初めて見い出した変化である(図2)。このため彼の師のクレペリンは 1910 年にこの病気をアルツハイマー病と呼ぶことを提唱した。翌 1911 年にアルツハイマーは "Über eigenartige Krankheits-fälle des späteren Alters" という題名でこの病気を論文として発表し、これが初老期に痴呆を主症状として発症する独立した疾患単位であると主張した。彼が最初に報告したのが初老期の女性例であり、初老期の病気であることを彼が強調したこともあって、以後は 65 歳未満に発症し同様な症状と病理学的特徴を示す病気が AD と呼ばれるようになったが、間もなく同様の例が、65 歳以上でもみられることが明らかにされた。しかし以後は 65 歳未満の初老期に発症するものが AD、65 歳以後の老年期に発症するものがアルツハイマー型老年痴呆（senile dementia of the Alzheimer type；SDAT）、両者を併せたものがアルツハイマー型痴呆（dementia of the Alzheimer type；DAT）と呼ばれるようになった。この AD、SDAT、DAT という呼び方で発症年齢によって区別する習慣は比較的近年まで続き、AD は稀であるという先入観が続いた。我が国でも同様な考えが一般的であって、昭和 30 年代までは AD は一部の神経病理を専門とする精神科の学者の研究対象になっていた程度で、SDAT とは区別して考えられ、今日のように社会的に注目される病気ではなかった。しかし、年齢によってこの病気の呼び方を変えることはあまりにも人為的で本質的に両疾患は同じであるとの考えが優勢となり、両者を併せて（つまり DAT の同義語として）広く AD と呼ぶことが世界的にも一般的になった。同時に高齢化社会の到来とともにこのような広義の AD に対する関心が深まり、日本各地における疫学調査でも老年期の痴呆の 80％以上が AD と血管性痴呆で占められること、さらに 1990 年以降の調査では AD の方が血管性痴呆よりも多くなっていることが示され、社会的にも AD に対する関心が著しく高まってきたのが現状である。

表 1. アルツハイマー病の診断基準の要点と早期診断に役立つ特徴

A. アルツハイマー病の診断基準の要点

基準	理由
①痴呆が主症状である	記憶の場である海馬に病変が初発する
②徐々に初発して進行し、不可逆的な経過を示す	変性疾患である
③神経学的な局所症状(麻痺、感覚障害、運動失調症など)がない	老人斑、神経原線維変化などが運動領、感覚領、小脳などにみられない

B. アルツハイマー病の早期診断に役立つ特徴

①記憶障害の中でも遅延再生が最も早期に障害される
②見当識の中でも時間の見当識が最も早期に障害される
③平面図形の模写はできても、立体図形の模写ができなくなる
④病識が早期から失われる
⑤物盗られ妄想が早期にみられやすい

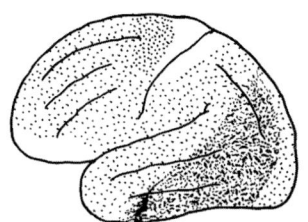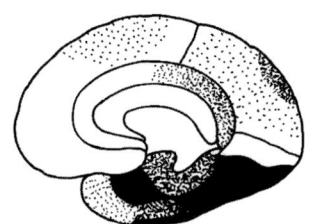

図 3. アルツハイマー病の脳皮質における病理学的変化の分布
薄い点描は軽度から中等度の障害、濃い点描は最も障害される部位。
(Brun and Gustafson, 1978 の図を改変して引用)

2・ADの臨床的特徴

　ADの診断基準としてはいろいろなものが提唱されているが、いずれにも共通している特徴は**表1-A**のようにまとめることができる。このような特徴のうち、②はADが変性疾患であることから説明ができ、③はSPやNFTの分布が**図3**のように海馬をはじめとする側頭葉内側から始まり、側頭葉の外側から頭頂葉、そして前頭葉へと拡がるが、運動領や感覚領や小脳はこの変化に侵されないことから説明することができる。

　臨床症状の出現順序も、このような分布の拡がりの時間的経過から理解することができる。すなわち「物忘れ」から初発することは、記憶に関連する海馬付近がまず侵されることから説明でき、次第に脳の高次機能障害が起こり、やがて自発性低下に至ることも説明可能である。その病期は一般に3期に分けられる(**表2**)が、もっと詳しい分類もあり、病期の境は明確なものではなく人為的である。

　早期にみられる症状で診断に役立つのは、**表1-B**に示すように、①遅延再生障害、例えば3～4個の言葉を覚えてもらってすぐにオウム返しに復唱してもらうと復唱可能であるが、数分経っ

表 2. アルツハイマー病の病期

第1期～記憶障害(初期は遅延再生障害、新しい記憶から古い記憶へと次第に障害される)
　　　見当識障害(最初は時間の見当識障害)
　　　実行機能低下、計算障害、意欲低下
第2期～失語、失行、失認
　　　徘徊、無関心、幻覚・妄想
　　　失禁、Klüver-Bucy症候群*
第3期～失外套症候群
　　　寝たきり
　　　屈曲性対麻痺

*：両側の側頭葉切除動物にみられる症候群
　1) 精神盲：危険物にも平気で近づく
　2) 口運び傾向：何でも口に持っていく
　3) 視覚刺激に対する強い反応性(hypermetamorphosis)
　4) 情動反応の変化(多くは欠如)
　5) 性行動の亢進
　6) 食事行動の変化
アルツハイマー病ではこの一部がみられやすい。

てからこれを思い出して言ってもらうと想起できなくなっていること、②いろいろな見当識のうち時間の見当識が早期に低下すること、③図形の模写をしてもらうと平面図形はできるが立体図形の模写が難しいこと、④早期に病識がなくなること、⑤物盗られ妄想が早期に出現しやすいこと、などである。次第に物忘れ、徘徊、場所・人物の見当識障害、計算障害、幻覚・妄想などが出現して進み、さらには各種の問題行動が出現し、ついにはまったく自分の名前も言えず、自分の顔も認識できなくなり、自分がどのような状況下にいるのかの認知もできずに刹那刹那を生きている状態となり、ついには寝たきりとなって合併症で死亡することが多い。ケアがよくなって以前よりは生命予後はよくなったが、明らかな痴呆が認められてから10年以内に死亡する例が多い。

3・ADの成因はどこまでわかったか

1 SPとNFTの成因からのアプローチ

　ADの成因については、いろいろな方面からのアプローチが行われてきたが、やはりこの病気を特徴づけるSPとNFTという2つの形態的な病変の生成機序からのアプローチが主流となっている。この2つの変化は痴呆のない老年者にも認められるが、ADと痴呆のない老年者とでは、その出現量の程度に著しい差がある。完成したADにおいては両変化はともに著明に出現するが、どちらの変化がより早期に出現するかを検討した結果では、SPが最初に出現し、NFTの出現はその後であり、NFTが出現する頃から神経細胞が減少していくことが明らかにされている。このためにADの成因としてSP⇒NFT⇒神経細胞減少という機序が考えられている。この機序の各ステップに抗痴呆薬開発の戦略が考えられている(図4)。SPの主要な構成成分がβアミロイドであることから、この仮説はアミロイドカスケード仮説と呼ばれている。

2 SPの構成成分のβアミロイドについて

　SPの中心にアミロイドという異常蛋白が存在することは、かなり以前から認められていたが、そのアミロイドを構成する蛋白はそれまで発見されていたどのアミロイド蛋白とも異なっていた。その主な構成成分であるアミロイドβ蛋白(Aβ)という特殊な蛋白が抽出され、これがより大きな

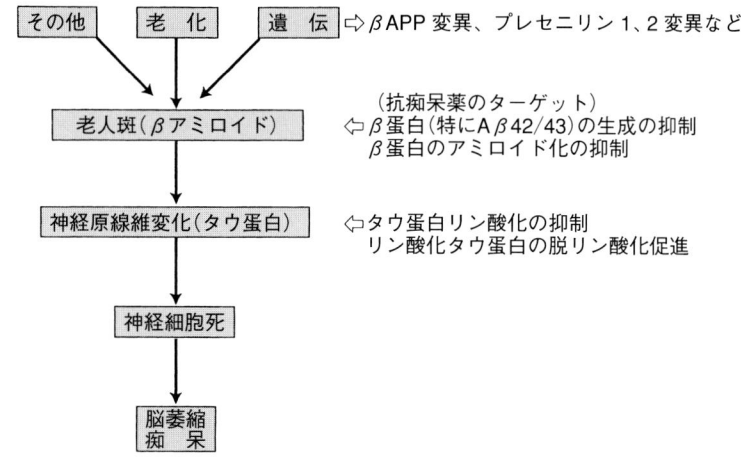

図 4. アルツハイマー病のアミロイドカスケード仮説と抗痴呆薬開発の戦略

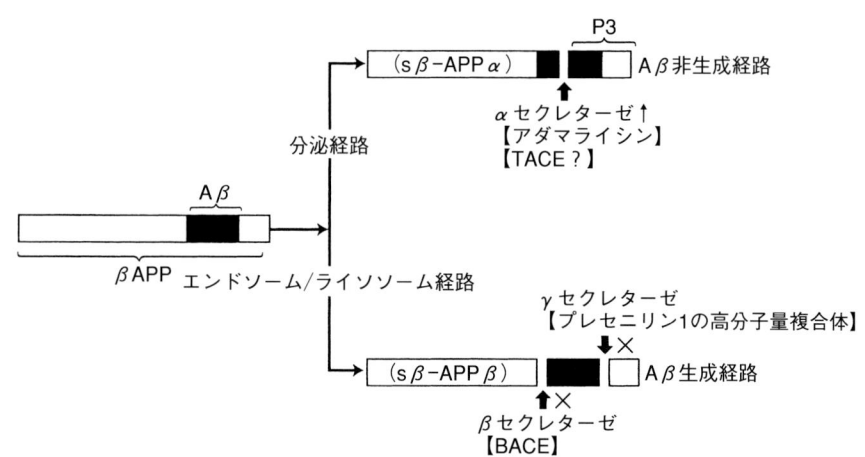

図 5. βAPP の 2 つの処理過程とこれに働く 3 つのセクレターゼならびにこれを利用した抗痴呆薬開発の戦略
【 】：各セクレターゼとして働く酵素　　↑：酵素を賦活すべきであることを示す
×：酵素を阻害すべきであることを示す

アミロイド β 蛋白前駆体（βAPP）という蛋白の一部であることがわかり、さらに βAPP は脳その他の組織に正常に存在し、第 21 染色体によってその生成が指令されていることなどが次々に明らかにされたのは 1984 年以降である。このために βAPP からどのような機序で Aβ が切り出されるかということが、大きな研究課題となった。詳しいことはここでは省略するが、Aβ が生成される機序に働く 3 つのセクレターゼという酵素の本態も最近ようやく明らかにされ、これを抗痴呆薬の開発のために利用することが研究されている（図 5）。この Aβ が AD の発症に最も重要であることは、SP が NFT よりも先に出現することのほかに、βAPP の突然変異による遺伝性 AD が見い出されたことからも確認され、この突然変異を利用したトランスジェニックマウスという老人斑を伴う AD のモデル動物も作成されるに至った。一方、βAPP の変異ではなく、プレセニリ

ン1ならびに2という蛋白の突然変異による遺伝性ADが発見され、このタイプの遺伝性ADでもAβが増加する機序が不明であったが、γセクレターゼが実はプレセニリンを主な構成成分としていることが明らかになり、この疑問が解消された。

3 NFTの構成成分のリン酸化タウについて

一方、大多数のNFTは、2本の線維が捩り合わされたような構造をしており、このため捩れ細管（paired helical filament；PHF）と呼ばれるが、その主な構成成分は微小管結合蛋白の1つであるタウ蛋白が高度にリン酸化されたものであること、さらにユビキチンも含まれていることなどが、やはり1980年代の後半に明らかにされた。これらの重要な報告は、AD発見以来の歴史からみると比較的最近であるが、これらの発見のおかげで、この20年ほどの間にADの成因に関する知見が画期的に進んだといえる。現在は神経原線維変化に関しては、タウ蛋白のリン酸化や脱リン酸化の機序の研究が行われており、リン酸化酵素も我が国から報告されたタウプロテインキナーゼ（TPK）-Ⅰ、Ⅱをはじめ、いくつかの酵素が報告されている。TPK-Ⅰはglycogen synthase kinase 3β（GSK 3β）、TPK-Ⅱはcyclin-dependent kinase 5（CDK 5）であることが判明した。しかし、ADで実際にどのようなステップでタウ蛋白からPHFという特殊な構造の線維が形成されるのか、Aβの生成・沈着とリン酸化タウの生成との関連はどうかなどの詳しい機序は不明である。

ADで究極的に重要なのは神経細胞死である。これに直接重要なのがAβかリン酸化タウなのかなどの点もまだ明確ではない。しかしSPがなくてNFTのみがみられ、臨床的には痴呆その他の神経症状を呈する疾患群が最近はタウオパチーと呼ばれて注目されている。タウオパチーという概念からみると、ADはSPがまず生成され、次いでリン酸化タウから成るNFTが出現するという特徴をもつタウオパチーの1つであるといえる。

4・ADの検査・予防・ケア・治療

1 ADの検査

ADの診断のためには、痴呆を起こすほかの病気を除外するための検査が必要であるが、ADを積極的に診断するための検査として最も有用なのは画像診断である。現在最も早期の診断に役立つと考えられているのは、PET（positron emission CT、ポジトロンCT）や3D-SSP（three-dimensional stereotactic surface projection、三次元立体的表面投射画像）などの機能画像であるが、これらはやや特殊な検査であり、通常のSPECT（single photon emission CT）やMRIが一般に用いられる。

そのほか早期診断のためには、髄液中のAβとタウの測定が行われ、両者を組み合わせることにより感度、特異性ともに80％を超える診断マーカーとして役立つことが示されている。

表 3. アルツハイマー病の予防とケア

A．アルツハイマー病予防のために	B．痴呆性老年者への共通の接し方
1）頭を多面的に楽しく使おう	1）自尊心を傷つけない
2）頭と身体をともに使おう	2）老年者のレベルに合わせる
3）転倒と頭の打撲に気をつけよう	3）馴染みの人間関係をつくる
4）よく噛んで食べる習慣を	4）説得よりも納得
5）積極的に生きがいをもった生活を	5）孤独にせず話の輪に入れる
6）何事にも興味と好奇心を	6）急激な変化を避ける
7）ほかの人とのよいつきあいを	7）わかりやすい言葉で簡潔に伝える
8）老け込まず、お洒落心を忘れない	8）現実への見当づけを図る

2 予防・ケア・治療

　ADの予防は非常に困難であるが、現在は脳の廃用症候群を予防するための対策、例えば頭を多面的に楽しく、できれば身体と一緒に使うこと、老け込まずに若い人たちと絶えず接し、よい人間関係を築くことなどが推奨されている(**表3-A**)。また痴呆の患者のケアの原則としては**表3-B**のような点が大切とされている。

　薬物療法としては、AD脳ではアセチルコリン系の活性低下があることから、これを賦活する薬物療法を含め、さまざまな薬が試みられてきたが、現在世界的に承認され市販されているのはアセチルコリン賦活療法のうちのアセチルコリンエステラーゼ阻害薬である。この種のいくつかの薬の治験が終了しているが、そのうち我が国で承認・市販されているのはドネペジル（アリセプト®）のみである。ADの軽症から中等症の段階にある例に使用すると認知機能をある期間改善し副作用も少ないが、ADの根本的な薬ではない。現在、アミロイドカスケード仮説に基づく薬物やワクチンも開発されつつあるが、その実現はかなり先と予測されている。

おわりに　以上、ADという病気を全体的に理解して頂くために、ADについて概説した。次の各論に進むための前座の話としてお役に立つことができれば幸いである。

（平井俊策）

2 どのようなときにアルツハイマー病を疑うか

はじめに アルツハイマー型痴呆の確定診断は、剖検脳の病理学的観察に基づいて行われる。研究は別として、少し前までその診断は一般臨床の場であまり重要ではなかった。なぜなら、たとえ診断できたとしても治療法がなかったからである。しかし今日ではコリンエステラーゼ阻害薬が使用可能になり、発病初期であれば症状の進行をある程度抑えることが可能になった。進行例では治療薬の効果があまり期待できないので、早期診断の重要性が増している。画像診断から生化学的マーカーまで診断のためのさまざまな技術が開発されているが、診断の基本は臨床症状である。ここではアルツハイマー型痴呆を疑う症状を中心に解説する。

1・病歴情報を集める

痴呆とはひとたび正常なレベルに発達した知的機能が、器質的な脳障害によって持続性・進行性に障害された状態であり、記憶障害を含む多彩な知的機能の低下の結果、それまで可能だった職業や社会生活の遂行が障害された状態と定義されている。したがって診断のためには記憶障害に関する情報の収集が必要である。痴呆を正しく診断するには、信頼のおける情報提供者からできるだけ多くの客観的な情報を集める必要がある。その情報を誰から集めるかは大きな問題である。まず患者本人はどうだろうか。若年発症例では初期には「物忘れ」を自覚していることもある。しかし医療機関を受診する頃には本人に「物忘れ」の自覚がないことが多い。記憶障害患者の記憶にどの程度の信憑性があるかという問題もある。最初に異常に気づくのは同居している家族のことが多いので、最も好ましい情報提供者は常に生活をともにしている家族である。アルツハイマー型痴呆では発病初期には社会性が保たれていることが多い。そのため患者自身が記憶障害の事実を取り繕うことがある。その結果、親しい友人や同僚でも患者の記憶障害に気づかないことがある。我々の実施している物忘れ外来では、最も身近で患者の日常生活を子細に観察している人に必ず同伴してもらっている。しかし高齢世帯の場合、最も身近に患者と接している配偶者にも記憶障害があり、正確な情報が収集できないことがある。また独居老人の場合には身近な観察者がいないため、記憶障害の発見が遅れる傾向がある。このような症例では非同居の子どもや介護関係者を含めて、より広く情報を収集する必要がある。

診断のため必要なのは、最初に異常に気づかれた時期や状況、発症の様式と経過、症状の変動の有無、高血圧や糖尿病、脳血管障害や頭部外傷などの既往歴、アルコールや薬剤の使用歴、教育歴や職業歴、痴呆性疾患や神経疾患の有無を含めた家族歴などである。情報提供者に「最初に異常と思ったのはどんなことですか？」と質問しても、突然の質問に狼狽して具体的に答えられないこと

がある。そのような場合には、アルツハイマー型痴呆でよく経験される症状を呈示して、それに当てはまることがないか確認するとよい。

2・しばしば経験される症状

　アルツハイマー型痴呆でしばしば気づかれる症状を10項目にまとめた(**表1**)。問診ではこのような症状がないかを確認する。

1．生活に支障をきたす物忘れをする。誰でも約束の時間や人の名前や電話番号を忘れることはある。しかし痴呆症の患者はより頻繁に物忘れをして、後でそれを思い出すことがない。このため同じことをしつこいくらいに何度も言ったり聞いたりする。重要な約束を頻回にすっぽかす。水道の蛇口やガス栓を頻繁に締め忘れる。服薬したかどうかを忘れるため、薬の管理ができなくなる。一度に2つの用事を頼んでも1つしか実行できない。例えばソースと醤油と持ってくるように頼んでも片方しか持ってこない。

2．それまでしていた日課ができなくなる。例えば食事の支度をしなくなる。それまで大切にしていた盆栽に水をやらずに枯らしてしまう。趣味だった編み物をしなくなる。ゴミを出しに行く、あるいは新聞を取りに行くのが習慣だったのにしなくなる。

3．簡単な単語を思い出せなくなる。例えば「電気カミソリ」という単語が出てこないので、「ヒゲをやるやつ」のように表現する。また固有名詞が出てこないため、代名詞がやたらに多くなる。「オーイお前、この前あそこにしまったあれはどうした？　ほら、この前のあれだ！」

4．時間や場所がわからない。例えば今日は何月何日かわからない。日付や曜日がわからないことは正常でもあり得るが、月や季節がわからない場合は明らかに異常である。あるいはいつも降りる駅なのに乗り過ごす。慣れているところで道に迷う。極端な場合は自宅内でトイレの場所がわからなくなる。

5．判断力が低下する。気候や状況に合った服装を選べない。夏なのにセーターを着たり革靴で畑仕事に行ったりする。訪問販売などで不必要な高額商品を買ってしまう。雑草と思って草花や作物を抜いてしまう。犬や猫に大量の餌をやってしまう。

6．抽象的な思考が苦手になる。例えば格言の意味が表面的にしか理解できなくなる。「猿も木から落ちる」の意味を問うても文字どおりの意味しか答えられない。泊まりがけの旅行の予定が立てられなくなる。計算の間違いが多くなる。複雑なテレビドラマが理解できなくなる。なお痴呆症状の進行に伴って好んで見るテレビ番組が変化する。最初は週1回の連続ドラマを見なくなる。次に毎朝の連続テレビ小説を見なくなる。「水戸黄門」のようにストーリーが単純な1回完結ドラマは、比較的症状が進んでも楽しめる。

7．置き場所を間違える。テレビのリモコンを冷蔵庫にしまっ

表1. アルツハイマー型痴呆でしばしば経験される症状

1．生活に支障をきたす物忘れ
2．それまでの日課ができない
3．簡単な単語が思い出せない
4．時間や場所がわからない
5．判断力が低下する
6．抽象的な思考が苦手になる
7．置き場所を間違える
8．気分や行動が変化する
9．性格が変わる
10．自発性が失われる

たり、携帯電話を下駄箱にしまったりする。鍵や財布や老眼鏡などをしばしば置き忘れ、それをみつけることができない。みつからないと誰かに盗まれたと言うことがある。
8．気分や行動が変化する。感情の起伏が激しい。些細なことで怒りっぽくなる。必要もないのに家の周りを見回る。着替えや入浴を嫌がる。普段着のまま布団に入ったり1日中パジャマのまま過ごしたりする。排尿や排便が今までどおりできなくなる。
9．性格が変わる。以前よりもひどく疑い深くなる。何でも家族に依存的になる。何に対しても被害的な受け取り方をする。性格がだらしなくなる。
10．自発性が失われる。例えば以前はあった興味や関心が失われる。1日中ボーッとテレビを見て過ごすようになる。自分から話の輪に加わらなくなる。

　アルツハイマー型痴呆でしばしば経験される症状を例として示した。これらの症状が認められる場合には痴呆の存在を疑い、より詳細な記憶検査を行う必要がある。

3・痴呆と老人性健忘

　痴呆症の中心となる症状は記憶障害であるが、正常高齢者でも脳の生理的な老化に伴ってある程度の記憶障害は認められる。いわゆる生理的な健忘で、良性老人性健忘(benign senescent forgetfulness；BSF)とも呼ばれる。表2に痴呆と良性老人性健忘の違いをまとめた。良性老人性健忘は痴呆症における記憶障害と違って進行することがない。またその内容も痴呆症における記憶障害とは異なる。例えばとっさに人の名前や地名が思い出せないことはあっても、その人がどういう立場の人か、あるいはその土地がどういうところであるかはわかっている。さらに後で何かの拍子に、先ほど思い出せなかった人名や地名を思い出すことがある。例えばテレビのコマーシャルに出ている女優を見て、その名前が思い出せない。「何という女優だったかな〜。去年の大河ドラマのヒロインをしていたのは覚えているのだが……。夫は共演していた確か○○という俳優だったな」結局その場では思い出せずに気になっていたが、後で歯磨きをしながら思い出した。「何だ、松○○○子じゃないか！」

表 2．痴呆と良性老人性健忘

	痴　　呆	良性老人性健忘
進行の有無	あり	なし
記憶障害の内容	記銘、記憶の獲得障害 体験全体を忘れる 後で思い出せない	とっさに思い出せない 体験の一部を忘れる 後で思い出すことあり
失念の自覚	自覚なし	自覚あり 補足したり謝罪する
見当識障害	伴うことあり	伴わない
判断力	障害される	保たれる
幻覚、妄想、徘徊	随伴することあり	伴わない
日常生活	障害をきたす	支障がない

良性老人性健忘では自分自身で失念を自覚しており、状況に応じて思い出せないことをフォローしたり謝ったりすることができる。物忘れ以外の症状は伴わず、例えば見当識はしっかりしており、判断力に障害を認めない。その結果、日常生活を営むうえで特に支障をきたすことはない。この点が痴呆とは大きく異なる。

アルツハイマー型痴呆の発病ごく初期の記憶障害を、良性老人性健忘と区別することは必ずしも簡単ではない。近年 MCI(mild cognitive impairment)という概念が提唱されている。診断基準は必ずしも明確ではないが、次の5点を満たすことが求められる。

①記憶障害の訴えがある。これは情報提供者により確認されることが望ましい。
②その人の年齢や教育歴と照らして明らかに記憶力が劣っている。
③記憶以外の一般的な認知機能はよく保たれている。
④日常生活を営むうえでは支障がない。
⑤痴呆症には当てはまらない。

MCIの患者の経過を追うと、一定の割合でアルツハイマー型痴呆に進展することが報告されている。したがって診察した時点では良性老人性健忘と思っても、進行性の有無について十分な経過観察を行う必要がある。

4・痴呆と間違われやすい病態

痴呆を疑う前に側頭葉てんかん、失語、うつ、せん妄など、痴呆と間違われやすい病態を鑑別する必要がある。ここではそれぞれの病態について簡単に解説する。

1 側頭葉てんかん

「てんかん」という言葉から、意識を失い手足をバタバタさせて泡を吹く状態を連想するかも知れない。しかし側頭葉てんかんは精神運動発作と呼ばれ、顔を引きつらせたり手足をバタバタさせることはない。てんかんは神経細胞の異常な興奮によって起こる。意識を失い手足をバタバタさせるのは、脳全体の神経細胞が異常興奮する全般性発作の場合である。全般性発作に対して脳内の一部の神経細胞が局所的に異常興奮することを部分発作という。運動にかかわる運動野、言葉を司る言語野、目で見たものを感じる視覚野のように、大脳皮質にはさまざまな機能が局在している。このため異常興奮した場所によって部分発作はさまざまな症状を呈する。側頭葉は記憶に関係しているので、側頭葉の部分発作では記憶が障害される。

発作中患者はうつろな目つきでボーッと宙を見つめ、手は意味もなくチャックの開け閉めを繰り返したりする(常同行動)。発作中に話しかけると「うん」「うん」と相づちは打つが心ここにあらずの状態で、まともな応答はできない。後で確かめるとこの間の記憶は失われている。場合によっては発作直前の記憶も失われる。側頭葉てんかんでは記憶障害が前景に出るので痴呆と間違われやすい。

側頭葉てんかんと診断するには詳細な病歴の聴取が必要である。介護者には「まともなとき」と

「ボーッとしていておかしいとき」の差が著しくないかを確認する。患者自身は発作を自覚していないことも多い。中には「突然頭の中が真っ白になる」と訴えることもある。「テレビドラマ、特にサスペンスを見ていて突然ストーリーが飛躍してわからなくなる」と訴えることもある。痴呆好発年齢の60〜70歳代になって初めて側頭葉てんかんを発症することも稀ではない。痴呆と誤診して見過ごさぬよう注意が必要である。なお側頭葉てんかんは薬物治療により発作を抑制することが可能である。

2 失語

失語は局在脳損傷に基づく病態で、大脳皮質の言語野の障害によって起こる。脳血管障害によることが多い。失語には自分の考えを言葉として表現できない運動性失語、他人に言われたことの意味を理解することができない感覚性失語、両者ともできない全失語をはじめさまざまなタイプがある。特に感覚性失語の要素を伴うと指示が思うように伝わらず、患者が勝手な行動をするために痴呆と間違われやすい。言語によるコミュニケーションが難しい患者では、記憶障害の有無の確認に工夫が必要なことを覚えておこう。

3 うつ

うつ状態では一見痴呆と間違えるような記憶障害や思考障害を伴うことがある。しかし病歴を詳しく聞くと、痴呆では発症が極めて緩徐であるのに対してうつでは発症の時期がある程度明確で、発症後も週から月の単位で亜急性に症状が進行することが多い。また痴呆では症状の変動を認めないのに対して、うつでは午前中症状が強いが夕方になると元気になるなど、症状の日内変動を認めることが多い。またうつでは症状の持続が比較的短く、日によって症状に差を認めることもある。一言でいうと「慢性進行性の痴呆に対して変動のうつ」ということになる。表3に痴呆とうつの鑑別点をまとめる。記憶障害の内容にも違いがあり、痴呆では昔の記憶は保たれるのに最近のことが覚えられないのに対して、うつでは昔の記憶も最近の記憶と同じように障害される。また自己の能力低下のとらえ方にも違いがあり、痴呆では病識がないため認知機能障害を訴えないのに対して、うつでは必要以上に自己の認知機能障害を訴える傾向がある。病識の差を反映して痴呆では介護者

表 3. 痴呆とうつの鑑別

	痴 呆	う つ
発　　症	緩徐に発症	急速に発症
経　　過	慢性進行性	亜急性に進む
症状の変動	認めない	認めることが多い
病　　識	なし	あり
症状の訴え方	認知機能障害の訴えなし	必要以上に訴える
記憶障害の内容	記銘、記憶の獲得障害	昔の記憶も障害される
質問への回答	間違って答える	わからないと答える
食欲低下や不眠	伴わない	伴うことが多い

に勧められて医療機関を受診することが多いのに対して、うつでは患者本人の希望で受診する傾向がある。痴呆では食思不振や不眠などの身体症状を伴うことは少ないのに対して、うつではしばしばこれらの症状を伴う。診察時の態度にも両者で違いがある。痴呆の患者は注意力が低下し落ち着きのない印象を受けるのに対して、うつの患者は注意力が保たれているのに精神活動が著しく遅い。痴呆では質問に対して間違った答えをするが、うつでは間違った答えをすることは稀で「わかりません」と答えることが多い。なおアルツハイマー型痴呆の初期にはうつを合併することがあるので注意が必要である。

4 せん妄

せん妄は軽い意識障害のため精神活動の中身が変容した状態である。意識障害というと意識清明→傾眠→昏迷→半昏睡→昏睡の順に進行する意識の深さの障害を連想するが、もう1つの断面として意識清明→失見当識→せん妄→錯乱の順に進行する意識の内容の障害がある(図1)。せん妄は軽度から中等度の意識混濁に幻覚、錯覚、妄想、不安、興奮を伴った状態で、部分的な健忘や記憶の錯誤を認める。さまざまな基礎疾患に伴って比較的急性に出現する。あたりが暗くなり現実の世界が見えにくくなる夜間に悪化すること

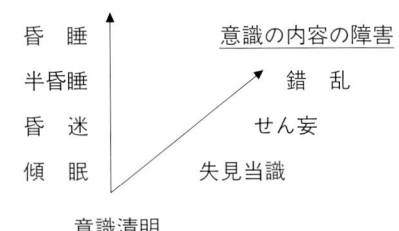

図1. 意識障害の分類
意識障害には深さの障害のほかに内容の障害(いわゆる意識の変容)がある。

が多く(夜間せん妄)、原因が取り除かれれば数日内にまるで嵐が通り過ぎたかのように消え去ることが多い。比較的多いのが発熱などの全身疾患が原因になる場合や精神安定剤などの薬剤に起因する場合である。手術を受けた直後に出現することも多い。原因を取り除くとともに、明るい個室に収容していつも同じスタッフが患者に接するようにするとよい。

5・アルツハイマー型痴呆を疑うとき

進行性の記憶障害により社会生活に支障をきたしている。側頭葉てんかん、失語、うつ、せん妄ではない。そうなると次にアルツハイマー型以外の痴呆を鑑別する必要がある。我が国では頻度順にアルツハイマー型痴呆、血管性痴呆、びまん性レビー小体型痴呆が多い。各疾患の説明は別項に詳しいので、ここではアルツハイマー型痴呆に特徴的な徴候を3つ挙げる。

アルツハイマー型痴呆では記憶障害の中でも新しいことを覚える能力(記銘力あるいは記憶の獲得能力)の障害が目立つ。子どもの頃通った小学校の名前は思い出せるのに、今通っているデイケアセンターの名前は思い出せない。生まれ育った家の間取りは覚えているのに、最近引っ越してきた息子の家のトイレがみつからないということが起こる。これは記憶検査でも確認できる。記憶検査で検者が「桜、猫、電車」のように互いに関係のない3つの物品を呈示して患者に復唱させ、しばらくしてから「さっき覚えてもらった3つの物品は何ですか」と尋ねる課題がある(遅延再生課

題）。アルツハイマー型痴呆ではさっき復唱した３つの物品を思い出すことができない。

　介護者と一緒にアルツハイマー型痴呆の患者が診察室に入ってきた。「○○さん、調子はいかがですか？」と声をかけると患者はちょっと戸惑い、やがて愛想笑いを浮かべる。実は患者は私のことなど覚えていないのかも知れない。記憶がないため突然知らない人から声をかけられて不安でいっぱいなのだ。何とかその場を繕おうと、協調的な態度を示して無用なトラブルを避けようとする。この人当たりのよさはアルツハイマー型痴呆でしばしば経験される。簡単な世間話をすると患者はもっともらしく相づちを打ちながら応答するので、異常に気づかないこともある。しかし込み入った話や患者の記憶を確かめるような質問ではそうはいかない。質問に答えられないとすぐに後ろを振り向いて介護者に助けを求める。これは振り向き徴候と呼ばれ、アルツハイマー型痴呆に特徴的な行動の１つである。

　アルツハイマー型痴呆ではしばしばしまい場所を間違える。財布や貯金通帳など大切な物ほど大事にしまい込んで、後でどこにしまったのかわからなくなる。探してもみつからないと誰かに盗まれたと言う。このような物盗られ妄想はアルツハイマー型痴呆に多い。ほかのタイプの痴呆では最初から物をしまおうとしなかったり、みつからないことに無頓着だったりする。もちろんアルツハイマー型痴呆では物盗られ妄想を必ず認めるわけではない。例えば発病前に財布の紐を握ったことのない人では出現しにくい。

　アルツハイマー型痴呆らしい症状を列挙した。典型的な症例は病歴と臨床症状から診断が可能である。しかし典型的でない症例もある。痴呆は長い人生経験の後に発病する。人生経験は患者によりさまざまであり、また発病時の生活環境も個人によって大きく異なる。痴呆の症状は社会生活と密接に関係しているため、個人によりその症状がさまざまに修飾されるのは当然である。正確に診断するためにはアルツハイマー型痴呆らしい症状の有無だけにとらわれることなく、個人史や現在の境遇を含めて、患者の全体像を診る姿勢が必要である。

（藤本健一）

3 アルツハイマー病の症候

はじめに アルツハイマー病の臨床症状は認知機能障害、精神症状、神経症状の3つの症候に分けると理解しやすい。認知機能障害はアルツハイマー病の中核症状で記憶障害、見当識障害、言語障害、失行症、失認症などがこれに含まれる。精神症状としては妄想、抑うつ、不安、焦燥、易刺激性などがよく認められ、中核症状に対して周辺症状とも呼ばれるが、認知機能障害と同様、あるいはそれ以上に介護負担の原因となる。そしてこれらの障害がさまざまに影響して自立した日常生活が困難なものになる。一方、神経症状はアルツハイマー病では末期になるまで目立たないのが一般的である。本稿ではアルツハイマー病の上記3症候に日常生活動作の障害を加え、それぞれの中から特に問題となる症状を取りあげて解説を加える。認知機能障害については簡便な評価法についても併せて述べる。

1・認知機能障害

1 記憶障害

記憶はその記憶情報の保持する時間によって即時(短期)記憶と長期記憶とに分類される。即時記憶とは、数字の順唱などで検査される情報の瞬間的な保持能力であり、干渉が入らない、時間的にいえばせいぜい1分後までの記憶である。電話をかける間にのみ未知の電話番号を覚えておくために必要な記憶はこれに当たる。この即時記憶はアルツハイマー病患者では一般的に障害されにくい。一方、長期記憶はさらにエピソード記憶、意味記憶、手続記憶などに分類される。この中のエピソード記憶(個人の生活史の記憶のようなある特定の時間、空間に起こった出来事の記憶)の障害はアルツハイマー病以外の痴呆疾患患者でも認められるが、アルツハイマー病患者では特に顕著で中心かつ初発となる症状である。アルツハイマー病ではほかの認知機能障害が目立たない時点でも、数分前の出来事をまったく覚えていないほど重篤な記憶障害を呈する。例えば、約束を忘れたり、財布や眼鏡などの物品を置き忘れてどこにあるかわからなくなったり、ある物を買ったことを忘れて同じ物を何回も買ったりする。また同じことを何度も言うこともある。しかし軽度の物忘れは健常高齢者でも生じることから、介護者はしばしばアルツハイマー病患者の物忘れを健常高齢者の物忘れと誤って判断し患者を放置している。しかしアルツハイマー病患者の物忘れと正常老化における物忘れとは明らかに異なる。自発的に思い出すことを再生といい、正答を言われると「ああ、そうだった」というように思い出せることを再認というが、アルツハイマー病患者では出来事の再生ができなくなるだけでなく再認もできなくなることが特徴である。健常高齢者の物忘れでは再生は

障害されることがあっても再認が障害されることはまずない。例えば、3単語を記銘させてから数分後にこれらを再生させる。再生ができない場合には再認を問う。ここで再認ができないとアルツハイマー病をはじめとする病的な物忘れである可能性が高いと判断される。この再認の障害のために、アルツハイマー病患者の健忘の特徴である出来事自体を忘れてしまうという現象が認められることになる。アルツハイマー病患者では食事の内容を忘れるだけでなく、食事をしたこと自体も忘れて食後すぐにでも「ご飯はまだ？」と何度も食事を要求することがある。来客があり楽しく話していたのに、その客が帰ると名前を忘れるだけでなく、来客のあったことさえも忘れてしまう。但しごく初期のアルツハイマー病患者では、再生はできなくても再認ができる出来事を認めることがあるため、健常高齢者の物忘れと鑑別困難な場合もある。また覚えていることと忘れていることが混在しているようにみえることもある。しかしアルツハイマー病患者ではその後、半年あるいは1年の単位で再認障害が明らかとなり、数分前の出来事もまったく再認できないようになる。そして「右向いて左向いたらもう忘れている」と表現する介護者もいるくらい重篤な記憶障害を呈するようになる。さらにアルツハイマー病患者では忘れたことも忘れてしまい、物忘れをすることを自覚できなくなるのも特徴である。しかし感動的な出来事や不快な感情を伴った出来事の記憶は情動を伴わない出来事の記憶に比べてよく記憶されるという情動による記憶の増強効果（情動性記憶）は軽症の患者では健常者と同様に残存している[1]。この知見はたとえアルツハイマー病患者であっても、患者にとって心地よい印象を記憶すべき対象に付加することによって記憶を改善できる可能性があることを示唆する。逆に、強い叱責など患者に強い陰性の情動を伴う出来事は陰性の記憶として強く残る可能性があるため、避けるべきであると指導する際の基礎情報にもなる。

　アルツハイマー病患者では以上に概説したような新しい出来事に対する記憶の障害、いわゆる前向健忘とともに病前に覚えていたはずの出来事を思い出せない、すなわち逆向健忘も認める。但し逆向健忘は前向健忘よりも遅れて明らかになることが多い。そしてこの逆向健忘には古い出来事の方が新しい出来事よりもよく覚えているという時間的勾配（temporal gradient）が認められる[2]。そして病気の進行とともに徐々により古い出来事も思い出せなくなってくる。すなわち、病気の進行に従って逆向健忘の範囲は過去へと広がっていく。逆向健忘が進行すると、患者は過去のある時代に生活していると思うようになり、過去の出来事を現在のこととして語るようになる。この誤った判断に引きずられるかのように、自分の子どもを兄弟、配偶者を親などと言うこともある。このように記憶障害は自立した日常生活を送るうえで大きな障害となり、このためにさまざまな日常生活場面で見守り、指示、誘導などの介助を要するようになる。

　以上のようにアルツハイマー病患者では前向性および逆向性のエピソード記憶障害が顕著であるが、特定の時間、空間とは無関係で、いわゆる知識に相当し思考の素材となる意味記憶はエピソード記憶と比較するとより進行した時期になってから障害が明らかになる。またピアノを弾くこと、タイプライターやワードプロセッサーで文字を打つことなどのように、意識には上らないが反復により次第に習熟するスキル（技能）である手続記憶はさらに進行した時期でも保存されている。

　アルツハイマー病において前向性のエピソード記憶の障害は初発症状であり、これのみを認める期間が1、2年続くことが多い。この時期の記憶障害は年齢相応の忘れっぽさとして見過ごされが

ちである。この時期に痴呆疾患の専門的な病院を受診することが望まれるのであるが、そのためには一般市民への啓蒙が重要である。

記憶障害の簡易評価法

- 記憶障害は患者本人および家族の両方が"年のせい"と解釈して自発的に訴えないことが多いので、診療者から「約束を忘れることはありませんか」、「すぐ前のことでも忘れることがありませんか」、「財布や眼鏡などの物品を置き忘れて、どこにあるかわからなくなることはありませんか」、「同じ物を何回も買ったり、同じことを何度も言ったりすることがありませんか」、「誰かと会ったり、どこかへ行ったりしたという出来事自体を忘れていることはありませんか」などと質問しなければならない。
- 3単語を口頭で患者に言い、これを記銘するよう指示する。そしてその後、直ちにその3単語を再生させる(即時再生)。即時再生が3/3正答できなければ注意障害や意識障害をきたす疾患、すなわちアルツハイマー病以外の疾患を疑う。即時再生が3/3正答できた場合には、約5分間程度、3単語とは無関係な質問や話をする。臨床的にはこの時間を利用して100から7ずつ暗算で引き算をさせるSerial 7や、何桁まで診療者が言うとおりに数字を繰り返せるか(digit spanの順唱)あるいは何桁まで診療者が言う数字を逆の順序で言い直せるか(digit spanの逆唱)をさせて即時記憶能力をさらに評価する。そしてその後、先ほど記銘させた3単語を再生するよう指示する。再生できない単語があった場合にはその単語を再認できるか否かを確認する。再認もできない単語があればアルツハイマー病をはじめとする病的記憶障害を呈する疾患の可能性が高いと判定される。但し再認を調べる場合には、虚再認(なかったものをあったと答える)の有無も確認しておかなければならない。再認ができても虚再認を認める場合はやはり異常と判定される。
- 3単語の再生・再認検査に加えて、実生活における出来事の記憶についても評価する。例えば、前日の夕食のメニューなどを思い出すよう指示し、同伴の介護者にその回答の正しさを確認してもらったり、最近、世間で話題になっている大きなニュースを思い出すよう指示したりする。再診時ならば、診察医に会ったことがあるか初対面かを聞いたり、これまでに施行した診察や検査の内容について思い出してもらったりするのも1つの方法である。これらの出来事の記憶についても再生だけでなく再認も評価する。

2 見当識障害

　見当識とは、時間、場所、他人および自己などに対する認識のことで、それぞれ時間の見当識(今が何年何月何日何曜日で季節はいつか、時間は何時頃か、など)、場所の見当識(今いるところはどこか、家か病院か、何県何市か、など)、他者に対する見当識(家族などが誰であるか)、自己に対する見当識(自分は何者であるか)という。アルツハイマー病患者の初期には時間の見当識障害や場所の見当識障害を認める。環境が変わったとき(引っ越しや改築、同居家族が増えたり減ったりしたときなど)には特に顕著にみられる。見当識の維持には記憶の機能が重要であることは容易に想像される。しかしごく初期のアルツハイマー病患者では3単語記銘・想起などの記憶検査では障害を

認めても、見当識は比較的保たれている。病気の進行とともに見当識障害も明らかになってくるが、進行例では記憶障害だけでは説明がつかない見当識の障害を認めるようになる。すなわち、個々の情報や状況はある程度正しく把握しているにもかかわらず、それらの情報を統合して正しい見当識に至ることができなくなる。例えば、外が明るいことを理解しているにもかかわらず、夜だと言い張り明るいうちから雨戸を閉める。真夜中に目覚めたときに外が暗いことは理解しているにもかかわらず、朝だと思い顔を洗ったり、服を着替えたり、外出しようとしたりする。場所についても、白衣を着ている医師や看護師がたくさんいることは理解しているにもかかわらず、病院であることがわからず仕事場であると思い込んだりする。さらに進行すると家族などの人物の見当識の障害も認めるようになる。例えば、息子を自分の兄とか弟と言ったり、お嫁さんをお手伝いの人と言ったりする。アルツハイマー病患者では過去の記憶が失われ、自分が若かった時代にタイムスリップしてしまうことがあるが、このようなときには自分自身を実際より若いと思っているので、息子がこんなに大きくなっているはずがない、お嫁さんがいるわけがないと思うのであろう。このような他者に対する見当識はアルツハイマー病患者でしばしば障害されるが、自己に対する見当識障害、すなわち自分が誰であるかがわからなくなることはほとんどない。理論的には痴呆が重度になれば自己に対する見当識障害を認める可能性はあるが、このような進行期ではさまざまな認知機能障害や精神障害のために見当識障害を評価することが困難となる。

見当識障害の簡易評価法

- 時間、場所、人に対する見当識を評価する。時間の見当識については、今が何年何月何日何曜日で季節はいつか、時間は何時頃かを質問する。場所の見当識については、ここは何県何市で今いるところはどこか（病院ならば何階にある何科の第何診察室か）などを質問する。他者に対する見当識はつき添いの家族や既知の診療者などについて誰であるか、あるいは患者とどのような関係にあるかを質問する。
- アルツハイマー病患者において自己に対する見当識（自分は何者であるか）は障害されにくい。

3 言語障害

アルツハイマー病患者の病初期に認められる言語障害は自発話における語彙の減少である。そして進行とともに、「あれ」「それ」というような指示語が多くなり、話がまわりくどく（迂遠）なるとともにまとまりに欠け、発話量に対して情報量が貧困となる。患者が我々に何かを伝えようと話している様子はうかがえるのであるが、何が言いたいのかわかりにくい状態となる。これらは語想起能力の低下や喚語困難と関連している。そして物品の名前がわからなくなる呼称障害も認めるようになる。このような会話における障害とともに文字言語の障害、すなわち読解障害と書字障害も早期から認められる。そして言われたことが理解できないという聴覚的理解の障害も加わってくる。聴覚的理解の障害は早期では、抽象的で複雑な内容についての理解障害であるが、疾患が進行するとともに具体的で平易な内容についても理解が困難になってくる。しかし発話における流暢性、復唱や音読などの音韻的側面、文法などは比較的末期まで保たれる。古典的な失語症の分類に当てはめ

ると、初期には健忘失語、中等度から重度となると超皮質性感覚失語やウェルニッケ失語に分類される。しかし古典的な失語の範疇ではとらえられない症例も存在する。非常に進行した段階では反響言語、同語反復が顕著となり、さらに進行すると無言となる。

言語障害の簡易評価法

- 自由会話において、患者の話が理路整然としてまとまりがあり、我々が容易に理解できるかについて観察する。また「あれ」「それ」などの指示語が多くないか、患者が診療者の言うことを理解できているかなども評価する。
- 次に鉛筆や時計などの日常物品をいくつか提示し名前を言ってもらう(呼称)。自発的に言えない場合にはその物品名の頭の音だけを患者に言い(「鉛筆」ならば「'え'で始まりますが思い出しませんか?」などというように)、このヒントで名前が言えるかを観察する。
- 呼称できない単語がある場合には、5～7個の日常物品を机の上などに並べて「鉛筆はどれですか」というように質問して正答できるか否かを観察する(指示)。
- 「時計」「犬も歩けば棒に当たる」などの単語や単文を口頭で患者に言い、診療者の言ったとおりに繰り返せるか否かを観察する(復唱)。
- 「目を閉じてください」と書かれた紙を提示して、それを読め、かつそのとおりに従えるか(読解)を調べる。また「今思っていることでも考えていることでも何でもよいですから短い文章を書いてください」と指示して自発的に文章を書いてもらう(書字)。この検査では文法構造も観察する必要があるため、単語や句しか書かない場合には文章を書くよう再度指示する。

4 失行

比較的疾患が進行すると観念運動失行、観念失行、着衣失行などを呈する。観念運動失行とは、言語命令を媒介として喚起可能な種類の社会的習慣性の高い客体非使用性運動行為の意図性実現困難である。例えば、「さよなら」「おいでおいで」「敬礼」「合掌」などの日常的によく行いかつ特定の意味のある仕草をするように口頭で指示してもできない。また「金槌で釘を打つ真似」や「急須から湯飲みにお茶を入れる真似」などのパントマイム行為についてもできなくなる。観念失行とは使用すべき対象物が何であるかは十分理解しており、また運動能力にも異常がないにもかかわらず日常的にありふれた物品を正しく使用することができない症状である。着衣失行とは着衣動作の自動的で自然な能力が失われ、衣服の上下、表裏、左右などと自己身体との関係に混乱が起こり、衣服を身につけることができなくなる症状である。着衣に関する障害としては着衣失行以外にも、上着の上に下着を着たり、何枚も重ね着をしたり、季節に応じた適切な服を着られなかったりなどもある。

失行の簡易評価法

- 観念運動失行を検査するためには「さよなら」「おいでおいで」「敬礼」「合掌」「力こぶをつくる」などの仕草を行うよう口頭で指示する。また、「櫛を持ったことにして髪をとく真似」「金槌で釘を打つ真似」「急須から湯飲みにお茶を注ぐ真似」などをするよう口頭で指示する。この際、指示

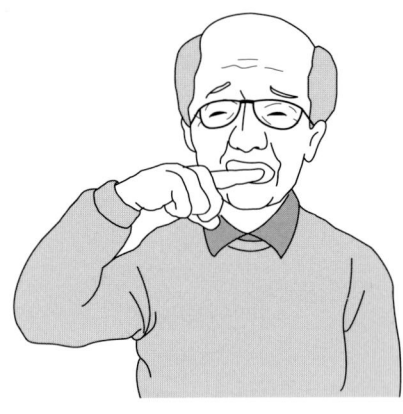

図 1．body part as object（BPO）
「歯ブラシを持ったことにして歯を磨く真似をしてください」の指示に対して、患者自身の右手の人差し指を立てて歯ブラシに見立てている。正答は、歯ブラシの柄を握る指位、すなわち右手は握っていなければならない。

している内容を患者が理解できていることが前提となる。障害のパターンの1つとして body part as object（BPO）と呼ばれる自分の手や指を道具の代わりとして用いてしまう障害が観察される場合がある（図1）。口頭指示でできない場合には、診療者がその仕草を実際に行い、これを真似するよう指示する。

- 観念失行を検査するためには、実際の日常物品を使用するよう指示する。この際、その物品が何であるかを理解していることが検査の前提となるので、まずその物品を呼称させるとよい。その物が何であるかは正答できるにもかかわらず、使い方を間違う場合に観念失行と考えられる。また日常生活において使い方がわからなくなっている物がないかを家人より聴取することも重要である。
- 着衣失行は患者が入院していれば入院中に更衣の様子を観察することによって評価できる。すなわち衣服の上下、表裏、左右などを間違えずに正しく服を着られるか否かを観察するのである。外来患者であれば家族に「裏表、前後ろを間違って服を着ることはありませんか」などと質問する。

5 視空間認知障害

視空間認知障害とは、対象の色や形の認知とは異なり、対象の空間内での諸特性の視覚による認知障害である。この障害によってアルツハイマー病患者では、熟知しているはずの町の中や家の近所で迷うようになる。さらに重度になってくると自分の家の中でも迷い、自分の部屋やトイレに行けなくなる。新規の場所や馴染みの少ない場所で迷う場合には視空間認知障害よりも記憶障害による可能性が高い。このため病歴を聴取する際には、迷う場所が馴染みの場所なのか新規の場所なのかを区別して整理しなければならない。また全例に認めるわけではないが、視覚刺激に対して随意に視線を移動させ、かつ固定することができない精神性注視麻痺、対象を注視線上にとらえても、うまく手で摑むことができない視覚失調、一時に1つの対象しか意識上に知覚できない視覚性注意障害などを認める患者もいる。これらの3症状はBálint症候群と呼ばれる。精神性注視麻痺を呈する患者では眼前に物品を提示してもその物品に視線をなかなか合わせられないためみつけることができない。視線をいろいろ移しながら視覚的な探索を行う姿が観察される。視覚失調を呈する患

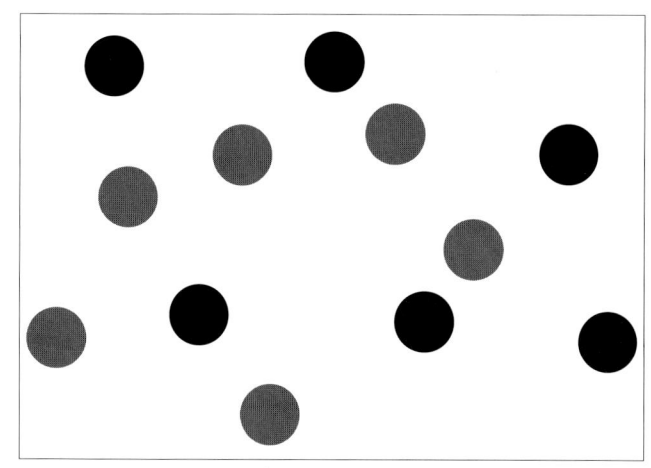

図 2. 視覚計数検査のための用紙
指で差し示すことなしに目で図の円の数を数えるよう指示する。

者では、物品を視覚的には把握できても（みつけることができても）、それを手で摑むように指示されると何度も空を摑み、なかなかその物品を摑むことができない。視覚性注意障害を呈する患者では1つの物品を見るとそれに視線が固定されてしまい、その周囲にほかの物品を提示してもその新たな物品に気づかない。さらにいわゆる視野障害がないにもかかわらず、一度に注意を向けることができる注意視野とでもいうべきものの範囲が狭くなっている患者も存在する。例えばいくつかの円が描かれた検査用紙のその円を指差すことなしに目で数えるよう指示する視覚計数検査（**図2**）で、実際の円の数よりも少ない数を答える。すなわち数えた円の範囲しか一度に把握することができないのである。このような患者では逆に一度数えた円をまだ数えていないと思い、同じ円を何度も数えることもある。以上のような症状は左右の視空間にかかわらず出現する。しかし稀ではあるが左右一方の半側空間に存在する対象を無視する半側空間無視を認める患者も存在する。多くは左半側空間無視である。このような症例では右側に置かれた食事ばかり食べたり、左側にある物に気づかずにぶつかったりする。検査場面では絵の模写課題において絵の右部分のみを模写し左部分は描かないことがある。

視空間認知障害の簡易評価法

- 家族に患者がよく知っているはずの場所、例えば昔から住んでいる家の近くや家の中で迷うことがないかを質問する。新規の場所で迷うのは記憶障害による可能性が高い。
- 患者に提示した物品に患者が視線を合わせられずなかなかみつけられない場合には精神性注視麻痺を疑う。このときは同時に視覚失調、視覚性注意障害の有無も診察する。またいくつかの円などの描かれた用紙を用いて視覚計数検査を行う。
- 日常生活中や診察時に左右どちらか一方の物に気づきにくい傾向を認める場合には半測空間無視を疑い、横に引いた線の中心に印を入れさせる線分二等分検査や短い線分が用紙一杯に描かれた用紙を患者に提示し、その短い線をすべて抹消するように指示する線分抹消検査などを行う。左

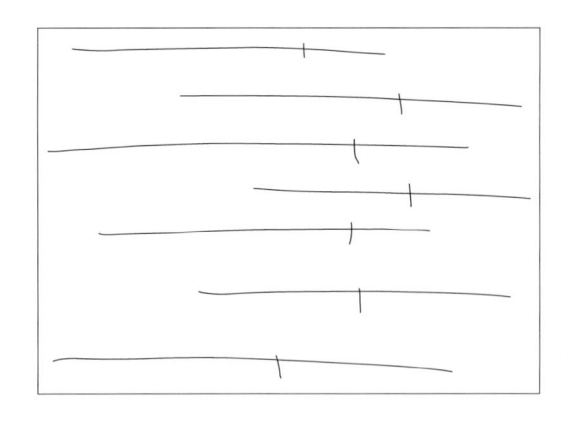

図 3．線分二等分検査
診療者が横方向に引いた 7 本の線分それぞれの中央に印をつけるよう患者に指示したところ、すべての線分において右に偏った位置に印を書き入れた。線分の左の端を正しく認知できず、左端を実際よりも右側にあると感じていることが推測される。

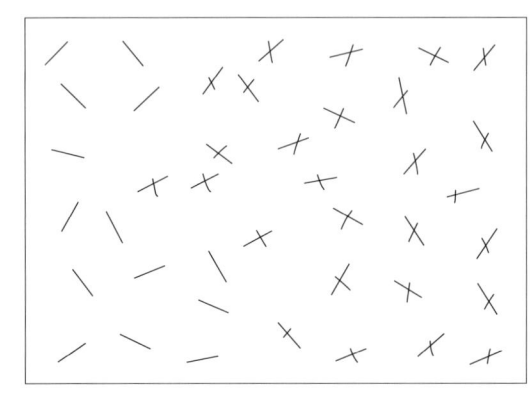

図 4．線分抹消検査
紙面一杯に配置された短い線分のすべてに印を入れるよう患者に指示したところ、左側に配置された線分の一部には気づかず印を入れなかった。

半測空間無視が存在する場合には線分二等分検査で中点は右に偏倚し(図3)、線分抹消検査では左の一部の線分を抹消し残す(図4)。

6 構成障害

構成障害とはまとまりのある形態を形成する能力の障害で、部分を空間的に配置する行為能力の障害である。診察場面では立方体透視図の模写や指パターンの模倣(Vサインやキツネの形)を行わせてその能力をみる。アルツハイマー病患者では早期でも検査や診察によって構成障害が明らかになることが多い。しかし検査上構成障害が明らかであっても、日常生活場面においてはこれが必ずしも明らかとなるわけではない。

構成障害の簡易評価法

- 三次元図形である立方体透視図(図5)の模写をさせる。これができない場合には2つの五角形が重なっている double pentagon(図6)などの二次元図形の模写をさせる。高度の構成障害を認める患者では見本の図形に非常に接近して描いたり、見本に重ねて描いたりするクロージングインと呼ばれる現象が認められる(図7)。

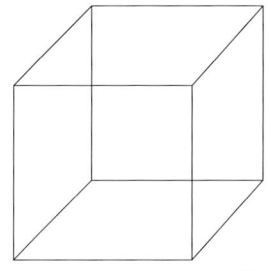

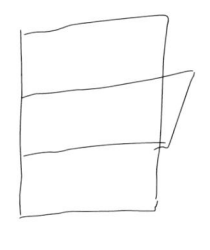

図 5. 立方体模写
立方体の三次元的な構造を把握することができず二次元図形となっている(左が見本で右が患者の描いた図)。

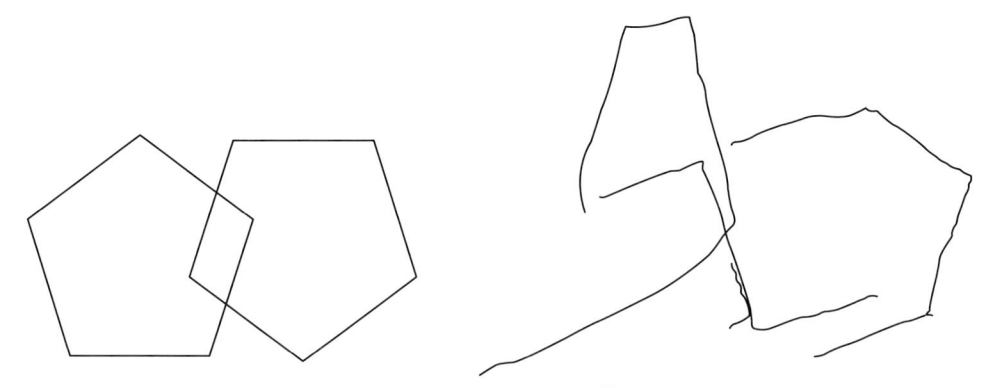

図 6. double pentagon 模写
五角形の形も正確に把握できていない(左が見本で右が患者の描いた図)。

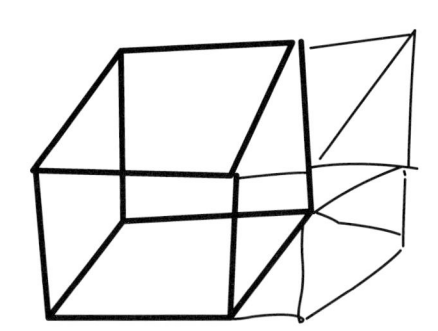

図 7. クロージングイン
患者の模写した図形が見本の立方体に接近するとともに一部重なっている(太線の立方体が見本で細線が患者の描いた図。見本の右側の太線を患者はなぞっていた)。

7 実行機能障害

　実行機能あるいは遂行機能とはある目的を達成するために必要な複数の行動を効率的な方法および順序で適切に行う機能である。これには注意の配分、維持、変換や方略の決定や随時のモニタリングなどが必要で、連合野の連合野といわれる前頭葉の働きが重要である。実行機能はヒトの社会生活や日常生活において非常に重要な機能である。実行機能を必要とする日常生活動作の代表的な例として料理をつくる作業が挙げられる。料理をつくるためにはまず、今日の料理のメニューを何にするかを決め、そのために必要な材料を揃える。このときにはどこでどのようにしてその材料を調達するかを考えなければならない。その後、料理に必要なさまざまな行程をこなしていくわけであるが、それら複数の行程の順序やタイミングを決めて実践しなければならない。その間、常に最初の計画どおりにできているかについてモニタリングし、できていない場合にはその時点で取り得る最善の対応策を考え当初の計画に変更を加えなければならない。女性のアルツハイマー病患者では病初期から料理が要領よくつくれなくなる。その結果、食事をつくらずに店屋物で済ます頻度が増えてきたことに介護者が気づくこともある。日常生活における実行機能障害の有無を患者の家族に質問する場合には「最近いろいろなことで要領や段取りが悪くなっていませんか」という聞き方が理解してもらいやすい。

実行機能障害の簡易評価法

- 診察室でこの障害を簡便に評価することはなかなか困難である。患者またはその家族に、「仕事、料理、家事などで要領や段取りが悪くなっていませんか」と聞く。そのようなことがある場合には具体的にどのような生活動作でどのように障害が認められるかを明らかにする。
- 入院患者については入浴、洗面、更衣などの入院生活について、それぞれの行為に必要な物品を正しく用意するとともに、それぞれの行為を手順よく行えているかについて観察する。

2・精神症状

1 抑うつ症状、不安、焦燥

　アルツハイマー病の病初期には物忘れなどの自分の能力の減退に対して思い悩む。また失敗も日常茶飯事となり、家人から注意や叱責されることもしばしばとなり、ますます落ち込む。このためアルツハイマー病の病初期には抑うつ症状、不安、焦燥などが出現しやすい。時には、不安や焦燥感が高まり、興奮したり暴力に及んだりすることもある。初期のアルツハイマー病における抑うつ症状の出現率は10〜30％とされている。しかしアルツハイマー病患者では抑うつ症状の中核である抑うつ気分や悲哀感が乏しいことが多く、仮に認めたとしても浮動的で持続しないことが多い。希死念慮を訴えることも比較的少ない。またうつになった理由を患者に尋ねると「物忘れをするから」「何もできなくなったから」「家人によく叱られるから」などと言うものの、深刻味に乏しかっ

り、理由が曖昧であったりすることが多い。その反面、活動性や意欲の低下が目立つ。抑うつ症状、不安、焦燥は病気が進行していくと概して軽減してくることが多いが、病前性格、患者のおかれている状況や家族との関係によっては長く持続することもある。中期のアルツハイマー病患者の中には終始ニコニコして多幸的になる患者もいるが、さまざまな認知機能障害のために周囲の状況がわからず不安になることも多いため、些細な環境の変化で容易に不安、焦燥が高まり時には興奮する。末期には無為自閉傾向が強くなる。

2 妄想

　妄想とは、根拠が薄弱であるにもかかわらず非常に強い誤った思い込みのことである。説得などによって訂正不可能である。妄想はアルツハイマー病でみられる精神症状の中では頻度の高い症状の１つであり、40％の患者に認められるとされている。妄想の内容としては被害妄想、特に「誰かに財布や通帳を盗られた」とか「泥棒が入ってきてこれらの物を持っていった」というような物盗られ妄想が多い。対象物としては金銭、貯金通帳、その他の日常物品であることが多い。盗んだ人については家族であると訴えることもしばしばで、このような場合には介護者の介護負担の増加につながるとともに在宅介護が困難となることも多い。介護者に対する物盗られ妄想のために介護者がうつ病になり精神科や神経科に通院している場合も少なくない。妄想は特定の脳部位の障害により形成されることもあるが、注意障害、記憶障害、判断力低下などの認知機能障害が基礎にあり、現実を正しく把握できないため生じることもある。また身体機能低下、聴力・視力障害も妄想の形成に関与する。物盗られ妄想の出現には特に記憶障害の影響を強く受けていることは容易に推測される。しかし記憶障害を有する患者のすべてに物盗られ妄想を認めるわけではないため、患者と家族との関係の悪さから患者が常に猜疑心を抱いているなどの記憶障害以外の要因が加わって出現すると考えられる。物盗られ妄想以外には被毒妄想、見捨てられ妄想、不義妄想などを認めることがある。誤認妄想[例：私の家ではない、見知らぬ人が家の中にいる、配偶者が偽物である（カプグラ症状）など]を認めることもある。妄想の内容は概して単純であることが多く、精神病患者で認められるような構築されたものは少ない。またその内容は現実的で、ある程度了解可能であり、精神病患者のような荒唐無稽であることは少ない。妄想は初期から中期の患者に認めることが多い。

3 幻覚

　幻覚とは対象なき知覚である。実際には存在しないはずの光・音・嗅い・味、あるいは身体の中や外の感じが、感覚器への刺激なしに知覚される状態である。それぞれ「幻視」「幻聴」「幻嗅」「幻味」「幻触」と呼ぶ。妄想と比較するとアルツハイマー病患者において幻覚は少なく、アルツハイマー病患者の３％に認められるとされている。幻覚の種類としては幻視や幻聴が多い。幻視の対象は曖昧なこともあれば明瞭なこともある。侵入者や既に亡くなった親族の姿が見えるなどと言うことがある。幻聴は幻視を伴うことも伴わないこともある。内容は雑音のようにはっきりしないものの場合もあるが、人の声でその内容もはっきりとしている場合もある。そのほか、稀に幻嗅や幻触を認める。

4 せん妄

　アルツハイマー病をはじめとする痴呆患者にせん妄、特に夕方頃から夜にかけて出現する夜間せん妄をしばしば認める。せん妄とは強い見当識障害に活発な幻覚や錯覚、妄想および不安、恐れなどを伴い、しばしば興奮をきたし、急性に経過する状態である。患者の思考は多少なりとも一貫性を失っている。患者は断片的な内容をとりとめなく話したり、途中で話がそれたりする。また同じ話を繰り返すことも多く、話の内容は概して貧困である。幻覚の種類としては、何もないところを見て人や虫がいるというような幻視が多い。また壁紙の模様を見て虫が這っていると言ったり、ベッドカバーのひだをヘビだと言ったりする錯視も特徴的である。妄想の内容は被害的であることが多いが、周囲の刺激に影響され、一過性で体系化されないことが多い。そのほか、攻撃性、易怒性、易刺激性、猜疑心、怒り、焦燥、抑うつ、困惑、絶望、無欲、多幸などの感情障害も認める。そしてこれらの感情が変化しやすいのも特徴である。行動面でも突然、荷物をばらまいたり、裸になってウロウロしたりというような突発的でかつ滅裂な行動を認める。そして制止しようとするとさらに興奮し暴言、暴力に及ぶこともある。せん妄は、痴呆症の症状の1つとして出現することもあるが、感染、発熱、脱水、薬物の副作用などの内科的合併症が誘因となることも多く注意が必要である。

5 人格変化

　活動性や意欲、自発性が低下した、あるいは受動的になったなどと表現される人格変化を病初期より多くの患者で認める。社交的であった人が外出を億劫がるようになったり、お洒落であった人が整容を気にしなくなったりする。そして疾患の進行に従ってこの傾向が顕著となっていく。さらに入浴、洗面、更衣などの日常生活動作も自発的には行わなくなり、指示、誘導が必要となってくる。その一方で些細なことで容易に怒り、場合によっては暴言や暴力に及ぶというように人格が変化する場合もある。また自己中心的な傾向も認められる。しかしさらに疾患が進行してくると易怒性は消褪し、無為、自閉が顕著となる。

6 徘徊

　患者が目的をもたずに、または他者にその行動の目的が理解し難い状況下で歩き回る行動である。しかし実際には患者なりの何らかの理由をもって徘徊していることが多い。例えば、妄想性誤認障害や見当識障害、逆向健忘などのために自宅を会社だと思い込んでいる場合には、夕方になったから家に帰らないといけないと思い、帰り道を探して徘徊していることがある。また家の中のトイレを探しているのであるが、視空間認知障害のためにその位置がわからず結果的にさまよってしまう。あるいは不安や焦燥、時には妄想のためにじっとしていられなくなって徘徊しているようにみえるなどである。

3・神経症状

　アルツハイマー病患者では家族性アルツハイマー病の一部を除くと比較的末期まで明確な神経所見を呈することは稀である。しかし末期には筋トーヌスの亢進、ミオクローヌス、歩行障害や把握反射、口とがらし反射、吸引反射などの原始反射がみられるようになる。最終的には失外套症候群と呼ばれる精神活動のすべてが失われた状態となる。

4・日常生活動作の障害

　日常生活動作(activity of daily living；ADL)には、基本的な身の周り ADL(トイレや食事、着替え、入浴など)と、より高度な手段的 ADL(金銭管理、服薬管理、買い物、電話、料理など)の2種類があり、痴呆症では、後者の方が早期から障害される。アルツハイマー病患者におけるADLの障害は、認知機能の低下により生じることが多く、身体的原因のために行えなくなることは稀である。このため対応としては、身体障害に対する介助よりも監視や頻回の指示が必要になるのが特徴である。

1 食行動異常

　痴呆患者は、記憶障害や判断力の低下に伴い、自分でバランスのよい食事を適切な量摂取できなくなる。そのために栄養障害などを生じ、さらに身体疾患を併発しやすくなる。そしてこの身体疾患によって活動的な生活ができなくなったり、時には入院してベット上臥床となったりして、痴呆症状も悪化することがある。アルツハイマー病患者では、過食、同じ物ばかり食べる、食物でない物を食べる(異食)、食べようとする意欲がなくなる、食べることを拒否する、食事中に食べることに集中できずに時間がかかる、食事をかき込むように食べる、などの食行動の異常が生じる。過食は記憶障害により食べたことを忘れる、不安や欲求不満の現れとして食への執着が強くなる、「満腹中枢」が障害される、など種々の原因によって起こる。異食は側頭葉と呼ばれる脳部位の障害により生じるほか、認知障害により食物を食物と認識できなくなったり、味覚や嗅覚の低下などによっても生じる。またアルツハイマー病患者では食事中でも容易に注意がそれ、食べることに集中できず時間がかかることもある。箸やスプーンもうまく使えなくなり手で食べるようになる。さらに疾患が進行してくると食べる行為そのものがわからない、食べ方がわからない、などのために食事を摂らなくなる。この時期でも最初は介護者が口まで食物を持っていくと口を開けて食べる。但し食物をなかなか嚥下せずに口腔内で咀嚼し続ける行為が認められる。そしてさらに疾患が進行すると、介護者が口まで食物を持ってきてもなかなか口を開けなくなり摂取量も不十分になる。この頃になると1回の食事に1時間以上の介助が必要になる。最終的には経口摂取が不可能になる。

2 排泄行動障害

　中期から末期にかけてアルツハイマー病患者では失禁を認めるようになる。失禁は便、尿が出ることがわからない、風呂や廊下をトイレだと思い込む、トイレの場所がわからない、トイレで衣類を脱ぐのに時間がかかるために間に合わない、便器の使い方がわからない、便器と自分の正しい位置関係がわからない、排尿排便後の始末がうまくできない、などにより生じる。排尿機能自体には障害を認めないことが多い。自尊心や恥ずかしさの感情は、痴呆症がかなり進行しても残っているので、他人に介入されることを嫌がり、自分で何とかしようとして、汚れた下着を隠すこともある。また汚れた下着を始末しようとして床や壁を汚すというような不潔行為につながることもある。尿便失禁を認めた場合には尿路感染症に対する注意が必要となる。またアルツハイマー病患者では便秘もしばしば認められる。高齢者では運動不足もあり、腸の蠕動運動が低下しがちであること、あるいは食事量の減少や消化のよい物ばかり食べること、なども影響している。痴呆患者では便秘を自ら訴えることが少なく、食事量も変わらない場合も多いため介護者に気づかれにくい。イレウスに移行することもあり注意を要する。

3 介助に対する拒否

　アルツハイマー病患者では食事や服薬、入浴などのADLについてのいろいろな介護的な働きかけに対して拒否することがある。拒否には大抵患者なりの理由があるが、痴呆患者はその理由をうまく表現することができないため、その対応が難しくなる。よく患者を観察して拒否の理由を推測し、患者の思いに添うようにできると拒否は軽減する。例えば、食事を拒否する理由としては、口内炎や義歯が合わないなどの口腔中のトラブル、環境変化によるストレス、気になることがあるため、何らかへの抗議・抵抗の表現として、などがある。またうつ、被毒妄想、幻覚などの精神症状、感染症や消化器疾患、便秘、腹痛などの内科的疾患や症状によることもある。入浴を拒否する理由としては、裸になるのが不安、何をするのも億劫、脱いだ服を盗まれないかと気になる、身体障害のために入浴動作そのものができない、入浴するということ自体が理解できない、などがある。入浴の拒否が続くと不潔になり、皮膚病や感染症などの原因になる。服薬を拒否する理由としては、自分が病気であるという自覚がないことや被毒妄想などの精神症状によるものなどが考えられる。無理に薬を服用させても吐き出すことが多い。これもなぜ患者が拒薬するのか原因を知って対応することが大切である。

4 危険行為

　アルツハイマー病患者では、口ではわかったようなことを言っていても十分な理解が伴っていなかったり、そのことをすぐに忘れたり、あるいはわかっていても行動が伴わなかったりというような理由で事故を起こしやすくなっている。一方、自分の障害に対する病識の障害、周囲への注意機能の低下、精神的な不安や焦燥による意識野の狭小化、危険時の判断の障害などのために事故に遭遇しやすくなっている。適切な危険回避行動もほとんどできなくなってしまう。現実的には失火、

詐欺に遭う、転倒、転落、交通事故などが多く、介護者の観察、適時の指示・誘導などが重要となる。

5・アルツハイマー病の症状と遺伝子

　一部のアルツハイマー病の発症には遺伝子異常がかかわっていることが知られているが、この遺伝子異常はアルツハイマー病の発症にだけではなく症状の発現にもかかわっている可能性が示唆されている。本稿の最後に、アルツハイマー病の症状と遺伝子異常の関連について現時点で明らかになっている知見を概説する。

　常染色体優性遺伝の家族性早発性アルツハイマー病を引き起こす遺伝子変異としては、アミロイド前駆体蛋白（APP）遺伝子、プレセニリン1遺伝子、プレセニリン2遺伝子変異が知られている。APP遺伝子の点突然変異の箇所は複数知られている。この中のAPPコドン717にバリンからグリシンへの変異をもつアルツハイマー病の特徴的な臨床症状は、ミオクローヌス様不随意運動、てんかん発作、うつ症状、洞察力の欠如である[3]。染色体14番のプレセニリン1遺伝子は家族性アルツハイマー病のうちの大部分(30～40％)が関連していると考えられている。現在までに80ヵ所にも及ぶ異なるコドンに110種類の突然変異が報告されている。Lampeら[4]は、この遺伝子変異を認めた6家系の検討から、臨床的に進行性失語、ミオクローヌス、全身性痙攣、パラトニアを病初期から認める特徴があるとした。またプレセニリン1遺伝子のエクソン9の欠如により、健忘や視空間認知障害とともに病初期から下肢の痙性による歩行障害と小脳失調を伴う症例も報告されている[5]。染色体1番に存在するプレセニリン2遺伝子の点突然変異例は日本人には現時点ではみつかっていない。

　近年、アルツハイマー病の原因および危険因子としてアポリポ蛋白Eが注目されている。アポリポ蛋白E遺伝子には多型があり、主要な遺伝子サブタイプはε（イプシロン）2、ε3、ε4の3つである。サブタイプのうち健常人にはε3をもつ人が多いのに比べ、アルツハイマー病ではε4をもつ人が多く、ε4は老年期のアルツハイマー病の発症の危険因子であることがわかっている。このε4とアルツハイマー病の症状との関連については、ε4を有する患者では有しない患者と比較して、海馬、扁桃体の萎縮が顕著でかつ記憶障害がより重度であるが、その反面、視空間認知障害、言語障害、前頭葉機能障害が軽度であるとされている[6]-[8]。アルツハイマー病患者の精神症状とε4との関連については現時点では明らかな関連はないとされている[9]。

（数井裕光、武田雅俊）

● 文　献

1) Kazui H, Mori E, Hashimoto M, et al：Impact of emotion on memory；Controlled study of the influence of emotionally charged material on declarative memory in Alzheimer's disease. Br J Psychiatry 177：343-347, 2000.
2) Kazui H, Hashimoto M, Hirono N, et al：A study of remote memory impairment in Alzheimer's disease by using the Family Line Test. Dement Geriatr Cogn Disord 11：53-58, 2000.
3) Kennedy AW, Newman S, McCaddon A, et al：Familial Alzheimer's disease；A pedigree with a mis-sense mutation in

the amyloid precursor protein gene (amyloid precursor protein 717 valine glycine). Brain 116 : 309-324, 1993.
4) Lampe TH, Bird TD, Nochlin D, et al : Phenotype of chromosome 14-linked familial Alzheimer's disease in a large kindered. Ann Neurol 36 : 368-378, 1994.
5) Verkkoniemi A, Somer M, Rinne JO, et al : Variant Alzheimer's disease with spastic paraparesis ; Clinical characterization. Neurology 54 : 1103-1109, 2000.
6) Lehtovirta M, Soininen H, Helisalmi S, et al : Clinical and neuropsychological characteristics in familial and sporadic Alzheimer's disease ; relation to apolipoprotein E polymorphism. Neurology 46 : 413-419, 1996.
7) Smith GE, Bohac DL, Waring SC, et al : Apolipoprotein E genotype influences cognitive phenotype in patients with Alzheimer's disease but not in healthy control subjects. Neurology 50 : 355-362, 1998.
8) Hashimoto M, Yasuda M, Tanimukai S, et al : Apolipoprotein E ε4 and the pattern of regional brain atrophy in Alzheimer's disease. Neurology 57 : 1461-1466, 2001.
9) Hirono N, Mori E, Yasuda M, et al : Lack of effect of apolipoprotein E ε 4 allele on neuropsychiatric manifestations in Alzheimer's disease. J Neuropsychiatry Clin Neurosci 11 : 66-70, 1999.

4 | アルツハイマー病の自然経過
─病期と症候

はじめに アルツハイマー病では、認知機能の障害が数年にわたってゆっくり進行する。治療や介護にあたって、次に出る症状を予測して適切な対応をすることが重要であるが、そのためには経過についての十分な知識が必要である。ここでは、アルツハイマー病のそれぞれの病期に現れる症状を取りあげて、全体の経過をみていくこととしたい。

[1・病期と臨床症状]

1 これまでの病期分類

　アルツハイマー病の経過はほぼ3期に分けることが古くから行われてきた。1920年には既に、第1期として記憶障害が現れ、仕事や身だしなみに無頓着となり、空間的見当識障害、失語、痙攣、構音障害をみる時期、第2期として場所・時間・人物に対する見当識の障害、失読、失語、計算障害、不眠などをみる時期、第3期として、錯語、易刺激性、常同行為が目立つ時期、といったように3期に分けることが行われている[1]。その後、1950年代にも、Sjögrenら[2]は、第1期として、健忘症状、空間見当識の障害、自発性減退を特徴とする時期、第2期として高度の知的能力を障害する進行性痴呆がみられ、巣症状(失語、失行、失認)や、筋強剛、寡動を認める時期、第3期として重篤な痴呆の末期で、痙攣や側頭葉の症状であるクリューバー・ビューシー(Klüver-Bucy)症候群がみられ、失禁があって日常生活の介助も必要となる時期、に分けている。また、1980年代にもSchneckら[3]は、それぞれの病期の症状の特徴から物忘れの目立つ「忘却期」、知的機能の明らかな欠陥のために混乱がみられることを特徴とする「混乱期」、高度の痴呆がみられ知的な面での無為が目立つ「痴呆期」と3期に分けている。

　今日では、アルツハイマー病の重症度を軽度、中等度、重度の3段階に分けることが広く行われており[4]、病期についても症状の特徴に基づいて3期に分けることが実際的と考えられる[5]-[7]。

2 前駆症状が疑われる時期

　老年期にみられる軽度の記憶障害や認知機能の低下が痴呆に関連があるものかどうかの判断は時に難しい。

　老年期にしばしばみられる生理的な物忘れは「良性老人性物忘れ」として、痴呆における「悪性老人性物忘れ」と区別されている[8]。また、50歳以上の年齢で、記憶減退を自覚するが記憶以外の認知機能検査では痴呆と呼べないレベルにあるものを、老年期記憶減退(age-associated memory

33

impairment；AAMI)[9]と呼んだこともある。これは日常生活においてしばしば経験するような軽度の物忘れであるが、しかし、このような軽度の記憶障害が痴呆に移行する可能性のあるものか否かは必ずしも明らかにされたわけではない。

　最近では、痴呆のレベルに至ってはいないが、主に記憶を中心とした障害がみられる状態が注目されており、軽度認知機能障害(mild cognitive impairment；MCI)と呼ばれている[10)-12)]。自覚的にも記憶障害が目立ち(検査で同年齢層の1.5標準偏差以下)、家族も本人に物忘れがあることを確認しているが、日常生活能力(運転、家計の管理など)は正常であるというもので、記憶障害は目立つが、社会的、職業的な能力の低下はなく、したがって痴呆の診断の基準を満たさない。この軽度認知機能障害がその後、どのように経過するかについて関心のもたれているところであるが、1年後を調べると12％が、4年後には50％が痴呆となることが明らかにされている。今日では、軽度認知機能障害には、①記憶障害が主となるもの(amnestic MCI)、②いくつかの認知機能に軽度の障害がみられるもの(multiple cognitive domains slightly impaired MCI)、③記憶以外の認知機能の1つに障害がみられるもの(single non-memory domain impaired MCI)、の3群があると考えられるようになっている。このうち記憶障害が主となるMCIでは後にアルツハイマー病に発展することが多いとされている[11)]。

　軽度認知機能障害には、アルツハイマー病の最初期のものが含まれている可能性がある。画像診断で、既にアルツハイマー病の初期に特徴的な変化が認められるとするものもある。しかし、アルツハイマー病のようにコリン活性の低下がみられるのではなく、むしろ活性は亢進しているとの報告もある。このことは、アルツハイマー病の発病直前に代償的な機能亢進が一過性に起こっていることを示しているのかも知れない。

　この時期に、仮に認知機能障害がみられなくとも、頭痛、めまい、不安感、自発性の減退、不眠、集中力の低下、不活発、不機嫌、焦躁、うつ気分などの不定愁訴や、感情や活動性の変化などがみられることがある。また、記憶障害などのために発病に気づかれる前に、頑固で自己中心的な傾向がみられたり、人柄に繊細さが乏しくなったりするような人格変化が目立つこともある。

3 病期の特徴(図1)

(1) 初期(第1期)

　周囲の人たちによって痴呆に気づかれるきっかけとなるのは記憶障害のためであることが多い。「繰り返して同じこと、例えば、今日は何月何日か、といったことを尋ねる」「金銭や通帳などを収納した場所を忘れて、大騒ぎで探し回ることが繰り返される」「マーケットに買い物に行っても何を買うのか忘れてしまい、結局、同じ物ばかり買ってくる」「約束したことを覚えていないために、トラブルが生じる」などのことがあって異常に気づかれる。

　初期から著しい記憶の障害がみられることはアルツハイマー病の特徴の1つである。特に、経験したことを記憶にとどめる(記銘)ことが困難になるので、数分前に覚え込んだ事柄も思い出せない(近時記憶の障害)。このような記憶障害による日常生活での失敗が、何度も繰り返されることも特徴的である。経験したことを即座に述べることでチェックされる即時記憶の障害は最初期にはみら

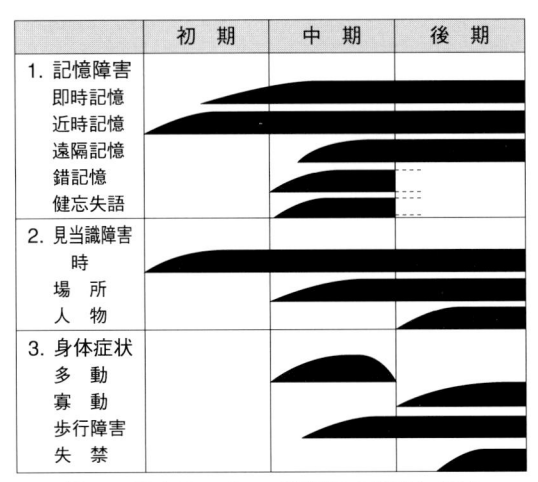

	初　期	中　期	後　期
1. 記憶障害			
即時記憶			
近時記憶			
遠隔記憶			
錯記憶			
健忘失語			
2. 見当識障害			
時			
場　所			
人　物			
3. 身体症状			
多　動			
寡　動			
歩行障害			
失　禁			

図 1. アルツハイマー型痴呆の病期と病状
(三好功峰：老年期痴呆の重症度分類. 治療 70：707-712, 1988 より引用)

れないが、しかし進行するに従って次第に明らかになってくる。但し、この時期には、遠隔記憶（過去に経験した人生のエピソードや、自分に関連の深い情報など）には障害は目立たない。したがって、自分の名前、生年月日、生活史におけるエピソードを思い出したりすることは可能である。

　また、時間的な見当識障害は初期からみられることが多い。そのために「今日の日付がわからない」とか、「1日の時間帯を間違えて家族が寝ようとしている時間帯に起き出し、昼夜逆転した生活になる」といったこともある。

　記憶障害以外の認知機能障害としては、思考にまとまりがなく、抽象的な思考や判断が困難となることも早くから目立ってくる。そのために社会生活上・職業上の能力が低下する。特に初期には、簡単でよく慣れた仕事は場合によってはこなせるが、複雑な仕事はできなくなる。しかし、少し進行すると、家計を管理するとか、買い物に行くといった日常生活においても支障が現れてくる。

　そのほか、感情・意欲の障害として、「気分が沈み不活発である（うつ気分）」「些細なことで感情の混乱があり、怒りっぽい（易刺激性）」「多弁・多動で行動面において極端にまとまりがなくなる」などのことがある。

　ただ、周囲の人たちがしばしば誤解していることは、初期から既に「病識がない」と思われていることである。実は、しばしば、記憶障害や思考力の低下を自分で痛感し、うつ気分に支配され、自分を責めるといったこともあるし、周囲の人たちの接する態度に対して喜怒哀楽を感じる能力は（少なくとも初期には）それまでと変わるところはない。

　この時期は、ほぼ、「アルツハイマー病の機能評価尺度（FAST）」[13]の3、4、5の段階、「臨床痴呆評価尺度（CDR）」[14]では0.5〜1の段階に相当する。

(2) 中期（第2期）

　この時期になると、近時記憶障害はさらに目立ってきて、大切なものを置き忘れたり、ガスや水道の栓を締め忘れるなどのことが何度も起こってくる。また、さっき食事をしたことを忘れてしま

い食事を要求したり、冠婚葬祭といった身辺に起こった大きな事柄も覚えていないといったこともある。また、遠隔記憶にも障害が目立つようになる。自分についての古い記憶である自分の名前、生年月日、出生地などについても次第に失われてゆく。過去のエピソードなどももし記憶されていても断片的となる。記憶の内容にも間違いが生じてきて、「既に死んだ人が生きている」(錯記憶)と言ったり、「時計」「鉛筆」などのような簡単な日常品の名前が思い出せなかったり(健忘失語)、言葉を言い間違えたり(錯語)、自発的な書字や書き取りができないということがみられるようになる。

また、見当識に関しては、時間的な見当識だけでなく、場所についての見当識も障害されて「自分のいる場所がどこかわからない」「自分の家にいても、他人の家にいると思い込んでいる」といった状態となる。

記憶障害があるために被害的な妄想ができあがることもある。「家族が自分の大切なものを隠す」「近所の人が家に入り込んで、物を盗んでゆく」など被害的なものが多いが、これは自分が物を収納した場所がわからなくなることと関係がある。もちろん、そのほかの妄想も現れることがあって「妻あるいは夫が浮気をしている」といった嫉妬妄想や、「自分の家の中に他人が住み込んでいる」といった同居人妄想、それに「目の前にいる妻は本当の妻ではなく他人が入れ代わっている」といった替え玉妄想(カプグラ妄想)なども認められることがある。

睡眠障害のために夜間に寝ないで家の中を歩き回ったり、外出しようとしたりすることもある。焦躁が激しくなって、夜間に落ち着かず、症状が悪化したようにみえることも多い。大抵は、夜間せん妄のためである。夕方から夜間に症状の悪化する現象を、夕暮れ症候群(sundowning)と呼ぶ。

この時期には、しばしば動きが活発になり(多動)、徘徊や同じことの常同的な繰り返しもみられる。そのために家の中でも転倒することが少なくない。外出しても自分の家に帰れなくなることもある。これは、地理的な位置関係の認識(視空間能力)が障害されていることと関連がある。また、失語、失行、失認や、ゲルストマン(Gerstmann)症候群(左右障害、計算障害、失読、失書など)もしばしば出現する。殊に初老期発症の場合には、このような神経心理症状が目立ち、筋強剛、ミオクローヌスを伴うことがある。歩行が困難となり、着衣、摂食、排便などにおいて、次第に介護が必要になってくる。

この時期は、ほぼFASTの第5段階と6の一部、CDRの2と、3の前半に相当する。

(3) 後期(第3期)

記憶の障害は重篤であり、近時記憶はもちろんのこと、遠隔記憶も含め記憶の全体が障害されるという状態になる。自分の名前、生年月日、出生地といった自分にとって身近な事柄も思い出せない。注意の集中ができず、判断も障害され持続的な思考ができなくなるため、慣れた事柄でも遂行することができない。したがって、簡単な問題の解決もできないし、まとまった一貫した行為ができなくなる。行動面では、基本的な日常生活能力つまり、着衣、身だしなみ、入浴、摂食、排泄、歩行などが障害され、言葉や行動に現れる興奮や焦躁がしばしば認められる。臥床することが多くなり、全面的な介護が必要となる。また、口唇傾向の増大(物を口の近くに持っていくとそれを口にくわえようとする)、情動の喪失(感情の表現が少なくなる)、性的機能の亢進、異食(食べられな

い物を食べようとする)などの症状がみられることがあるが、これは側頭葉底面の障害によるクリューバー・ビューシー症候群の症状の一部とみなされる。

見当識の障害は、時間や場所についての見当識障害にとどまらず、人物・状況についての認識の障害のレベルにまで及ぶ。したがって、目の前にいる人が誰であるかわからないし、鏡に映る自分の姿も自分であることがわからなくなる(鏡徴候)。

この時期は、ほぼFASTの第7段階(一部6段階を含む)、CDRの3の後半に相当する。

2・評価尺度による重症度の判定

臨床症状のみでなく、一定の尺度に基づいて評価を行い、重症度を判定することが広く行われている。このような客観評価による成績によって軽度、中等度、重度と区分されるが、この重症度の評価は個々の評価基準によって多少の差異があるし、また臨床症状に基づいた初期、中期、後期という病期分類と完全に重なるというわけでもない。しかし、症状の進行の程度を判断するうえで、評価尺度は臨床的に十分に役立つものである。ここでは、アルツハイマー病においてよく用いられている認知機能検査と行動能力評価による代表的な重症度の判定について簡単に述べる。

1 認知機能検査による評価

ミニメンタルステート検査(mini-mental state examination；MMSE)[15]は、今日広く用いられる認知機能検査である。これは、簡単な11の設問(30点満点)から成っており、総合点が20点以下の者は、痴呆、せん妄、その他の精神障害である可能性が高いとされている。認知機能が数値化され、21点以上は軽度、20～11点は中等度、10点以下は重度の痴呆とみなされる。本検査は、時間的見当識(5点)、場所的見当識(5点)の比重が高く、したがって、時間的見当識障害が初期から目立つアルツハイマー病においては早期から得点が低く出る傾向がある。アルツハイマー病において、1年間で1.8～4.5[16][17]、2年間で6.0+3.5[18]の得点の低下があると報告されている。

長谷川式簡易知能評価スケール(HDS)およびその改訂版(HDS-R)[19]は、我が国で広く用いられている。HDSの最高点は32.5であり、31.0点以上で正常、30.5～22.0点で境界―軽度異常、21.5～10.5点で中等度異常、10.0以下で高度異常とされる。HDS-Rにおいても、その点数から非痴呆(24.27+3.91)、軽度(19.10+5.04)、中等度(15.43+3.68)、やや高度(10.73+5.40)、非常に高度(4.04+2.62)の5段階に分けられている。

また、アルツハイマー病における薬物治療の効果判定のために考案されたアルツハイマー病評価尺度(Alzheimer's disease assessment scale；ADAS)[20]は、経時的に複数回施行し、認知機能の変化を評価するものである。ADASのうちの認知機能検査(ADAS-cog)の部分は、単語再生、口頭言語能力、言語の聴覚的理解、自発語における喚語困難(適切な言葉を思い出せない)、口頭命令に従う、手指および物品の呼称、構成行為(立体図形の描画)、観念運動(考えた行為の遂行)、見当識(時間、場所、人物に対する認識)、単語の再認、テスト教示の内容の再生能力などの11項目から成り立っており、失点で評価し、その幅は0～70点である。アルツハイマー病において1年間で、

ADAS全尺度は平均7〜9点の変化があるとされている[20]。その中で認知機能(ADAS-cog)に限ってみれば、我が国の報告では1年間の変化は平均5.29+7.00である[21]。また、薬物治験における偽薬投与群での変化は、1年間で3.89〜6.56、2年間で11.26〜12.90、3年間で13.28〜17.97であるとされている[22]。

2 行動観察による評価

痴呆の重症度を行動観察によって分けることも行われている。

臨床痴呆評価尺度(CDR：clinical dementia rating)[14]のチェック項目は、記憶、見当識、判断力と問題解決、社会適応、家族状況および趣味への関心、介護状況の6項目で、それぞれを5段階で評価し、6項目すべてにみられる評価点をもって健康(CDR 0)、痴呆の疑い(CDR 0.5)、軽度痴呆(CDR 1)、中等度痴呆(CDR 2)、重度痴呆(CDR 3)とする。この評価尺度は、痴呆の進行に伴って現れる症状や、日常生活における障害によって判定するもので、そのまま、病期の特徴を示すものとなっている。また、見当識障害の項目においては、軽度痴呆で「時間の見当識の不確実さ」、中等度痴呆で「時間についての失見当識、時には場所的失見当」、重度痴呆で「人物に関する見当識が残るのみ」として見当識の障害される順序が示されている。

日常生活における障害の程度を判断の基準とする「アルツハイマー病の機能評価尺度(FAST)」は、アルツハイマー病とその前段階を行動障害の出現の状況によって7段階に分ける[13]。これが、今日、広く用いられている病期分類の中で、最も詳細に区分されたものといえる。第1段階(正常)は、自覚的・客観的に機能低下のないもの、第2段階(正常老化)は、物を置き忘れる、仕事がし難くなったことを自覚する段階であり、正常といえるレベルである。第3段階(境界状態)で仕事がし難くなったことが同僚にわかる、知らないところに行くことが困難となる時期、第4段階(軽症アルツハイマー病)では、複雑な仕事の遂行困難(食事を考える、家計の管理、買い物など)となる。第5段階(中等症アルツハイマー病)においては、介助なしでは適切な衣服を選べない、入浴をするのもなだめすかして説得する必要がある、という時期、第6段階(やや重症アルツハイマー病)では、着衣困難、入浴に介助必要、便所で水が流せない、尿失禁、便失禁がみられるという段階であり、第7段階(重症アルツハイマー病)では、話せる言葉は1〜5個程度、すべての知的言語と運動能力は失われ、昏迷、昏睡となる、というものである。このようにFASTはアルツハイマー病における行動観察によって評価する尺度であるが、それ自体、この疾患の症状の病期における変化の順序を示すものとなっている。

3・全経過

臨床症状や経過は、発病年齢によって差異があり、初老期発症では、症状が激烈でしばしば神経心理症状や神経症状を伴い、経過も早い。したがって、初老期に発症することの多い家族性アルツハイマー病では、症状が激しく進行も早いという特徴がみられる。

アルツハイマー病での認知機能は必ずしも直線的に低下するのではなく、症状の変化が少ない時

期(プラトー)があって、その後、急速に低下してゆくという報告もある。近年、抗痴呆薬の開発において、症状の進行を遅くすることを薬物の効果と判定することがしばしばなされているが、症状の変化の在り方には個々の患者において違いがあることを考えると、このような形での治療の効果判定は必ずしも簡単ではない。今後、アルツハイマー病の経過に関する知見が蓄積され、症状を悪化させる要因が明らかにされることによって、それぞれの患者において症状変化の予測が可能になることが望まれる。

アルツハイマー病の発病から死亡までの期間についてはさまざまな報告がある。アルツハイマー病自体が直接の死因となる疾患ではないので、全身的な医学的管理の在り方が生存期間に反映する。死因として多いものは、肺炎(73%)、悪性腫瘍(20%)、心疾患(7%)などである[18]。我が国においてアルツハイマー病の発病後の生存期間は6.1年との報告があり[23]、また、生命予後に関連のある因子としては、男性であること、発病年齢が若いこと、身体疾患の合併のあること、MMSEの値が低いことなどが有意であるとされている[18]。

4・まとめ

アルツハイマー病の臨床経過は、3期(初期、中期、後期)に分けられる。

初期には、近時記憶障害、時間的見当識障害、思考・判断力障害の障害、うつ気分、自発性減退、被害妄想や嫉妬妄想がみられる。

中期になると、近時記憶にとどまらず、自己および社会における古い情報に関する遠隔記憶の障害、健忘失語、錯語、書字困難、場所的見当識障害、視空間失見当などがみられる。多動、徘徊、常同的な行為の繰り返しも目立つ。初老期発症では、失語、失行、失認や、ゲルストマン症候群などがしばしば出現する。

後期になると、記憶の障害は重篤である。持続的な思考、まとまった行為ができない。摂食、排泄、着衣、排便などに介護が必要となる。人物・状況についての見当識が障害される。

ここでは、臨床症状による病期の分類のみでなく、認知機能検査や行動観察に基づく重症度の評価について述べ、さらにアルツハイマー病における経過や生命予後を決定する因子についても述べた。

(三好功峰、植木昭紀)

● 文　献

1) Grünthal E：Über die Alzheimersche Krankheit；Eine histopathologische klinische Studie. Z ges Neur Psychiat 101：128-157, 1929.
2) Sjögren H, Lindgren AGH："Morbus Alzheimer and Morbus Pick" A genetic, clinical and pathoanatomical study. Acta Psychiatr Scand 82：97-112, 1952.
3) Schneck MK, Reisberg B, Ferris SH：An overview of current concepts of Alzheimer's disease. Am J Psychiat 139：165-173, 1982.
4) American Psychiatric Association：Practice Guideline for the Treatment of Patients with Alzheimer's Disease and Other

Dementias of Late Life. American Psychiatric Association, 1997［日本精神神経学会（監訳），三好功峰（責任訳者）：米国精神医学会治療ガイドライン．アルツハイマー病と老年期痴呆，医学書院，東京，1999］.

5) 三好功峰：病期．臨床精神医学講座 S 9，アルツハイマー病，三好功峰，小阪憲司（責任編集），pp 129-136，中山書店，東京，2000.
6) 三好功峰：老年期痴呆の重症度分類．治療 70：707-712, 1988.
7) 三好功峰：老年期の痴呆性疾患．医学書院，東京，1998.
8) Kral VA：Senescent forgetfulness；Benign and malignant. Can Med Assoc J 86：257-260, 1962.
9) Crook TH：Diagnositc and treatment of normal and pathological memory impairment in late life. Semin Neurol 9：20-30, 1989.
10) Smith GE, Petersen RC, Parisi JE, et al：Definition, course, and outcome of mild cognitive impairment. Aging Neuropsychol Cogn 2：141-147, 1996.
11) Petersen RC, Doody R, Kurz A, et al：Current concepts in mild cognitive impairment. Arch Neurol 58：1985-1992, 2001.
12) Petersen RC, Stevens JC, Ganguli M, et al：Practice parameter. Early detection of dementia, mild cognitive impairment (an evidence-based review)；Report of the Quality Standards Subcommittee of the American Academy of Neurology. Neurology 56：113-114, 2001.
13) Reisberg B, Ferris SH, Anand R, et al：Functional staging of dementia of the Alzheimer's type. Ann NY Acad Sci 435：481-483, 1984.
14) Hughes CP, Berg L, Danziger WL, et al：A new clinical scale for the staging of dementia. Brit J Psychiat 140：566-572, 1982.
15) Folstein MF, Folstein SE, McHugh PR："Mini-Mental State"；A practical method for grading the cognitive state of patients for the clinician. J Psychiat Res 12：189-198, 1975.
16) Becker JT, Huff FJ, Nebes RD, et al：Neuropsychological function in Alzheimer'disease；Pattern of impairment and rate of progression. Arch neurol 45：263-268, 1988.
17) Mortimer JA, Ebbitt B, Jun S-P, et al：Predictors of cognitive and functional progression in patients with probable Alzheimer's disease. Neurology 42：1689-1696, 1992.
18) Ueki A, Shinjo H, Shimode H, et al：Factors associated with mortality in patients with early-onset Alzheimer's disease；A five-year longitudinal study. Internat J Geriatr Psychiat 16：810-815, 2001.
19) 加藤伸司，下垣　光，小野寺敦志，ほか：改訂長谷川式簡易痴呆評価スケール（HDS-R）の作成．老年精神医学雑誌 2：1339-1347, 1991.
20) Mohs RC, Rosen WG, Davis KL：The Alzheimer's disease assessment scale；An instrument for assessing treatment efficacy. Psychopharmacol Bull 19：448-450, 1983.
21) 山下　光，森　悦朗：アルツハイマー型痴呆における認知機能の経時的変化；ADAS を中心として．老年精神医学雑誌 7：883-888, 1996.
22) Doody RS, Geldmacher DS, Gordon B, et al：Open-label, multicenter, phase 3 extension study of the safety and efficacy of donepezil in patients with Alzheimer's disease. Arch Neurol 58：427-433, 2001.
23) 須貝佑一：AD および VD 患者の生命予後と死因．日本醫事新報 3513：13-16, 1991.

5 疫 学

はじめに 疫学の目的は疾患の頻度や分布を明らかにし、その発症要因や治療、予防について社会医学的見地から追究することである。痴呆はその出現頻度が高いという点でも、難治性の経過をとるケースが多いという点でも社会に及ぼす影響が大きく、高齢社会における重大な関心事の1つである。疫学研究に寄せられる期待も大きい。本稿では加齢と関係の深い痴呆の出現頻度(有病率)および発症頻度(発生率)について、これまでの疫学研究の成果を整理して述べる。本書の主題はアルツハイマー病であるが、加齢と関係の深い痴呆にはアルツハイマー病と血管性痴呆の2つがあり、両者の関係が重要だと考えられるので、アルツハイマー病だけでなく血管性痴呆についてのデータも併せて示すことにする。これらの痴呆は老年期前いわゆる初老期から少しずつ増え始めるのであるが、初老期の痴呆に関する疫学データはまだ少ししかない。主なデータは老年期の痴呆に関するものである。なおアルツハイマー病の危険因子の解明も重要な疫学の研究課題であるが、これについては別の稿で述べられるので、本稿では簡単に触れるにとどめる。

ここではアルツハイマー病(以下：AD)という用語に老年期前に発症する「狭義のAD」と老年期に発症する「アルツハイマー型老年痴呆」の両者を含める。両者を区別する場合は発症年齢が65歳前の場合を早発性AD、65歳以後の場合を晩発性ADとする。また血管性痴呆(以下：VD)は脳血管障害(脳梗塞や脳出血)が主因とみなされる痴呆の総称として用いる。

[1・痴呆の疫学研究の歩み]

まずこれまでの痴呆の疫学研究の歩みを概観しておきたい。

一般住民を対象とした精神障害の疫学調査は1940年代に北欧の小地域で行われているが、この頃は痴呆という言葉もADという言葉もまだ用いられていない。

1950年代になってから老年精神医学の先覚者たちによる地域老人を対象にした疫学調査が行われ始めた。我が国の新福らによる離島の老人調査、金子らによる奈良県下の小都市の調査、デンマークのNielsenらによる離島調査、英国のKayらによるNewcastle地区の調査などである。我が国の場合は老年痴呆、老人性痴呆、脳動脈硬化性精神病という用語が、デンマークではdementia、英国ではsenile psychosis, arteriosclerotic psychosisという用語が使用されていた。これらはいわば最も初期の痴呆の疫学調査研究であるが、我が国においてこの時期に既にそれが行われていたということは注目に値する。

1970年代に入ると各国での調査報告が少しずつ増え、1980年代から1990年代、そして現在まで痴呆の疫学は大きな発展を続けている。まず特筆すべき成果は我が国におけるものである。1980年

から1990年代の中頃まで、我が国において都道府県および政令指定都市の単位で大規模の専門的地域調査が相次いで行われ、この結果、我が国の在宅老人の痴呆の実態がほぼ全国的規模で明らかにされた。我が国でこの時期に集中的に調査が行われたのには特別な理由がある。それはこれらの調査が老人福祉対策の一環として自治体によって実施されたということである。痴呆老人介護の深刻な一面を描いて人々に衝撃を与えた有吉佐和子氏の小説『恍惚の人』が発表されたのは1972年であるが、その翌年の1973年に老人福祉を主要施策としていた美濃部東京都知事は全国に先駆けて都内に在住する65歳以上の人たち5,000人を対象に「生活と健康」に関する実態調査を実施し、この中で在宅老人における痴呆の出現頻度が4.5%であることを初めて明らかにした。これは福祉対策を進めるうえで必要な基礎資料を得ることを目的とした調査であったが、調査計画や痴呆の診断に精神科医が直接携わったことから、疫学調査としても非常に価値の高いものとなった。このような大規模で専門的な調査はそれまで我が国はもちろん諸外国にも例がなかった。東京都ではその後さらに7～8年の間隔で同様の調査が繰り返され、1996年までに4回の調査が実施されてその間の変化が観察されている。第2回の東京都の調査が行われた1980年の少し後から、東京都以外の道府県や政令指定都市でも同様な調査が次々に行われるようになった。例えば横浜市、川崎市、神奈川県、愛知県および名古屋市、大阪府、岐阜県、福岡市、山梨県、新潟県、富山県、北海道などである。さらに1990年代に入ってから千葉県、群馬県、栃木県、沖縄県などの調査が加わった。この間、東京都のほか横浜市、神奈川県、富山県、福岡市でも複数回の調査が行われている。地域の痴呆に関するこのように豊富なデータの集積はほかに類をみない。調査の目的から、家族や介護の状況についての実態も同時に明らかにされている。厚生省(当時)はこれら自治体の地域調査と各種の施設在住の痴呆老人調査の結果を合わせて、1990年時点における我が国の老人性痴呆の有病率を推計し公表した。現在のところこの数値が我が国を代表する疫学データとして用いられている。上述したような自治体の調査は1996年の第4回の東京都の調査を最後に行われていない。福祉行政が必要とするデータはほぼ得られたので一段落したということなのであろう。

諸外国の痴呆疫学調査は医学研究の立場で行われているものが多い。疫学調査には大きな費用と手間がかかるので、医学研究のための調査は地域が限定され小規模のものになりがちである。事実1980年代まではそういうデータが多かった。しかし1990年代に入ってからは特に欧米において大規模なプロジェクト研究が増え、新しいデータが発表され現在なおそれが進行中である。特に大きな進歩はこれまで乏しかった痴呆の発生率が地域の人口集団の継時的追跡調査によって明らかにされつつあることである。残念ながら今のところ我が国には発生率についてのデータが乏しい。

このような経緯で痴呆の疫学データはかなり蓄積されてきたが、そのほとんどは老年期の痴呆に関するものである。ADについていえば晩発性ADのデータであり、早発性ADのそれは少ない。

なお痴呆の危険因子研究が盛んになったのは1980年代に入ってからである。ADの危険因子に関する疫学研究は欧米に多く、我が国にはまだ少ない。これまで多くの要因が検討されたが結果が一致しない場合が多く、現在確実に危険因子とみなされている要因はわずかしかない。

2・痴呆の地域調査における問題点

　医療機関を訪れる痴呆患者は全体の中のごく一部に過ぎないので、医療機関の患者を調査しただけでは痴呆の疫学的実態を知ることができない。どうしても地域住民を対象とした専門的な調査が必要である。対象とする地域は広く、偏りがなく、対象者の数は多く、無作為に選ばれることが望ましい。また調査担当者は痴呆の臨床に経験の深い専門家でなくてはならない。このような調査を実施するのには莫大な費用と手間がかかるうえ、対象者の調査への協力がなければならない。我が国の場合、かつて比較的理想に近い形で各地の調査が行われたのは、それらが自治体における行政調査の一環として行われたことが幸いしたといえる。単に医学研究を目的とする調査であったとしたら、あれだけの豊富なデータをあの期間に得ることはとてもできなかったと思われる。

　もう1つの大きな問題は痴呆の診断の確かさである。疫学調査においては痴呆の診断と評価は医療機関におけるのと違って、家庭を訪問して本人および家族と面接し、その情報に基づいてなされるのが普通である。画像検査などの医学情報なしに行われる。現在では痴呆の有無とその程度の診断については専門家の間でほぼ結果が一致し食い違いは少ないと考えられるが、病名の診断特にADの診断についてはその確かさに疑問が残る。最近はADやVDの国際的診断基準が各国に普及して、それに基づいて診断されることが多くなったが、それで問題が解決されたわけではない。痴呆ということはわかっても、訪問調査で得られる情報だけでは病名までは特定できないケース(特定困難な痴呆)が少なからず存在するはずであるが、調査によってはそういうケースがほとんどカウントされていない場合がある。こういう場合のADやVDの数をそのまま受け入れてよいのかどうかは問題である。痴呆の原因疾患(ADやVD)についての疫学データをみる場合には、このことに注意しなければならない。

3・老年期の痴呆および AD の有病率

　ある地域にある時点で問題のケースがどのくらい存在するのか、それを頻度として表したものが有病率である。社会的対策を考える場合、まずこの数値が必要になる。先に述べたように痴呆の疫学調査においてまず問題にされたのは老年期における痴呆全体の有病率を明らかにすることであり、ADやVDの有病率を求めることはその次の課題であった。原因を特定できないケースが少なくなく、その中にADやVDが混在している可能性があることから、当初はADやVDの有病率を求める代わりに、全痴呆のうちADとVDがそれぞれどのくらいの割合を占めるかで示すことが多かった。最近の欧米における調査では、それぞれの有病率が報告されることが多くなったが、これはADやVDの国際的な診断基準が普及されてきたためと考えられる。但し先に触れたように、特定困難な痴呆の存在は今も決して無視できない。ADの有病率を比較するときこのことを忘れてはならない。

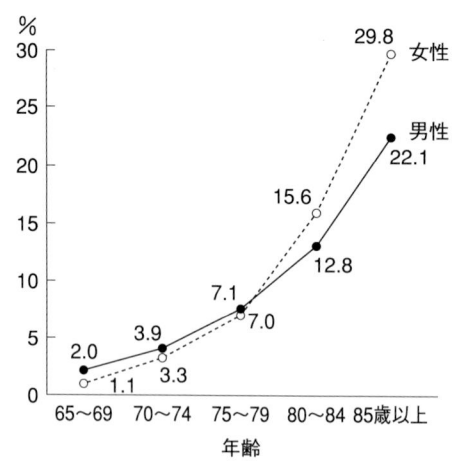

図 1. 年齢別・男女別の痴呆有病率
在宅者および各種施設在住者を含む。
(大塚俊男, ほか：わが国の痴呆性老人の出現率. 老年精神医学雑誌 3：435-439, 1992 より改変して引用)

表 1. 65歳以上の痴呆性老人数の推移と人口に対する率(有病率)

年次	推計数	有病率
1990 年	101.0 万人	6.8%
1995	125.9	6.9
2000	155.8	7.2
2005	188.8	7.6
2010	225.6	8.1
2015	262.2	8.4
2020	291.6	8.9

図1の年齢別・男女別有病率と厚生省人口問題研究所の人口将来推計(1992年)とを掛け合わせて算出されたもので、1993年に厚生省が発表した。有病率は四捨五入してある。
(我が国の精神保健福祉. 平成12年版, p121 より引用)

1 日本における老年期痴呆の有病率とその変化

　我が国では1980年代の初めから1990年代の中頃まで、集中的に大規模な専門的調査が行われ、その中で痴呆の疫学的実態がほぼ全国的規模で明らかにされたことは先に述べたとおりである。その結果、各地の在宅者痴呆有病率は3〜6％の範囲にあり大きな違いがないこと、そしてかつて行われた内外のいわば古典的な調査結果と比べてもそれほど大きな違いがないことが明らかになった。このような状況のもとに1991年、厚生省(当時)は我が国の65歳以上の老人人口における痴呆の有病率とそこから推定される痴呆性老人数を発表した。その根拠となったのは1980年から1987年までに行われた東京都など9つの自治体の在宅老人疫学調査、東京都の老人福祉施設調査(1987年度)、厚生省の病院内痴呆有病率調査(1988年度)、埼玉県施設調査(1988年度)である。これらのデータを集計、処理して年齢別、男女別の痴呆有病率が算出された(図1)。痴呆の有病率は男女とも加齢に伴って上昇する。特に75歳以上の老年後期において上昇の率が高い。また老年前期では女より男の有病率が高く、後期では女の有病率が高い。面白いことにほぼ5歳ごとに有病率が2倍になっており、このことは欧米における結果でもほぼ同様に認められている。厚生省はこの有病率と人口推計から痴呆性老人数の推計値を算出し発表している(表1)。年齢別・男女別有病率は変わらなくても、老人人口の構成比は変化するので、65歳以上人口に対する痴呆有病率や推定痴呆老人数は時とともに変わってくる。
　厚生省が発表したこの我が国の痴呆有病率は1980年代の調査データに基づくものである。それから既に10年以上経ち後期老人人口は年々増加しているが、その後行われた地域調査の結果をみると意外なことに痴呆有病率の増加傾向は認められない。1990年代になってからの調査(千葉県、第3回富山県、第2回横浜市、第3回神奈川県、栃木県、第2回福岡市、群馬県、沖縄県、第4回東京都)では3％台の有病率が多く報告されており、むしろ従来の数値に比べるとやや低い。繰り返し調査が行われた東京都、神奈川県、横浜市、愛知県、富山県においては、最初に5％ないし4％

台であった有病率がその後いずれも低下している。東京都の場合をみると、1980年に4.6%であった有病率が1988年には4.0%、1996年には4.1%と予想された増加に反して大きく低下していた。この低下の一部は在宅痴呆老人の施設へのシフトによる見かけ上の低下であるが、それだけでは説明できない。実質的低下があったと考えられている。近年我が国の人口の高齢化は予想を上回るペースで進んでいるが、痴呆の有病率の増加はそれに見合うほど進んでいないようにみえる。先の厚生省発表は我が国を代表する数値として今も一般に使用されているが、そろそろ見直しが必要かも知れない。

2 日本における晩発性ADの有病率とその変化

　痴呆の疫学調査においては、病名を特定できない場合が少なくないことから、これまでの報告では有病率を示す代わりに、全痴呆に対するADとVDの割合で示していることが多い。従来欧米ではVDよりADが多く、日本では反対にVDの方が多いといわれており、事実1980年代に行われた我が国の地域調査ではADよりVDが多いという結果が大多数を占めていた。自治体の調査と小地域の専門調査を合わせた22の地域調査の結果を平均するとADが痴呆全体の32%、VDが44%であり、ADに対するVDの比(VD/AD)が1.5以上という結果も少なくなかった。しかし1990年代に入ってからはVDよりADの方が多いという結果が増加している。千葉県、横浜市など10地域の自治体調査の結果をまとめると、ADが41%、VDが40%でADの増加傾向が認められる。VD/ADの値も7地域において0.9以下で、最低は千葉県、東京都(第4回)、沖縄県の0.7であった。ほぼ同じ方法で行われた東京都の3回の結果(1980～1996年)を比較すると、VD/AD比は時とともに2.7から1.3そして0.7と明らかな減少傾向を示した。これらと反する結果は皆無ではないが、多くのデータがVDの率の減少とADの率の増加傾向を示しており、やはり近年このような変化が起こっているとみなすのが妥当である。後期老人人口の増加はADの増加をもたらし、脳血管障害の減少はVDの減少をもたらす。我が国の人口高齢化は周知のことであるが、脳血管障害の減少も明らかに認められており、上記の変化はいわば当然の結果といえるであろう。先に述べたように我が国の全痴呆有病率は初めに予想されたほど上昇していない。このことは今のところVDの減少がADの増加を上回っていることを示すものと考えられる。

　上述のように近年、全痴呆の中でADの占める割合は増大している。おそらく有病率も上昇しているであろう。しかし疫学調査における病名の診断に大きな限界があるために、現時点で確かなADの有病率を求めることは難しい。ただ大まかな推定になるが、全痴呆に対するADの割合から逆算して有病率を求めることはできる。最近の調査におけるADの割合は平均約40%で50%を超える結果は少なかった。2000年の我が国の推定痴呆有病率は7.2%であるから、それの40%とすれば2.9%、50%とすれば3.6%になる。かなり幅があるがこれが現在のデータから推測される我が国のADの有病率である。以前は全痴呆の有病率が今より低く、ADの割合も小さかったため、当然ADの有病率も低かったはずである。例えば1990年の痴呆有病率は6.8%、当時のADの割合は平均で32%であったから、そこから算出されるADの有病率は2.2%になる。筆者は東京都の3回の調査データ(1980～1996年)に基づいてADの推定有病率を算出し比較を試みた。そ

れによるとADの有病率は1980年に1.0%、1988年に1.5%、1996年に2.1%になった。ちなみにVDの有病率はそれぞれ2.9%、1.9%、1.4%であった。在宅者だけの結果であるから数値自体は小さいが、時とともにADの有病率が増加し、VDのそれが低下していることが認められる。

以上、近年我が国においてはADとVDの割合が変化し、ADの増加とVDの減少傾向が認められる。以前は明らかにVDの方が多かったが、今やそれが逆転に向かいつつある。これとともにADの有病率が上昇しVDのそれが低下している。

3 諸外国における老年期痴呆と晩発性ADの有病率

1980年代に入ってから諸外国においても地域調査が盛んになり、有病率に関するデータが増加し始めた。例えばフィンランド、ニュージーランド、米国、カナダ、中国などである。そして1990年以降さらに報告は増加しており、イタリア、スペイン、ブラジル、米国、北京、上海、台湾などの新しいデータが加えられた。以前は我が国の調査に比べて限定された地域での小規模な調査が多かったが、最近は大規模な継時的追跡調査や数ヵ国の共同研究(例えばEURODEM)の報告がみられるようになった。これは大きな変化である。

1980年以降に報告された各地の痴呆有病率は表2のようである。最低は中国(北京)の2.2%、最高はカナダの7.8%でかなりばらつきはあるが、多くは5～7%の範囲にあり桁違いというほどの違いはない。ただ日本の各地の値に比べると欧米のそれはやや高い値が多い。人口高齢化が進んでいない上海や北京、台湾の数値が低いのは当然と考えられる。参考のために1985年における我が国の在宅者痴呆有病率を示すと4.8%である。そしてこの数値は先に触れたようにその後増加している気配がない。EURODEMはヨーロッパ8ヵ国(フィンランド、スウェーデン、デンマーク、英国、オランダ、フランス、スペイン、イタリア)の痴呆疫学共同研究で多数の集積データがあり、日本との比較には好都合である。ここで1990年代に行われた11の調査から得られた痴呆有病率は

表 2. 外国における痴呆の有病率(65歳以上)(1980年以降の報告)

調査国(地域)	報告者(報告年)	有病率
カナダ	Robertson(1984)	7.8%
ニュージーランド	Campbell(1983)	7.7
ドイツ	Weyerer(1983)	7.5
米国	Fillenbaum(1998)	7.2(白人)、7.0(黒人)
デンマーク	Lolk(2000)	7.1
ブラジル	Herrera(2002)	7.1
スペイン	Lobo(2001)	7.1
フィンランド	Sulkava(1980)	6.7
米国	Kramer(1985)	6.4
米国	Folstein(1985)	6.1
イタリア	Ravaglia(2002)	5.9
米国	Weisman(1985)	5.4
米国	Gurland(1983)	4.9
中国(上海)	Zhou(2001)	4.3
台湾	Lin(1998)	3.7
中国(北京)	Wang(2000)	3.5
中国(北京)	Li(1986)	2.2

フィンランドの数値は重度痴呆の有病率、これは全国規模の調査で対象者には施設在住者が含まれている。そのほかはいずれもある地域の在宅者を対象とした調査結果である。

6.4%と報告されている。但しこれは在宅およびナーシングホーム在住老人を合わせた有病率である。これに対して1985年の我が国における在宅老人と老人ホーム在住老人を合わせた痴呆有病率は5.4%であったから、これはEURODEMの値より明らかに低い。すなわち最近の疫学調査データから日本とヨーロッパ主要国および米国との間に老人の痴呆有病率に違いがあること、欧米に比べて我が国のそれはやや低いことが示されている。

先に述べたように欧米では以前からVDよりADの方が多いといわれており、その見解は今も変わっていない。事実、多数の地域調査でそれを支持する結果が報告されている。米国ボルチモア地域の調査でADよりVDが多いという結果(ADの有病率2.0%、VD 2.8%)が報告されているが、これは例外的である。最近のEURODEM 8ヵ国の調査結果でもADの有病率は4.4%、VDのそれは1.6%で、明らかにADの率が高い。全痴呆に対するADの割合は69%、VDの割合は25%であり、VD/ADは0.36である。疫学調査におけるADの診断に確かな保証がないとはいえ、最近のヨーロッパ各国の集積データでこれだけはっきりした結果が示された以上、ADのこの高い有病率を否定する根拠は乏しい。我が国のADの有病率は多く見積もっても3.6%程度であり大きな違いがある。やはり日本のADの有病率は欧米のそれより低いと考えざるを得ない。

日本以外のアジア諸国においては痴呆の疫学データはまだ少ない。かつて北京で行われた調査(1986年)では痴呆の有病率2.2%で、ADの有病率が0.4%、VDのそれが0.8%(VD/AD=2)という結果が報告された。しかし2000年の報告では痴呆の有病率が3.5%、ADが1.9%、VDが1.4%であり、以前の結果と比べて大きな違いがある。また最近の上海の調査(1998年)では痴呆が4.3%、ADが全体の72%を占め、その有病率は2.7%であった。さらに最近の台湾の2つの地域で、それぞれ痴呆3.7%、AD 2.0%、VD 0.9%；痴呆2.5%、AD 2.0%、VD 0.2%という結果が報告されている。ここでも最近はADの比率の相対的増加傾向がうかがわれるが、まだ人口高齢化があまり進んでいない痴呆有病率の低い地域で、ADが著しく多いというこれらの結果には疑問の余地がある。調査方法の再吟味が必要であろう。

このようにこれまでの疫学的調査から、日本とヨーロッパ(そしておそらく米国)の間には痴呆の有病率およびADの有病率に違いがあることが認められる。我が国の痴呆の有病率は欧米のそれよりもやや低く、ADの有病率も低い。そして痴呆の有病率の違いは主としてADの有病率の違いによるものと考えられる。近年日本のADの有病率が高くなったといっても、欧米のそれに比べるとまだまだ小さい。この違いを確認してその理由を明らかにすることが今後の重要な課題である。

4・痴呆と晩発性ADの発生率

発生率とはある地域にある期間内に新しい患者がどのくらい発生するかを示す指標で、通常1年間に新たに発生する患者の頻度で表される(年間発生率)。現在いる患者の対策を立てるためには有病率が直接役立つが、予防対策を考えるうえでは発生率が重要である。痴呆やADの発生率を知るためには、地域に在住する多数の非痴呆者を追跡調査して、新たに発生した痴呆患者を確認しなければならない。発生率は有病率より小さいのでサンプルサイズが小さいと誤差が大きくなる。調査

の実施には有病率調査の場合よりもさらに大きな困難を伴うので確かな数値を得ることは容易なことではない。このためこれまで発生率に関するデータは乏しかった。ただ最近になって欧米では同一地域における追跡調査が増加し、発生率の報告がようやく増えつつある。

我が国で行われた本格的な痴呆の発生率調査研究は福西らによる香川県三木町調査によるものしか見当たらない。これはその地域の65歳以上在宅老人全員3,754人を対象とした調査で、1987年と1988年の2回の調査により年間発生率が算出されている。これによると痴呆の有病率は4.1%（AD 1.6%、VD 1.6%）、全痴呆の発生率は1.01%、AD 0.42%、VD 0.42%と報告されている。これより先に筆者らは1回の地域調査から近似的な発生率を求める試みを行ったことがある。調査時点から1年以内の発症とみなされたケースを把握し、それが全体のどのくらいを占めるかによって発生率を求める方法である。1980年の東京都の調査結果からこうして算出された全痴呆の発生率は1.1%で、上記の福西らの結果と近似していた。ADとVDの推定有病率はそれぞれ1.0%および2.9%であったから、計算上の発生率はそれぞれ0.10%と0.68%になった。いずれにしても発生率に関しては我が国にはこれくらいしかデータがない。

欧米においてもかつては小規模な地域調査が散発的に行われた程度である。例えばRoth（1977年）は309例の追跡調査から痴呆の発生率を1.4%と報告している。しかし最近になってまとまった調査が各地で行われるようになり、データが増加しつつある。EURODEMに参加している8ヵ国のほか、米国、カナダ、インド、ナイジェリアなどのデータが報告されているが、最もまとまったデータはやはりEURODEMによるものである。

1999年に報告されたEURODEMのデータでは65歳以上人口における痴呆の年間発生率は（1,000対）18.4、ADのそれは12.3で各国間の結果に大きな違いはなかったという。その後、EURODEMは7ヵ国（フィンランド、スウェーデン、デンマーク、オランダ、英国、フランス、スペイン）の8つの調査結果を集積して年齢別、男女別に全痴呆、AD、VDの年間発生率を報告している。この報告では全年齢に対する発生率は示されていないが、前回の報告と重複するデータが多いのでおそらくそれと大きな違いはないのであろう。新しい報告で明らかにされたのは全痴呆およびADの発生率は加齢とともに急上昇すること、男より女の方が大きいこと、VDの発生率は各国のデータにばらつきが多かったが、全体としてみると女より男の方が若干大きいこと、加齢に伴う発生率の上昇傾向はADのそれに比べて明らかに小さいことなどである。65〜69歳の全痴呆発生率は（1,000対）2.4、75〜79歳で16.0、85〜89歳で48.6、ADのそれはそれぞれ1.2、9.1、35.3、VDのそれは0.7、3.5、6.1と報告されている。

そのほかの各地で行われた調査結果をみると発生率の報告にはばらつきが大きい。小地域の調査であることの偏りや特定されるケースの数が少ないことによる誤差の増大などを考慮する必要があると思われる。EURODEMの結果と比べてイタリアの全痴呆およびADの発生率はやや低い。インドのAD発生率は著しく低く、米国ペンシルバニアの農村地区のそれは高い。またナイジェリアと米国インデアナポリス在住アフリカ系米人の比較では、前者の発生率はEURODEMのそれよりやや低く、後者のそれは非常に高い。また米国マンハッタンにおけるAD発生率は甚だしく高い値である。発生率に関する報告は最近次々に発表されており、それらの中には地域差や人種差を示

唆する結果もあるが、まだ確かなことはつかめていないというのが現状である。厳格な統制のもとでの国際比較研究の推進が望まれる。ただ有病率と同様、全痴呆およびADの発生率が加齢とともに上昇し、老年後期において上昇の率が高いことはほぼ間違いないようである。残念ながら我が国のデータは乏しい。ただADの有病率がEURODEMのそれより低いということを前提とするならば、発生率も低いと考えるのが自然である。

5・初老期痴呆および早発性ADの有病率と発生率

　老年期前に発症する痴呆(初老期痴呆)の疫学的調査報告は我が国にも諸外国にも極めて乏しい。老年期の痴呆に比べてずっと数が少ないので、地域調査によってケースを把握するのがさらに困難なためである。

　我が国における報告の1つは大城らによるもので、鳥取県下の全医療機関を対象として1993年に行われた65歳未満の痴呆患者についてのアンケート調査である。これにより把握された痴呆患者は100人で、その有病率(40～64歳人口10万対)は81.4であった。年齢別有病率をみると、40歳代は12.6、50歳代は79.5、60歳以上は235.8で加齢とともに急上昇している。原因別有病率はVDが最も多く49.2、次がADで14.0であった。もう1つの報告は1995・96年に行われた厚生省研究班員宮永らによるもので、これは青森県、群馬県、徳島県など5つの自治体の医療施設、保健所、老人保健施設、老人福祉施設に対するアンケート調査である。18歳以上64歳までの痴呆患者の報告を求めた。その結果得られた痴呆の有病率は全体で32(人口10万対)、年齢別では50歳代が54、60歳代が159であった。大城らの結果と比べると全体に値が小さいが、加齢による率の上昇は認められる。全体の43.9％をVD、16.8％をADが占めたという結果からおよその有病率を算出するとそれぞれ14.0および5.4という値になる。これらも先の結果と比べるとずっと小さい。この調査はサンプル数が大きく老年期前の痴呆患者の実態が幅広く調査されているが、痴呆やその原因疾患の診断の確かさには若干の疑問がある。ケースの特定が十分でなかった可能性を否定できない。なお宮永らはこれ以前に新潟県下の小地域調査で40歳以上60歳未満人口に対して268.5という高い痴呆有病率を報告しているが把握された痴呆の実数は10人と少ない。

　初老期痴呆の疫学データは欧米においてもわずかしかない。Sjögrenらの古典的文献を別にすると、フィンランドと米国、イスラエルの調査ぐらいしか見当たらない。1977年のフィンランドのトワク(Turku)地区における調査では痴呆の有病率は(10万対)、45～54歳で51、55～64歳で144、ADのそれはそれぞれ25、72であった。ADに比べてVDの有病率は非常に小さい。45～54歳では0、55～64歳で18である。我が国の鳥取県の結果と比べると、ADの率が高く、VDの有病率は非常に小さい。この研究では年間発生率が示されており、全痴呆のそれが45～54歳10.2、55～64歳27.0、ADのそれはそれぞれ6.4と16.5であった。米国の調査はミネソタ州ロチェスターで行われたもので、有病率は45～49歳で77、50～54歳で40、55～59歳で86、60～64歳で249と報告されている。但し実数として把握されているケースは少なくそれぞれ数例に過ぎない。誤差が少なくないと考えられる。イスラエルの調査はADの発生率の調査で、その年間発生率は40～60歳人

口10万に対し2.4と報告されている。先のフィンランドの結果に比べると低い値である。なおこの研究ではさらに、ヨーロッパ、アメリカ生まれのユダヤ人では3.0、アジア、アフリカ生まれのユダヤ人では1.4で出生地により発生率に違いがあったという興味深い結果が報告されている。

上述のように初老期痴呆や早発性ADに関する疫学的データはまだ少なく、データのばらつきも大きい。まだはっきりしたことはわからないが、これまでのデータによれば、その有病率は40～64歳の人口10万に対してせいぜい100程度と考えられる。有病率はやはり加齢とともに上昇する。おそらく発生率も同様であろう。我が国では現在老年期の痴呆の中でADが以前より増加しつつあり、今やVDを凌駕しそうな趨勢にあるが、老年期前の痴呆の中では明らかにADよりVDの割合が大きい。欧米にはVDはわずかしか認められておらず、これが事実とすれば日本と欧米の間で初老期痴呆についても大きな相違が存在することになる。ただ欧米においてVDがほとんどみられないというような極端な結果には疑問をもたざるを得ない。

6・ADの危険因子について

ある条件をもった人がそうでない人に比べてある疾患に罹患する率が高い場合、その条件のことをその疾患の発症危険因子という。危険因子を明らかにすることはその疾患の予防対策上重要であるばかりでなく、病因解明の手がかりを得るうえでも大きな意味がある。疫学研究において重要な課題の1つである。ADの危険因子については本書の第5章(193頁)で述べられるので、ここではこれまでの疫学研究の概要をごく簡単に触れておくことにする。

ADの危険因子に関する研究は1980年代の後半あたりから少しずつ行われるようになり、それから10年は非常に盛んであった。その多くは欧米の研究であるが、病前性格やライフスタイルに関する近年の研究は主として我が国で行われたものである。これまでに加齢、性、家族の病歴、既往病歴、合併症、社会文化的条件、嗜好品、生活環境、病前性格、ライフスタイルなどさまざまな条件について検討がなされ、その結果多くの事柄がADの危険因子の可能性があるとして報告されたが(表3)、それぞれの結果はまちまちであまり一致がない。現在のところ確実な危険因子とみなされている要因はわずかしかない。最も確実な危険因子は加齢、次いで性(女性のリスクが高い)であるが、性差についてはすべての報告が一致しているわけではない。また危険因子の中にはADに特異的でないVDにも共通するような非特異的な要因もある。疫学研究の結果にしばしば不一致が起こる理由としてまず考えられるのは、やはりADの臨床診断に決め手がないことである。標準的な

表3. アルツハイマー病の発症危険因子
疫学研究によりその可能性があると報告されたことのある主な事柄。

1. 本人の生物学的特性	加齢、性(女)、人種／生育地、出生時の親の高年齢、アポリポ蛋白E4
2. 本人の既往歴／合併症	ダウン症、頭部外傷、甲状腺疾患、低血圧、うつ病
3. 家族の病歴	痴呆／AD、パーキンソン病、ダウン症
4. 嗜好品・食生活	タバコ(喫煙者に少ない)、多価脂肪酸摂取のアンバランス、抗酸化物(摂取がADのリスクを軽減)
5. 物理化学的環境・物質との接触	アルミニウム、有機溶剤、医薬品(抗炎症剤がADのリスクを軽減)
6. 社会／心理的要因	教育程度(低学歴)、病前性格、ライフスタイル

診断基準が普及されつつあるが、たとえそれに従ったとしても調査者によるばらつきがある程度起こることは避けられない。地域調査の場合は特にそうである。次に研究方法上の問題として、レトロスペクティブなケース・コントロール研究が行われることが多いが、家族などが提供してくれる情報にしばしば欠落や間違いが起こる。また本人の既往病歴や家族の病歴を聴取するとき、患者群に比べて対照群の回答は不十分なものになりやすい。さらに対照群の問題として選ばれた対照群の特性によって患者群との違いが変わってしまう可能性がある。疫学調査に基づく危険因子研究にある種の限界があることは認めざるを得ない。

おわりに　痴呆の原因疾患を特定することの困難や理想的な疫学的地域調査を実施することの困難がある中で、最近の20年でADを含む痴呆の疫学的実態は徐々に明らかにされつつある。現在までにわかったことをまとめると以下のようである。

1．老年期の全痴呆の有病率はほぼ明らかになった。日本の場合、都道府県および政令指定都市のレベルで比較するとあまり大きな違いがない。全体として65歳以上人口における現在の痴呆有病率は約7％である。但しこの値は1990年までに得られたデータに基づく推定値である。その後の調査でかつて予想されたほどの痴呆患者の増加が認められていないことから、新しいデータによる修正が望まれる。中国、台湾など人口高齢化の進んでいない地域では痴呆の有病率は我が国よりも低い。欧米では日本のようなまとまったデータは少ないが、その有病率は概して高い。最近のEURODEM 8ヵ国の集積データも我が国のそれより高い。この違いは老人人口構成の違いでは説明できない。痴呆の有病率が加齢とともに上昇すること、約5歳ごとに2倍になることは日本でも欧米でも同様に認められている。

2．ADの有病率ということになると、その診断の妥当性に十分な保証がなくその数値に若干疑問は残るが、我が国に限っていえば1990年頃からADの有病率の増加とVDの有病率の低下傾向が認められる。かつては老年期の痴呆のうちVDがADより明らかに多かったが、近年その関係が変化し今や逆転に向かう変化が示されている。これは後期老人人口の増加によるADの増加と脳血管障害の減少によるVDの減少によるものと考えられる。現在のところADの増加はVDの減少を上回っておらず、全痴呆の有病率の上昇傾向は認められていない。欧米におけるADの有病率は日本のそれより概して高い。中にはほとんどの痴呆をADが占めているという極端な報告があり、その結果に疑問をもたざるを得ないものもあるが、先のEURODEMの成績でもやはり明らかに我が国よりADの有病率が高い。これだけデータが揃えばやはり欧米におけるADの有病率は日本のそれよりも高いとみなさざるを得ない。欧米と日本の痴呆の有病率の違いは主にこのADの有病率の違いによると考えられる。

3．老年期痴呆の発生率に関するデータは少ししかない。データの一貫性も乏しい。現時点で最も規模の大きいEURODEMの成績では、痴呆の年間発生率は65歳以上人口1,000対18.4(1.8％)、ADのそれは12.3(1.2％)である。全痴呆およびADの発生率は有病率の場合と同様に加齢とともに上昇したが、VDのそれにはばらつきがあったことが示されている。これらの結果は発生率に関しても欧米の数値は日本のそれより若干高いことを示唆している。これま

でのデータから加齢との関係では有病率も発生率も同様に推移すると考えてよさそうである。

4．老年期前発症の痴呆に関するデータはさらに乏しいが、その中では 64 歳までの年齢においても痴呆の有病率は加齢とともに増加すること、フィンランドと日本（鳥取県）の比較で前者の方が痴呆および早発性 AD の有病率が高いことが示されている。日本ではこの年齢層では今でも VD が AD よりずっと多いという結果であり、これはフィンランドとは反対である。早発性 AD の発生率はフィンランドとイスラエルで報告されているが、フィンランドと比べてイスラエルのそれはずっと小さい。

（柄澤昭秀）

● 参考文献

1) Chandra V, et al：Incidence of Alzheimer's disease in a rural community in India, the Indo-US study. Neurology 57：985-989, 2001.
2) DiCarlo A, et al：Incidence of dementia, Alzheimer's disease, and vascular dementia in Italy. J American Geriatrics Society 50：41-48, 2002.
3) Fillenbaum G, et al：The prevalence and 3-year incidence of dementia in older black and white community residents. J Clinical Epidemiol 51：587-595, 1998.
4) Folstein M, et al：The meaning of cognitive impairment in the elderly. J Am Geriatr Soc 33：228-235, 1985.
5) Fratiglioni L, et al：Incidence of dementia and major subtypes in Europe；A collaborative study of population-based cohort. Neurology 54(Suppl 5)：10-15, 2000.
6) 福西勇夫，ほか：在宅痴呆性老人の疫学研究．精神神経誌 91：401-428, 1989.
7) Hendrie HC, et al：Incidence of dementia and Alzheimer's diseasei in 2 communities, Yoruba residing in Ibadan, Nigeria, and African Americans in residing in Indianapolis, Indiana. JAMA 285：739-747, 2001.
8) Herrera E, et al：Epidemiologic survey of dementia in a community-dwelling Brazilian population. Alzheimer Dis Assoc Disord 16：103-108, 2002.
9) Jorm AF, et al：The prevalence of dementia；A quantitative integration of the literature. Acta Psychiatr Scand 76：465-479, 1987.
10) Launner L, et al：Rate and risk factors for dementia and Alzheimer's disease. Neurology 52：72-84, 1999.
11) Li G, et al：An epidemiological survey of age-related dementia in an urban area of Beijing. Acta Psychiatr Scand 79：557-563, 1989.
12) Lin RT, et al：Prevalence and subtypes of dementia in southern Taiwan. J Neurol Sci 160：67-75, 1998.
13) Lobo A, et al：Prevalence of dementia and major subtypes in Europe. Neurology 54：84-89, 2000.
14) Lobo A, et al：Stability of prevalence rate of dementia and Alzheimer's disease in the elderly community, the ZARADEMP project. Rev Neurol(Paris) 157(Suppl 10)：78, 2001.
15) Lolk A, et al：Prevalence and incidence of dementia in Denmark. Almindelige Denske Lgeforening 162：4386-4390, 2000.
16) 柄澤昭秀：老年期痴呆の疫学．神経研究の進歩 33：766-777, 1989.
17) 柄澤昭秀：老年期痴呆の疫学；最近の知見．老年期痴呆 5：39-45, 1991.
18) 柄澤昭秀：初老期痴呆の有病率．老年精神医学雑誌 3：637-642, 1992.
19) 柄澤昭秀：老年期痴呆の疫学；最近の知見．治療 75：1735-1740, 1993.
20) 柄澤昭秀：わが国の痴呆の原因疾患の疫学．治療学 30：971-974, 1996.
21) 柄澤昭秀：痴呆性疾患の疫学(老年精神医学におけるコア・リーディングス)．老年精神医学雑誌 9：1217-1226, 1998.
22) 柄澤昭秀：日本における原因疾患の変遷；①東京都．老年期痴呆 13：143-149, 1999.
23) 柄澤昭秀：アルツハイマー型痴呆のリスクファクターと予後関連因子．綜合臨床 51：19-24, 2002.

24) 柄澤昭秀：アルツハイマー病の疫学. 診断と治療 91：211-216, 2003.
25) 宮永和夫, ほか：日本における若年期および初老期の痴呆性疾患の実態について. 老年精神医学雑誌 8：1317-1331, 1997.
26) Mölsä P, et al：Epidemiology of dementia in Finnish population. Acta neurol scandinav 65：541-552, 1982.
27) 大城　等, ほか：鳥取県における初老期の痴呆の有病率. 日本公衆衛生学雑誌 41：424-427, 1994.
28) 大塚俊男, ほか：わが国の痴呆性老人の出現率. 老年精神医学雑誌 3：435-439, 1992.
29) Ravaglia G, et al：Education, occupation, and prevalence of dementia. Dement Geriatr Cogn Disord 14：90-100, 2002.
30) Suh GH, et al：A review of the epidemiological transition in dementia, crosss-national comparisons of the indices related to Alzheimer's disease and vascular dementia. Acta Psychiatr Scand 104：4-11, 2001.
31) Sulkava R, et al：Prevalence of dementia in Finland. Neurology 35：1025-1029, 1985.
32) Tang MX, et al：Incidence of AD in African-Americans, Caribbean Hispanics, and Caucasians in northen Manhattan. Neurology 56：49-56, 2001.
33) Wang W, et al：Prevalence of Alzheimer's disease and other dementing disorders in an urban community of Beijing China. Neuroepidemiology 19：194-200, 2000.
34) Zhou B, et al：Prevalence of dementia in Shanghai urban and rural area(in Chinese). Zhonghur Liu Xing Bing Xue Za Zhi 22：368-371, 2001.

ALZHEIMER'S DISEASE
CHAPTER

2

アルツハイマー病の診断と鑑別診断

1 アルツハイマー病の診断：概観

はじめに 病気の治療の第一歩は、病態と原因疾患の正確な診断から始まる。本書のテーマであるアルツハイマー病についても例外ではない。特に、塩酸ドネペジル（アリセプト®）の登場以来、従来の行動療法や介護に加えて薬物治療への道が拓かれた[1]ことにより、疾患に対応させた適切な治療を実施するためには、正確な診断が不可欠である。本稿では、実際の痴呆患者を前にした場合に、鑑別にあたって念頭におくべき疾患や、鑑別診断の手順について概説的に述べる。アルツハイマー病の診断基準、心理テスト、加齢性健忘症、さまざまな痴呆性疾患との鑑別診断については、本書の中で別項目として詳述されており、鑑別診断に必要な検査については第3章（121頁）で詳述されている。

1・痴呆の概念（ICD-10）

世界保健機関（WHO）が1992年に出版したInternational Statistical Classification of Diseases and Related Health Problems（ICD-10）[2]において、痴呆は**表1**に示すような条件を満たすものと規定されている。要約すれば、「痴呆は脳疾患によって起こる認知機能障害であり、意識清明な状態で記憶障害を中核にさまざまな認知機能障害が出現し、程度は日常生活を損なうほどにひどく、しかも一過性のものではなくて長期間にわたって持続している状態」ということになる。

表 1．痴呆の概念（ICD-10、1992）

- 痴呆の基準
  脳疾患による症候群であり、通常は慢性あるいは進行性で、記憶、思考、見当識、理解、計算、学習能力、言語、判断を含む多数の高次大脳皮質機能障害を示す。意識障害はない。認知障害は、通常、情動の統制、社会行動あるいは動機づけの低下を伴うが、場合によってはそれらが先行することもある。この症候群はアルツハイマー病、脳血管性疾患、そして、一次性あるいは二次性に脳を障害するほかの病態で出現する。

- 診断の必要条件
  1．日常生活の個人的活動を損なうほどに記憶と思考の働きが低下している
  2．意識が清明である。しかし、痴呆にせん妄が共存することはある
  3．確実な臨床診断をするためには、上記の症状と障害が明白に、少なくとも6ヵ月間は認められなくてはならない

- 鑑別すべき病態、疾患
  a．うつ病性障害：記憶障害、緩慢思考、自発性欠如を示すことがある
  b．せん妄
  c．軽度あるいは中等度の精神遅滞
  d．教育や社会環境に起因する低い認知機能状態
  e．薬物による医原性精神障害
  但し、痴呆は、ほかの器質性精神障害に続発することもあれば、ほかの精神障害、特にせん妄と共存することもある。

（文献2）より引用）

したがって、アルツハイマー病の診断にあたっては、第一に患者の認知機能障害が痴呆に該当するかどうかの鑑別を行う。痴呆の診断基準に合致すれば、次に痴呆の原因疾患の鑑別を行う。アルツハイマー病の診断基準は別項で述べられている。

> **メモ1**
> アルツハイマー病には疾患特異的なマーカーや検査異常がないので、臨床診断は、現時点ではほかの原因による痴呆を除外することによって行われる。確定診断は脳の病理組織学的所見に基づいて下される。

2・認知機能障害が痴呆であるかどうかの診断

痴呆と鑑別すべき認知機能の障害を表2に示す。まず鑑別すべき大きなカテゴリーは、認知機能障害が意識障害によるものか、意識清明下での脳疾患に起因するものかの診断である。

1 意識障害(特にせん妄)

軽度の意識障害による認知機能障害と行動異常は、外見上は覚醒状態のようにみえる患者に起こるので、痴呆と間違われることがある。特にせん妄(delirium)は、意識清明度の低下による注意力低下、記憶障害や見当識障害、行動異常が、表面的には意識清明にみえるために、痴呆によるものと誤診されやすい。この状態は一過性かつ変動性で多くは4週間以内に回復するが、全身疾患が原因で起こっている場合には、症状が動揺しながら6ヵ月以上も続くことがある[2]。

DSM-IV[3]によるせん妄の診断基準を表3に示す。このD項に明記されているように、せん妄

表 2. 痴呆に似た症状を呈する病態

1. 意識障害(せん妄)
2. うつ病の偽痴呆
3. 高齢者の健忘症
4. 軽度認知機能障害(MCI)
5. 痴呆を伴わない大脳高次機能障害(失語、失行、失認など)

表 3. せん妄の診断基準(DSM-IV)

A. 意識の障害(環境認識における清明度の低下)があり、集中、持続、注意の転換の能力が低下している。
B. 認知障害(記憶障害、見当識障害、言語障害)、あるいは先行して存在し確立されている痴呆によってはうまく説明できない知覚の障害がある。
C. 障害は短期間(通常は数時間から数日)に進展し、1日のうちでも変動する。
D. 病歴、身体所見、あるいは検査所見から、障害が身体疾患に由来する直接的生理学的変化によって引き起こされたという証拠がある。

(文献3)より引用)

表 4．せん妄の原因

1．全身性疾患
   全身性感染症
   代謝異常（低酸素症、高炭酸ガス血症、低血糖）
   体液・電解質平衡異常
   肝疾患、腎疾患、チアミン（ビタミン B_1）欠乏症、手術後、高血圧性脳症
   痙攣発作後状態、頭部外傷後遺症、各種脳疾患

2．薬物に関連したせん妄
   アルコール
   覚醒剤：アンフェタミン、マリファナ、コカイン、幻覚剤
   麻薬類：アヘン
   精神安定剤、抗不安薬、睡眠薬
   麻酔薬、鎮痛薬、鎮咳薬、抗痙攣薬、抗ヒスタミン薬、降圧薬、循環器用薬
   抗生物質、抗パーキンソン病薬、副腎皮質ホルモン、消化器用薬、筋弛緩薬、向精神薬、抗コリン薬
   有毒物質：抗コリンエステラーゼ剤、有機リン系殺虫剤、一酸化炭素、二酸化炭素、有機溶媒
   離脱性せん妄：アルコール、精神安定剤、抗不安薬、睡眠薬

3．多因子要因によるせん妄

とは全身性疾患に起因する何らかの生理機能や代謝の異常が原因となって出現する脳機能障害（脳症）である。したがって、認知機能障害症状をせん妄と診断した場合には、その原因を明らかにして適切な治療を実施する必要がある。**表4**にせん妄の主要な原因を挙げる。

急性発症で症状が変動し、原因が特定できる場合には、せん妄の診断は困難ではない。しかし、脳症が慢性あるいは亜急性に出現して認知機能障害を呈している場合に、意識障害に起因するものか痴呆に起因するものかの鑑別は困難なことがある。

せん妄や意識障害の病態と原因の鑑別診断に有用な補助検査としては、一般血液検査、生化学検査、血清学的検査、内分泌学的検査、脳脊髄液検査、細菌学的検査、血液ガス分析、血中ビタミン濃度測定、薬物濃度測定、脳波、脳の形態画像検査（CT、MRI）と機能画像検査（SPECT、PET）などがある。意識障害の有無の判定には、脳波の基礎律動の徐波化と変動性が参考になる。

メモ 2

せん妄においては、意識、注意、知覚、思考、記憶、精神運動活動、感情、睡眠－覚醒周期の障害が同時に起こっているという特徴がある（ICD-10）[2]。

注意点 1　痴呆にもせん妄は合併する

レビー小体型痴呆では意識の変動やせん妄はほぼ必発する。血管性痴呆やさまざまな器質性脳疾患ではせん妄合併の頻度は高い。アルツハイマー病での頻度は比較的低いが、急性の症状悪化や興奮状態はせん妄によることが少なくない。したがって、痴呆に合併したせん妄か、痴呆のない患者に出現したせん妄かについても、常に留意しておく必要がある。

表 5. 健常加齢に伴う記憶機能の変化

即時記憶	不変
短期記憶	減退
長期記憶	さまざま
陳述記憶	
知的記憶（意味記憶）	70歳までは不変
生活記憶（出来事記憶）	減退
自由想起	減退
ヒントつき想起	ヒント効果大
認識力	不変
新しい学習	減退
記憶想起	減退
記憶保持	減退
出来事の出所源の記憶	減退
非陳述記憶	軽度減退
遠隔記憶	不変

（文献4）より引用）

表 6. 痴呆と鑑別すべき大脳高次機能障害

1. 失語：流暢性失語、非流暢性失語、失読、失書
2. 失行：観念失行、観念運動失行、肢節運動失行、着衣失行、構成失行
3. 失認：視空間失認、物体失認、場所の見当識障害、身体失認、疾病失認、顔貌失認
4. 健忘症候群：海馬病変、前正中部視床病変、マイネルト基底核病変、ウェルニッケ-コルサコフ症候群

2 高齢者の良性健忘症と軽度認知機能障害（MCI）

　高齢者ではいわゆる「老人の物忘れ」が高頻度に出現する。その特徴は記憶障害が主として想起（思い出せない）と短期記憶（最近のエピソードをすぐ忘れる、新しい学習能力低下）に限られ、遠隔記憶はよく保たれていることである（表5）。しかも、記憶以外の認知機能障害は出現せず、見当識と思考力は保たれ、アルツハイマー病にみられる体験そのものを忘れてしまうような高度の記憶障害には発展しない[4]。

　近年、自覚的・他覚的に記憶障害が目立つがそれ以外の認知機能障害をほとんど伴わない軽微な病態は、軽度認知機能障害（MCI：mild cognitive impairment）と命名され、数年以内に痴呆を発症する可能性が高い痴呆リスク状態[5]として注目されている[次項(67頁)を参照]。

3 痴呆を伴わない単独の大脳高次機能障害

　ヒトの大脳皮質には、言語、行為、認知などの高次機能を司る領域が局在しており、その部位の限局性病変により、痴呆を伴うことなく失語、失行、失認などの症状（表6）だけが出現する[6)7)]。最

注意点 2

　大脳高次機能障害は、痴呆の症状の一部として出現することもあれば、痴呆を伴うことなく単独に出現することもある。痴呆ではない失語症や失行症、あるいは健忘症候群を、痴呆と取り違えないように留意しておくことは、リハビリテーションなど治療や対処法を検討するためにも大切である。

も頻度が高い原因は脳血管障害である。また、変性疾患でも、皮質基底核変性症の失行[8]や原発性進行性失語症の失語[9]は、痴呆出現に先行して単独で長期間にわたって続くことがある。

　大脳高次機能障害の存在を疑ったら、神経心理学的診察と検査によって、障害されている高次機能を特定するとともに、機能画像検査や形態画像検査を用いて責任病巣と原因疾患を診断する。

3・痴呆の原因疾患

　意識障害・せん妄を鑑別し、うつ病の偽痴呆、高齢者の良性健忘症、および全般的痴呆ではない大脳局在症状を除外することによって、患者の認知機能障害が痴呆によるものであることを確認したら、次のステップは痴呆の原因疾患の鑑別である。アルツハイマー病とほかの主要な痴呆性疾患との鑑別は別に詳述されるので、本稿ではベッドサイドにおける痴呆診断の手順について述べる。

　痴呆の原因になる疾患は非常に多い。その中でもアルツハイマー病は最も頻度の高い疾患であり、特徴的な臨床症状が出現するので、経験ある医師であれば診断はそれほど困難ではない。しかし、検査上は疾患特異的な陽性所見を欠くので、アルツハイマー病の臨床診断にあたっては、多数の痴呆性疾患を除外する必要がある。鑑別診断の手順としては、痴呆性疾患を「痴呆がほとんど唯一の症状である中枢神経疾患」と「神経疾患に随伴して出現する痴呆」（表7）、および「全身性疾患に随伴して出現する痴呆」（表8）の3群に分けて鑑別していくのが実用的である[6)10]。

表 7．痴呆の原因になる中枢神経疾患

Ⅰ．初期には精神症状だけが目立つ疾患
　　　アルツハイマー型痴呆
　　　ピック病
　　　前頭側頭型痴呆、原発性進行性失語症
　　　その他の変性型皮質性痴呆

Ⅱ．神経症状に随伴する痴呆
　1．神経症状が必発するもの
　　　いわゆる皮質下性痴呆
　　　　　パーキンソン病
　　　　　進行性核上性麻痺
　　　　　皮質基底核変性症
　　　　　ハンチントン病
　　　運動ニューロン疾患に随伴する痴呆
　　　　　筋萎縮性側索硬化症・痴呆症候群、筋萎縮性側索硬化症・パーキンソン痴呆複合（グアム、紀伊半島）
　　　プリオン病
　　　　　クロイツフェルト・ヤコブ病、ゲルストマン・ストライスラー・シャインカー病
　　　遺伝性脊髄小脳変性症
　　　遺伝性代謝異常症：シルダー病、副腎白質ジストロフィー、脂質蓄積病など
　2．神経症状を高頻度に伴うが必発ではない疾患
　　　レビー小体型痴呆
　　　脳血管性痴呆
　　　脳腫瘍、脳膿瘍
　　　急性/亜急性脳髄膜炎後遺症：単純ヘルペス脳炎、結核性髄膜炎
　　　外傷性脳疾患：慢性硬膜下血腫、脳挫傷、中脳出血など
　　　アルコール関連痴呆：慢性酒精中毒、Marchiafava-Bignami病
　　　水頭症性痴呆：正常圧水頭症、交通性/非交通性水頭症
　　　進行性多巣性白質脳症

表 8. 全身性疾患や外因物質に随伴する痴呆

AIDS：	AIDS 脳症、種々の中枢神経系感染症
内分泌疾患：	甲状腺機能低下症、クッシング症候群、その他
代謝異常症：	低血糖、低酸素症、貧血、尿毒症、透析脳症
肝脳疾患：	ウィルソン病、その他遺伝性および後天性の肝疾患
欠乏性疾患：	ウェルニッケ脳症（チアミン欠乏症）、亜急性連合脊髄変性症（ビタミン B_{12} 欠乏症）、ペラグラ
慢性髄膜脳炎：	梅毒（進行麻痺、髄膜血管梅毒）、クリプトコッカス髄膜炎
薬物：	副作用、慢性中毒
中毒：	一酸化炭素、トルエンなど産業用化学物質
重金属曝露：	砒素、金、ビスマス、マンガン、水銀

1 初期には精神症状だけが目立ち、神経症状や全身性疾患を伴わない疾患（表 7）

●a．皮質性痴呆

　大脳皮質に主病変があり、初期には精神症状だけが目立つ。大部分を占めるのはアルツハイマー型痴呆（アルツハイマー病と老年痴呆）と近縁疾患である。そのほかに大脳の限局性萎縮を特徴とするピック病、前頭側頭型痴呆、原発性進行性失語症などが含まれる。これらの疾患の鑑別には、脳の形態画像検査と機能画像検査を組み合わせることにより、診断精度が向上する。アルツハイマー病は初期には形態画像で著変を認めないか、頭頂葉と海馬の軽微な萎縮を反映して頭頂部の脳溝開大と側脳室下角の拡大が認められる[11]。特徴的なのは、形態画像にはまだ著変を認めない時期から、既に機能画像には頭頂葉から側頭葉にかけて血流低下が認められることである[12]。これに対して、ピック病、前頭側頭型痴呆、原発性進行性失語症では、形態画像検査で限局性の脳萎縮が出現し、機能画像でも該当部位の血流低下を認める[11)12]。

　全身性疾患に伴う痴呆の中には、AIDS 痴呆、髄膜癌腫症、悪性腫瘍に伴う傍腫瘍性辺縁系脳炎のように、痴呆が初発症状で全身性症状は遅れて出現してくるために、初期には進行性痴呆だけを呈するものがある[6]。

2 神経疾患に随伴する痴呆（表 7）

　主体は神経症状であるが、中枢神経症状の一環として痴呆も出現する疾患である[6)7)10]。神経症状が主体であってほぼ必発する疾患と、症例によっては痴呆だけが目立ち神経症状は必発でない疾患とがある。

メモ 3

　皮質性痴呆と皮質下性痴呆は、元来は痴呆の原因となる責任病変を、解剖学的部位によって分類したものである。しかし、近年の研究により中枢神経系の病変の分布は広範で、皮質あるいは皮質下に限局するものではなく、皮質下性痴呆では前頭葉機能が障害されていることが明らかになって、この分類法には批判もある[13]。

(1) 神経症状が必発する疾患

●a．皮質下性痴呆

皮質下核(大脳基底核、視床、脳幹神経核)の疾患(パーキンソン病、進行性核上性麻痺、皮質基底核変性症、ハンチントン病など)に随伴する痴呆である。各疾患に特有のパーキンソニズムや不随意運動に注目して鑑別する。

●b．運動ニューロン疾患に随伴する痴呆

前頭側頭型痴呆に筋萎縮性側索硬化症を伴う痴呆症候群(湯浅・三山型など)と上位運動ニューロン症状が目立つ原発性側索硬化症を伴うタイプとがあり、ユビキチン陽性封入体を伴う神経細胞が出現する[14]。これに対して、グアムと紀伊半島の風土病とされる筋萎縮性側索硬化症・パーキンソン痴呆複合は、病理学的には脳幹から側頭葉にかけての灰白質にアルツハイマー神経原線維変化が多発し、臨床的には皮質下性痴呆に似た痴呆症状が出現する[15]。

●c．プリオン病

クロイツフェルト・ヤコブ病とゲルストマン・ストライスラー・シャインカー病(GSS)がある。前者は典型的な症状に加えて、脳波上のPSD(周期性同期性発作波)、MRI上の尾状核と皮質の異常信号が診断に有用である。GSSの確定診断は遺伝子解析による[16]。

●d．遺伝性脊髄小脳変性症、遺伝性代謝異常症

それぞれ特有の神経症状と検査所見を呈し、さまざまな程度の痴呆を随伴する。

(2) 神経症状を随伴することもしないこともある痴呆性中枢神経疾患

●a．レビー小体型痴呆

近年注目されてきた疾患で、従来アルツハイマー病と診断されていた症例の10～20%を占めると推定される。本疾患では脳幹の病理所見はパーキンソン病と同じであるが、臨床上はパーキンソン病症状を欠き、アルツハイマー病に似た痴呆や幻覚・妄想などの精神症状だけを呈する例がある[17]。

●b．脳血管性痴呆

脳幹や大脳深部に病変があれば運動麻痺や構音障害のような神経症状を伴うが、大脳皮質の境界領域梗塞や前頭葉の多発梗塞、あるいはビンスワンガー型脳血管性痴呆では、運動障害が顕著でなく精神症状だけが出現することがある。

●c．脳の占拠性病変、水頭症など

慢性硬膜下血腫、外傷性脳疾患、脳腫瘍、脳膿瘍、水頭症は神経症状を随伴することが多いが、

メモ4

レビー小体は中脳の黒質、橋の青斑核、迷走神経背側核、大脳皮質、全身の自律神経節の神経細胞の細胞質や神経突起内に形成される好酸性封入体で、断面は円形である。α-シヌクレイン、ユビキチンなどで構成されており、パーキンソン病やレビー小体病に特異的に出現する。

神経症状に先行して痴呆だけが出現することがある。

(3) 全身性疾患を基礎に出現する痴呆(表8)

　代謝性疾患、内分泌疾患、栄養欠乏症、慢性感染症、悪性腫瘍に随伴する傍腫瘍症候群、薬物の副作用、外因性中毒物質、透析脳症など、さまざまな疾患で痴呆様症状が出現する[6)7)10]。これらの疾患による認知機能障害は、急性ないし亜急性に始まり変動性の意識障害を伴う場合には「せん妄」あるいは「意識障害」と診断されるが、徐々に出現し意識障害を伴わず長期にわたって持続する場合には「痴呆」と診断される。脳障害が急性か慢性かで臨床像が異なるわけであるが、両者の区別は明確につけられないことも多い。全身性疾患に随伴する痴呆の認知機能障害は、注意力や集中力の低下、意欲低下、生気が乏しく何となくぼんやりしているというような前頭葉症状が目立つことが多いので、記銘障害が高度で運動活動性が活発なアルツハイマー病とは臨床症状の相違から鑑別できる。しかし、神経症状が乏しく脳画像上も特異的異常所見を欠くという点では、アルツハイマー病と共通点がある。全身性疾患、薬物や外因物質による痴呆には、適切な治療によって回復あるいは改善する「治療可能な可逆性痴呆」が多く含まれているので、厳密に鑑別しておく必要がある。鑑別には一般の血液、生化学、内分泌、血清、髄液などの検査が有用である。脳波では基礎律動の徐波化を示すことが多い。

メモ5　治療可能な痴呆(treatable dementia)/可逆性痴呆(reversible dementia)

　長い間、痴呆は非可逆的な脳疾患によって起こる高度の認知機能の低下と定義されてきた。しかし、近年の診断基準では、脳機能障害による一定程度を超えた持続的認知機能低下と定義され、原因についても非可逆性の一次性脳疾患だけに限定されてはいない[3]。その結果、表7のⅡ-2や表8に示す疾患の一部のように、原因の適切な治療により改善あるいは回復する可逆的原因による治療可能な痴呆(reversible dementia / treatable dementia)という概念が提唱された[18]。

4・アルツハイマー病の診断

　これまで述べた痴呆の鑑別手順をフローチャートとして図1に示す。意識障害や痴呆ではない認知機能障害を除外し、患者の病態が痴呆であると診断したら、それが皮質性痴呆であるか、運動症状を伴う中枢神経変性疾患に随伴する皮質下性痴呆であるのか、脳血管障害、あるいは脳の形態異常や占拠性病変による痴呆であるのか、全身性疾患や薬物などによる二次性脳障害(脳症)による認知機能障害であるのかについて、大体の見通しをもって鑑別診断を進めていく。脳のCTやMRIで除外できるのは、脳血管障害、水頭症、慢性硬膜下血腫、脳占拠性病変である。血液や髄液の検査によって代謝性疾患や欠乏症、感染症や炎症性疾患を除外する。

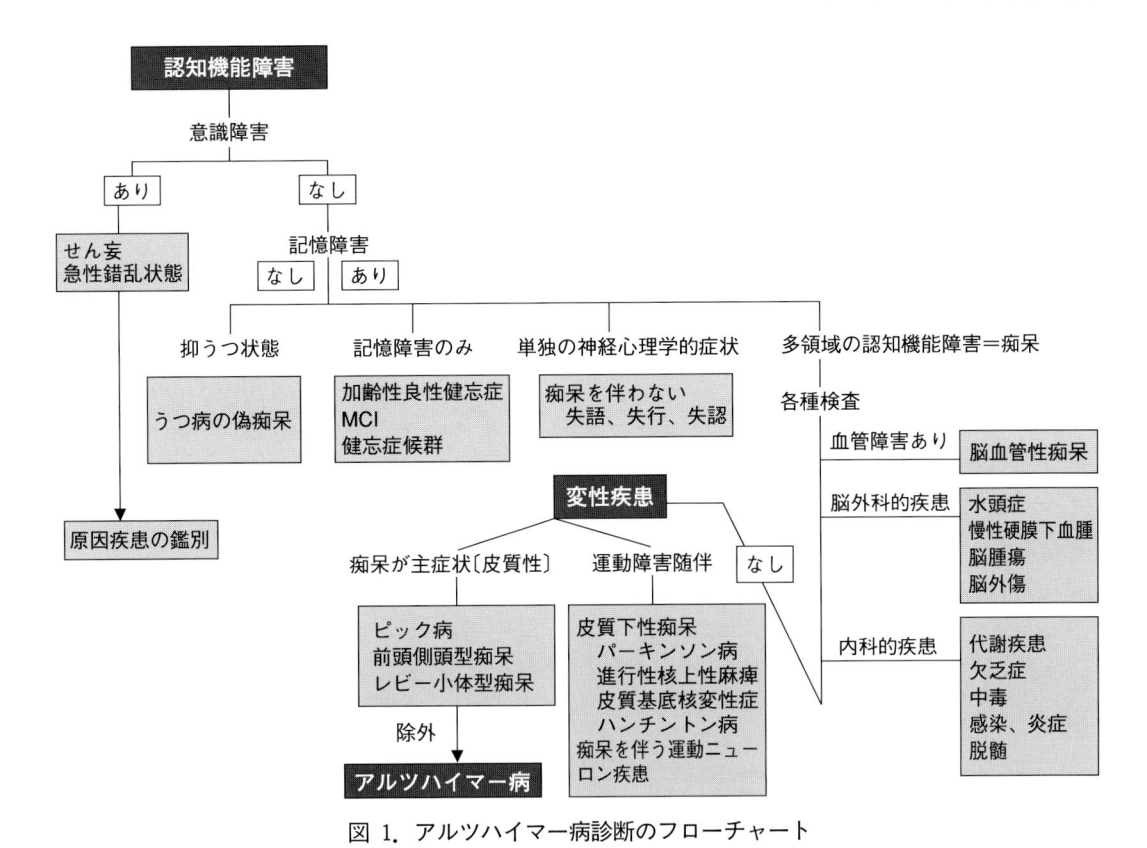

```
                          認知機能障害
                              │
                            意識障害
                          ┌────┴────┐
                         あり       なし
                          │         │
                    ┌─────┴─────┐ 記憶障害
                    │せん妄      │ ┌──┴──┐
                    │急性錯乱状態│ なし   あり
                    └───────────┘
```

図 1．アルツハイマー病診断のフローチャート

（認知機能障害のフローチャート：意識障害なし→記憶障害あり／なし→抑うつ状態（うつ病の偽痴呆）、記憶障害のみ（加齢性良性健忘症、MCI、健忘症候群）、単独の神経心理学的症状（痴呆を伴わない失語、失行、失認）、多領域の認知機能障害＝痴呆→各種検査→血管障害あり（脳血管性痴呆）、脳外科的疾患（水頭症、慢性硬膜下血腫、脳腫瘍、脳外傷）、内科的疾患（代謝疾患、欠乏症、中毒、感染・炎症、脱髄）、なし→変性疾患→痴呆が主症状〔皮質性〕（ピック病、前頭側頭型痴呆、レビー小体型痴呆）、運動障害随伴（皮質下性痴呆：パーキンソン病、進行性核上性麻痺、皮質基底核変性症、ハンチントン病、痴呆を伴う運動ニューロン疾患）→除外→アルツハイマー病）

　運動障害を伴う痴呆性疾患は、特有の神経症状と痴呆との組み合わせにより除外する。パーキンソン病以外の進行性核上性麻痺、皮質基底核変性症、ハンチントン病では、脳の形態画像や機能画像に特徴的な異常所見が認められることが多い。

　皮質性痴呆の臨床像はそれぞれ特徴があり、これだけで鑑別することも可能であるが、脳の形態画像と機能画像を併用することによって、診断はさらに正確になる。ピック病と前頭側頭型痴呆は前頭葉あるいは側頭葉に限局性脳葉萎縮を認め、SPECTでも早期からこの部分に血流低下を認める。これに対して、アルツハイマー病では脳萎縮はびまん性であって、しかも初期には目立たない。しかし、頭頂葉の脳溝開大と側脳室下角の拡大、SPECTで脳萎縮が出現する以前から、頭頂・側頭部に顕著な血流低下を認める。レビー小体型痴呆では形態画像では特有の所見はないが、SPECTで頭頂葉から後頭葉を含む大脳後半部に顕著な血流低下を認めることが多いので、アルツハイマー病との鑑別に参考になる[19]。

　ここで述べたそれぞれの病態や、各疾患の特徴、鑑別診断、診断に使用される心理テストと検査法に関しては、別に詳述されているので参照されたい。

おわりに　アルツハイマー病の診断の手順と留意点について概説した。アルツハイマー病には疾患特異的な異常検査所見はなく、病初期にはCT、MRI、脳波に異常を認めないことも少なくない。したがって、臨床診断で最も大切なのは、本人だけでなく家族や観察者からの詳しい

臨床病歴を聴取することと、診察と問診によって患者の精神症状と身体所見を正確に把握することである。早期からの異常検査所見の存在はほかの原因による痴呆の可能性を示唆するという意味で有用である。

（葛原茂樹）

● 文　献

1) 中村重信（編）：痴呆疾患の治療ガイドライン．pp 1-140, ワールドプランニング，東京，2003.
2) 融　道男，中根允文，小見山　実（監修）：ICD-10　精神および行動の障害．臨床記述と診断ガイドライン，pp 54-94, 医学書院，東京，1994.
3) American Psychiatric Association：Diagnostic and statistical manual of mental disorders (4th ed), pp 123-163, Washington DC, 1994.
4) Pickholtz JL, Malamut BL：Cognitive changes associated with normal aging. Clinical neurology of the older adult, Sirven JI, Malamut BL (eds), pp 56-64, Lippincott Williams & Wilkins, Philadelphia, 2002.
5) Peterson RC, et al：Mild Cognitive Impairment. Arch Neurol 56：303-308, 1999.
6) Adams RD, Victor M, Rooper AH：Neurologic disorders caused by lesions in particular parts of the cerebrum. Principles of Neurology, 6th ed, pp 435-493, McGraw-Hill, New York, 1997.
7) Cummings JL, Benson DF：Dementia. A Clinical approach, 2nd ed, Butterworth-Heinemann, Boston, 1992.
8) Schneider JA, et al：Corticobasal degeneration；neuropathologic and clinical heterogeneity. Neurology 48：959-969, 1997.
9) Mesulam MM：Primary progressive aphasia-Differentiation from Alzheimer's disease. Ann Neurol 22：533-534, 1987.
10) Geldmacher DS, Whitehouse Jr PJ：Differential diagnosis of Alzheimer's disease. Neurology 48 (Suppl 6)：S 2-S 9, 1997.
11) Clifford Jr RJ：Anatomic imaging in the dementias. The dementias, Growdon JH, Rosser MN, Katzman R, Sir Roth M (eds), pp 189-218, Butterworth-Heinemann, Boston, 1998.
12) Kennedy AM：Functional neuroimaging in dementia. The dementias, Growdon JH, Rosser MN, Katzman R, Sir Roth M (eds), pp 219-255, Butterworth-Heinemann, Boston, 1998.
13) Whitehouse PJ：The concept of subcortical and cortical dementia；another look. Ann Neurol 19：1-6 1986.
14) Brun A, Gustafson L：Frontal lobe degeneration of the non-Alzheimer type and dementia in motor neuron disease. Neuropathology of dementing disorders, Markesbery WR (eds), pp 158-169, Arnold, London, 1998.
15) 葛原茂樹：紀伊半島のALS・パーキンソン・痴呆複合．臨床神経 42：1073-1076, 2002.
16) 厚生労働省特定疾患対策研究事業　厚生労働省遅発性ウィルス感染調査研究班：クロイツフェルト・ヤコブ病診療マニュアル．改訂版，pp 9-42, 2002.
17) McKeith G, et al：Consensus guidelines for the clinical and pathologic diagnosis of dementia with Lewy bodies (DLB)；Report of the consortium on DLB international workshop. Neurology 47：1113-1124, 1996.
18) Meletta GJ：The concept of "reversible" dementia；How nonreliable terminology may impair effective treatment. J Am Geriatr Soc 38：136-140, 1990.
19) Ishii K, Yamaji S, Kitagaki H, et al：Regional cerebral blood flow difference between dementia with Lewy bodies and AD. Neurology 53：413-416, 1999.

2 | 健忘型軽度認知機能障害とアルツハイマー病の早期診断

[1・正常加齢と痴呆の間(図1)]

　一般に、痴呆とは「一度獲得された知的機能の後天的な障害によって、自立した生活機能を喪失した状態」と考えられている。実際正常加齢では図1に示すように、全般的な知的機能は高齢になっても衰えず、時間軸に概ね平行に推移すると考えられる。一方、痴呆患者では明らかな右肩下がり現象がみられ、日常生活または社会生活機能の明らかな喪失をきたし痴呆と判断されるようになる。したがって、本来この「傾きの程度」、つまり現在の認知機能を以前のそれと比較して観察することで正常か痴呆かの判断が可能となるはずである。然るに診断にあたる医師は、発症前の知的機能レベルが個々の患者でどの程度であったか(図1の縦軸切片の点Aに相当)を知らず、またこの右肩下がり現象の傾斜は個々の患者の知的能力(点Aの高さ)やおかれた環境によって大きく修飾され得ることが問題となる。例えば、教育歴18年、現役のエリート役員で常に企業経営に関する重要な判断を求められている60歳の方がアルツハイマー病(AD)を発症した場合、さまざまな場面で判断のミスが生じ、「社会生活機能の低下」が周りの目からも明らかで、この傾斜は大きくみ

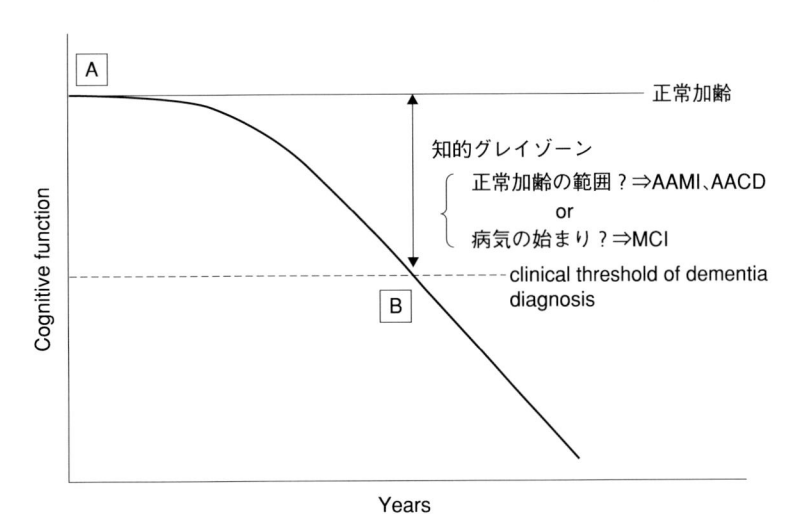

図1. 正常加齢と痴呆の間

正常から逸脱し、アルツハイマー病(AD)を発症した患者の経時的な認知機能の変化を模式的に示したもの。現在の診断基準では、いろいろな症状が出揃い生活機能への明らかな影響が及んでからADと診断しているので、時系列的に診断のポイントを示した点線の位置は下方にこざるを得ない。したがって、正常加齢(上の実線)と痴呆との間に、大きなグレイゾーンが生まれることになる。

え、受診動機につながるであろうと思われる。したがって、痴呆との判断に結びつきやすいこととなる。一方、息子夫婦と同居し、3度の食事は運ばれ病院通い以外はほとんど外出もしない教育歴6年の70歳の方では、たとえ AD を発症してもこの傾斜は緩やかにしかみえず、「漢字はもともと書かなかった。趣味らしい趣味もなかった」となると痴呆かどうかという判断は一層困難となる。

より操作的な米国のアルツハイマー病の臨床診断基準である NINCDS-ADRDA[1]や DSM-IV[2]でも、「記憶障害のみならず、失語・失行・実行機能障害などもみられ、複数の脳領域にまたがって高次機能が障害された結果として、以前の日常生活機能レベルからダウンし自立した生活が維持できない」ことが確認されて初めて痴呆と診断されることになっている(図1の点線で clinical threshold of dementia と示したもの)。この横線をどこに引くかについても医師の主観や経験によって影響され、決して客観的とばかりいえない。したがって、縦軸切片(点 A)と横線上の点 B との間の中間的なグレイゾーンに位置するようなケース、つまり正常ともいい難いが、しかし痴呆の診断基準を満たしているわけではない一群の患者を認めざるを得なくなる。しかも、このグレイゾーンが比較的狭い(厳しくとる)医師もいれば広い(甘くとる)医師もいる。実際、①記憶障害は明らかであるが、そのほかの認知機能は正常で日常生活に大きな影響が及んでいない場合、あるいは②軽度の記銘力低下、言語機能低下、視空間機能低下、注意分割機能低下など複数の高次機能障害があるが、その総和としての機能低下が痴呆といえるレベルにまで達していない場合は、操作診断上はアルツハイマー病とはならないことになる。

2・amnestic MCI の概念(表1)

このグレイゾーンに対して、主としてヨーロッパの研究者は age-associated memory impairment や age-associated cognitive decline などと呼び、正常加齢現象の行きつく先として認知機能低下が(ある程度は)起こり得ると考えてきた[3]。これに対して Petersen らをはじめとする米国グループは、mild cognitive impairment(MCI：軽度認知機能障害)という概念を提唱し、正常加齢のみでは神経細胞数は減少せず(したがって、認知機能は低下せず)、認知機能低下は病的状態に基づくと考えた。MCI は表面的には軽症であっても、疾患そのものは進行性で、将来痴呆へと重症化する可能性のある前駆段階と考えられている。1999年、シカゴにて世界各国から AD 研究者が一同に集まり、MCI についての集中的な討論を行った[4]。その結果、MCI を1つの clinical entity として表現することは現時点では困難であり、以下のような3つの subtype に分類することとなった。すなわち、①amnestic type：健忘型、②multiple cognitive domains slightly impaired type：複数の高次機能領域にまたがって極軽微な障害があるが、全体としては痴呆といえるほど重症ではないタイプ、③single non-memory domain impaired type：記銘力以外の高次機能領域、例えば言語、視空間機能などで明らかな障害があるタイプ、の3つである。この中で、①amnestic type が、1995年以来いわれている amnestic MCI(amnestic mild cognitive impairment；健忘型軽度認知機能障害)に相当し、表1のような操作的診断基準が提案されている。この中で、「年齢や教育レベルの影響のみでは説明できない記憶障害が存在する」ことを客観的

表1. amnestic MCI（健忘型軽度認知機能障害）の診断基準

1. 本人または家族による物忘れの訴えがある。
2. 全般的な認知機能は正常。
3. 日常生活動作は自立している。
4. 痴呆ではない。
5. 年齢や教育レベルの影響のみでは説明できない記憶障害が存在する。

MCI コンセンサス会議（1999年、Chicago）で提案された健忘型軽度認知機能障害の操作的診断基準。　　　（文献4）より引用）

に示すことが最も重要な点であるが、どのようなバッテリーを使うのか、あるいは正常高齢者との境界をどのように設定すべきなのかについてのこれ以上の提案はなされていない。

最近英国の Burns らは、MCI を認める立場をとりつつ、正常加齢を逸脱して AD へと向かう病的過程を、正常→無症候段階→自覚的認知機能障害段階→他覚的認知機能障害段階→AD と分類している[5]。この中で他覚的認知機能障害段階が従来の MCI に相当するものとされる。MCI に関する総説は、これまでの論文を参照されたい[6]-[8]。

米国神経学会からの痴呆の早期診断に関する evidence-based medicine として、①MMSE を用いて広く MCI をスクリーニングすることが可能であること、②痴呆へと進行する危険性が高いので、慎重な follow-up が必要である、③MCI から AD への conversion をいかに抑制するか、ということを指標に現在臨床治験が進行中であることが報告されている[9]。

3・amnestic MCI の biomarker 研究（図2）

Karolinska 研究所の Wahlund らは、アルツハイマー病に対する薬物治療が一般臨床の場に登場し、またいくつもの治療薬が今後開発されていく中で、現在の診断基準を踏まえつつアルツハイマー病での特異的な病理変化を反映するような biomarker を診断項目に盛り込むことでアルツハイマー病の診断精度を一層上げていく必要性を述べている[10]。特に現在の診断基準では早期診断に難点があり、何らかの補助診断法を取り入れていくべきであると指摘している。2003年に Maruyama らは、正常高齢者と amnestic MCI 患者とを鑑別するのに最も有用な客観的指標を検討した[11]。50名の「物忘れ」を主訴に当科を受診した患者に日本版ウェクスラー記憶検査を施行し、年齢補正した遅延再生得点を正常高齢者の平均−1.5 SD で分類した。正常高齢者群 22名と amnestic MCI 群 28名に分け、IMP-SPECT および脳脊髄液検査を行った。CSF-tau（脳脊髄液タウ値）や CSF-Aβ_{1-42}（脳脊髄液アミロイド β 蛋白）、rCBFpc（後部帯状回脳血流値）を測定し ROC にて診断精度を比較した。図2に示すように CSF-tau の area under curve（AUC）は 0.93 と CSF-Aβ_{1-42}、rCBFpc の 0.72 と比較して有意に高く（p＜0.05）、正常高齢者と amnestic MCI との鑑別においてこの3者の中では、CSF-tau が最も信頼性の高いマーカーであることを確認した。CSF-tau 値を 341.0 pg/ml でカット・オフを引いた場合、感度は 83.3%、特異度は 95.0% だった。

また、2003年 Arai らは、物忘れの自覚があり、MMSE やウェクスラー記憶検査における遅延

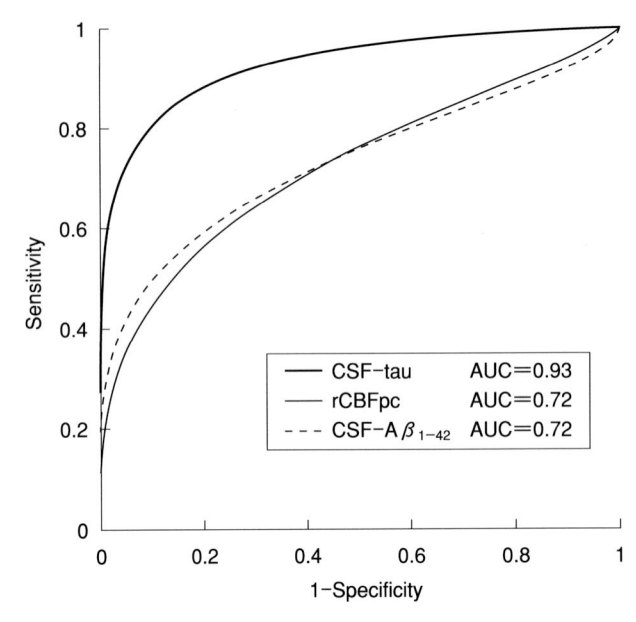

図2. amnestic MCI の biomarker 研究
健忘型軽度認知機能障害群28名と年齢と性別がマッチした正常高齢者群22名とを最も正確に鑑別するための ROC 解析を示す。3つの指標、すなわち rCBFpc、CSF-tau、CSF-Aβ_{1-42} を比較した。CSF-tau が感度・特異度ともに最も優れていることがわかる。

再生項目が正常範囲の2症例を報告した[12]。2名ともベースラインにおいて CSF-tau が高値であり、MRI や機能画像においても明らかな異常所見は認められなかった。彼らはおそらく Burns らが提唱する自覚的認知機能障害段階(subjective cognitive complaints)という MCI の前段階に該当するステージであったと思われる。約1年の経過を観察したところ、1名は MCI の概念に相当するレベルに進行した。このことから CSF-tau は AD 病変を反映し、MCI の前段階から既に上昇している可能性が考えられるのである。

4・今後の展望

　AD やほかの痴呆の診断の基本姿勢は、患者との対面診察である。しかし、人間の五感には限界があり病気の検出の感度という点では、臨床検査診断や画像診断には及ばないことは、さまざまな病気で証明されてきた。一昔前は黄疸が出て初めて肝臓疾患に気づかれたが、今日では、血清トランスアミナーゼや肝炎ウイルス抗原・抗体の検出をすることがルーチンの検査である。AD にも血清トランスアミナーゼのような biomarker が求められる理由は、この疾患の有病率が激増している、つまり AD がありふれた病気となってきたこと、および AD の治療薬としてコリンエステラーゼ阻害薬などが開発されてきたことと密接に関連している。したがって、AD の診断はほかの common disease と同様に医師の主観を排し、可能な限り客観的に行われなければなるまい。然るに現在の AD の診断は、「黄疸が出てから肝疾患を診断した」ような非代償期の診断であろう。MCI 段階では、脳は生き残った神経細胞で盛んに代償しようとしていると考える研究者もいる[13]。Burns らのいう AD の無症候段階の診断[5]こそ本来の早期診断であると思われるのである。

(丹治治子、荒井啓行)

●文　献

1) McKhaan G, et al：Clinical diagnosis of Alzheimer's disease；Report of the NINCDS-ADRDA work group under auspices of the Department of Health and Human Services Task Force on Alzheimet's disease. Neurology 34：939-944, 1984.
2) American Psychiatric Association：Diagnostic and statistical mannuals of mental disorders(4th ed), Washington DC, 1994.
3) Richie K：Mild cognitive impairment；conceptual basis and current nosological status. Lancet 355：225-228, 2000.
4) PetersenRC, Doody R, Kurz A, et al：Current concepts in mild cognitive impairment. Arch Neurol 58：1985-1992, 2001.
5) Burns A, Zaudig M：Mild cognitive impairment in older people. Lancet 360：1963-1965, 2002.
6) 丸山将浩，荒井啓行，樋口真人，ほか：正常加齢と痴呆の間をどのように考えるか．Geriatric Medicine(老年医学) 40：293-301, 2002.
7) 荒井啓行，樋口　進，佐々木英忠：Mild Cognitive Impairment とアルツハイマー病の早期診断．Dementia Japan 16：31-40, 2002.
8) 岡村信行，丸山将浩，荒井啓行，ほか：軽度認知機能障害は Alzheimer 病の初期症状か？．臨床神経科学(Clinical Neuroscience) 20：668-670, 2002.
9) Petersen RC, Stevens JC, Ganguli M, et al：Practice parameter；Early detection of dementia, Mild cognitive impairment (an evidence-based review). Neurology 56：1133-1142, 2001.
10) Wahlund LO：Challenge of current diagnostic criteria for Alzheimer's disease. Presentation at 8th International Conference on Alzheimer's disease and related disorders, 2002.
11) Maruyama M, Arai H, Okamura N, et al：Biomarkers in subjects with amnestic mild cognitive impairment. J Am Geriatr Soc 51：1671-1672, 2003.
12) Arai H, Matsui T, Okamura N, et al：Classification of dementias. Lancet 361：1227-1228, 2003.
13) DeKosky ST, Ikonomovic MD, Styren SD, et al：Upregulation of choline acetyltransferase activity in hippocampus and frontal cortex of elderly subjects with mild cognitive impairment. Ann Neurology 51：145-155, 2002.

3 アルツハイマー病の診断基準

はじめに アルツハイマー病（Alzheimer's disease）は、現在では欧米と同様に、我が国でも最も頻度の高い痴呆性疾患であり、血管性痴呆（vascular dementia）が減少しつつあるのに反して、レビー小体型痴呆（dementia with Lewy bodies）とともに今後は増加すると思われる。いずれにしても、現在では、アルツハイマー病、血管性痴呆、レビー小体型痴呆が三大痴呆性疾患といわれ、いずれも重要な疾患である。

アルツハイマー病には広義と狭義がある。狭義のアルツハイマー病は、Alois Alzheimerが1906年に最初に報告したもので、従来から使用されていた初老期のアルツハイマー病のことである。一方、広義のアルツハイマー病はその初老期のアルツハイマー病と老年期に発病するアルツハイマー型老年痴呆の両方を意味し、アルツハイマー型痴呆と同じ意味である。ここでは、アルツハイマー病を広義のものと解釈して、その診断基準をわかりやすく解説することにする。

アルツハイマー病の臨床的な診断基準としては、DSM-III-R、IVの診断基準、ICD-10の診断基準、NINCDS-ADRDAの診断基準などがある。これらのうち、NINCDS-ADRDAの臨床診断基準が国際的に最もよく使用されているが、それにもいろいろな問題があり、必ずしも適格なものとはいい難い。ここでは、DSM-IV、ICD-10、NINCDS-ADRDAの診断基準を紹介し、それぞれの問題点を指摘する。さらに、アルツハイマー病をもっと積極的に診断するための筆者の臨床診断基準を紹介することにする。

1・DSM-IVの臨床診断基準（表1）

DSM-IV[1]は、周知のように、1993年にアメリカ精神医学会で発表された精神疾患の臨床診断基準で、DSM-III-Rを改訂したものである。**表1**に示されている基準AとBとEは、DSM-III-Rの痴呆の診断基準に相当するもので、DSM-IVではまず痴呆であることを診断することになる。したがって、これらは血管性痴呆でもその他の痴呆性疾患の診断基準でも、同じように示されている。

この痴呆の診断基準は、例えばごく初期のもの、例えば現在話題になっている軽度認知機能障害（mild cognitive impairment；MCI）には当てはまらず、明らかな痴呆を示す段階のものでないと適応できない。したがって、痴呆が明らかになる前のアルツハイマー病の早期診断が必要な現在では、この診断基準はあまり好ましくないことになる。さらに、基準Cはアルツハイマー病に適合できるのでよいとしても、基準DとFはともにほかの一般的な痴呆を引き起こし得る疾患や一般の精神疾患を除外するための除外診断に過ぎない。このように、この診断基準では、アルツハイ

表 1. DSM-IVの臨床診断基準

A．多彩な認知欠損の発現で、それは以下の両方により明らかにされる
  (1) 記憶障害(新しい情報を学習したり、以前に学習した情報を想起する能力の障害)
  (2) 以下の認知障害の1つ(またはそれ以上)
    a) 失語(言語の障害)
    b) 失行(運動機能は損なわれていないにもかかわらず、動作を遂行する能力の障害)
    c) 失認(感覚機能が損なわれていないにもかかわらず、対象を認識または同定する能力の障害)
    d) 実行機能(すなわち、計画を立てる・組織化する・順序立てる・抽象化する)の障害

B．基準A(1)およびA(2)の認知欠損は、その各々が社会的または職業的機能の著しい障害を引き起こし、病前の機能水準から著しい低下を示す

C．経過は緩やかな発症と持続的な認知の低下により特徴づけられる

D．基準A(1)およびA(2)の認知欠損は、以下のいずれによるものでもない
  (1) 記憶や認知に進行性の欠損を引き起こすほかの中枢神経系疾患(例：脳血管性疾患、Parkinson病、Huntington病、硬膜下血腫、正常圧水頭症、脳腫瘍)
  (2) 痴呆を引き起こすことが知られている全身性疾患(例：甲状腺機能亢進症、ビタミンB_{12}または葉酸欠乏症、ニコチン酸欠乏症、高カルシウム血症、神経梅毒、HIV感染症)
  (3) 物質誘発性の疾患

E．その欠損はせん妄の経過中にのみ現れるものではない

F．その障害は第I軸の疾患(例：大うつ病性障害、統合失調症)ではうまく説明されない

(文献1)より引用)

マー病そのものの特徴を示すのは基準Cのみということになる。そのほかのアルツハイマー病の特徴的なものに関してはまったく触れられておらず、これでは多彩な痴呆性疾患の鑑別にはあまり役立たないことになる。しばしばアルツハイマー病の研究報告では、アルツハイマー病の診断にこのDSM-IVの診断基準が使用されているが、これには問題が多いことがわかるであろう。アルツハイマー病の臨床的特徴、画像所見などを取り込み、できれば早期に診断できる臨床診断基準が必要になることがわかるであろう。

2・ICD-10の臨床診断基準(表2)

ICD-10[2]は、DSM-IVとともによく使用される診断基準であり、WHOによる国際的な診断基準で、ICD-9が改訂され、1992年に出版されたものである。

ICD-10では、(a)でまず痴呆であることを確認した後、(b)でアルツハイマー病の特徴として、潜行性で緩徐進行性の痴呆を挙げている。これはこれでよいが、これではほかの変性性痴呆を鑑別することはできない。そこで、(c)でほかの痴呆をきたす全身性または脳障害性の疾患を除外し、(d)で血管障害を除外し、さらに［鑑別診断］で、痴呆と紛らわしい精神症状やほかの一次性および二次性痴呆を除外することになっている。

ここでの問題点は、確定診断のための特徴を挙げてはいるが、これでは確定診断をつけることは困難であることである。次項で述べられているように、アルツハイマー病の確定診断は病理診断によるものである。しかも、ここでも除外診断に終始しており、積極的診断はなされていない。したがって、DSM-IVと同様に、ICD-10のアルツハイマー病の診断基準にも問題が多いことがわかるであろう。

表 2. ICD-10 の臨床診断基準

確定診断のためには次の特徴が必要
  (a) 痴呆の存在
  (b) 潜行性に発症し、緩徐に悪化する痴呆。通常は発症の時期を正確に決めることは難しいが、欠陥の存在が他人に突然気づかれることもある
  (c) 痴呆をきたすほかの全身性あるいは脳の疾患（例えば甲状腺機能低下症、高カルシウム血症、ビタミン B_{12} 欠乏症、ニコチン酸欠乏症、神経梅毒、正常圧水頭症、硬膜下血腫）による精神症状であることを示す臨床的所見あるいは特殊検査所見がないこと
  (d) 突然の卒中様発症がなく、半側麻痺、知覚脱失、視野欠損、協調運動失調などの脳局所の損傷を示す神経学的徴候が病初期には認められないこと（しかし、これらの症状は後に重なることがある）
一部の症例では、アルツハイマー病と血管性痴呆の特徴が共存することがある。このような場合には、両者が間違いなく存在するならば、2つの診断名をつけるべきである。血管性痴呆がアルツハイマー病に先行する場合には、後者を臨床的に診断することは不可能であろう。

［鑑別診断］
  (a) うつ病性障害
  (b) せん妄
  (c) 器質性健忘症候群
  (d) ピック病、クロイツフェルト・ヤコブ病、ハンチントン病などのほかの一次性痴呆
  (e) さまざまな身体疾患、中毒状態などに伴う二次性痴呆
  (f) 軽度・中等度あるいは重度の精神遅滞

（文献2)より引用）

3・NINCDS-ADRDA の臨床診断基準（表3）

　これは、1984年に McKahann らにより報告されたもの[3]で、国際的に最もよく使用されている診断基準である。基準Ⅵで確定診断は神経病理学的診断によると明記し、神経病理診断の重要性を指摘している点でまず評価できる。したがって、臨床診断はすべて probable アルツハイマー病か possible アルツハイマー病ということになる。

　基準ⅠおよびⅡの一部は、痴呆の診断と他疾患の除外が主体となっている。基準Ⅰの発病年齢、基準Ⅱの特定の認知機能の進行性障害、家族歴、CTでの進行性脳萎縮はアルツハイマー病などの変性性痴呆疾患の診断に有用な所見であるが、これでアルツハイマー病と診断することはできない。この際、基準Ⅰの「記憶および認知の進行性障害の原因となる系統疾患やほかの脳疾患がない」という項が逃げ道になっている。しかし、これではアルツハイマー病の積極的診断にはならない。基準Ⅲは、記載のとおり、アルツハイマー病に矛盾しない所見ではあるが、積極的に診断を支持するものではない。基準Ⅳはそのままアルツハイマー病らしくないものとして挙げられているが、これはこれでよい。基準Ⅴはアルツハイマー病の可能性のあるもの（possible アルツハイマー病）の診断基準であるが、これも除外診断のうえでの診断で、積極的なものではない。基準Ⅶは、単にサブタイプを記載しただけである。このように、最も使用されている NINCDS-ADRDA の診断基準ですら、このような不十分な内容である。アルツハイマー病に関する知見が明らかになってきている現在では、もっと積極的な診断基準が必要であろう。

表 3. NINCDS-ADRDA の臨床診断基準

Ⅰ．probable アルツハイマー病の診断基準には次の項目が含まれる
- 臨床検査および Mini-Mental Test、Blessed Dementia Scale あるいは類似の検査で痴呆が認められ、神経心理学的検査で確認されること
- 2つまたはそれ以上の認知領域で欠陥がある
- 記憶およびそのほかの認知機能の進行性の低下
- 意識障害がない
- 40歳から90歳の間に発病、65歳以降が最も多い
- 記憶および認知の進行性障害の原因となる系統疾患やほかの脳疾患がない

Ⅱ．probable アルツハイマー病の診断は次の各項によって支持される
- 特定の認知機能の進行性障害：言語の障害(失語)、動作の障害(失行)、認識の障害(失認)など
- 日常生活動作の障害および行動様式の変化
- 同様の障害の家族歴がある、特に神経病理学的に確認されている場合
- 臨床検査所見
  髄液検査：通常の検査で正常
  脳波検査：正常あるいは徐波活動の増加のような非特異的変化
  CT：連続検査で進行性の脳萎縮が証明される

Ⅲ．アルツハイマー病以外の痴呆を除外した後、probable アルツハイマー病の診断と矛盾しないほかの臨床的特徴
- 経過中に進行が停滞することがある
- 抑うつ、不眠、失禁、妄想、錯覚、幻覚、激しい精神運動興奮、性的異常、体重減少などの症状を伴う
- 特に進行した症例では筋トーヌスの亢進、ミオクローヌス、歩行障害など神経学的所見がみられる
- 進行例では痙攣がみられることがある
- 年齢相応の正常な CT 所見

Ⅳ．probable アルツハイマー病の診断が疑わしい、あるいは probable アルツハイマー病らしくない特徴
- 神経学的局所症状：片麻痺、知覚脱失、視野欠損、協調運動障害が病初期から認められる
- 痙攣発作や歩行障害が発症時あるいはごく初期から認められる

Ⅴ．possible アルツハイマー病の臨床診断
- 痴呆症状があり、痴呆の原因となるほかの神経学的、精神医学的、系統的疾患がなく、発症、症状、経過が(アルツハイマー病として)定型的でない
- 痴呆の原因となり得るほかの系統疾患あるいは脳疾患が存在するが、現在の痴呆の原因になっているとは考えられない
- 研究の対象とする場合には、単一の徐々に進行する重度の認知障害があり、ほかに明らかな痴呆の原因がない場合に限るべきである

Ⅵ．アルツハイマー病の確実な診断の基準は、probable アルツハイマー病の臨床診断基準および生検あるいは剖検による神経病理学的証拠に基づく

Ⅶ．研究を目的とする場合、アルツハイマー病を次のようなサブタイプに分けるべきである
- 家族性発症
- 65歳以前の発症
- trisomy-21 を伴う
- 関連疾患(例えばパーキンソン病)を合併する

(文献3)より引用)

4・アルツハイマー病の積極的診断基準の必要性

以上にみたように、国際的によく使用されている DSM-Ⅳ、ICD-10、NINCDS-ADRDA の3つの臨床診断基準はアルツハイマー病の臨床診断基準としては不十分であり、少なくとも積極的な診断基準とはいえない。そこで、ここでは、臨床病理学的経験や最近の知見に基づいた筆者の臨床診断基準の試案[4]を紹介することにする(表4)。

表 4. アルツハイマー病の積極的臨床診断基準（小阪試案）

Ⅰ．物忘れで始まる、緩徐進行性の皮質性、後部型の痴呆を示すが、痴呆が明らかになる前には軽度認知機能障害（mild cognitive impairment）で経過することが多い。それが明らかでない場合でも、判断を迫られるような負荷がかかると困惑状態になることが少なくない。痴呆が進行すると全般性痴呆へ進展する

Ⅱ．発病は40歳以降であり、65歳以降に多い。例外的に40歳以下で発病することもある

Ⅲ．アルツハイマー病らしさ（もっともらしい対人接触のよさ→進行すると、人格の形骸化、多幸、早期からの病識の欠如→さらに進行すると、無意味な多動・徘徊、仮性作業・仮性対話、鏡現象など）

Ⅳ．進行すると、健忘失語、視空間失認、着衣失行などの特定の認知機能の進行性障害が加わる。稀には初期から緩徐進行性失語や失行を示すこともある

Ⅴ．初期には神経症状はないが、進行すると尿便失禁、動作緩慢、筋固縮、Gegenhalten、ミオクローヌス、稀に痙攣が加わる

Ⅵ．検査所見として、脳波検査での全般性徐波化（初期はごく軽度、進行するとθ波が目立つ）。CTやMRIでの、早期からの側脳室下角の拡大と進行性のびまん性脳萎縮。SPECTやPETでの、早期の後部帯状回や後部連合野の血流低下や代謝低下→進行につれて大脳全般へ拡大。可能であれば、髄液検査でのtau蛋白の高値、Aβ（特にAβ_{1-42}蛋白）の低値

Ⅶ．支持的所見
・家族歴に同様の症状を示した者がいる（病理学的診断が下されていれば、より可能性が高くなる）
・重要な危険因子であるapolipo蛋白E4の存在
・一般的血液検査・髄液検査で著変なし

Ⅷ．確定診断は神経病理学的診断による

Ⅸ．ほかの痴呆をきたす疾患の除外ができれば、より可能性は高くなる

　アルツハイマー病は物忘れで発病することが多いが、ごく初期にはいわゆる軽度認知機能障害で経過することが多い。初期にはそれがあまり目立たなくても、判断を迫られるような、負荷がかかる状態になると、困惑状態を示し、認知機能の障害が明らかになることも少なくない。物忘れは緩徐に進行し、痴呆が明らかになると、それはいわゆる皮質性痴呆で、しかも前頭側頭型痴呆とは異なり、後部型の痴呆の特徴を有し、さらに痴呆が進行すると全般性痴呆を示すようになる。これが基準Ⅰで示されている。発病年齢は重要で、老年期の発病が多い（アルツハイマー型老年痴呆）が、初老期に発病することもあり、特に家族性アルツハイマー病では30歳代、稀にはそれ以下の若年に発病することもある（基準Ⅱ）。基準Ⅲにはアルツハイマー病の臨床像の特徴を「アルツハイマー病らしさ」という表現で挙げた。まず、もっともらしい応対をし、愛想のよい、対人接触のよさが感じられることが、特に初老期のアルツハイマー病では特徴的で、ピック病でみられる、人を馬鹿にしたような特有な対人接触とは区別される[5]。しかし、病状が進むと、いわゆる人格の形骸化と呼ばれる、特有な接触性がみられるようになり、病識も欠如する。さらに病状が進むと、仮性対話[6]（一見対話をしているようにみえるが、近寄って会話を聞くと、お互いにまったくとんちんかんな内容の話をしているもの）や仮性作業[7]（一見何か作業をしているかのように立ち働いているが、まとまりがなく、お節介やいたずら的な内容であるもの）や鏡現象[8]（鏡に映った自分自身を他人と思い、話しかけたり、怖がったりする現象）と呼ばれる特有な症状がみられるようになる[9]。さらに、頭頂・側頭・後頭領域の巣症状が加わってくる（基準Ⅳ）し、種々の神経症状も加わってくる（基準Ⅴ）。神

経症状はアルツハイマー病では一般に末期に初めて認められるが、稀に、特に家族性の場合には、比較的早い時期に出現することもある。これらの臨床像の特徴は別稿で詳述されているので参照して頂きたい。

　臨床検査では、今のところアルツハイマー病の診断に決定的なものは知られていない。しかし、種々の臨床診断マーカーの研究が進み、比較的 specificity や sensitivity の高いマーカーが知られるようになった。特に、脳画像所見と髄液検査所見[10][11]が重要で、それを基準Ⅵに挙げた。基準Ⅶの支持的所見があれば、なおさらアルツハイマー病の可能性は高くなる。それでも特にレビー小体型痴呆との鑑別が困難なことも少なくない。そこで、確定診断は病理学的診断によるしかない。基準Ⅸは除外診断であり、筆者はあまり挙げたくない基準であるが、上に述べた臨床診断基準と同様に、逃げ道として挙げておいた方が無難であるので、最後に挙げた。

おわりに　アルツハイマー病の代表的な臨床診断基準を紹介し、それらの問題点を指摘するとともに、現時点ではほかの痴呆疾患の単なる除外診断ではなく、もっと積極的な診断基準が必要であることを強調し、試案を提示した。アルツハイマー病も予防的な観点で対処することが必要であり、早期により確実に診断できる臨床診断基準が求められており、不完全ではあるが試案が役立てば幸いである。

（小阪憲司）

●文　献

1) 高橋三郎，大野　裕，染谷俊幸（訳）：DSM-Ⅳ 精神疾患の診断・統計マニュアル．医学書院，東京，1996．
2) 融　道男，中根允文，小見山実（訳）：ICD-10 精神および行動の障害 臨床記述と診断ガイドライン．医学書院，東京，1993．
3) McKahann G, Drachman D, Olstein M, et al : Clinical diagnosis of Alzheimer's disease ; Report of the NINCDS-ADRDA work group under the auspices of department of health and human services task on Alzheimer's disease. Neurology 34 : 939-944, 1984.
4) 小阪憲司：アルツハイマー病の診断基準．診断と治療 91：231-235，2003．
5) 小阪憲司：老化性痴呆の臨床．金剛出版，東京，1988．
6) 越賀一雄，浅野麿一，今道広之，ほか：老人性痴呆における Pseudodialog について．精神医学 13：343-347，1971．
7) 小阪憲司：老化性痴呆患者における Psudobeschaeftigung について．老年精神医学雑誌 2：88-92，1985．
8) 熊倉徹雄：初老期および老年期（特に Alzheimer 病型痴呆）にみられる鏡現象について．精神神経誌 84：307-335，1982．
9) 近藤直樹：老化性痴呆の臨床診断と病理診断の相違に関する研究；Hachinski の ischemic score を用いた検討を中心に．精神神経誌 97：825-846，1995．
10) 浦上克哉，谷口美也子，石黒幸一，ほか：アルツハイマー病の生化学的研究；タウ蛋白．診断と治療 91：269-272，2003．
11) 瓦林　毅，東海林幹夫：アルツハイマー病の生化学的検査；アミロイドβ蛋白．診断と治療 91：273-276，2003．

4 | アルツハイマー病における心理検査・評価スケール

はじめに 初期のアルツハイマー病の診断に最も重要なのは病歴であり、もう1つが心理検査法や行動評価法である。周りの人が本人の様子を見て判断することもあれば（FAST、CDR、MENFISなど）、本人に直接心理学的な検査を実施してその成績から判断することもある（HDS-R、MMSE、ADASなど）。ここでは、そのような場面で用いられるさまざまな方法を紹介する。

アルツハイマー病は、初期には、特定脳部位の機能低下によってその存在が確認される。そのような機能低下が生じる代表的な領域は側頭葉と頭頂葉であり、側頭葉の機能低下を反映する症状は記憶の障害で、いわゆる物忘れとして現れ、頭頂葉の機能低下を反映する症状は、物を組み立てることが困難になる構成障害や、服をうまく着られなくなる着衣失行、方向感覚の障害として現れる。これらの障害が同時に発症することもあれば、それぞれ個別に発症することもある。そしてこれらの症状が徐々に複合的に組み合わさることによって、いわゆる痴呆という状態になる。したがって用いる検査によって早い時期から症状がみつけられることもあれば、見逃されることもある。そのため適切な検査法や評価法を選択する必要がある。

近年では、このような判断はより一層重要になりつつある。アルツハイマー病治療薬の登場により、より早い時期での投薬の重要性が高まっており、その時期から診断する必要があるからである。

［ 1・行動評価法 ］

行動評価法とは、患者の行動を観察、もしくは患者のことをよく知る人が患者の行動を振り返って評価する方法である。周囲の人が行動の評価を行うため、直接患者の協力を得る必要がないというメリットがある。特に進行した患者では検査自体が困難となるので、このような他者からの評価は非常に重要な情報源となる。また、次項で示す心理検査法はある特定の時点での評価となるが、この評価法は一定の期間にわたる患者の行動を評価するため、より実態に即した評価が行えるというメリットもある。しかし一方で、どのような人がどのような行動に着目して評価するかによって結果が異なる可能性もある。

1 Functional assessment staging（FAST）[1]

アメリカで作成され、日本でも比較的多く用いられている評価法の1つである。この評価法は、痴呆の鑑別ではなく、痴呆の重症度を判定することが目的である。日常的に認められる特徴的な行

動に基づいて重症度(痴呆症状の進行の程度)を7段階に分類する。

2 Clinical dementia rating(CDR)[2]

　FASTと同様、アメリカで作成され日本でも一般的に用いられている評価法の1つである。「記憶」「見当識」「判断・問題解決」「社会参加」「家庭・趣味」「セルフケア」の6つの領域を各々、0(正常)、0.5(障害の疑いがある)、1(軽度の障害)、2(中等度の障害)、3(重度の障害)の5段階で評定し、それらに基づいて全体を5段階で表現する。各領域をまとめる際に、やや煩雑な手続きを必要とする。

3 Mental function impairment scale(MENFIS)[3](表1)

　日本で作成された評価法である。精神機能の障害の程度を、「認知機能」「動機づけ機能」「感情機能」の3つの領域に分けて評価する。全部で13項目あり、それぞれ、「まったく障害なし」の0点から、「完全な障害」の6点までの7段階で評定する。結果は、長谷川式簡易知能評価スケール(HDS)や先のFASTと高い相関があることが示されている[3]。

4 NMスケール[4](表2)

　日本で作成された評価法である。質問項目は、「家事・身辺整理」「関心・意欲・交流」「会話」「記銘・記憶」「見当識」の5項目から成り、各項目を0、1、3、5、7、9、10点の7段階で評価し、50点満点となっている。点数が高いほど良好な状態を表している。重症度を点数によって判別することが可能で、0〜15点：重度痴呆、16〜30点：中等度痴呆、31〜40点：軽度痴呆、41〜47点：境界、48〜50点：正常、となる。

5 日本版Short-memory questionnaire(SMQ)[5](表3)

　アメリカで作成され、後に日本でも標準化が行われている。上記に示してきたこれまでの評価法は、行動面全般について評価し、痴呆の重症度を判定していたが、このSMQは特に記憶機能に着目して評価する。14項目から成る質問で構成され、1(できない)、2(時にできる)、3(大体できる)、4(いつもできる)の4段階で評定(一部逆転項目)し、46点満点である。この結果は後述するMMSEと高い相関を示し、39/40点をカット・オフにすると、アルツハイマー病患者と健常者を高い割合で弁別できることが示されている。

2・心理検査法

　心理検査法とは、検査者が患者に1対1でさまざまな質問や課題を実施し、それらの結果から痴呆の程度を測定しようとする手法である。評価する場面が非常に限られているため、結果はそのときの患者の身体状態や精神状態にも大きく左右されてしまう。また、患者にとっても結果は非常に気になるところで、あまりにも答えられなかった場合、そのことが後々まで尾を引いてしまうこ

表1. Mental function impairment scale (MENFIS)

a. 認知機能障害

	0 — 1	2 — 3	4 — 5	6
1. 場所の見当識障害	まったく障害なし 自分のいる場所を正しく認識している	少し障害あり 慣れていない場所でのみある程度の障害がある	かなり障害あり 慣れている場所でもある程度の障害がある	完全な障害 自分のいる場所をまったく認識していない
2. 時間の見当識障害	まったく障害なし 季節、年、月、日を正しく認識している	少し障害あり 季節、年、月しか正しく認識していない	かなり障害あり 季節しか正しく認識していない	完全な障害 時間をまったく認識していない
3. 最近の記憶の障害	まったく障害なし 最近24時間以内の出来事を正確に思い出す	少し障害あり 詳しく話をするとわかる程度の障害がある	かなり障害あり 表面的な会話で明らかになる程度の障害がある	完全な障害 直前のことでさえまったく思い出すことができない
4. 昔の記憶の障害	まったく障害なし 本人にとって重要な出来事や人物を正確に思い出す	少し障害あり 詳しく話をするとわかる程度の障害がある	かなり障害あり 表面的な会話で明らかになる程度の障害がある	完全な障害 昔の記憶は完全に障害されている
5. 会話理解の障害	まったく障害なし 他者の話を正しく理解する	少し障害あり 他者の話の半分くらいしか理解しない	かなり障害あり 他者の話のごく簡単なことしか理解しない	完全な障害 他者の話をまったく理解しない
6. 意志表示の障害	まったく障害なし 自分の意志を細部にわたって伝えることができる	少し障害あり 自分の意志の細部まで伝えることができない	かなり障害あり 自分の意志の大筋しか伝えることができない	完全な障害 自分の意志をまったく伝えることができない
7. 判断の障害	まったく障害なし 自分だけで適切に判断することができる	少し障害あり 自分だけではあまり適切な判断はできない	かなり障害あり 助言があってもほとんど適切な判断ができない	完全な障害 適切な判断はまったくできない

b. 動機づけ機能障害

	0 — 1	2 — 3	4 — 5	6
8. 自発性の障害	まったく障害なし 自発的に行動する	少し障害あり 自発的にはあまり行動しない	かなり障害あり 自発的にはほとんど行動しない	完全な障害 自発的にはまったく行動しない
9. 興味・関心の障害	まったく障害なし 物事への興味や周囲への関心を十分に示す	少し障害あり 物事への興味や周囲への関心をあまり示さない	かなり障害あり 物事への興味や周囲への関心をほとんど示さない	完全な障害 物事への興味や周囲への関心をまったく示さない
10. 気分の障害	まったく障害なし 十分な気力や生気がある	少し障害あり やや気力や生気がない	かなり障害あり かなり気力や生気がない	完全な障害 無気力で生気がない

c. 感情機能障害

	0 — 1	2 — 3	4 — 5	6
11. 感情表現の多様性の障害	まったく障害なし 表情や感情表現が豊かである	少し障害あり 微妙な表情や感情表現を示さない	かなり障害あり 表現が乏しく、感情表現をあまり示さない	完全な障害 無表情で感情表現をまったく示さない
12. 感情表現の安定性の障害	まったく障害なし 感情を適切にコントロールできる	少し障害あり 時に感情を適切にコントロールできない	かなり障害あり しばしば感情を適切にコントロールできない	完全な障害 感情をまったくコントロールできない
13. 感情表現の適切性の障害	まったく障害なし 状況にふさわしい感情表現ができる	少し障害あり 時に状況にふさわしい感情表現ができない	かなり障害あり しばしば状況にふさわしい感情表現ができない	完全な障害 状況にふさわしい感情表現はまったくできない

合計

(文献3) より改変して引用)

表 2. NM スケール

	0点	1点	3点	5点	7点	9点	10点	点数
家事・身辺整理	不能	ほとんど不能	買物不能、ごく簡単な家事、整理も不完全	簡単な買物も不確か。ごく簡単な家事、整理のみ可能	簡単な買物可能。留守番、複雑な家事、整理は困難	やや不確実だが買物、留守番、家事などを一応まかせられる	正常	
関心・意欲・交流	無関心。まったく何もしない	周囲に多少関心あり。ぼんやりと無為に過ごすことが多い	自らほとんど何もしないが、指示されれば簡単なことはしようとする	習慣的なことはある程度自らする。気が向けば人に話しかける	運動・家事・仕事・趣味などを気が向けばする。必要なことは話しかける	やや積極性の低下がみられるがほぼ正常	正常	
会話	呼びかけに無反応	呼びかけに一応反応するが、自ら話すことはない	ごく簡単な会話のみ可能、つじつまの合わないことが多い	簡単な会話は可能であるが、つじつまの合わないことがある	話し方は滑らかではないが、簡単な会話は通じる	日常会話はほぼ正常。複雑な会話がやや困難	正常	
記銘・記憶	不能	新しいことはまったく覚えられない。古い記憶が稀に残存	最近の記憶はほとんどない。古い記憶が多少残存。生年月日は不確か	最近の出来事の記憶が困難。古い記憶が部分的に脱落。生年月日は正答	最近の出来事をよく忘れる。古い記憶は、ほぼ正常	最近の出来事を時々忘れる	正常	
見当識	まったくなし	ほとんどなし。人物の弁別困難	失見当識著明。家族と他人との区別は一応できるが誰であるかわからない	失見当識がかなりある(日時・年齢・場所などが不確か。道に迷う)	時々場所を間違えることがある	時々日時を間違えることがある	正常	
							合計	

(文献4)より引用)

表 3. 日本版 Short-memory questionnaire (SMQ)

	できない	時にできる	大体できる	いつもできる
1. 昨日着ていた服装を覚えていますか	1	2	3	4
2. いつも利用するバス/電車の停留所を覚えていますか	1	2	3	4
3. 自分の家の電話番号を言えますか	1	2	3	4
4. 雑貨店で、メモを持たずに5つの品物を忘れずに買うことができますか	1	2	3	4
5. いつでも自分の眼鏡をどこに置いたか覚えていますか	1	2	3	4
6. いつでも自分の鍵をどこに置いたか覚えていますか	1	2	3	4
7. 家族の誕生日を覚えていますか	4	3	2	1
8. 誰かに尋ねられると、自分の家への道筋を教えることができますか	1	2	3	4
9. 外出したときに、家の戸締まりをしたか覚えていますか	1	2	3	4
10. スーパーを出るときに、おつりをいくらもらったかを覚えていますか	1	2	3	4
11. 先週の日曜日の午後に、何をしたか話すことができますか	1	2	3	4
12. 家の人やほかの人が頼んだ用事を、覚えておくことができますか	1	2	3	4
13. 言おうとしている言葉が、すぐに出てきますか	4	3	2	1
14. 自分でお金の管理ができますか(支払い、銀行口座、預貯金など)	1	2	3	4

7番、13番の得点は、合計から減じる。　　　　　　　　　　　　　得点 /46

(文献5)より引用)

ともある。

　痴呆を評価する検査法の中で最も一般的な検査は改訂長谷川式簡易知能評価スケール(HDS-R)[6]と mini-mental state examination(MMSE)[7,8]である。このほか、ADAS-Jcog.[9]も近年用いられるようになってきた。一方、N式精神機能検査[4]、国立精研式スクリーニング・テスト[10]などもスクリーニング検査として作成されてきたが、上記に比較して用いられることは少ないようである。

① 改訂長谷川式簡易知能評価スケール(HDS-R)[6]（表4）

　この検査は、日本で開発されたものであり、基準も日本人を対象にして作成されているため、日常の臨床場面で用いるには信頼のおける検査の1つであるが、検査項目が記憶に集中して作成されていることや、他国の結果と比較が困難などの問題もある。また、高齢者を基準として検査が作

表 4. 改訂長谷川式簡易知能評価スケール(HDS-R)

（検査日：　　年　　月　　日）　　　　　　　　　　　　　　　　　　　　（検査者：　　　　　　　　）

氏名：		生年月日：　　年　　月　　日	年齢：　　歳
性別：男/女	教育年数(年数で記入)：　　年	検査場所：	
DIAG：		備考	

1	お歳はいくつですか？（2年までの誤差は正解）		0　1
2	今日は何年の何月何日ですか？　何曜日ですか？	年 月 日 曜日	0　1 0　1 0　1 0　1
3	私たちが今いるところはどこですか？（自発的に出れば2点、5秒おいて家ですか？ 病院ですか？ 施設ですか？ の中から正しい選択をすれば1点）		0　1　2
4	これから言う3つの言葉を言ってみてください。後でまた聞きますのでよく覚えておいてください(以下の系列のいずれか1つで、採用した系列に○をつけておく) 1：a) 桜　b) 猫　c) 電車　　2：a) 梅　b) 犬　c) 自動車		0　1 0　1 0　1
5	100から7を順番に引いてください(100−7は？ それからまた7を引くと？ と質問する。最初の答えが不正解の場合、打ち切る)	(93) (86)	0　1 0　1
6	私がこれから言う数字を逆から言ってください(6-8-2、3-5-2-9を逆に言ってもらう、3桁逆唱に失敗したら打ち切る)	2-8-6 9-2-5-3	0　1 0　1
7	先ほど覚えてもらった言葉をもう一度言ってみてください(自発的に回答があれば各2点、もし回答がない場合は以下のヒントを与え正解であれば1点) a) 植物　b) 動物　c) 乗り物	a： b： c：	0　1　2 0　1　2 0　1　2
8	これから5つの品物を見せます。それを隠しますので何であったか言ってください(時計、鍵、タバコ、ペン、硬貨など必ず相互に無関係なもの)		0　1　2 3　4　5
9	知っている野菜の名前をできるだけ多く言ってください(答えた野菜の名前を右欄に記入する。途中で詰まり、約10秒間待っても答えない場合にはそこで打ち切る) 0〜5=0点、6=1点、7=2点、8=3点、9=4点、10=5点		0　1　2 3　4　5
		合計得点	

(文献6)より引用)

成されているために、特に若年者を評価する場合には、たとえ高得点を取ったとしてもその得点だけで判断することは困難である。

内容は、①年齢、②日時の見当識、③場所の見当識、④3つの言葉の記銘（単語の即時再生課題）、⑤計算（引き算の繰り返し）、⑥数字の逆唱、⑦3つの言葉の遅延再生（④で提示した3単語の遅延再生課題）、⑧5つの物品記銘（5物品の即時再生課題）、⑨野菜の名前：言語の流暢性、の各下位検査から構成され30点が満点である。非痴呆群の平均点は24.27±3.91点で、21点と20点の間で区分すると最も痴呆群と非痴呆群の弁別力が高くなる。したがって20点以下だと痴呆が疑われるが、これはあくまで目安であり、これ以上であっても年齢や教育歴などから総合的に判断し、さらに必要ならほかの検査を実施する必要がある。

2 Mini-mental state examination（MMSE）[7]（表5）

古くはMMS、近年ではMMSEと略されている。アルツハイマー病で低下する機能は記憶機能のほかに構成機能も知られており、記憶に加えて、そのような能力も評価することができる検査である。本検査は、書字表現や、図形の模写なども求めるため、情報量が多い分、先のHDS-Rよりはやや患者側の負担の重い検査である。国際的にも広く用いられている検査であるが、日本ではさまざまな機関が独自に邦訳しているため亜種も多く、標準化を行わないまま使用しているケースもある。森ら[8]の版は原版とは異なった部分も見受けられるが、日本人を対象に標準化を行っているので本稿ではこの版（MMS-H）を紹介する。

内容は、①日時に関する見当識、②場所に関する見当識、③単語の即時再生、④引き算の繰り返し、⑤単語の遅延再生、⑥物品名の呼称、⑦復唱、⑧命令の実行、⑨読解、⑩書字表現、⑪図形の模写、の各下位検査から構成され、30点満点である。痴呆と非痴呆を区別する点（カット・オフ点）は23/24点となっている。すなわち23点以下だと痴呆である可能性が高くなる（一方、カット・オフ点を20/21点に設けると弁別力が高くなるという研究もある[6]）。なお原版では、図形の模写は重なった2つの正五角形を題材に用いているが、この版では立方体の透視図を用いている。

また、結果を下位検査ごとにみると、①日時に関する見当識、②場所に関する見当識、⑥物品名の呼称、⑧命令の実行、の4つが下位検査の中でも痴呆に対する感度の高い検査であるという報告もある[11]。したがって、単に全体の点数だけではなく、下位検査のどの項目が低下したのかをみることも重要になる。

3 ADAS-Jcog.[9]

近年、研究目的で用いられることが多くなった検査である。上記の2検査と比較して、本検査は痴呆を多面的に評価することが可能で、重症度の分類も可能である。また、痴呆と非痴呆を弁別する力を表すsensitivity（アルツハイマー病患者をアルツハイマー病と判定する確率：91.7％）とspecificity（健常者を健常者と判定する確率：95.1％）はこれまで紹介してきた検査の中で最も高く[12]、高い確率でアルツハイマー病を判定できる検査であることがわかる。このような特徴にもかかわらず、1回の実施に40分ほどかかることもあり、スクリーニング向きのテストではない。

表 5. Mini-mental state examination (MMSE)

(検査日：　年　月　日)　　　　　　　　　　　　　　　　　　　　(検査者：　　　　　)

氏名：	生年月日：　年　月　日	年齢：　歳
性別：男/女　教育年数(年数で記入)：　年	検査場所：	

1	今日はいつですか？	年 季節 何時頃 日 月	0 1 0 1 0 1 0 1 0 1
2	ここはどこですか？	都道府県 市 市の中での位置 病院名 担当科/入院病棟	0 1 0 1 0 1 0 1 0 1
3	3つの語を覚えさせる。1つにつき1秒で言う。3つ言った後に何であったかを尋ねる。正しい答え1つにつき1点を与える。3つとも覚えるまで繰り返し、繰り返し回数を記録する	(　　　　　) (　　　　　) (　　　　　)	0 1 0 1 0 1
4	100から7を順番に引く。正しい答え1つにつき1点。5つで止める	93、86、79、72、65	0 1 2 3 4 5
5	先に繰り返した3つの言葉を尋ねる。正しい答え1つにつき1点	(　　　　　) (　　　　　) (　　　　　)	0 1 0 1 0 1
6	鉛筆と時計の命名(呼称)	鉛筆/時計	0 1 2
7	復唱「ちりもつもればやまとなる」		0 1
8	三段階の命令「大きい方の紙を取り、半分に折って、床に置く」	取る/折る/置く	0 1 2 3
9	読んで従う「目を閉じる」		0 1
10	文章を書かせる		0 1
11	図形の模写(立方体透視図)		0 1
		合計得点	

(文献8)を一部改変して引用)

　内容は、①単語再生、②口頭言語能力、③言語の聴覚的理解、④喚語困難、⑤口頭命令に従う、⑥手指および物品呼称、⑦構成行為、⑧観念運動、⑨見当識、⑩単語再認、⑪テスト教示の再生能力、の各下位検査から成り、合計70点満点で、点数が低いほど良好な成績を表している。カット・オフ点は10/11点にすることによって、最も高い確率でアルツハイマー病を診断する[12]。

4 N式精神機能検査[4] (表6-a、b、図1)

　日本で独自に作成された痴呆スクリーニング検査である。HDS-Rなどに比較して使用される頻度は少ないが、記憶、構成、行為などさまざまな側面を評価可能である。また、本検査は痴呆のスクリーニングだけではなく、重症度の判定も可能になっている。

　内容は、①年齢、②月日、③指の名(の呼称)、④運動メロディ、⑤時計(の文字盤の読み)、⑥

4 アルツハイマー病における心理検査・評価スケール

表6-a. N式精神機能検査

氏名：＿＿＿＿＿＿＿＿＿＿　男・女　検査日：　　年　　月　　日　曜日　検査者：＿＿＿＿＿＿

教示(留意事項)	回答・課題	粗点 誤答 0/正答 1
A　年齢は？(満もしくはかぞえ)	歳	0　1
B　今日は何月何日ですか？	月　　日	0　1
C　この指(薬指)は、何指ですか？(患者の指を触って、指の名を言わせる)	正　　誤	0　1
D　(動作で示して)このように片手をグー、もう一方の手をパーにしてください。次に、このようにグーの手をパー、パーの手をグーというようにしてください。左右の手が同じにならないように繰り返してください(5回以上の繰り返しを正答とする)	正　　誤	0　1
E　この時計は何時何分になっていますか(図1の時計を示す。ほかの部分は隠す)	時　　分	0　1
F　果物の名前をできるだけたくさん、できるだけ早く言ってください。私が「始め」と言ったら、すぐに言い始めてください。「始め」(患者の言うとおりの順序で記入、重複は数えない。30秒以内の正答数4以上を正答とする)		0　1
G　これから私が読む話を最後まで聞いてください。私が読み終わったら今の話の覚えていることを思い出して言ってください。どんな順序でもよいです。最後までよく聞いてください(右欄の課題を明瞭に読み聞かせる。採点はしない)	きのう/東京の/銀座で 火事があり/17軒/焼けました/ 女の子を/助けようとして/ 消防士が/火傷をしました/	
H　100から17を引くと？	正　　誤	0　1
I　これと同じ絵を描いてください(図1を指示し、空白部に記入させる) 何も描けない＝0、何か描ける＝1、完全に描ける＝2		0　1　2
J　少し前に覚えて頂いた話を、今、思い出してもう一度言ってください。火事の話でしたね 正答句数 0＝0、1＝1、2～6＝2、7～10＝3	きのう/東京の/銀座で 火事があり/17軒/焼けました/ 女の子を/助けようとして/ 消防士が/火傷をしました/	0　1　2　3
K　今から私がいくつかの数字を言いますから、よく聞いてください。私が言い終わったらすぐに逆の方向から言ってください。例えば、1、2の逆は2、1ですね(1秒に1数字の速度で読み聞かせる。最後の数字は調子を少し下げて読む。2桁の①24から始める。失敗すれば同じ桁の②58をする。失敗すれば中止する。正しく逆唱できれば、次の①629に進む。失敗すれば②415をする) 2桁失敗＝0、2桁成功、3桁失敗＝1、3桁成功＝2	①24　　②58 　629　　　415	0　1　2
L　これから私の言う文章を書いてください。 「山の上に木があります」 (空白部分に記入させる。患者が聞き直す場合は、繰り返し読み聞かせる)		0　1
M　声を出して読んでください(図1の「男の子が本を読んでいる」を正位置にして示す。ほかの部分は隠す)		0　1
	合計	

(文献4)より引用)

表 6-b. 評価点算出表

問題 \ 粗点	0	1	2	3
年齢	0	8		
月日	3	8		
指の名	2	7		
運動メロディ	4	6		
時計	1	8		
果物の名前	−2	10		
引き算	4	6		
図形模写	−3	4	12	
物語(遅延)再生	0	5	8	12
逆唱	−2	3	10	
書き取り	3	7		
読字	−1	6		

(文献4)より引用)

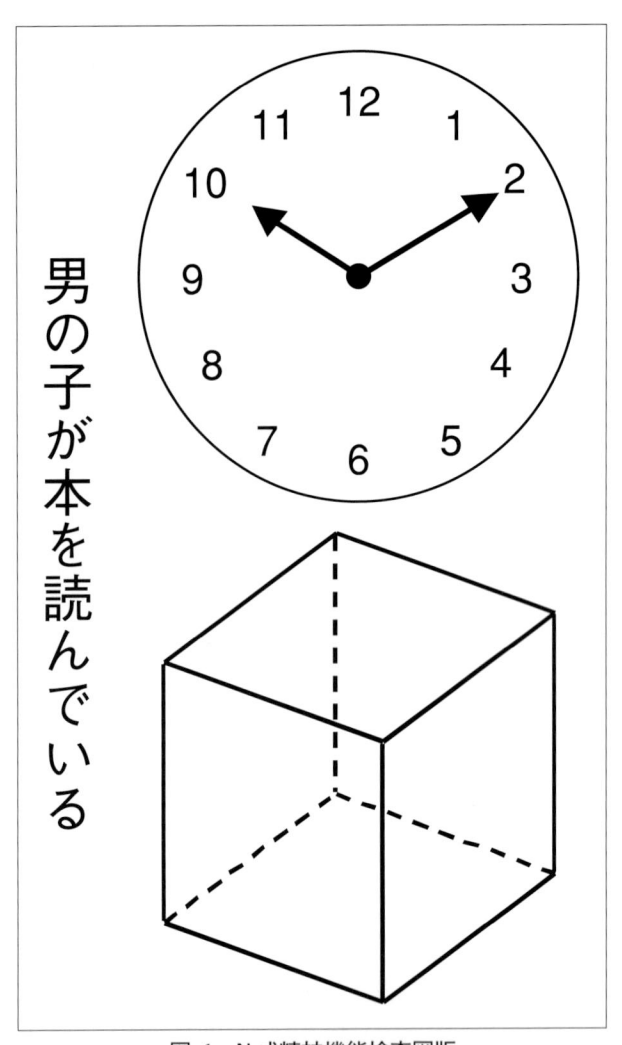

図 1. N式精神機能検査図版
(福永知子, ほか：新しい老人用精神機能検査の作成；N式精神機能検査. 老年精神医学 5(2)：221-231, 1988 より引用)

果物の名前(の列挙)、⑦引き算、⑧図形模写、⑨物語(遅延)再生、⑩逆唱、⑪(指示に従った)書き取り、⑫読字、より構成されている。⑧と⑩は2点満点、⑨は3点満点で、それ以外は1点ずつ配点され、結果は重みづけがなされた後100点満点として表される(表6-b)。95点以上は正常、80〜94点は境界、60〜79点は軽度痴呆、30〜59点は中等度痴呆、29点以下は重度痴呆と判断される。

5 国立精研式スクリーニング・テスト[10](表7)

　厳格な手続きのもとに、日本で独自に作成された痴呆スクリーニング検査で、重症度の分類も可能となっている。本検査は、記銘課題を含まず、代わりに空間認識を必要とする質問項目を含み、より知能検査の簡易版としての意味合いが強い検査である。また、読みや模写などの視覚課題は含まれていないので、視覚障害や運動障害がある患者でも痴呆の評価が可能となっている。

表 7. 国立精研式スクリーニング・テスト

検査日：　　　年　　月　　日　　曜日
氏名：　　　　　　　　男・女
検査者：

問題(正答または採点方法)	回答	正○、誤×
あなたの生年月日を教えてください (採点は、年と月日を別々に行う。年号は採点しない)	年	
	月　　日	
今日は、何月何日ですか(採点は、月と日を別々に行う)	月	
	日	
昨日は何曜日でしたか	曜日	
5月5日は何の日ですか(子供の日、端午の節句、男子の節句、菖蒲の節句)		
成人の日はいつですか(1月15日)		
信号が何色のときに道路を渡りますか(青)		
母の姉を、一般に何と呼びますか(伯母)		
妹の娘を、一般に何と呼びますか(姪)		
太陽は、どの方角から昇ってきますか(東)		
西から風が吹くと、風船はどの方角へ飛んでいきますか(東)		
北を向いたとき、右手はどの方角を指しますか(東)		
これから文章を読みます。読み終わった後、『はい』と言ったら、私の読んだとおりに繰り返してください(ゆっくり読む) 『みんなで　力を合わせて　綱を　引きます』(1字でも間違ったら誤り)		
18たす19はいくつですか(37)		
32ひく16はいくつですか(16)		
これから数字を言います。『はい』と言ったら、すぐ繰り返してください (ゆっくり読む)　　(順唱)3-6-4-8		
また数字を言いますが、今度は『はい』と言ったら、逆の方向から言ってください	(1) 9-2	
	(2) 2-4-6	
	(3) 7-1-6-5	
	得点(○の数)	

(文献10)より引用)

内容は、①時間に関する見当識、②知識、③空間関係に関する推論、④復唱、⑤計算、⑥数字の順唱と逆唱、から構成されている。結果は20点満点で表記し、16〜20点が正常、11〜15点が境界群、0〜10点が障害ありと判定される。

6 WAIS-R 成人知能検査[13]

知能検査としては最も一般的だが、痴呆の検出には不向きな点がある。1つは、初発症状が記憶障害であった場合には検出が困難である点、もう1つは施行に非常に長い時間を要する点である。この検査は多数の下位検査から構成されているために、障害の構造を知ることには向いているが、記憶に関する項目は含まれていないので、アルツハイマー病を想定して実施する場合には記憶検査

を別個に行う必要がある。また、中等度以上に痴呆症状が進行している場合、検査自体が患者にとって負担となり、実施のメリットも少ない。

　内容は、①知識、②絵画完成（図形の中から誤りを探す）、③数唱、④絵画配列（カードを並び替えて物語をつくる）、⑤単語（単語の説明）、⑥積み木、⑦算数、⑧組み合わせ（パズル）、⑨理解（理由の説明）、⑩符号（数字と記号のマッチング）、⑪類似（共通概念）、の11種類の下位検査からなり、①③⑤⑦⑨⑪の結果を合計して言語性IQを、②④⑥⑧⑩を合計して動作性IQを計算する。さらにすべての結果を合計してIQを計算する。このように多くの下位検査から構成されているため、下位検査ごとの結果をみることにより障害の構造を把握することが可能である。なお、年齢ごとに計算してIQを出すが、現在の版では評価可能なのは74歳までである。

7　WMS-R 記憶検査[14]

　記憶障害の構造をとらえることができるため、WAIS-Rとバッテリーを組んで行われることの多い検査だが、WAIS-Rと同様、痴呆のスクリーニング検査には向いていない。記憶障害の程度が重いほど試行回数を要する検査が含まれているため、1回に1時間半以上を要することも稀ではなく、検査者、患者ともに負担が大きい検査である。アルツハイマー病で問題となる記憶を詳細に評価できる検査ではあるが、このような理由によりスクリーニングとしてはメリットが少ない検査である。また、WMS-Rには遅延再生による描画課題があるが、アルツハイマー病における描画の失敗は構成障害が関与していることも少なくなく、失敗が記憶の障害なのか、構成障害なのか明らかではない。MMSEなどのように模写による検討と記銘課題による検討を分けて実施した方が適切に障害構造を判断できる。

　一方で、年齢ごとの基準が設けられている点や、比較的長い30分後の遅延再生が実施できる点、記憶要素ごとの検討が行える点などのメリットもあるので、痴呆が疑われるが、HDS-RやMMSEでは顕在化しない患者に対しては、上記の点を考慮に入れたうえで実施するとよいだろう。

8　リバーミード行動記憶検査[15]

　日本版が最近発売されたばかりでもあり、本邦では実施されることはまだ少ない状態だが、比較的日常場面に沿った形で検査を行うために患者の負担が少なく実施できる記憶の検査である。また、難易度が等価な課題4セットから構成されているために、最高4回まで繰り返して実施することが可能であり、病状の変化を把握する場合にも有効である。

　一方、実施には30分程度かかるし、部屋の中の移動を伴ったり、特別な道具が必要であったりするため、HDS-RやMMSEほどは簡便ではない。

9　三宅式記銘力検査[16]

　記憶検査として古くから使われているが、被検者にとっては負荷が重い検査であるため、痴呆が進行した患者に対しては実施が困難である。

内容は、10組の単語を対にして学習させ、直後に1つ目の単語を検査者が示して2つ目の単語を患者に想起させる対連合学習課題である。意味的な関連の強い10組（有関連対）と関連が弱い10組（無関連対）から構成され、それぞれ3回繰り返して実施する。特に無関連対は負荷が高く、途中で中止となることも少なくない。

10 ベントン視覚記銘力検査[17]

10枚の図形を順に見せて、それぞれを描かせる課題である。4種類の手法があるが、最も一般的に用いられているのは、1枚の図形を10秒間見せて、図形を取り去った直後に描かせる手法（施行A）である。このほかに遅延再生や模写などの手法も示されているが、標準的なデータが少ないこともあり、実施されることは多くない。

本検査の特徴の1つは、難易度が等価な図版が3セット（合計30枚）用意されていることである。そのため、最高3回まで繰り返し実施することが可能で、経過や治療による変化をとらえることができる。

11 Rey複雑図形検査[18]

複雑な図形を模写させ、直後もしくは一定時間後に再び描かせる（再生させる）課題である。図形の要素ごとに採点し、模写、再生それぞれ36点満点で評価する。軽度から中等度以上の患者だと模写自体が困難になるが、比較的軽い患者でも模写の直後に再生させるだけで、障害が顕在化することが知られている[19]。

12 時計描画テスト

時計を描かせることによってもアルツハイマー病の重症度を評価することが可能である[20]。しかし、初期のアルツハイマー病の患者では、障害が認められないこともあるので、記憶を主体とした検査の補助として用いるとよいであろう。

おわりに これまでのように心理検査法と行動評価法はさまざまな種類がありそれぞれ長所と短所を有している。心理検査法は、評価法よりは客観的に患者の状態をとらえることが可能だが、特定の場面だけに限られてしまうために、患者の実態と乖離してしまう可能性もある。一方、行動評価法は、評価者によってある程度の結果の相違が生じる可能性があるが、より長期間にわたって患者の状態を表現することが可能である。このように、検査法と評価法はそれぞれ欠点を補い合う関係にある。患者の状態をとらえるにあたっては、これらの点を踏まえたうえで可能な限り両者を用いることが望まれる。

（緑川　晶、河村　満）

●文　献

1) Feisberg B, Ferris SH, Anand R, et al : Functional staging of dementia of the Alzheimer type. Annals of the New York

Academy of Science 435：481-483, 1984.
2) Hughes CP, Berg L, Danziger WL, et al：A new clinical scale for the staging of dementia. British Journal of Psychiatry 140：566-572, 1982.
3) 本間　昭，新名理恵，石井徹郎，ほか：老年期痴呆を対象とした精神機能障害評価票の作成．老年精神医学雑誌 2(10)：1217-1222, 1991.
4) 福永知子，西村　健，播口之朗，ほか：新しい老人用精神機能検査の作成；N式精神機能検査．老年精神医学 5(2)：221-231, 1988.
5) 牧　德彦，池田　学，小森憲治郎，ほか：アルツハイマー病の鑑別診断；神経心理；アルツハイマー病患者の簡易な観察式スクリーニング検査 Short-Memory Questionnaire(SMQ)．老年精神医学雑誌 11(8)：867-872, 2000.
6) 加藤伸司，下垣　光，小野寺敦志，ほか：改訂長谷川式簡易知能評価スケール(HDS-R)の作成．老年精神医学雑誌 2(11)：1339-1347, 1991.
7) Fosltein MF, Folstein SE, McHugh PR：'Mini-Mental State'；A practical method for grading the cognitive state of patients for the clinician. Journal of Psychiatric Research 12：189-198, 1975.
8) 森　悦郎，三谷洋子，山鳥　重：神経疾患者における日本語版 Mini-Mental State テストの有用性．神経心理学 1(2)：82-90, 1985.
9) 本間　昭，福沢一吉，塚田良雄，ほか：Alzheimer's Disease Assessment Scale(ADAS)日本版の作成．老年精神医学雑誌 3(6)：647-655, 1992.
10) 大塚俊男，下仲順子，北村俊則，ほか：痴呆スクリーニング・テストの開発．精神医学 29(4)：395-402, 1987.
11) 川畑信也，後藤千晴，横山さくら：軽度 Alzheimer 病における認知機能障害；多変量解析による検討．神経内科 55：456-462, 2001.
12) 山下　光，博野信次，池尻義隆，ほか：Alzheimer's Disease Assessment Scale 日本版(ADAS-Jcog.)の有用性の検討．老年精神医学雑誌 9(2)：187-194, 1998.
13) 品川不二郎，小林重雄，藤田和弘，ほか：WAIS-R 成人知能検査法．日本文化科学社，東京，1990.
14) 杉下守弘：日本版ウェクスラー記憶検査法．日本文化科学社，東京，2001.
15) 綿森淑子，原　寛美，宮森孝史，ほか：日本版/RBMT リバーミード行動記憶検査．千葉テストセンター，東京，2002.
16) 三宅鑛一，内田勇三郎：記憶ニ関スル臨床的実験成績(上・中・下)．神経学雑誌(上)23(8)：458-488, (中)23(9)：523-565, (下)24(1)：12-45, 1924.
17) 高橋剛夫：ベントン視覚記銘検査．三京房，京都，1966.
18) Lezak MD：Neuropsychological assessment. 3rd ed, Oxford University Press, New York, 1995.
19) 植田　恵，高山　豊，笹沼澄子：早期アルツハイマー型痴呆疑い患者における記憶障害；エピソード記憶検査の結果を中心として．神経心理学 12(3)：178-186, 1996.
20) 北林百合之介，上田英樹，成本　迅，ほか：時計描画テスト；簡易痴呆重症度評価法．精神医学 43(10)：1063-1069, 2001.

5 アルツハイマー病と血管性痴呆の鑑別

はじめに　脳梗塞、あるいは脳内出血が原因で脳が損傷され痴呆に至った状態は血管性痴呆と呼ばれている。脳血管障害は従来我が国では最も多い痴呆の原因であるといわれてきた。最近では欧米と同じくアルツハイマー病の方が多いという研究が多くなってきているが、いまだに重要な痴呆の原因であることには変わりない。血管性痴呆の診断は、画像診断機器が普及しているので容易だと考えられがちだが、実は大変難しいことなのである。画像診断によって診断が容易になったのは梗塞や出血などの血管性病変そのものであって、血管性痴呆ではない。血管性痴呆の診断には、痴呆の存在を示す所見(病歴上あるいは現症上)、脳血管障害の存在を示す所見(病歴上、現症上、あるいは画像上)、さらに痴呆と脳血管障害を合理的に(時期的に、神経心理学的に)結びつけることができることが基本的に必要であるが、この最後の条件がくせ者なのである。痴呆が脳血管障害に続発しないこともよくあるし、病巣と認知機能障害の関係を分析するのにはかなり高度な神経心理学的な知識がいるからである。

　アルツハイマー病における National Institute of Neurological and Communicative Disorders and Stroke-Alzheimer's Disease and Related Disorders Association(NINCDS-ADRDA)の診断基準に倣って、これまでにいくつかの血管性痴呆の診断基準がつくられている。しかしいずれの診断基準も診断精度は低く、しかも各診断基準で診断されるものはお互いに一致しない。血管性痴呆の診断精度が低いことは、アルツハイマー病の診断にも影響を及ぼす。というのは、NINCDS-ADRDA などのアルツハイマー病の診断基準では、ほかの疾患による認知機能障害を除外することがアルツハイマー病の診断に必要で、血管性痴呆を含むほかの痴呆性疾患を鑑別できるか否かがアルツハイマー病自体の診断精度にかかわるからである。血管性痴呆の診断を難しくしている大きな理由の1つは、脳卒中から痴呆に至る過程にはさまざまな機序があり、それぞれにさまざまな経過、臨床像が異なるため、均一な症候群あるいは状態像としてまとめられないことが挙げられる。病変の部位や範囲により臨床症状や経過はさまざまなのである。

　血管性痴呆とアルツハイマー病の鑑別診断を考えてみると、症候上および病態生理の類似性のために鑑別はしばしば困難である。さらに、アルツハイマー病と脳血管障害の両方を有していることは稀ではなく、それが問題をより一層複雑にしている。それぞれの病理が、純粋な脳血管障害から純粋なアルツハイマー病の両極端の間で、連続的にさまざまな度合で認知機能障害の出現に寄与していると考えられるが、それを判断するのは容易なことではないからである。本稿ではまず血管性痴呆の診断基準を紹介し、次に血管性痴呆の代表的なタイプを示し、アルツハイマー病との鑑別について解説し、最後にいわゆる「混合型痴呆」の問題も取りあげる。

1・血管性痴呆の臨床診断基準

　血管性痴呆の臨床診断基準にはHachinski Ischemic Score(HIS)のオリジナル版と改訂版、International Statistical Classification of Diseases：10 th Revision(ICD-10、1992)、Diagnostic and Statistical Manual of Mental Disorders：third edition(DSM-III、1980)、Diagnostic and Statistical Manual of Mental Disorders：fourth edition(DSM-IV、1994)、National Institute of Neurological Disorders and Stroke and the Association Internationale pour la Recherche et l'Enseignement en Neurosciences(NINDS-AIREN、1993)、California Alzheimer's Disease Diagnostic and Treatment Centers(ADDTC、1992)などがあり、疫学的、臨床的研究に用いられている。表1と表2に比較的よく使われているNINDS-AIREN[1]、ADDTC[2]の診断基準を挙げておく。NINDS-AIREN probable VDでは脳血管障害と痴呆発症との時間的関係が必須であるが、ADDTC probable VDでは必須ではない。DSMやICD-10では時間的関係を要求しない。またHIS、DSM、ICD-10は画像診断を含まないが、ADDTCとNINDS-AIRENは画像診断を必須な手段として取り入れている。したがって大脳白質変化についてADDTCとNINDS-AIRENでは取りあげられているが、そのほかではまったく触れられていない。

　これら臨床診断基準の診断精度は決してよくない。病理学的診断をレファレンスとしたときの各診断基準の感度と特異度を表3に示す。NINDS-AIRENのprobable VDとICD-10が最も感度が低く、特異度が高い。ADDTCのpossible VD、DSM-IV、HISがその逆の傾向である[3,4]。診断基準同士を比較した研究の結果はほぼ一定していて、お互いの一致率は低く、必ずしも包含関係にあるわけでもないが、血管性痴呆と診断される頻度はHIS改訂版あるいはDSM-IVで最も高く、次にHISオリジナル版とADDTC、ICD-10、DSM-IIIであり、NINDS-AIRENが最も低い[5-7]。上下で頻度は倍以上異なる。つまりDSM-IVが最も甘く、NINDS-AIRENが最も辛い診断基準だといえる。痴呆に関する定義の違い、血管性痴呆の定義に関しての不一致、画像診断を含んでいるか否か、血管性痴呆のサブタイプが考慮されていないことがこのような重大な差異をもたらしている。なお各診断基準の検者間信頼性もそれほど高くない。Chuiら[6]によればADDTCではκは0.30と低く、最もよいHISオリジナル版でもκは0.61であったという。このように血管性痴呆の診断基準間にまったく互換性はなく、疫学研究などでは用いた診断基準によって血管性痴呆の頻度が大きく動いてしまう。さらに、いずれの診断基準も、アルツハイマー病が痴呆のモデルとして作成され、血管性痴呆が後述するように主として皮質下性前頭葉性の認知機能障害である点がほとんど考慮されていない。また血管障害を有するアルツハイマー病に特異的に作成されている診断基準もない。いずれにせよ現存の臨床診断基準は、NINCDS-ADRDAのアルツハイマー病の診断基準とは異なり、臨床的に用いるには極めて不十分なものであり、新たな概念や定義のもとでの診断基準の出現が俟たれている。

表 1．NINDS-AIREN の血管性痴呆の診断基準

I．臨床的確診(probable)
  以下のすべてを認めること
  1．痴呆
    以前の、より高い機能水準からの認知機能低下。記憶障害と 2 つ以上の認知機能側面(見当識、注意、言語、視空間機能、実行機能、運動制御、行為)の障害。臨床検査で確認され神経心理学的検査により示されることが望ましい。日常生活活動の障害を生じる程度に重度であり、これは脳卒中による身体障害の影響のみにはよらない。
    除外基準：意識障害、せん妄、精神病、重度失語、あるいは神経心理学的検査ができないほどの重度運動感覚障害。全身疾患あるいはほかのアルツハイマー病などの脳疾患により記憶や認知機能障害が説明されるもの
  2．脳血管障害
    神経学的診察による脳卒中に一致する局所徴候、例えば片麻痺、下位顔面神経麻痺、バビンスキー徴候、感覚障害、半盲、構音障害などの存在。脳卒中の病歴はあってもなくてもよい。
    および、
    脳画像検査(CT や MRI)による多発性大梗塞、重要な領域の単発梗塞(角回、視床、前脳基底部、後大脳動脈あるいは前大脳動脈領域)、多発性の基底核や白質のラクナ梗塞あるいは広汎な脳室周囲白質病変およびこれらの組み合わせ。
  3．前二者の時間的関連
    以下の 1 つ以上を認めること
      a）明らかな脳卒中後 3 ヵ月以内の痴呆の発症
      b）急激な認知機能の低下あるいは変動性、階段性の認知機能障害の増悪

II．臨床的確診(probable)に一致する臨床特徴
  a）早期からの歩行障害(小歩症、小刻み歩行、磁性―失行―失調性、パーキンソン症候歩行)
  b）姿勢不安定や頻回の原因のはっきりしない転倒の病歴
  c）早期からの頻尿、切迫排尿やほかの泌尿器疾患では説明できない泌尿器症状
  d）仮性球麻痺
  e）人格と気分の変化、無為、うつ、情動失禁、あるいは精神運動減退や実行機能障害などのほかの皮質下性機能障害

III．診断を疑わせる特徴
  a）早期からの記憶障害と進行性の記憶やほかの認知機能、例えば言語(超皮質性感覚性失語)、運動機能(失行)、認知(失認)の障害があり、脳画像検査で対応する局所病変がない
  b）認知機能障害のほか、局所神経徴候がない
  c）CT や MRI で脳血管病変がない

IV．臨床的疑診(possible)
  痴呆と局所神経徴候はあるが脳画像検査上確定できない。
  あるいは、
  痴呆と脳卒中の時間的関連が明らかでない。
  あるいは、
  発症時期がはっきりせず、典型的でない経過の(停滞や改善)認知機能障害があり、関連する脳血管障害が証明される。

V．確診(definite)
  a）臨床的確診
  b）生検あるいは剖検による組織病理学的な脳血管障害の証拠
  c）年齢から考えられる以上の神経原線維変化と老人斑がない
  d）ほかの臨床的あるいは病理学的な痴呆性疾患がない

VI．研究目的による血管性痴呆の分類
  臨床的、放射線学的、神経病理学的特徴により皮質型血管性痴呆、皮質下型血管性痴呆、ビンスワンガー病、視床性痴呆などの亜型に分類される。

付記：「脳血管障害を伴うアルツハイマー病」の用語がアルツハイマー病の臨床的疑診の診断基準を満たし、かつ臨床的にあるいは脳画像検査で脳血管病変の証拠を有する例に対し用いられるべきである。伝統的には、これらの患者は疫学研究では血管性痴呆に含まれている。これまで用いられていた「混合性痴呆」という用語は避けるべきである。

表 2．ADDTC の虚血性血管性痴呆の診断基準

I．痴呆
痴呆とは既知のあるいは推定される病前の知的機能のレベルからの減退であり、広く患者の習慣的な生活活動を障害するほどであり、単一の狭い知的機能のカテゴリー内にとどまらず、意識レベルとは無関係なものをいう。この知的機能の減退は病歴的証拠と、ベッドサイドの知的機能検査あるいは理想的にはさらに詳細な神経心理学的検査（これらは定量的で再現性があり、正常値が用いられるものがよい）による証明が必要である。

II．臨床的確診(probable)
A．以下のすべてを認めること
　1．痴呆
　2．病歴、神経学的所見および/あるいは神経画像検査（CT または T1 強調の MRI）で 2 つ以上の虚血性発作が証明されること、あるいは痴呆の発症と明らかに時間的に関連する単一の卒中発症
　3．CT あるいは T1 強調 MRI で小脳以外に少なくとも 1 つの梗塞が証明されること

B．支持する診断的特徴
　1．認知機能に影響を与えることが知られている脳部位の多発性梗塞の証明
　2．複数回の一過性脳虚血発作の病歴
　3．血管性危険因子の病歴（例えば高血圧、心臓病、糖尿病）
　4．Hachinski 虚血スケール（原本でも改訂版でもよい）の高値

C．関連していると考えられるが、さらなる研究が必要である臨床的特徴
　1．歩行障害と尿失禁が比較的早期から出現する
　2．側脳室周囲と深部の白質変化が T2 強調 MRI で年齢に比し過量に存在する
　3．電気生理学的検査（脳波、誘発電位）または生理学的神経画像検査（SPECT、PET、NMR spectroscopy）で局所性変化を認める

D．診断の傍証にも反証にもならない臨床的特徴
　1．緩徐に進行する症状の期間
　2．錯覚、精神異常、幻覚、妄想
　3．痙攣

E．診断に疑義を投げかける臨床的特徴
　1．神経画像検査で該当する病変が見い出せない超皮質感覚性失語
　2．認知障害以外に中枢神経症候がない

III．臨床的疑診(possible)
1．痴呆と、以下の項目の内 1 つ以上
2a．痴呆の発症と明確な時間的関連を示せない単一梗塞（しかし多発脳梗塞ではない）の病歴あるいは証明
　あるいは
2b．以下のすべてを含むビンスワンガー病（多発脳梗塞を伴わない）
　i．泌尿器科的疾患では説明できない早期発症の尿失禁、あるいは末梢の原因では説明できない歩行障害（例えばパーキンソン症候群、磁性失行、あるいは「老人性」歩行）
　ii．血管性危険因子
　iii．神経画像検査で証明される広範な白質の変化

IV．確診(definite)
組織病理学的検査が必要
A．臨床的に証明される痴呆
B．病理学的に証明される、一部は小脳以外にある多発脳梗塞

V．混合型痴呆(mixed dementia)
痴呆の原因と考えられる 1 つ以上のほかの全身あるいは脳の疾患が存在する場合には混合性痴呆の診断がつけられるべきである。
虚血性血管性痴呆の診断確信度と痴呆に寄与するほかの疾患を特定する必要がある。例えば、虚血性血管性痴呆の臨床的確診とアルツハイマー病の臨床的疑診による混合型痴呆、あるいは確診された虚血性血管性痴呆と甲状腺機能低下症による混合型痴呆。

VI．研究的分類
研究目的による虚血性血管性痴呆の分類では、疾患を亜型に分類する可能性のある脳梗塞の特徴を明確にしなくてはならない。
　部位：皮質、白質、脳室周囲、基底核、視床
　大きさ：体積
　拡がり：大、小、あるいは微小血管
　重症度：慢性虚血対脳梗塞
　病因：塞栓、粥腫状硬化、動脈硬化、脳アミロイド血管症、低灌流

表 3. 血管性痴呆の診断基準の診断精度

報告	基準	感度	特異度
Gold, et al, 1997	NINDS possible VD	0.58	0.80
	ADDTC possible VD	0.63	0.64
	HIS VD	0.43	0.88
Gold, et al, 2002	NINDS-AIREN possible VD	0.55	0.84
	NINDS-AIREN probable VD	0.20	0.93
	ADDTC possible VD	0.70	0.78
	ADDTC probable VD	0.25	0.91
	ICD-10 VD	0.20	0.94
	DSM-IV VD	0.50	0.84

(文献3)4)より引用)

2・血管性痴呆の基本的なタイプ

虚血性病変による血管性痴呆は認知機能障害を引き起こしているメカニズムに基づいて次の3つの基本的な型すなわち、①大脳連合野あるいは大脳辺縁系を侵す単一あるいは複数の皮質梗塞、②皮質─皮質下回路を分断する単一あるいは複数の皮質下小梗塞、③白質病変、に分類することができる[8]。認知機能障害を引き起こすメカニズムやその結果生じる臨床像は異なり、治療や予後も異なる。

1 大脳連合野あるいは大脳辺縁系を侵す単一あるいは複数の皮質梗塞

皮質梗塞は通常血栓および塞栓によって生じる主要な頭蓋内外の動脈の閉塞による(図1)。発症は時期的に卒中発作に続発し、認知機能障害は病巣局在と密接に関連している。すなわち多巣性病変によって生じた神経心理学的欠損の特定の組み合わせが現在の痴呆の定義に合致するなら痴呆とみなすことができる。痴呆の症候は、局在病巣によって生じる特定の神経心理症候そのものである。前頭前野、前頭葉内側面、角回、側頭後頭葉下内側部を侵す皮質梗塞では痴呆の定義に合致した、すなわち記憶障害を含む認知機能障害を起こし得る。

2 皮質─皮質下回路を分断する単一あるいは複数の皮質下小梗塞

皮質下小梗塞の多くは穿通枝病変によるラクナ梗塞で、病巣が皮質─皮質下回路[9]を分断して認知機能障害をもたらす。発症は、突然に起こる痴呆が脳卒中の発作そのものであることもあるし、明らかな卒中発作を欠いていることも多い。最も一般的なのは徐々にあるいは階段状に進行していくものである。回路の要を損傷するような病巣は、直径1cmにも満たないような単一の脳梗塞だけで重篤な認知機能障害を起こす。そのようなものは strategic infarct dementia[10] とも呼ばれ、このタイプの血管性痴呆のプロトタイプである。より一般的にはラクナ梗塞の多発、いわゆる lacunar state によるものである。ラクナ梗塞が多発すればこれらの回路を構成する部位の損傷や

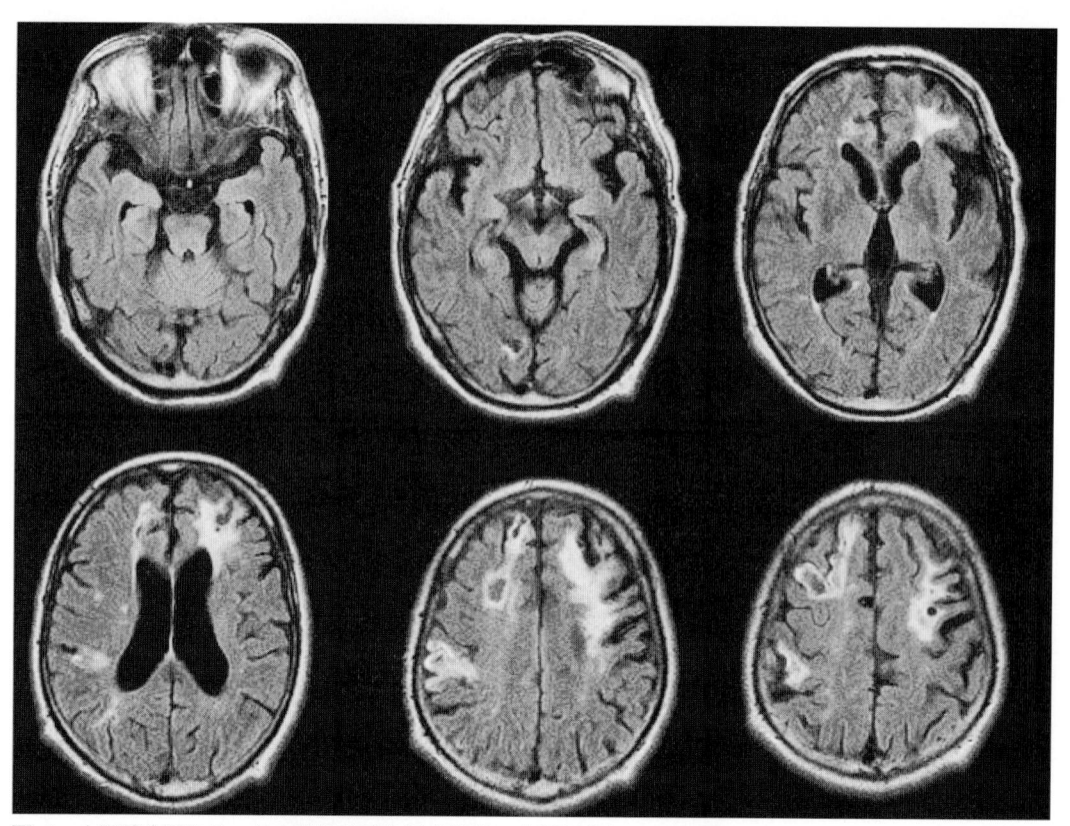

図 1. 大脳連合野あるいは大脳辺縁系を侵す複数の皮質梗塞（FLAIR 画像）
超皮質性運動失語、注意障害、軽度の記憶障害、意欲低下などが認められた症例。複数の皮質梗塞が両側前頭葉、右頭頂葉、右後頭葉などを侵している。

それらをつなぐ白質の分断が起こる確率は増す。複数の回路を巻き込めばそれだけ障害も広範囲で程度も強くなる。

　視床、線状体、淡蒼球は皮質—皮質下回路の主たる構成部分であり、線維束がそれらをつなぐ。その１つの前頭葉—線状体—淡蒼球—視床回路は、前頭葉に起こり、線状体に投射し、そこから淡蒼球と黒質に至り、さらに視床核に投射して、そこから前頭葉に戻るというのが基本的な構成である。その中で認知と行動に関係した回路として、前頭前野背外側部、前頭前野外側眼窩部、前部帯状回がかかわる回路の３つが知られている[9]。前頭前野背外側部は実行機能、前頭前野外側眼窩部は反応抑制、前部帯状回は情動と意欲に関連している。前頭葉損傷ではそれぞれの損傷部位にしたがって独特の認知・行動異常が生じるが、対応した回路の損傷でも同様の異常が生じ得る。すなわち、発動性の低下や無為、あるいは逆に脱抑制を中心とした前頭葉障害の症状を呈する。エピソード記憶は障害されない。一方、視床と側頭葉がかかわる、Papez 回路と Yakovlev 回路と呼ばれる記憶に関係した回路があり、そこを侵す病巣は健忘をもたらす（図２）。これらの回路を侵す病巣の局在としては、視床極動脈領域（視床前核、前腹側核や乳頭体視床路、内髄板を含む視床前部）、傍正中視床動脈領域（背内側核、中心正中核・傍束核を含む視床内側部）、線状体および淡蒼球、前視床脚や下視床脚を含む内包膝部が代表的である。視床の病巣や内包膝部の病巣では前頭葉

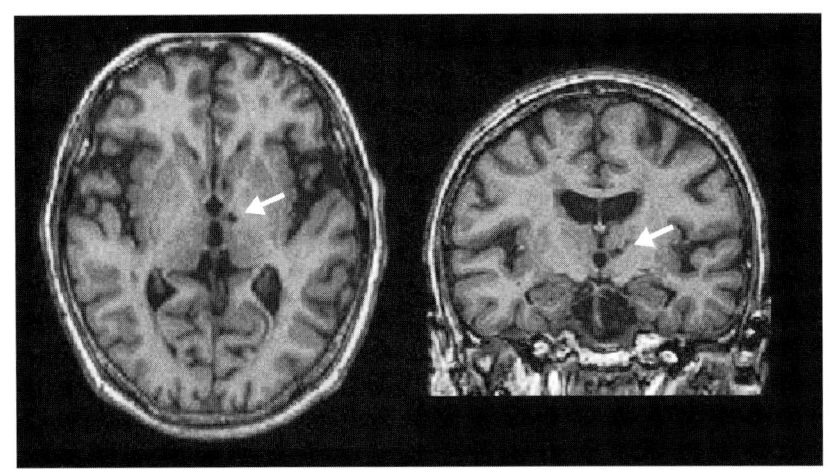

図 2. 左視床極動脈領域の梗塞（SPGR 画像水平断および冠状断）
突然に言語性記憶障害、言語障害（言語性意味記憶障害）、注意障害、遂行機能障害、意欲低下をきたした症例。梗塞巣（矢印）は乳頭体視床路、内髄板を侵し、前頭葉─線状体─淡蒼球─視床回路および Papez 回路と Yakovlev 回路を分断している。

―線状体─淡蒼球─視床回路と Papez 回路、Yakovlev 回路が分断されることで、前頭葉機能障害と記憶障害の両方が生じ得る[11)12)]。

3 大脳白質の病変

　白質病変はいわゆるビンスワンガー病の主たる病変として有名だが、CT、さらに MRI の出現によって痴呆を含む種々の神経病や脳血管障害で白質の変化が頻繁に認められるようになり、leukoaraiosis とも呼ばれるようになった。この所見は高齢者では比較的高頻度にみられ、また高血圧と深く関係している。この異常は、慢性的な脳の虚血によって、大脳白質がびまん性に障害されたためと考えられていて、脳血流が低下しているがエネルギー代謝はほぼ保たれた状態、すなわち misery perfusion が存在していることが多くの研究で示されている[8)]。健常と思われるものにも認められ、この異常が認知機能障害にどのような影響を及ぼしているかについてはいまだに活発な議論が続いている。白質変化と認知機能障害との関係に関しては、虚血が代償的である限りは機能的には影響が少なく、代償できないほど高度になったときに機能障害が生じてくるのではないかという意見が最近では強い。白質変化は高頻度にラクナ梗塞を伴っている。そのような場合、白質病変とラクナ梗塞のどちらが痴呆形成に寄与しているのかはしばしば判断し難い。ラクナ梗塞と白質変化は両方とも小動脈病変によって生じるので、そのような場合の痴呆を皮質下虚血型血管性痴呆（subcortical ischemic vascular dementia）と表現しようという考えが広がっている（**図3**）[12)]。そのような病変の典型はいわゆるビンスワンガー病（**注意点**）や CADASIL（cerebral autosomal dominant arteriopathy with subcortical infarcts and leukoencephalopathy）（**メモ**）でみられる。

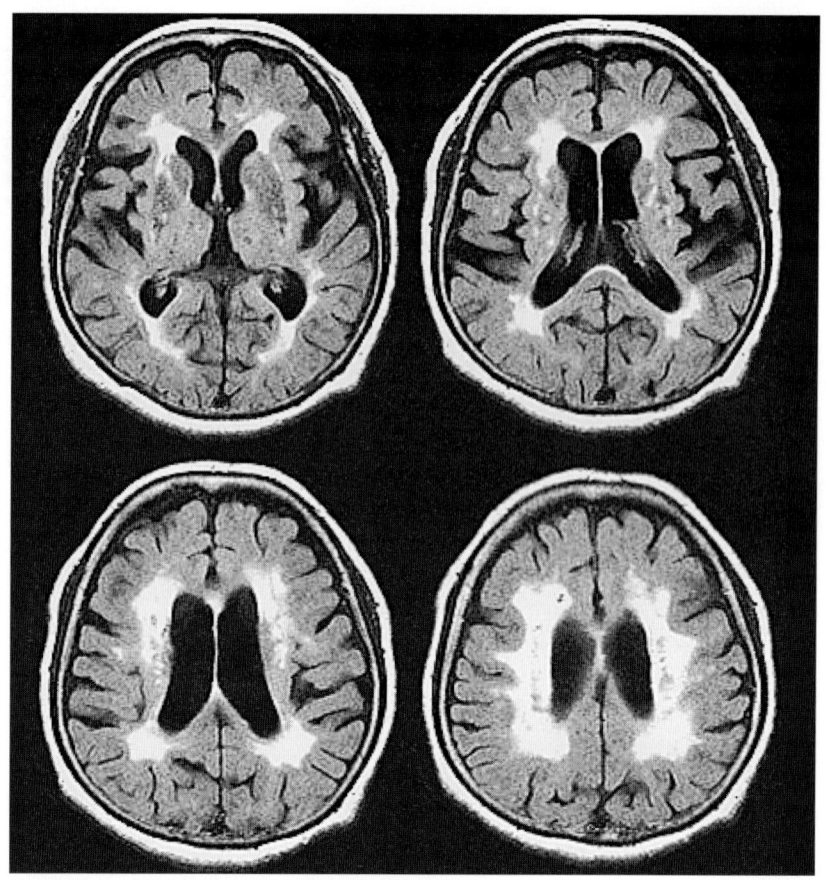

図 3．皮質下虚血型血管性痴呆（FLAIR 像）
患者は比較的軽い記憶障害、発語量減少、注意障害、意欲低下、軽度の仮性球麻痺を示していた。両側の視床、被殻、深部白質に多数のラクナ梗塞とともに、かなり強い傍脳室白質変化（confluent periventricular white matter hyperintensity）を認める。

注意点　ビンスワンガー病

　1894 年、Binswanger によって encephalitis subcorticalis chronica progressiva（進行性慢性皮質下脳炎）として報告された。オリジナルのものと現在ビンスワンガー病と呼ばれているものが同一かどうかについては議論がある。ビンスワンガー病では、経過中に高血圧があり、画像上は極端に強い白質の変化がみられ、緩徐にあるいは階段状に増悪する痴呆や無為・無関心などの精神症状が出現し、仮性球麻痺・錐体路症候・錐体外路症候、歩行障害、失禁などを伴うとされるが、いまだに原因や発現機序、さらには臨床概念にも議論がある。Bennett ら[13]は、①痴呆、②CT あるいは MRI 上の両側性の異常所見、および次の 3 つのうちの 2 つ以上、a）血管性危険因子か全身性の血管性疾患の存在、b）局所性脳血管障害の存在、c）皮質下性脳機能異常、という臨床診断基準を提唱しているが、いまだ確立されていないので、これを臨床的に診断するのは難しい。いずれにせよ画像上白質変化がみられたとしてもビンスワンガー病と即断することはできない。

3・アルツハイマー病との鑑別

　上記の血管性痴呆のタイプごとに、アルツハイマー病との鑑別診断におけるポイントを述べておく。皮質梗塞による痴呆とアルツハイマー病の鑑別はそれほど困難ではない。多くの場合、痴呆あるいは認知機能障害は通常卒中発作に続発しているので、時期的な関係を証明するのは難しくない。画像では比較的大きな梗塞巣を容易に確認でき、病巣と症候の神経心理学的な対応も困難ではない。鑑別上問題なのは、その症候が痴呆なのか、痴呆のようにみえるが痴呆とは別の認知行動障害なのかである(**重要事項**)。

　皮質下虚血型血管性痴呆では、一般に前頭葉機能障害が前景となることが多く、アルツハイマー病と比べて、記憶障害は比較的軽く、しかも再認は保たれやすく、注意障害や語流暢性の低下などの遂行機能障害、注意障害、自発性の低下、興味の喪失などの前頭葉機能障害が中心となる[14)15)]。アルツハイマー病の記憶障害は内側側頭葉機能に関係しているが、血管性の認知機能障害の患者では記憶障害は前頭葉の作動記憶の障害であり前頭前野の機能と関連していることがPETを使った脳賦活研究で示されている[16)]。視床や内包膝部の梗塞では強いエピソード記憶の障害も伴われることがある。神経症候として、錐体路障害、パーキンソニズム、歩行障害、構音障害、嚥下障害、強迫泣き笑い、知覚鈍麻、尿失禁を伴うことが多いが、これらの神経症候は認知機能障害と直接関係するということではなく、併存する蓋然性が高いということである。診断上の問題は、認知機能に関連した皮質─皮質下回路の局在についての知識が不十分であること、画像診断などを通じて病巣が重要な部位を実際に損傷しているかどうかを知ることが容易ではないことである。小梗塞の局在の同定には高分解能MRIと定位的病巣局在法が有用である。MRI体積計測法を用いた研究では、皮質下虚血型血管性痴呆でも内嗅皮質および海馬の萎縮はみられるが、アルツハイマー病に比べると萎縮は軽いことが示されている[17)]。皮質への影響をみるにはPETやSPECTを用いた脳循環代謝画像では前頭葉を中心にした血流や代謝の低下が示される[18)]。表4には皮質下虚血型血管性痴呆とアルツハイマー病の鑑別の要点を簡単にまとめた。

メモ　CADASIL

　染色体19のNotch 3遺伝子の異常があり、脳の主に小血管を侵し、白質脳症とラクナ梗塞をきたす、優性遺伝の疾患である。これまでに200例あまりの報告がある。片頭痛、脳卒中あるいは脳卒中様発作、精神症状、痴呆、球麻痺などが主要な症状であり、40代に発症し、階段状あるいは緩徐に進行し、平均10年余で死に至る。通常血管性危険因子はない。MRIではびまん性白質病変と基底核や白質の多数のラクナ梗塞が示される。病理学的には小血管の中膜の肥厚やPAS陽性顆粒、内腔の狭小化がみられる。皮膚生検でも脳の血管と同様の病理変化が認められる。現在のところ有効な治療法は知られていない。

表 4. 皮質下虚血型血管性痴呆とアルツハイマー病の鑑別点

	皮質下虚血型血管性痴呆	アルツハイマー病
危険因子	年齢、高血圧、糖尿病、喫煙	年齢、家族歴、アポリポ蛋白Ε ε4遺伝子
発症進展様式	徐々、階段状、突発	徐々
認知機能障害	記憶障害は比較的軽く、再認は保たれやすい。遂行機能障害、注意障害。視床病変では記憶障害が主	記憶障害、見当識障害が中心
行動障害	自発性低下、興味の喪失、無感。時に脱抑制、感情失禁	被害妄想（物盗られ）、誤認妄想、徘徊
神経徴候	錐体路障害、パーキンソニズム、仮性球麻痺、尿失禁	一般的には神経徴候欠く。神経徴候があっても診断を排除できない
脳萎縮（MRI、CT）	内側側頭葉は比較的保たれている。大脳萎縮はさまざま	内側側頭葉（海馬・扁桃体・内嗅野）に強い萎縮。頭頂葉に優位な大脳萎縮
梗塞巣（MRI、CT）	視床、被殻、尾状核、淡蒼球、内包膝部などの認知機能に関係した部位に多発（時に単発）	大脳外や、認知機能に関係しない大脳の部位に梗塞があっても診断を排除できない
白質変化（MRI、CT）	強い（癒合した）深部・脳室周囲の白質変化	中等度までの深部・脳室周囲の白質変化はあっても診断を排除できない
脳循環・代謝低下（SPECT、PET）	梗塞局所の血流・代謝低下に加え、遠隔効果による前頭葉の血流・代謝低下	側頭頭頂葉、後部帯状回に優位な血流・代謝低下

4・アルツハイマー病と皮質下虚血型血管性痴呆との関係

　痴呆患者において、画像上にラクナ梗塞が認められればすなわち血管性痴呆であるという診断がしばしば見受けられるが、この論理は必ずしも正しくない。痴呆があって、白質変化があり、ラクナ梗塞を伴わない場合は、血管性痴呆という診断をするのはおそらく誤りである。アルツハイマー病の患者に新たに梗塞が生じても認知機能障害に変化がなければやはり診断はアルツハイマー病である。痴呆患者で認知機能には絶対無関係の部位、例えば橋底部のみにラクナ梗塞がみられても血管性痴呆とは診断されないだろう。白質病変に関しても同様である。血管性痴呆と診断するには当該認知機能障害を説明できる病変でなければならない。

　血管性病変に由来する認知機能障害と、アルツハイマー病による認知機能障害とはしばしば重畳する。血管性と変性性の病理がまったく独立した病的過程であろうと、あるいは病因論的に関連し合った過程であろうと、特に高齢者では両方が認知機能障害の発症に関与していることはよくある。このことは血管性の認知機能障害とアルツハイマー病の鑑別において十分配慮しておかなければならない。白質変化やラクナ梗塞が痴呆患者にみられたとき、それはアルツハイマー病に虚血性病変の合併か、血管性痴呆か、あるいは混合性のものかのいずれかであろう[19)20)]。虚血性病変を有する痴呆患者において、血管性痴呆か変性性痴呆かというのは時に解決困難な問題である。

　我々は、MRI上白質病変を有するアルツハイマー病患者とそれのないアルツハイマー病患者の脳循環代謝を比較し、非痴呆の場合と同様にアルツハイマー病においても白質病変にはエネルギー

代謝は代償された低血流が関与していることを見い出した[21]。また白質病変あるいはラクナ梗塞を有する痴呆患者を対象にした我々の最近の研究では、白質病変は高血圧とラクナ梗塞に関係していて白質病変は血管性のものだということが示唆されたが[20)22]、アポリポ蛋白Eのε4遺伝子の頻度は白質病変もラクナ梗塞もないアルツハイマー病患者のそれと差がなく[20]、認知機能障害は白質病変とは関係せず脳萎縮と関係していることが示された[22]。このことからそのような患者の痴呆はアルツハイマー病に起因するもので、白質病変やラクナ梗塞はそれに重畳したものであろうと考えられた。さらに、ラクナ梗塞や白質病変以外の因子、例えば変性が認知機能障害をもたらしている可能性もある。ラクナ梗塞や白質変化ではなく脳萎縮あるいは海馬の萎縮が認知機能障害を説明して

> **重要事項** 痴呆と紛らわしい脳血管障害による病態

アルツハイマー病と血管性痴呆の鑑別に先立って、痴呆と脳血管障害によって生じる痴呆と紛らわしい病態とを鑑別しておかなければならない。大脳の一部が侵されたことによる特定の認知機能の障害は、医学的には痴呆と区別されるが、一見痴呆と紛らわしい。特に紛らわしいものとしては、失語症、特にウェルニッケ失語や超皮質性感覚性失語、右半球症状群、失行、せん妄、うつが挙げられる。

大脳の損傷に由来する一旦獲得された言語機能の障害を失語という。ウェルニッケ失語は左側頭葉後上部（ウェルニッケ領域）を中心にした領域、超皮質性感覚性失語はその周辺の損傷で生じる。

右大脳半球のある程度広範な領域に損傷が生じると、外空間や自分の身体の左半分に注意が届かない左半側空間無視、左側半側身体失認という障害が生じる。同時に全般的に注意が障害されて、注意がそれやすく集中力が続かず、病識がなく多幸的な状態を示し、慢性期まで持続することもある。

麻痺はないのにこれまでよく慣れている動作がうまくできないのを失行という。例えばバイバイという動作ができない、道具をうまく使えない、一連の行為を順序立ててできない、などということが起こる。左大脳半球の頭頂葉の損傷で生じる。また服をうまく着ることができなくなるものを着衣失行と呼ぶが、これは右大脳半球の頭頂葉の損傷で生じる。

せん妄は痴呆と最も混同されやすい病態である。せん妄は基本的に注意機能の障害であると理解され、注意機能の低下によって広範囲の認知機能が障害される。選択性や持続性が低下し転導性が亢進すると、患者は五感から入力される周囲の刺激にすぐに反応してしまい、一貫した行動や思考が実現できなくなる。せん妄の原因疾患として最も多いのは代謝障害だが、右大脳半球の広範な損傷、後頭葉の損傷、前頭葉を侵す脳卒中の急性期にもしばしば生じる。急性期を過ぎると注意障害は改善し、せん妄は消失するのが一般的だが、中には長く持続することもある（図4）。

脳卒中後のうつは稀ではない。一般には急性期を過ぎてから生じてくる。抑うつ症状のほか、集中力を欠き、場合によっては思考や記憶も減退し、一見痴呆のようにみえることがある。左前頭葉の損傷で多いといわれている。

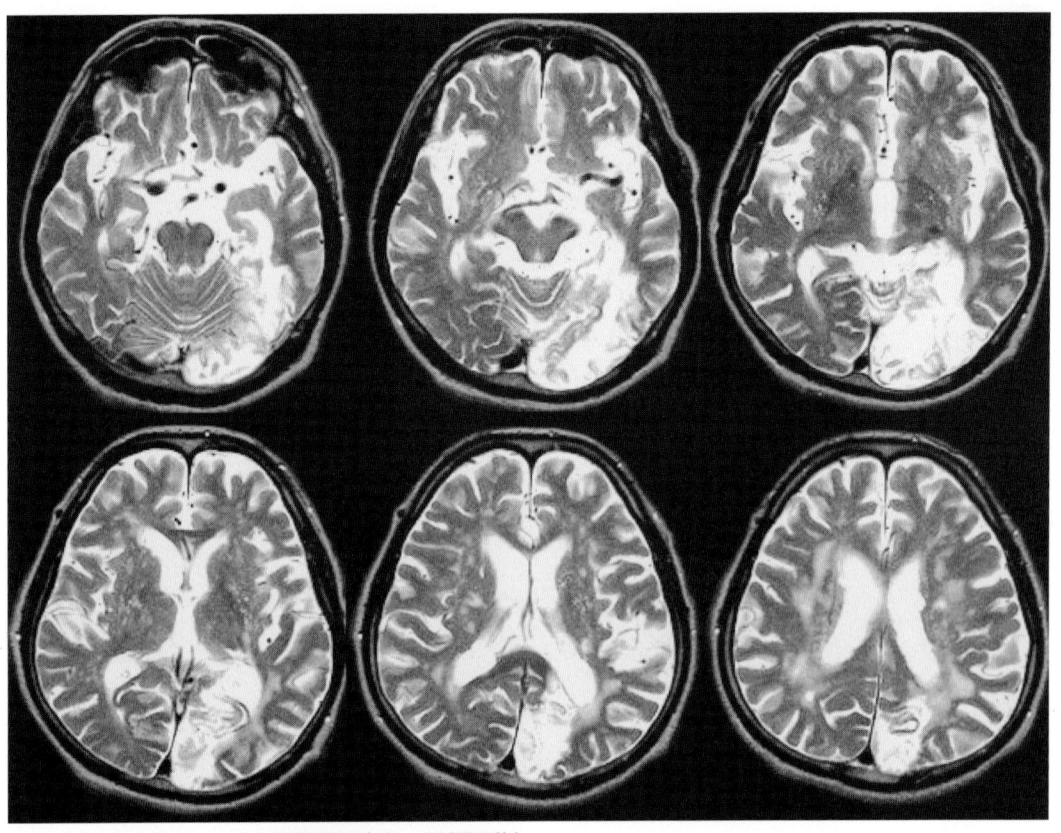

図 4. せん妄が遷延した左後頭葉梗塞(T 2 強調画像)
急にせん妄となった症例。見当識障害、注意障害が著しく、焦燥感が強く、時に興奮し攻撃的となる。右同名半盲を伴っていた。せん妄は 3 ヵ月以上続き、回復した後でも注意障害、記憶障害、語健忘、物品呼称障害、失読失書が認められた。左後大脳動脈領域の側頭後頭頭頂葉内側面に梗塞がみられる。海馬傍回、紡錘状回を含む後大脳動脈領域の梗塞ではしばしばせん妄が生じ、回復した後も記憶障害などを残す。

コツ　痴呆患者の CT や MRI 上に脳梗塞などの血管性病変を認めたとき

このような例にはしばしば遭遇するが、すなわち血管性痴呆ではない。アルツハイマー病と脳梗塞の合併は稀ではない。いわゆる無症候性脳梗塞は、例えば我々の脳梗塞や TIA の既往のない 33〜83 歳(平均 63 歳)の 219 例の調査では 40%に基底核あるいは大脳白質に無症候性脳梗塞を認め、相当に高頻度である[28]。また白質変化は、Schmidt ら[29]の研究によれば、45〜75 歳の 355 人の健常者の 45%に MRI で点状から集合状の白質変化が認められ、この頻度も高い。したがってアルツハイマー病患者にもそれらが合併する確率は相当に高いはずである。血管性病変が認知障害の発現に寄与しているかどうかは慎重に検討しなければならない。痴呆患者の CT や MRI 上に脳梗塞などの血管性病変を認めたとき、認知障害を生じさせ得る部位に損傷があるのなら血管性痴呆あるいは混合型痴呆のどちらか、そうでないなら、無症候性脳梗塞の頻度を考えてみれば、まったく寄与していないことの方がむしろ多いだろうから、アルツハイマー病と脳梗塞の合併と診断できよう。

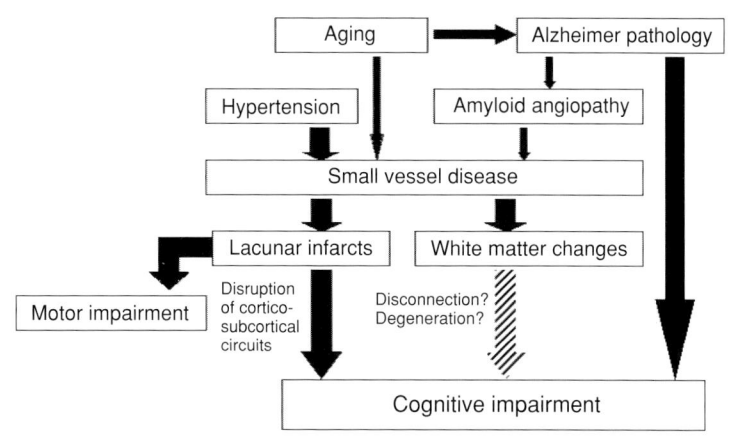

図 5. アルツハイマー病と皮質下虚血型血管性痴呆

いるという研究結果が最近示されている[19)23)24)]。海馬萎縮はアルツハイマー病性と虚血性の変性の混合によると考えられており[19)24)]、皮質萎縮は白質変化と部分的に関係しているようだがその理由はいまだ不明である[19)]。図5にはこれらのことを踏まえて、アルツハイマー病と皮質下虚血型血管性痴呆との概念[25)]を整理しておく。

おわりに　ごく最近欧米で、アセチルコリンエステラーゼ阻害剤のアルツハイマー型痴呆治療薬であるドネペジルやガランタミンが血管性痴呆にも有用であることがランダム化比較試験で示された[26)27)]。ドネペジルはNINDS-AIRENの診断基準を満たす例を対象にしての試験であったが、ガランタミンは血管性痴呆または血管障害を伴うアルツハイマー病患者という診断上の問題や概念的な議論を避けた極めて現実的な対象の選択法を採った。これらの臨床試験の結果は、今後アルツハイマー病であろうと血管性痴呆であろうと、これらの薬剤が用いられるようになるかも知れないということを意味している。脳血管障害に関しては危険因子のコントロールや抗血栓療法など確立した二次予防法がある。梗塞の再発を抑えて、認知機能障害の進行や新たな神経学的欠損の発生を抑制するために、血管性痴呆であろうと脳血管障害を伴うアルツハイマー病であろうと認知機能障害発現の機序には関係なく二次予防は必要である。だからといって血管性痴呆とアルツハイマー病の鑑別の重要性が減じるわけではない。アルツハイマー病と血管性痴呆とでは症候や予後が異なっている。そのことを理解していればより適切な介護計画を立てることができる。このことがアルツハイマー病と血管性痴呆の鑑別が必要な最大の理由ともいえる。アルツハイマー病の病理変化を抑制するような治療(neuroprotective treatment)はいまだ確立されていないが、いずれその時期もくるだろう。

（森　悦朗）

● 文　献

1) Roman GC, Tatemichi TK, Erkinjuntti T, et al：Vascular dementia, diagnostic criteria for research studies ; Report of the

NINDS-AIREN International Workshop. Neurology 43：250-260, 1993.
2) Chui HC, Victoroff JI, Margolin D, et al：Criteria for the diagnosis of ischemic vascular dementia proposed by the State of California Alzheimer's Disease Diagnostic and Treatment Centers. Neurology 42：473-480, 1992.
3) Gold G, Bouras C, Canuto A, et al：Clinicopathological validation study of four sets of clinical criteria for vascular dementia. Am J Psychiatry 159：82-87, 2002.
4) Gold G, Giannakopoulos P, Montes-Paixao, et al：Sensitivity and specificity of newly proposed clinical criteria for possible vascular dementia. Neurology 49：690-694, 1997.
5) Wetterling T, Kanitz RD, Borgis KJ：Comparison of different diagnostic criteria for vascular dementia(ADDTC, DSM-Ⅳ, ICD-10, NINDS-AIREN). Stroke 27：30-36, 1996.
6) Chui HC, Mack W, Jackson JE, et al：Clinical criteria for the diagnosis of vascular dementia；a multicenter study of comparability and interrater reliability. Arch Neurol 57：191-196, 2000.
7) Pohjasvaara T, Mantyla R, Ylikoski R, et al：Comparison of different clinical criteria(DSM-Ⅲ, ADDTC, ICD-10, NINDS-AIREN, DSM-Ⅳ)for the diagnosis of vascular dementia；National Institute of Neurological Disorders and Stroke-Association Internationale pour la Recherche et l'Enseignement en Neurosciences. Stroke 31：2952-2957, 2000.
8) Mori E, Ishii K, Hashimoto M, et al：Role of functional brain imaging in the evaluation of vascular dementia. Alzheimer Dis Assoc Disord 13(Suppl 3)：S 91-101, 1999.
9) Cummings JL：Frontal-subcortical circuits and human behavior. Arch Neurol 50：873-880, 1993.
10) Tatemichi TK, Desmond DW, Prohovnik I, et al：Confusion and memory loss from capsular genu infarction；a thalamocortical disconnection syndrome? Neurology 42：1966-1979, 1992.
11) 森　悦朗：間脳病変と記憶障害．神経研究の進歩 45：198-208, 2001.
12) Erkinjuntti T：Diagnosis and management of vascular cognitive impairment and dementia. J Neural Transm Suppl 63：91-109, 2002.
13) Bennett DA, Wilson RS, Gilley DW, et al：Clinical diagnosis of Binswanger's disease. J Neurol Neurosurg Psychiatry 53：961-965, 1990.
14) Tierney MC, Black SE, Szalai JP, et al：Recognition memory and verbal fluency differentiate probable Alzheimer's disease from subcortical ischemic vascular dementia. Arch Neurol 58：1654-1659, 2001.
15) Yuspeh RL, Vanderploeg RD, Crowell TA, et al：Differences in executive functioning between Alzheimer's disease and subcortical ischemic vascular dementia. J Clin Exp Neuropsychol 24：745-754, 2002.
16) Reed BR, Eberling JL, Mungas D, et al：Memory failure has different mechanisms in subcortical stroke and Alzheimer's disease. Ann Neurol 48：275-284, 2000.
17) Du AT, Schuff N, Laakso MP, et al：Effects of subcortical ischemic vascular dementia and AD on entorhinal cortex and hippocampus. Neurology 58：1635-1641, 2002.
18) Mori E：Functional brain imaging. Vascular Cognitive Impairment, Erkinjuntti T, Gauthier S, (eds), pp 417-432, Martin Dunitz Publisher, London, 2002.
19) Fein G, Di Sclafani V, Tanabe J, et al：Hippocampal and cortical atrophy predict dementia in subcortical ischemic vascular disease. Neurology 12：1626-1635, 2000.
20) Hirono N, Yasuda M, Tanimukai S, et al：Effect of the apolipoprotein E epsilon 4 allele on white matter hyperintensities in dementia. Stroke 31：1263-1268, 2000.
21) Yamaji S, Ishii K, Sasaki M, et al：Changes in cerebral blood flow and oxygen metabolism related to magnetic resonance imaging white matter hyperintensities in Alzheimer's disease. J Nucl Med 38：1471-1474, 1997.
22) Hirono N, Kitagaki H, Kazui H, et al：Impact of white matter changes on clinical manifestation of Alzheimer's disease；A quantitative study. Stroke 31：2182-2188, 2000.
23) DeCarli C, Murphy DG, Tranh M, et al：The effect of white matter hyperintensity volume on brain structure, cognitive performance, and cerebral metabolism of glucose in 51 healthy adults. Neurology 45：2077-2084, 1995.
24) Mungas D, Jagust WJ, Reed BR, et al：MRI predictors of cognition in subcortical ischemic vascular disease and Alzheimer's disease. Neurology 57：2229-2235, 2001.
25) Mori E：Impact of subcortical ischemic lesions on behavior and cognition. Ann N Y Acad Sci 977：141-148, 2002.

26) Wilkinson DG, Doody R, Helme R, et al：Donepezil in vascular dementia；a randomized, placebo-controlled study. Neurology 61：479-486, 2003.
27) Erkinjuntti T, Kurz A, Gauthier S, et al：Efficacy of galantamine in probable vascular dementia and Alzheimer's disease combined with cerebrovascular disease；a randomised trial. Lancet 359：1283-1290, 2002.
28) Uehara T, Tabuchi M, Mori E：Risk factors for silent cerebral infarcts in subcortical white matter and basal ganglia. Stroke 30：378-382, 1999.
29) Schmidt R, Hayn M, Fazekas F, et al：Magnetic resonance imaging white matter hyperintensities in clinically normal elderly individuals；Correlations with plasma concentrations of naturally occurring antioxidants. Stroke 27：2043-2047, 1996.

6 | アルツハイマー病とほかの変性性痴呆性疾患の鑑別

はじめに　痴呆の有病率に関する疫学調査によれば、アルツハイマー病(Alzheimer's disease；AD)と血管性痴呆(vascular dementia；VD)が最も多く、両者で老年期の痴呆性疾患の約80％を占めると報告されている[1]。しかし、近年の画像診断技術の進歩や神経病理学的研究の蓄積によって前頭側頭葉変性症(fronto-temporal lobar degeneration；FTLD)[2]、レビー小体型痴呆(dementia with Lewy bodies；DLB)[3]も少なくない疾患であることが明らかになってきた。初老期から老年期に発症する変性性痴呆性疾患にはアルツハイマー病のほかに、①前頭葉から側頭葉前方部が障害され、行動異常、精神症状を主症状とするFTLD、②頭頂葉の皮質・皮質下を主病変とし、失行や空間認知障害などの皮質症状、錐体外路症状を主とする神経症状などを呈する皮質基底核変性症(corticobasal degeneration；CBD)[4]、③基底核、間脳、脳幹を主病変とし皮質下性痴呆、精神症状、多彩な神経症状を呈する進行性核上性麻痺(progressive supranuclear palsy；PSP)[5]、④皮質性の痴呆症状を呈し、認知機能の変動、ありありとした幻視、錐体外路症状などを特徴とするDLB、などがある。本稿ではこれらの疾患の特徴と、ADとこれらの鑑別点について述べる。また、痴呆と鑑別が重要な老年期うつ病についても触れる。

1. 前頭側頭葉変性症 (fronto-temporal lobar degeneration；FTLD)

　1996年、Manchesterのグループは前頭葉、側頭葉など脳の前方部に限局性の萎縮を呈する変性性痴呆性疾患の総称として前頭側頭葉変性症という概念を提唱した。そして臨床的に、①前頭葉から側頭葉前方部に病変の主座があり、行動異常、精神症状を主症状とする前頭側頭型痴呆(fronto-temporal dementia；FTD)、②側頭葉前下方部の限局性萎縮を呈し、言語、相貌、物品などの概念そのものが障害される意味性痴呆(semantic dementia；SD)、③左シルヴィウス裂周囲に病変があり、非流暢性の失語を呈する進行性非流暢性失語(progressive non-fluent aphasia；PA)、に分類した。これらの3型では比較的初期から行動異常や精神症状が重なり合う[6]。共通してみられる症状として、前頭葉のコントロール機能の低下により脳の他部位の抑制がとれて生じる解放症状である①脱抑制(我が道を行く行動)、②常同症、③被影響性の亢進、前頭葉の機能低下により生じる④自発性の低下、および⑤食行動の異常、などが挙げられる。これらの症状の多くはArnold Pickが100年以上前に報告したピック病の症状であり、FTDの主症状でもある。

1 前頭側頭型痴呆(fronto-temporal dementia；FTD)[7]

(1) 行動異常、精神症状

a．病識

初期より患者には病感すらない。初期のADでは認知機能の低下に対し、多少とも病感を有し、抑うつ的になることもある。

b．感情変化

多幸、抑うつ、焦燥感や不機嫌などがみられる。一般的には多幸的となることが多い。ニコニコしながら話しかけてきたり、周囲を気にせずおおらかとなる。しかし躁状態のような高揚感や爽快感はなく表面的である。これは前頭葉眼窩面の損傷によると考えられている。それとは別に、抑うつ状態にみえることもあるが、自発性の低下が主で、悲哀感や自責感などは明らかではない。これには前頭葉内側面ないし穹窿面の障害のかかわりが指摘されている。

c．脱抑制(我が道を行く行動)

本能の趣くままの我が道を行く行動は、前頭葉眼窩面が障害され、辺縁系への抑制がとれた結果と考えられている。気にいらないことがあれば子どもとけんかをしたり、衝動的に暴力を振るうことがある。このような衝動的行動は、特に常同行動を遮られたときに出現しやすい。例えば病棟で自分の「決まった椅子」にほかの患者が腰かけていたときにその患者に暴力を加えるという形で現れる。また店の品物を勝手に持っていったり、散歩中に道端の果物を盗むなどの行為もみられるが、本人に悪気はなく、叱責されても我関せずといった調子である。ADでは周囲に合わせようと「場合わせ・取り繕い」がみられるのと対照的である。

d．常同症[8]

無目的に繰り返し行われる言動のことである。後述する自発性の低下が主症状となるにつれて目立たなくなる。前頭葉ないし側頭葉の損傷によって大脳基底核への統制が障害された結果生じると考えられている。FTLDでは散歩、食行動、単純な反復行為、言語、時間に関する常同症がよくみられる。FTDでは単純な反復行為が、SDではまとまった常同行動がより目立つ。

常同的周遊(周徊：roaming)はよくみられる。毎日10 km以上の同じコースを天候にかかわらず歩いたり、近くの神社まで1日何回も行ったり来たりするような行動として現れる。先に述べた脱抑制のために、その途中で道端の果物を盗ったりする。1日中歩き続け、まっ黒に日焼けしていることもある。ADの徘徊では地誌的記憶障害や空間認知障害のため道に迷うと帰って来ることができないが、FTLDの常同的周遊では道に迷うことはない。

常同的食行動は毎日同じスーパーマーケットで同じ食品を買う、料理のメニューや味噌汁の具がいつも同じとなる、毎日同じ菓子を食べるなど、調理する食材や口にする食品の種類が著しく少なくなりパターン化するという形で現れる。一般的には甘いものや濃い味つけを好むようになる。ADでは買ったことを忘れて、何度も同じ食品を買ってくることがあるが、FTLDの食行動異常は記憶障害によるものではないため、記憶の評価は重要である。

常同的反復行為は絶えず膝を手でさすり続ける、手をパンパン叩くなどの行為として現れる。言

語面では同じ語や句を何度も繰り返す反復言語、同じ文章や文句を繰り返し書き続ける反復書字といった形で現れる。

時間軸上に常同行動が展開した場合には、時刻表的生活となる。天候や日々の予定にはおかまいなく、毎日決まった時刻に散歩に出かけ、テレビを見、定刻には必ず食事を摂るというように習慣的行動が時刻表的に毎日繰り返される現象である。なお、時間単位のみではなく日、曜日などの単位で行動が決まってしまう場合もある。これらの常同行動では自我違和感がない点が特徴的であり、強迫性障害との違いである。

● e．被影響性の亢進

治療者が首をかしげるのを見て患者も反応性に首をかしげてしまう（反響行為）、目に入った文字をつい読みあげてしまう、目に入った図形をついなぞってしまう、何かの文句につられてつい歌い出す、などの行動として現れる。前頭葉の損傷により後方連合野のもつ状況反応性が解放され、外的刺激に反射的に反応するためと考えられている。

● f．転導性の亢進

ある行為を維持できない状態である。患者は外界の刺激に過剰に反応するだけでなく、外界の刺激がなくても落ち着かない様子である。一種の注意維持困難と考えられている。

● g．自発性の低下・無関心

FTDでは何もせずゴロゴロしているかと思えばフイと散歩に出かけるなど、自発性の低下は落ち着きのなさや常同行動と混在していることが多く、末期には無為となる。前頭葉内側面、穹窿面、帯状回前部との関連が指摘されている。

また、FTDの患者は診察場面、検査場面で面倒になると、即座に「わかりません」と答える（考え不精）、ろくに考えもせず適当に答える（当意即答）、立ちあがって診察室を出て行ってしまう（立ち去り行動）などの行為がたびたび観察される。これらの行動の背景にも、自発性の低下や無関心の関与が想定されている。血管性痴呆による自発性の低下では、周囲の促しがなければ1日中何もせずじっとしていることが多い点で異なる。

(2) 神経学的所見

snout反射、palmomental反射、把握反射などの原始反射が比較的初期から認められることが多い。

(3) 検査所見 ［図1、2に形態画像（上段）と機能画像（下段）を示す］

・形態画像（CT・MRI）：通常は前頭葉から側頭葉前方部の萎縮（ナイフの刃状）が認められるが（図1）、稀に萎縮が目立たない例がある（図2）。
・機能画像（SPECT・PET）：前頭葉から側頭葉前方部の血流低下が認められる。
・脳波：末期まで正常であることが多い。

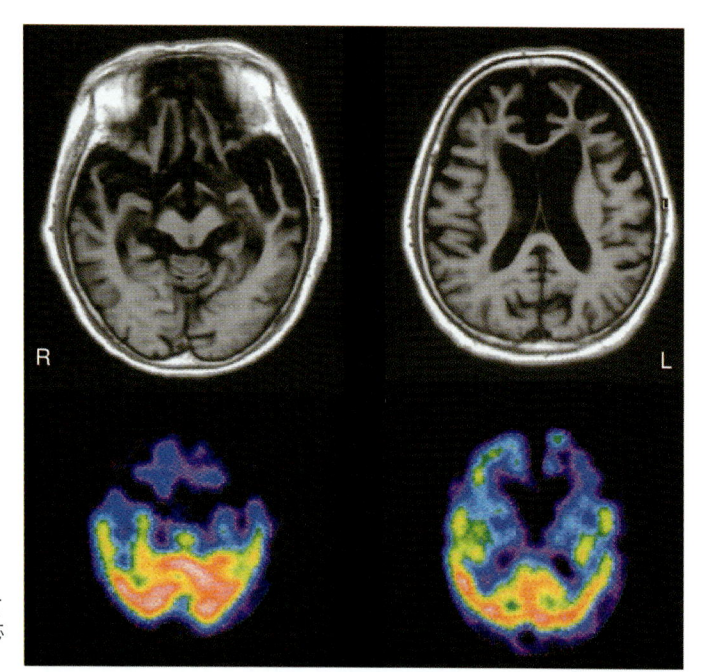

図 1. FTD（ナイフ刃状の前頭葉萎縮例）
形態画像では前頭葉から側頭葉前方部にかけて著明な萎縮がみられ、機能画像ではそれに対応した脳の前方部の血流低下が認められる。

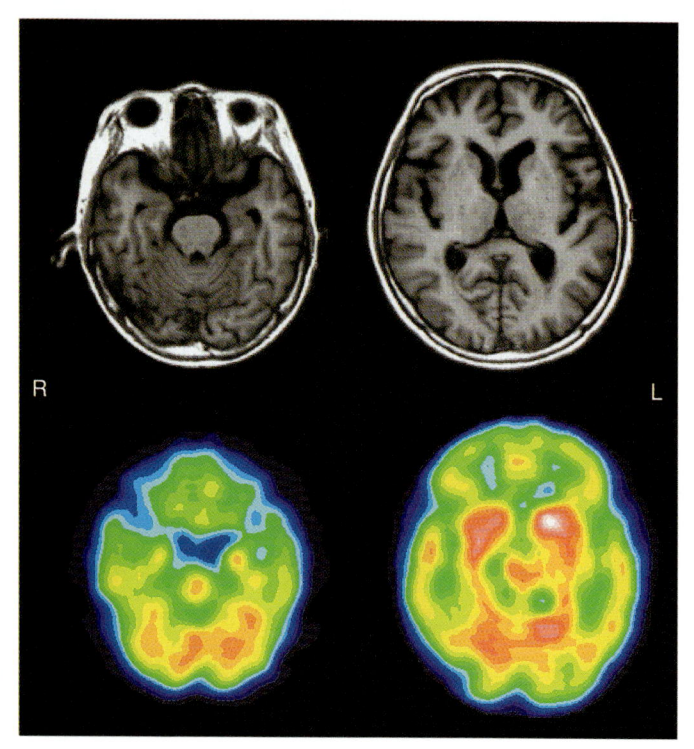

図 2. FTD（前頭葉萎縮が目立たない例）
形態画像では前頭葉から側頭葉前方部の萎縮は目立たないが、機能画像では明らかな前頭葉の血流低下が認められる。

（4）ADとの鑑別

　FTDでは上述した行動異常、精神症状が主症状となるが、ADでは記憶障害、構成障害、失語、失行、失認など脳の後方症状が主となる点で異なる。またFTDでは初期より周囲や他人への配慮・気遣いに欠けるが、ADではむしろ周囲に合わせようとする「場合わせ・取り繕い」がみられ

る点も対照的である。FTDではかなり遠い距離を周徊しても道に迷うことはないが、ADの徘徊では空間的失見当識のため迷うと帰ることができない点も異なる。

神経学的所見ではFTDでは原始反射が比較的初期から認められることが多いが、ADでは、通常初期には神経学的異常は目立たない。

形態画像はFTDでは前頭葉から側頭葉前方部の限局性の萎縮を呈する例が多いが、ADでは海馬の位置にあたる側脳室下角の開大が目立ち、大脳皮質全体がびまん性の萎縮を呈する。機能画像はFTDでは脳の前方部に血流低下が認められるのに対し、ADでは脳の後方部優位の血流低下がみられ、特に初期には側頭葉内側部から頭頂葉にかけての血流低下が目立つ[9]。脳波はFTDでは末期まで正常であることが多いのに対し、ADでは基礎波の徐波化が認められることが多い。

またFTDでは上述のような精神症状、行動異常から統合失調症と誤診されることがあるが、精神的葛藤や苦悩がなく、問題行動があっても悪気はなく我関せずといった態度がみられ、幻覚、妄想などの異常体験はほとんどみられない点が機能性の精神病とは異なる。

2 意味性痴呆(semantic dementia；SD)[10]

本病型は、痴呆の専門家とされる人たちでさえADと診断している場合が多いので、特に鑑別には留意されたい。SDは側頭葉前下方部の限局性萎縮により、言語、相貌、物品などの意味そのものがわからなくなる特殊な病態を呈する(意味記憶の障害)。

通常ADでは語健忘(語が思い出せない)から始まり、「あれ」「それ」などの代名詞が多くなる。そして進行とともに理解障害が目立つようになる。自発語は流暢で、復唱は良好であり、診察場面では検者が鉛筆を見せて命名できなくとも、「え」「えん」と語頭音を与えていくと「えんぴつ」と答えられる(語頭音効果)。またいくつかの物品を提示し「鉛筆はどれですか」と尋ねる指示課題では、命名より容易に正答できることから、語を取り出しにくい状態と考えられる。

一方、語義失語では語の理解障害は目立つが、自発語は流暢で、失文法はみられず、語性錯語はみられても、音韻性錯語は目立たない。しかし診察場面で診察者が「利き手はどちらですか」と尋ねると「ききてって何?」と応じるように「利き手」と復唱は可能にもかかわらず、利き手の意味はわからない。障害は具体的な名詞で著しいが、動詞、形容詞、副詞、助詞などの操作は比較的保たれている。物品の呼称課題では検者が鉛筆を見せても命名できない。さらに「えんぴ」まで語頭音を与えても「ああ、それえんぴですか」と答える(語頭音効果なし)。さらに「えんぴつ」と聞いても既知感すら認めない。また指示課題ではいくつかの物品を提示し、「鉛筆はどれですか」と尋ねても鉛筆を指すことができない。しかし鉛筆を持つと字や絵を書こうとすることから物品としての意味は保たれているが、語義のみが選択的に欠落した状態であると考えられる。またことわざなど複雑な意味をもった慣用句において、ADでも意味理解の障害はしばしばみられるが、「犬も歩けば棒に」と問うと即座に次の句を続けることができる(ことわざの補完現象)。しかしSDでは意味理解が障害されているうえ、次の句すら続けることができない。ADの進行期ではエピソード記憶の障害に加え、意味記憶の障害も呈してくるが、SDとは異なり、語頭音効果や補完現象は通常保たれる。

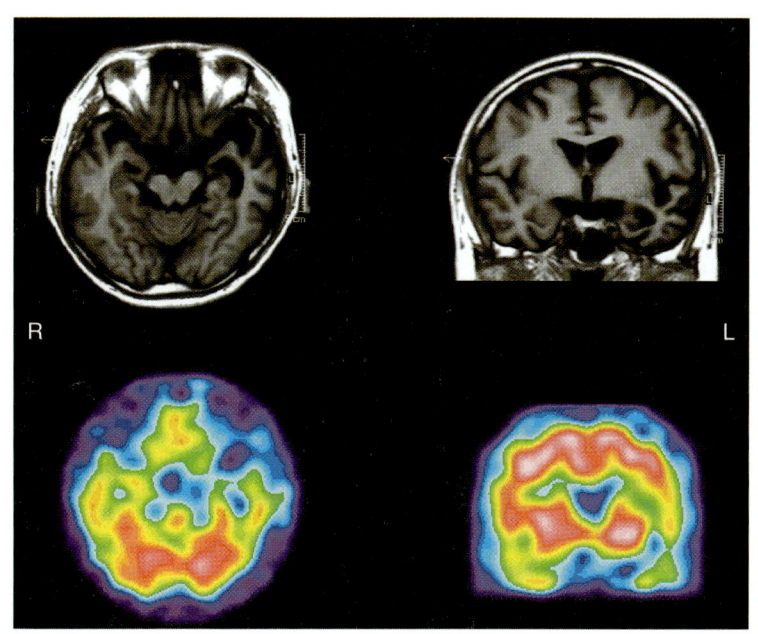

図 3. SD 左優位萎縮例
形態画像では左側頭葉前下方部中心の萎縮が認められ、機能画像では同部位の血流低下が認められる。

　読字では類音的錯読が顕著で、海老を「かいろう」、団子を「だんし」などと読む。また書字では汽車を「寄車」、色気を「色毛」と書くなど類音的錯書がみられる場合もあるが、通常書こうとしない。一方仮名の読み書きはよく保たれている。語義失語の典型例は左優位の萎縮例でみられることが多い。

　また相貌に関しても、家族や友人、有名人など熟知相貌の認知機能障害と主治医やリハビリスタッフなど新規相貌の学習障害が認められる症例も存在する。脳血管障害による相貌失認と異なり、声を聞いてもわからず、複数の感覚入力にわたって障害が認められる点が特徴である。しかし性、年齢、表情など相貌の特徴に関する認知、未知相貌の異同弁別など視覚認知そのものは保たれている。なお相貌に加え、物品、有名建造物や名所など熟知景観の認知障害を呈する例もある。相貌の意味記憶障害は右優位の萎縮例で特徴的である。

　SD では上述したように、対象の知識や同定にかかわる意味記憶が選択的に障害されるが、何週間前にどの部屋で診察を受けたといったエピソード記憶は保たれる点で AD の記憶障害とは異なる。

　形態画像、機能画像を図 3 に示す。

3 進行性非流暢性失語（progressive non-fluent aphasia；PA）

　PA は、左シルヴィウス裂周囲の限局性の変性による進行性失語で、自発語は努力性で変動のある構音の障害（アナルトリー）、プロソディーの障害がみられる。なお PA は Manchester の分類では FTLD の一臨床型とされ、AD とは別の疾患とされているが、実際には病変は前頭葉から頭頂側

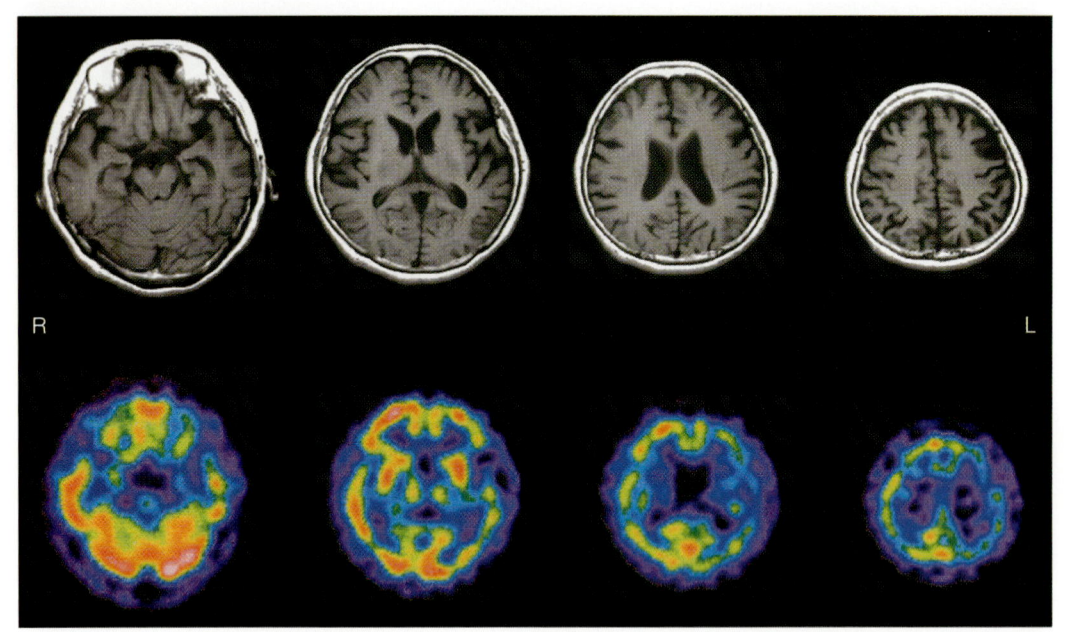

図4. PA
形態画像では左シルヴィウス裂周囲の萎縮が認められ、機能画像では左半球の血流低下が認められる。

頭葉にまたがっており、進行性に非流暢性失語を呈する例の中には神経病理学的にADやCBDと診断される例もある。

形態画像、機能画像を図4に示す。

2・皮質基底核変性症(corticobasal degeneration；CBD)

皮質基底核変性症は中心溝を中心とし、前頭葉から頭頂葉にかけて、左右差のある限局性萎縮が目立つ変性性疾患である。名前のとおり皮質症状と基底核症状がみられる。1968年にRebeizらによって報告され[11]、1989年GibbらがCBDという疾患名を提唱した[4]。初老期から老年期にかけて発症し、典型例では頭頂葉症状を中心とする大脳皮質性の症状と、錐体外路症状を中心とする多彩な神経症状がみられる[12)13]。

(1) 皮質症状

頭頂葉症状が主であることが多い。ボタンをうまく留められない、ポケットに手をうまく入れられない、手袋がはめられないなどの手指のぎこちなさが特徴的であり拙劣症(clumsiness)と呼ばれ、患者自ら「手がうまく使えない」と訴えることが多い。実物品の使用が障害される観念失行、「敬礼」「おいでおいで」などの慣習的動作のパントマイムができなくなる観念運動失行、視空間認知障害、構成障害などがみられるとされる。自分の意思とは無関係に片手があるまとまった運動をする他人の手徴候もみられ、これは補足運動野およびその連絡路の障害によると考えられている。一

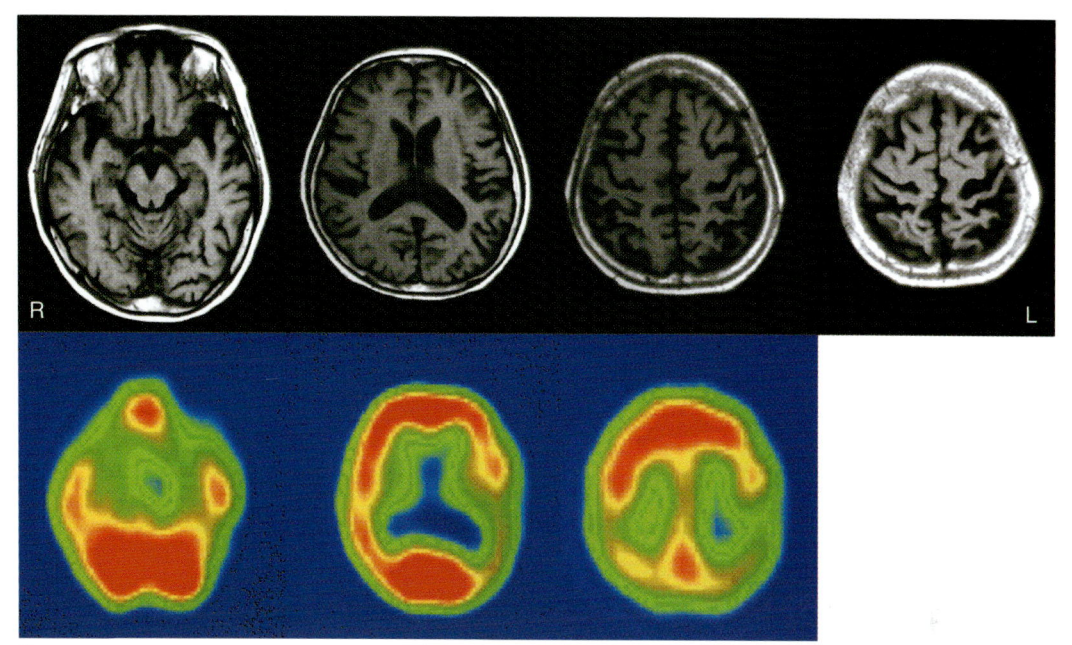

図 5. CBD
形態画像では左中心溝周辺の萎縮が認められ、機能画像では同部位の血流低下が認められる。

般的に記憶障害は軽度であり、初期には病感を有していることがある。また自ら訴えることは少ないが、位置覚、二点識別覚、立体覚など皮質性感覚障害が認められ、これは一次感覚野の障害による。ADでは一次感覚野が損傷されることはほとんどないため、皮質性感覚障害が認められた場合はCBDが強く疑われる。

稀に前頭葉の限局性萎縮を呈し、常同行動、無関心・意欲の低下、脱抑制、対人接触の不良などの臨床症状が認められ、FTDとの鑑別が困難な症例も存在する。またシルヴィウス周囲の限局性萎縮により、PAの臨床像を呈することもある。

(2) 神経症状

一側の上肢または下肢の運動障害で発症することが多い。錐体外路症状が主症状である。振戦、固縮、寡動、姿勢反射障害などが出現し、時にアテトーゼ様の不随意運動が認められる。また、皮質性によると考えられるミオクローヌス、核上性の眼球運動障害が認められる。錐体路症状では腱反射の軽度亢進がみられることが多い。左右の非対称性が特徴である。

(3) 検査所見 (形態画像、機能画像を図5に示す)

- 形態画像 (CT・MRI): 中心前・後回を中心に前頭葉から頭頂葉の限局性の非対称性の萎縮が認められることが多い。
- 機能画像 (SPECT・PET): 頭頂葉、前頭葉、基底核の非対称性の血流低下が認められる。

(4) ADとの鑑別

ADで頭頂葉に萎縮が強い症例との鑑別はしばしば問題となる。拙劣症、他人の手徴候、一次感覚野の障害による皮質性感覚障害はCBDに特徴的であり、ADではほとんど認められない。

機能画像にて中心前後回(一次運動野・一次感覚野)の血流の低下が認められればCBDを強く疑う。

神経学的所見ではCBDでは左右差のある錐体外路症状、眼球運動障害が認められるが、ADでは末期まで神経症状は目立たないことが多い。

CBDでは臨床症状、画像所見に左右差がある場合が多く、ADとの鑑別では重要なポイントである。

3. 進行性核上性麻痺(progressive supranuclear palsy；PSP) (Steele-Richardson-Olszewski症候群)

1964年、Steele、Richardson、Olszewskiは下方注視麻痺を特徴とする垂直性眼球運動麻痺、頸部の後屈を伴うジストニア、仮性球麻痺、痴呆を主症状とする新しい疾患概念を提唱した[5]。Albertは痴呆症状の特徴から、痴呆は皮質下核の機能不全により皮質の活性化が妨げられたためであると考え、皮質下性痴呆という概念を提唱した[14]。本疾患の発症年齢は40～75歳で壮年期から老年期まで幅が広く、男性に多いとされる。初発症状は歩行障害が多いが、皮質下性痴呆、人格変化で発症することもある。

(1) 痴呆症状

皮質下性の痴呆を呈し、①記憶障害は軽度であるが、想起が困難であること、②思考過程の緩慢化、③意欲の低下、無関心、抑うつ、多幸などの人格の変化、④獲得された知識を操作する能力の低下、がみられる[14]。

(2) 神経症状

①錐体外路症状、②核上性眼球運動障害、③仮性球麻痺、④錐体路症状、⑤小脳症状、などがみられる。歩行障害を主訴に発症することが多い。

錐体外路症状はパーキンソン病とは異なり、安静時振戦の頻度が少なく、筋固縮は四肢には目立たず、体幹・頸部に強い。特に頸部後屈を伴う軸性ジストニアが認められる。無動は高率に認められる。姿勢反射障害は著明で、多くは後方に転倒する。核上性眼球運動障害はまず垂直方向が障害され、その後水平方向が障害されることが多い。PSPでは下方注視麻痺が特徴的である。

仮性球麻痺は、構音障害が初期からみられ、進行とともに嚥下障害もみられるようになる。嚥下障害は嚥下性肺炎を引き起こしやすく、予後を左右する因子の1つである。

(3) 精神症状

神経症状や痴呆症状が出現する前に、①抑うつ、②人格変化、③幻覚・妄想、で発症する例も稀ならず存在する[15]。進行期には、①周期性の昏迷状態を繰り返し、②無言・無動状態、となる。

抑うつについては皮質下性痴呆による意欲、自発性の低下、動作緩慢、精神緩慢などがうつ病と診断されている可能性も否定できない。性格変化は、多幸的、怒りっぽい、無関心、段々と子どもっぽくなるなど、前頭葉障害類似のものがみられることが多い。また幻覚、妄想など統合失調症様の症状で発症する例も存在する。進行期には外部からの誘因がないのに突然、開眼したままボーッとし、呼びかけなどの刺激には無反応、無動の状態となる。この昏迷状態は数分から数時間で自然回復するが、周期的に繰り返す。末期には無言・無動状態となる。

(4) 検査所見

- 形態画像(CT・MRI)：初期には軽度の脳幹萎縮が認められることがあるが、ほとんど正常である。進行期には脳幹、特に中脳被蓋の萎縮が特徴的である。さらに前頭葉の萎縮が目立つ例もある。
- 機能画像(SPECT・PET)：特に前頭葉の血流低下、代謝の低下が認められる。
- 脳波：徐波化する。

(5) ADとの鑑別

痴呆症状はPSPでは精神緩慢など皮質下性の痴呆が主で皮質症状は呈さないとされる。一方ADでは失語、失行、失認などの皮質症状を呈するが、皮質下症状はほとんど認められない。

神経症状は、PSPでは錐体外路症状、垂直性眼球運動障害、仮性球麻痺症状、錐体路症状など多彩な神経症状を呈する。一方ADでは末期になるまで神経症状が前景に立つことは少ない。

なおPSPはCBDとの共通症状も多く、鑑別が常に問題とされるが、失語、失行、皮質性感覚障害などの皮質症状、他人の手徴候が認められれば、CBDを強く疑う。一方、上述した皮質下性の痴呆が目立てばPSPを強く疑う。

また歩行障害で発症した例ではパーキンソン病、脊髄小脳変性症などの神経疾患と診断されることが多い。パーキンソン病と診断され、抗パーキンソン薬が効かないときにはPSPを鑑別診断として考慮すべきである。痴呆で発症した例では脳血管障害やうつ病と診断される例もあり、幻覚、妄想、抑うつなどの精神症状を初発とする例では統合失調症、うつ病と診断されていることもある。

4・レビー小体型痴呆(dementia with Lewy bodies；DLB)

小阪らは神経病理学的に大脳皮質を含む広範な領域にレビー小体が出現し、進行性の皮質性痴呆とパーキンソン症状を主症状とする変性性痴呆性疾患を報告し、びまん性レビー小体病という概念を提唱した[3]。

当初は稀な疾患とされていたが、現在欧米では変性性痴呆性疾患の中でADに次いで多いとされている。初老期から老年期に発症することが多く、男性に多い。進行性の皮質性痴呆、認知機能の

変動、生々しい幻視、パーキンソン症状、向精神薬への感受性の亢進が特徴である[16]。

(1) 痴呆症状

皮質性の痴呆を呈し、記憶障害、見当識障害がみられ、次第に失語、失行、失認、前頭葉症状などの皮質症状が進行する。一般的にADと比較して記憶障害は軽いが、視覚認知障害、視覚構成障害が目立つことが多い。病初期より認知機能の変動がみられることが多く、日内変動や日間変動が認められる。そのため神経心理学的検査では成績の変動が認められる。覚醒レベルの変動が関与していると考えられる。

(2) 精神症状

幻視は病初期にほとんどの例で認められ、DLBに特徴的な所見である。見知らぬ子どもや亡くなった家族などの人物、ヘビやトカゲなどの小動物が生々しく見える場合が多いが、光や紐などの無生物のこともある。また、緑のカーテンを見て、「竹やぶが見える」などの錯視もよく認められる。患者は幻覚であることを自覚して、幻視の消失後も明確に幻視内容を記憶していることが多い。稀に「太鼓の音が聞こえる」などの幻聴や、「キツネが体についてきておしっこをかけて困る」などの体感幻覚様の訴えが認められることもある。ほかの老年期痴呆性疾患やせん妄では幻覚の内容をはっきりと覚えていない場合がほとんどであるが、DLBの幻視では、幻視であるとの自覚をもっている場合が多く、幻視の内容がありありとしており、後になって明確に思い出せることが多い。初期には錐体外路症状のためパーキンソン病と診断され、抗パーキンソン薬を投薬される例も多い。幻視の出現により抗パーキンソン薬を減量、中止しても、幻視が続く場合には本症を疑う必要がある。

妄想は非現実的、複雑で体系化していることが多い。幻視に基づいて二次的に形成されることが多いとされている。

(3) 神経症状

●a．パーキンソン症状

痴呆症状の出現後に認められることが多いが、錐体外路症状が先行したり、ほぼ同時に出現する場合もある。筋固縮、寡動が主で、振戦はあまり目立たない。一側の上肢または下肢から始まり、N字状に進行することが多い。

●b．繰り返す転倒、失神、一過性の意識障害

転倒は意識レベルの変動時に多い。また、失神、意識消失は脳幹や自律神経障害によるものと考えられている。Shy-Drager症候群がみられることもある。局所神経症状を伴わない点で血管性痴呆とは異なる。

(4) その他の特徴

幻覚、妄想などの精神症状出現時には少量の向精神薬が使われることが多いが、少量でも著明な

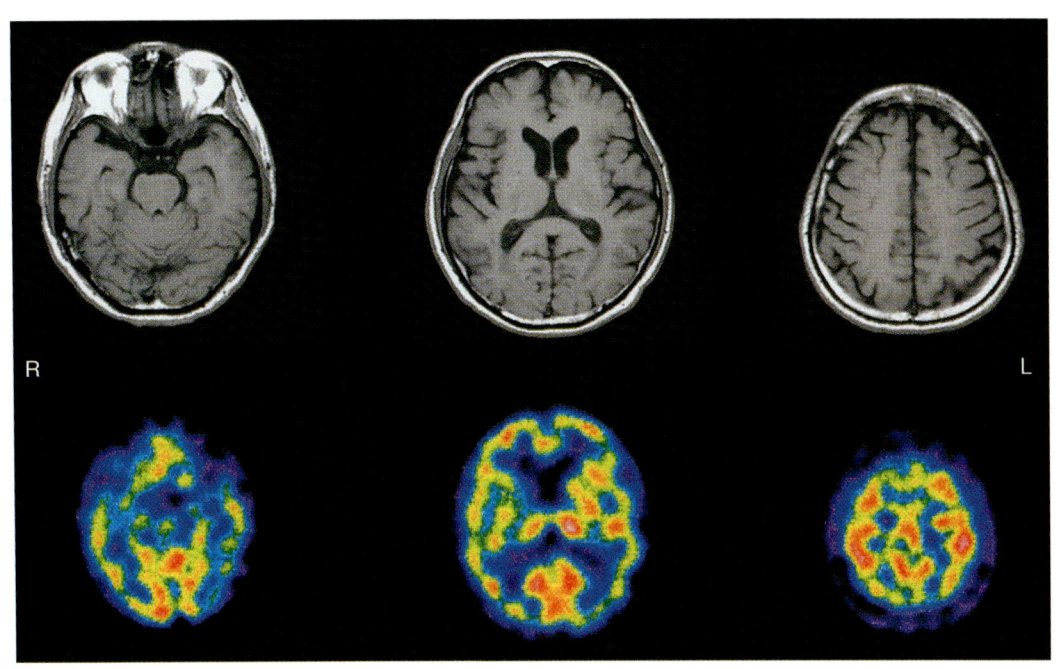

図 6. DLB
形態画像では大脳のびまん性の萎縮が認められ、機能画像では側頭葉から後頭葉にかけての血流低下が認められる。

錐体外路症状の悪化、昏迷などがみられ、悪性症候群を引き起こすこともある。また向精神薬の効果も変動する。向精神薬に対する感受性の亢進は DLB に特徴的であり、ほかの老年期痴呆性疾患との鑑別に有効である。

(5) 検査所見 (形態画像、機能画像を図 6 に示す)
- 形態画像 (CT・MRI)：びまん性の大脳萎縮がみられるが、DLB に特徴的な所見は乏しい。
- 機能画像 (SPECT・PET)：後頭葉の血流・代謝低下がみられる[17]。
- 脳波：徐波化する。

(6) AD との鑑別
DLB では認知機能の変動が著しいことが AD との鑑別に重要である。AD と比較して記憶障害は軽いが、視覚認知障害、視覚構成障害が目立つことが多い。

幻視についてはほかの老年期痴呆性疾患やせん妄では幻覚の内容をはっきりと覚えていない場合がほとんどである。しかし DLB では幻視であるとの自覚をもつ場合が多く、幻視の内容がありありとしていて、後になって明確に思い出せる場合が多いこと、頻度も AD と比べると高い点が異なる。

妄想については AD では物盗られ妄想[18]に代表されるように、現実的、単純であるが、DLB の妄想は、非現実的、複雑で体系化していることが多い。

また、神経所見は DLB では錐体外路症状が認められることが多いが、AD では初期には神経症状は目立たない。

5・うつ病

　老年期には配偶者との死別、定年、子どもとの別居などの喪失体験や、金銭問題、健康問題など今後の不安、生活環境の変化などが精神的ストレスとなり、うつ病を引き起こすことが多い。老年期のうつ病では、抑うつ症状が目立たず、思考制止、注意・集中力の低下などのために見かけ上物忘れと判断され、痴呆と間違われることもある。

　しかしうつ病の患者では問診時に、上述のような精神的ストレスを抱えていることが多く、心理的葛藤を聞き出せる場合が多い。物忘れについて触れると患者自身が記憶力の低下を強固に訴える。問診では自己評価の低下のために「わからない」「できません」と自ら答えることが多いが、痴呆のスクリーニング検査ではゆっくりと時間をかければ正しく答えられることが多い。一方、痴呆による物忘れでは病識が乏しいため、自ら受診することは稀である。AD の初期では時に軽度の病感があり、やや抑うつ状態を呈する患者もいるが、多くの場合深刻味はほとんど認められない。

　うつ病と AD は、老年期に頻度の高い疾患であり、鑑別は極めて重要である。

おわりに　変性性痴呆性疾患では神経細胞が変性脱落していくため、現在のところ根本的な治療法や予防法はない。しかし各々の疾患によって変性部位、脳内神経伝達物質の変化、臨床症状は異なっている。そのため疾患に応じた治療(薬物療法、リハビリテーション、環境設定)が試みられており、治療によって病気の進行や予後に違いがみられることが確認されつつある。

　薬物療法は AD ではアセチルコリンエステラーゼ阻害薬であるドネペジル(アリセプト®)の病初期からの投与が認知機能の低下を遅らせるとの知見が蓄積されつつあり[19]、物盗られ妄想については少量(0.5～1 mg)のリスペリドン(リスパダール®)の有効性が示されている[20]。FTD では脱抑制、常同行動、食行動異常に対し、選択的セロトニン再取込み阻害薬(selective serotonin reuptake inhibitor；SSRI)、例えばフルボキサミン(デプロメール®)が有効である[21,22]。また DLB では、向精神病薬に対する過敏性のため薬物療法は難しいとされていたが、AD の治療薬であるドネペジルが有効であるとの報告も蓄積されつつある[23]。

　リハビリテーション実施に際しては各々の疾患で、まず障害されている機能と保たれている機能を把握しなければならない。AD では保たれている手続き記憶を利用したリハビリテーションを選択することが重要である[24]。また FTLD では被影響性の亢進や常同行動などの症状を利用したリハビリテーションの有効性が示唆されている(routinizing therapy)[25,26]。

　今後、痴呆が疑われた場合、早期に適確な診断をし、疾患に応じた薬物治療、リハビリテーションを行っていくことがますます重要であると考えられる。

　なお痴呆の入門書として

・田邊敬貴：痴呆の症候学(医学書院，東京，2000)

- 博野信次：臨床痴呆学入門 正しい診療・正しいリハビリテーションとケア（金芳堂，京都，2001）
- 繁信和恵、池田　学、田邊敬貴：第7章 老年期痴呆 生物学的アプローチによる精神科ケア（森則夫，櫻庭　繁，瀧川　薫（編），南江堂，東京，pp 159-173，2001）

を薦める。

（兵頭隆幸、池田　学、田邊敬貴）

●文　献

1) Ikeda M, Hokoishi K, Maki N, et al：Increased prevalence of vascular dementia in Japan；a community-based epidemiological study. Neurology 57：839-844, 2001.
2) Neary D, Snowden JS, Gustafson L, et al：Frontotemporal lobar degeneration；a consensus on clinical diagnostic criteria. Neurology 51：1546-1554, 1998.
3) Kosaka K, Yoshimura M, Ikeda K, et al：Diffuse type of Lewy body disease；progressive dementia with abundant cortical Lewy bodies and senile changes of various degree…a new disease? Clin Neuropathol 3：185-192, 1984.
4) Gibb WRG, Luthert PG, Marsden CD：Corticobasal degeneration. Brain 112：1171-1192, 1989.
5) Steele JC, Richardson JC, Olszewski J：A heterogeneous degeneration involving the brain stem, basal ganglia and cerebellum with vertical gaze palsy and pseudobulbar palsy, nuchal dystonia and dementia. Arch Neurol 10：333-359, 1964.
6) Hokoishi K, Ikeda M, Maki N, et al：Frontotemporal lobar degeneration；a study in Japan. Dement Geriatr Cogn Disord 12：393-399, 2001.
7) 池田　学，田辺敬貴：前方型痴呆の神経心理学．精神神経学雑誌 102：113-124, 2000.
8) Shigenobu K, Ikeda M, Fukuhara R, et al：The Stereotypy Rating Inventory for frontotemporal lobar degeneration. Psychiatr Res 110：175-187, 2002.
9) Nebu A, Ikeda M, Fukuhara R, et al：Utility of ^{99M}Tc-HM-PAO SPECT hippocampal image to diagnosis early stages of Alzheimer's disease using semiquantitative analysis. Dement Geriatr Cogn Disord 12：153-157, 2001.
10) 池田　学，小森憲治郎，田辺敬貴：意味記憶とその障害．精神医学 41：35-40, 1999.
11) Rebeiz JJ, Kolodny EM, Levin BE, et al：Corticodentatonial degeneration with neural achromasia. Arch Neurol 18：20-33, 1968.
12) Rinne JO, Lee MS, Thompson PD, et al：Corticobasal degeneration；A study of 36 cases. Brain 117：1183, 1994.
13) 上野エリ子：Corticobasal degeneration の臨床．脳神経 48：505-512, 1996.
14) Albert ML, Feidman RG, Williams A：The subcortical dementia, of progressive supranuclear palsy. J Neurol Neurosurg Psychiatry 37：121-130, 1974.
15) 天野直二：老年期精神障害の診断と治療を考える；進行性核上性麻痺．老年精神医学雑誌 6：1365-1372, 1995.
16) McKeith IG, Galasko D, Kosaka K, et al：Consensus guidelines for the clinical and pathologic diagnosis of dementia with Lewy bodies (DLB)；Report of the Consortium on DLB international workshop. Neurology 47：1113-1124, 1996.
17) Ishii K, Imamura T, Sasaki M, et al：Regional cerebral glucose metabolism in dementia with Lewy bodies and Alzheimer's disease. Neurology 51：125-130, 1998.
18) Ikeda M, Shigenobu K, Fukuhara R, et al：Delusions of Japanese patients with Alzheimer's disease. Int J Geriatr Psychiatry 18：572-582, 2003.
19) 池田　学：塩酸ドネペジルの日常臨床における課題；どの段階で投与を開始するか．老年精神医学雑誌 13（増刊号）：61-64, 2002.
20) Shigenobu K, Ikeda M, Fukuhara R, et al：Reducing the burden of caring for Alzheimer's disease through the amelioration of delusion of theft by drug therapy. Int J Geriatr Psychiatry 17：438-443, 2002.
21) Swartz JR, Miller BL, Lesser IM, et al：Frontotemporal dementia；treatment response to serotonin selective reuptake inhibitors. J Clin Psychiatry 58：212-216, 1997.
22) Ikeda M, Shigenobu K, Fukuhara R, et al：Efficacy of fluvoxamine as a treatment for behabioral symptoms in FTLD

patients. Dement Geriatr Cogn Disord 17：117-121, 2004.
23) Fergusson E, Howard R：Donepezil for the treatment of psychosis in dementia with Lewy bodies. Int J Geriatr Psychiatry 15：280-281,2000.
24) 頼田綾子, 小森憲治郎, 池田　学, ほか：初老期に発症したアルツハイマー病に対するリハビリテーションの試み．認知リハビリテーション 2003, 認知リハビリテーション研究(編), 新興医学出版社, 東京, pp 139-145, 2003.
25) Tanabe H, Ikeda M, Komori K：Behavioral symptomatology and care of patients with frontotemporal lobe degeneration-based on the aspects of the psylogenetic and ontogenetic processes. Dement Geriatr Cogn Disord 10：50-54, 1999.
26) 繁信和恵, 酉川志保, 池田　学：行為・遂行機能障害の認知リハビリテーション；前頭側頭型痴呆の作業療法を通して．脳の科学 24：561-567, 2002.

ALZHEIMER'S DISEASE
CHAPTER

3

アルツハイマー病の検査

1 アルツハイマー病の生化学的検査

はじめに 社会の高齢化に伴って痴呆患者が急速に増加しており、日常臨床でも痴呆患者を診察する機会が増え、家族に対する適切なアドバイスも求められている。介護保険の開始やアルツハイマー病（Alzheimer's disease；AD）の治療薬としてのアリセプト® の登場によって、日常臨床でも痴呆に関する詳細な知識と正確な診断も必要とされてきた。現在、在宅介護や施設介護の対象者の多くはこれらの痴呆患者であり、コメディカルスタッフや介助者にも AD の臨床症状や経過の十分な理解に基づいた対応が必要とされている。

1・診断マーカーの必要性

一般に蓄積した知識、判断力や思考、技術能力などに比べて、新しいことを記憶し、創造する能力は 30 歳代を超えると急速に低下するといわれている。人の名前が出てこない、物を置き忘れる、何度も同じことを聞くようになったなどは正常の老年者にもよく認められる。これに対して、痴呆とは一度正常に発達した知的機能が低下し、社会生活や日常生活に障害をきたす状態であり、大脳の広範な障害によって引き起こされる。この痴呆患者の多くを占めるのは AD と血管性痴呆（vascular dementia；VD）であるが、さまざまな疾患によっても引き起こされる。VD には脳血管障害再発予防やリハビリテーションが必要であり、また、痴呆患者のうち約 2％は正常圧水頭症などの治療できる痴呆であることから、一旦痴呆と診断されている患者でも注意深い診察によって、厳密な診断が要求される[1]。

AD では記銘記憶障害に始まって抽象的思考や判断力、認知力や脳の高次機能などが次々に障害され、これに徘徊や妄想などの問題行動・周辺症状が加わり、最終的に介護が必要とされるまで日常生活や家庭生活が障害される。AD の診断には、診断基準に基づいて、まず、知能の低下があるか、知能低下の程度、社会生活や日常生活の障害程度、問題行動などの周辺症状を本人や周囲の人から詳細に問診し、明らかにすることが重要である。次にその発症様式、経過と神経学的診察により原因疾患の鑑別へ進み、画像や生化学的な補助検査を行い診断の確定に至る。痴呆と紛らわしい症状を示す意識障害、単に脳の障害によって短期・長期の記憶が障害された健忘症候群や意識障害に認知機能障害が加わったせん妄なども鑑別を要する。これらの症状には経過に伴う変動がみられるため、初診時の所見で痴呆と即断せずに経過を少なくとも数ヵ月は観察して鑑別する必要がある。痴呆疾患の最終診断は現在でも病理所見によるが、臨床診断には多くの診断基準が提唱され、AD では NINCDS-ADRDA 診断基準、VD では NINDIS-AIREN がよく使用される。これらの診断基準や補助検査法は昨年 American Academy of Neurology の Quality Standards subcommitte によって再検討された。これでは、10年間に発表された論文の eviedence-based review が行われ、痴呆診断、早期診断、治療の臨床ガイドラインとして報告された[2)-4)]。Class I evidence で standard 勧告を受けたものは意外なほど少なく、それぞれの診断基準や検査法の

表 1. アルツハイマー病などの痴呆性変性疾患の biological marker

マーカー	目的と対象	感度と特異性
1) 遺伝子マーカー		
presenilin-1	発症予測、eoFAD	100%
presenilin-2	発症予測、eoFAD	100%
βAPP	発症予測、eoFAD	100%
ApoE ε 4	loFAD、危険因子	?
tau	FDTP-17	100%
2) CSF		
total Aβ	早期発症 sAD で上昇	
Aβ 40	AD では変化なし	
Aβ 42	AD で低下	感度 85%、特異性 55%
tau	臨床診断、すべての AD	感度 55%、特異性 91%
リン酸化 tau	AD で上昇	感度 85%、特異性 85%
tau×Aβ 40/42	臨床診断、すべての AD	感度 80%、特異性 86%
Aβ seed	AD の脳脊髄液で存在？	?
3) 血液		
血漿 total Aβ 42	eoFAD、Down 症候群で増加、発症早期に増加	?
lipoprotein free Aβ	sAD、Down 症候群で増加	?
抗 Ab 自己抗体	AD で減少	患者の 30%？
4) 生検による蓄積物質の同定		
皮膚生検	Aβ の蓄積	?
嗅上皮生検	病理変化	?
大脳皮質生検	病理、米国	?
5) 心理試験、画像検査など		
神経心理学的検査	痴呆検査スケール（MMS、HDS-R）	感度 96-100%、特異性 91-98%
MRI		診断率＞80%
SPECT		診断率＞77-82%
PET		感度 39-92%、特異性 85-88%
MRI+SPECT		感度 92%、特異性 95%
抗コリン薬点眼試験	瞳孔過敏反応	?
6) 臨床診断と病理診断		
CERAD 基準		診断率 84%
NINCDS-ADRDA		感度 50%、特異性 70%
NINDIS-AIREN		感度 30%、特異性 100%
CDLB		感度 16%、特異性 100%

eoFAD：early onset familial AD、loFAD：late onset familial AD、FTDP-17：Frontotemporal dementia with Parkinsonism linked with chromosome 17、sAD：sporadic AD
CERAD：The Consortium to Establish a Registry for Alzheimer's Disease、NINCDS-ADRDA：report of the NINCDS-ADRDA Work Group under the auspices of Department of Health and Human Services Task Force on Alzheimer's Disease、NINDIS-AIREN：Report of the NINDS-AIREN International Workshop、CDLB：Consensus guidelines for the clinical and pathologic diagnosis of dementia with Lewy bodies (DLB)

> **ポイント 1** 　診断感度と特異性
>
> 　診断感度とは対照の平均値±2 SD や ROC 分析で決定されたカット・オフ値を超えた AD 患者の％であり、診断特異性とはカット・オフ値を下回って、除外できるほかの痴呆疾患や正常者の％である。

感度や特異性も問題が多い。**表1**に現在頻用されているADを中心とした痴呆疾患のマーカーや診断基準、補助診断法の診断感度と特異性をまとめたが、生化学的診断マーカーや画像診断に比べて、これらの診断基準そのものの診断特異性は高いが診断感度は一般的に低い。したがって、確かな臨床診断を行うには、これらの補助検査のうち、特に画像診断や生物学的マーカーが本質的に必要と考えられる。画像診断はほかでまとめられているので、ここでは、最近、進歩の著しい生化学的マーカーについて述べる[5]。

2・一般的検査

痴呆患者の鑑別診断のためには**表2**にまとめたルーチン検査を行う。これには血算、一般生化学検査、検尿は当然であるが、コレステロール、電解質、内分泌学的検査、ビタミン、血液ガス、血沈、自己抗体など、臨床所見から必要と考えられる検査を追加する。特に、脳脊髄液検査は慢性の髄膜脳炎の鑑別や後で述べるADやプリオン病などの検査のために一度は検査すべき項目である[6]。

3・より詳細な検査(表2)

1 遺伝子マーカー

早期発症の家族性ADの原因遺伝子にはアミロイドβ蛋白前駆体(βAPP)、プレセニリン1、プレセニリン2が同定されている。しかし、これらの遺伝子異常が認められる家系は現在のところ非常に稀で、現在でも世界で百数十家系のみであり、多くの孤発例ADではこれらの遺伝子異常はみられない。

現時点では、少数の家族性ADの遺伝子診断やADの病因解明の手がかりとしてこれらの遺伝子変異が調べられているが、実際の臨床診断や治療のための直接的なマーカーとしての意義は少ないと考えられる。これらの採血と遺伝子検索には各施設の倫理審査委員会に承認された基準に基づいて行う必要があり、特に理解・判断力や意思表示能力が障害された痴呆患者では同意の取得に注意が必要である。

2 脳脊髄液マーカー

ADの治療には痴呆が出現する前にADを診断し、症状の進行や薬物療法の効果を客観的に評価する生物学的マーカーが必要となる。この目的のために既に数多くの報告がなされてきた。1998年、米国のレーガン研究所は目覚ましい進歩のみられる脳脊髄液や血液生化学的マーカーの開発の状況を踏まえて、少数例の予報的なマーカーとは区別されるべきevidence basedな基準を提唱した。これには、現実に臨床で使用するには感度および特異性は80％以上、陽性的中率は90％に達することが必要とされた[7]。現在、この基準を満たしているものは、脳脊髄液tauと

表 2. 痴呆をきたす疾患の鑑別に要する臨床検査

項目	鑑別すべき疾患
1. ルーチン検査	
血算、一般生化学、血糖、アンモニア、検尿	肝性脳症、腎性脳症、糖尿病性昏睡、繰り返す低血糖、透析脳症、hyperviscosity syndrome
コレステロール	Alzheimer 病、脳血管性痴呆
Na、Ca、Cu、内分泌障害	SIADH、副甲状腺機能低下症、下垂体機能低下、副腎機能低下、wilson 病
血沈、自己抗体	膠原病(SLE、Sjögren 症候群)、サルコイドーシス、血管炎
CSF 検査	亜急性慢性髄膜脳炎、正常圧水頭症、神経ベーチェット病、脳腫瘍、悪性リンパ腫
TSH、fT 3、fT 4(抗マイクロゾーム抗体、TSH レセプター抗体)	甲状腺機能低下症、橋本脳症
TPHA(血液、髄液)	神経梅毒、進行麻痺
VitB$_{12}$、葉酸、ニコチン欠乏	脳症、亜急性連合性変性症、ペラグラ
VitB$_1$	Wernicke 脳症、アルコール性脳症
血液ガス	低酸素脳症、CO 中毒、呼吸不全
HIV 抗体、JC ウイルス、麻疹ウイルス	AIDS 脳症、PML、SSPE
脳波	てんかん、肝性脳症(三相波)、CJD(PSD)
CT、MRI、MRA	脳血管性痴呆、PSP、FTD、CBD、脳腫瘍、脳挫傷、慢性硬膜下血腫、脳血管アミロイドアンギオパチー、正常圧水頭症、硬膜動静脈、石灰化を伴う神経原線維変化病、脳表ヘモジデリン沈着症、多発性硬化症、白質ジストロフィー
SPECT	脳血管性痴呆(前頭部で低下)、レビー小体型痴呆(後頭葉でも低下)、前頭側頭型痴呆(前頭側頭で低下)
2. より詳細な検査	
CSF-tau、リン酸化 tau	Alzheimer 病
CSF-Aβ 40、Aβ 42	Alzheimer 病
plasma Aβ 40、Aβ 42	Alzheimer 病
ApoE 遺伝子型	Alzheimer 病
plasma Aβ 自己抗体	(Alzheimer 病で低下)
APP、presenilin 遺伝子異常	家族性 Alzheimer 病、家族性アミロイドアンギオパチー
Tau 遺伝子異常	FFTDP-17
CystatinC、Abri 遺伝子異常	家族性アミロイドアンギオパチー
Notch 3 遺伝子異常	CADSIL
遺伝子異常(CAGn、CTGn)	Huntington 舞踏病、DRPLA、myotonic dystrophy
CSF 14-3-3 蛋白、prion 遺伝子異常	Creudtzfelt-Jacob 病、GSS
薬物血中濃度	薬剤性脳症(レセルピン、チアプリド、スルピリド、フェノチアジン系薬物、ブチロフェノン系薬物、抗コリン薬、脳代謝改善薬、メトクロプラミド、H$_2$ 遮断薬、カルモフール、テガフール、メソトレキセート)、重金属(鉛、マンガンなど)、抗不安薬、眠剤、有機化合物中毒、
ループスアンチコアグラント、抗カルジオリピン抗体	脳血管性痴呆
遺伝子検査	異染性白質ジストロフィー、Krabbe 病、Adrenoleucodystrophy、Pelizaeus-Merzbacher 病、Cerebrotendinous xanthomatosis、高シトルリン血症
Hu 抗体、抗 Ma 2 抗体、HHV 6	paraneoplastic syndrome、非ヘルペス性辺縁系脳炎
皮膚生検	Intravascular malignant lymphoma
腫瘍マーカー、プロラクチン、HCG、α-fetoprotein、NSE、IL 2-R	脳腫瘍、転移性腫瘍、悪性リンパ腫
脳血管写	脳血管性痴呆、脳腫瘍
脳システルノグラフィー	正常圧水痘症
心筋 MBG シンチグラフィー	レビー小体型痴呆
PET	脳血管性痴呆、レビー小体型痴呆、前頭側頭型痴呆

Aβ 42 と Aβ 40 の組み合わせのみであるため、主にこれについて述べる。

(1) 脳脊髄液 Aβ と tau

1995 年に Motter らが AD 患者の脳脊髄液(CSF)で $Aβ_{1-42}$ が選択的に低下することを初めて明らかにした。37 例の AD、32 例の神経疾患、20 例の正常対照とした小規模な検討であるが、total Aβ には変化がなく、有意な Aβ 42 の低下を認めている。さらに tau は上昇していることが明らかにされた[8]。$Aβ_{1-42}$ は AD の初期から低下しており、経過による変化はないとされており、一方、Aβ 40 には変化がないとするものが多い。1998 年には日本で最初に大規模多施設追跡調査が行われ、AD の診断マーカーとしての evidence が検討された。この検討(GTT 1)では合計 236 例の多数例(AD 群 93 例、正常対照 NC 群 54 例、非 AD 型痴呆患者 NA 群 33 例、その他の神経疾患 ND 群 56 例)で CSF-tau、Aβ 40 と Aβ 42 が測定された。CSF-tau は AD 群で有意に上昇しており($p<0.01$)、474 pg/ml のカット・オフ値を決めると、診断感度 40%、特異性 86% が得られた。CSF Aβ 40 はいずれの群においても有意な差を認めなかった。Aβ 42 は AD 群で他群と比較し有意に低下しており($p<0.01$)、Aβ 40 と Aβ 42 の比(Aβ ratio)を検討すると AD 群で有意な高値を示した($p<0.01$)。さらに最も簡単な指標として脳脊髄液 tau と Aβ ratio の積(AD Index：tau×Aβ 40/Aβ 42)を用いると AD 群で有意な上昇を示した($p<0.01$)。カット・オフ値として 3438 を設定すると診断感度 71%、特異性 81% が得られ、現実の臨床で使用できる感度が得られた。経過を追うと 20 ヵ月後には診断感度は 91% にまで改善した[9]。

これらの結果はその後のアメリカとヨーロッパで行われた大規模検討でも確認された[10)11]。2000 年に GTT 1 は 507 例の規模で再検討され、診断感度は 81%、診断特異性は 87% と報告された(GTT 2)[12]。GTT 2 ではさらに AD の早期診断としての有用性も検討され、MMS で 20 点以上の早期例でも診断可能であることを示した(図 1)。最近のスウェーデンにおける 241 例の前向き研究で最終的に診断感度は 94〜84%、診断特異性 89% と報告された[13]。表 3 に主な報告をまとめた。この結果は重要であり、診断の困難なレビー小体型痴呆や VD などとの鑑別にも有用

・ポイント 2・ ApoE

アポリポ蛋白 E(ApoE)は 299 個のアミノ酸から成る 34 kD の血漿蛋白で、コレステロールを運搬する血漿リポ蛋白として知られてきた。第 19 番染色体 q 13.2 領域にあり、ε 2、ε 3、ε 4 の遺伝子多型によってそれぞれ 1 アミノ酸が相違する ApoE 2、ApoE 3、ApoE 4 の 3 つの表現型が存在する。晩発性家族性 AD は遺伝子座 19 q 13.2 にある ApoE と関連し、ε 4 は孤発例 AD でも頻度が高く、ε 4 をもたない群では 24%、ε 4 を有するヘテロ接合体では 61%、ホモ接合体では 86% の発症率であり、晩期発症の家族性 AD 家系では ε 4 の数が 0、1、2 と増えるに従って発症時の平均年齢がそれぞれ 84.3、75.5、68.4 歳と促進される(gene dose effect)。また、ε 4 を有する方が脳の変化が強いことなどから、ApoE 4 が AD 発症の最強の危険因子と考えられるようになった。

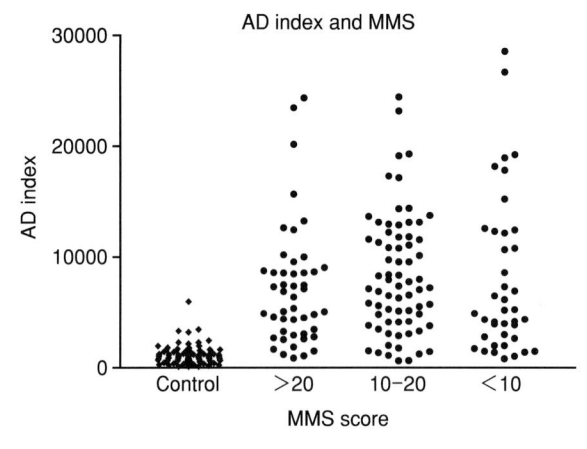

図 1. 脳脊髄液 Aβ 40、Aβ 42 および tau
MMS：Mini mental state examination
Aβ ratio：Aβ 40/Aβ 42、AD index：tau×Aβ 40/Aβ 42
>20：早期 AD と MCI、10〜20：中期 AD、<10：進行した AD
(Shoji M, et al：Taps to Alzheimer's Patients；A continuous Japanese Study of Cerebrospinal Fluid Biomarkers. Ann Neurol 48：402, 2000 より引用)

表 3. 多施設共同研究による脳脊髄液マーカーの検討

study	references	cases (AD/normal)	biomarker	Aβ sensitivity	Aβ specificity	Aβ and tau sensitivity	Aβ and tau specificity
Athena study	Motter, et al. 1995 [8]	89 (37/20)	tau, Aβ 42	100%	62%	96%	69%
GTT 1	Kanai, et al. 1998 [9]	236 (93/54)	tau, Aβ40/Aβ42	56%	73%	91%	83%
US study	Galasko, et al. 1998 [10]	216 (82/60)	tau, Aβ 42	78%	83%	90%	80%
Europe study	Hulstaert, et al. 1999 [11]	463 (150/100)	tau, Aβ 42	85%	55%	85%	86%
Sweden follow-up	Andreasen, et al. 1999 [20]	74 (53/21)	Aβ 42	92%	—	—	—
GTT 2	Shoji, et al. 2000 [12]	507 (157/88)	tau, Aβ40/Aβ42	59%	88%	81%	87%
Sweden prospecrtive study	Andreasen, et al. 2001 [13]	241 (163/18)	tau, Aβ 42			94〜84%	89%

である。脳脊髄液検査は侵襲が大きいと一般的に考えられているが、一般臨床では脳炎やくも膜下出血の鑑別などに頻用されており、treatable dementia の鑑別を兼ねて初期診断時に一度は検査すべき項目と考えられる。実際には鑑別診断のために検査した残りの CSF 1 ml ほどの脳脊髄液を凍結し測定可能な施設へ送るだけであり、特別な処置は必要ない。

(2) 脳脊髄液 tau

脳脊髄液 tau は主に 2 種類の測定系（Innogenetics 社、Athena 社）で報告されている。両者の

ポイント 3 Aβ（amyloid β protein）

AD 患者の脳に蓄積する老人斑アミロイドの主成分。40〜42 個のアミノ酸から成り凝集して脳に蓄積する。家族性 AD 患者の一部には Aβ の前駆体蛋白に遺伝子変異があることから AD の原因物質と考えられている。

測定系ともにAD群でtauが上昇していることを明らかにしているが、問題は神経疾患やAD以外の痴呆疾患や正常対照とのオーバーラップであり、さまざまな測定結果が報告されている。特に正常対照のスケールが小さいこと、大脳に神経原線維変化のみが沈着するさまざまな疾患（tauopathy）との鑑別が可能かどうかなどの問題があった。1995年にAraiらは70例のADと19例の正常対照で検討し診断感度98.1%、特異性25～100%であると最初に報告した。以後、さまざまなスケールの報告が相次いだ[14]。最近のヨーロッパの274例のprobable ADと133例のpossible AD、28例のdepression患者、68例の正常対照を用いた1年間の大規模追跡調査では、カット・オフ値302 pg/ml（ROC解析）で診断感度95%、特異性86%という結果が得られている。経過によるtauの変動は少なく、早期の例でも高値をとるものがあることが示された。KanaiらはApoE 4依存性の経過とtau値の増加促進効果を明らかにしている。本邦ではNishimuraらが163例のADと65例の正常対照でカット・オフ値250 pg/ml（ROC解析）で診断感度65.6%、特異性71.6%と報告している。さらに、本邦で行われた1,000例を超す多施設共同研究（GTTO：Gunmma Tottori Tohoku Oosaka stydy）ではカットオフ値は375 pg/ml（mean＋2 SD）で最終的に診断感度は59.1%、特異性は89.5%であった。tauは加齢とともに軽度の上昇を示し、AD以外の痴呆疾患や神経疾患ではVD、パーキンソン病、進行性核上性麻痺、HIV感染症で上昇はなく、前頭側頭型痴呆、レビー小体型痴呆、皮質基底核変性症、クロイツフェルト・ヤコブ病などで上昇するものが報告された[15]。

AD大脳における神経原線維変化は過剰にリン酸化されていることから、よりADに特異性のあるマーカーとしてリン酸化tauが測定されている。IshiguroらはThr 231とSer 235のリン酸化したtauを測定するELISAを開発し、これまでのCSF-tau測定よりも診断感度の改善が得られると報告している[16]。ItohらのSer 199部位のリン酸化されたtauを多施設共同研究で測定した最終結果では、測定感度85.2%、特異性85%と報告された[17]。リン酸化tauは現在、数社の測定キットが販売されているが、このうちThr 231のリン酸化tau測定が最も感度が高いと報告されている。

3 血液マーカー

脳内の変化が脳脊髄液ほど直接的に血液に反映するかどうかは不明であったが、血漿Aβの測定がADの発症の予測に有用であることが明らかにされつつある。1996年にScheunerらはβAPP、プレセニリン1、プレセニリン2に遺伝子異常がみられる家族性AD患者で血漿のA$β_{1-42(43)}$が有意に上昇していることを示した。Kosakaらは本邦のβAPP 717変異家系で血漿

ポイント 4 tau

ADでもう1つの特徴的病理変化として知られる神経原線維変化の主成分。神経原線維変化はAD以外の痴呆疾患で脳アミロイドと独立して蓄積する。パーキンソン症状を呈する家族性前頭側頭型痴呆で遺伝子異常が明らかにされた。

$A\beta_{1-42(43)}$の比率が増えると報告している。Down症候群患者では$A\beta_{1-42(43)}$と$A\beta_{1-40}$ともに増加していることが明らかにされている。ヒトの血漿中の$A\beta_{1-42(43)}$と$A\beta_{1-40}$は正常加齢で60歳代から徐々に増加すると報告されている。最近、孤発例ADでは痴呆の明らかになる以前に$A\beta_{1-42}$が増加しているが、痴呆の発症とともに低下すると報告された[18]。$A\beta$はApolipoprotein EやJなどのアポリポ蛋白によって可溶性が制御されており、血中の$A\beta$の約90%はHDL分子を形成して血中を循環している。Matsubaraらは血液総$A\beta$ 40/42をさらにリポ蛋白結合型と非結合型に分離して検討すると、リポ蛋白非結合型がDown症候群では$A\beta$ 40で8倍、$A\beta$ 42で20倍、孤発例ADでも$A\beta$ 42が2倍と増加していることを発見した。さらに、この上昇はADの発症以前から増加しており、経過とともに低下することが明らかにされた[19]。このような変化はADのモデルマウスでも同様に観察されており、今後、超早期の発症を予測可能なマーカーと期待されている。

　AD患者や正常者の血液中に老人斑βアミロイドに対する自己抗体の存在が注目されている。正常老人では低濃度の自己抗体の存在、AD患者では自己抗体の低下などが報告され、自己抗体の存在が脳アミロイド蓄積抑制と相関することが推定されている。

4 MCIと生化学的マーカー

　MCI(mild cognitive impairment)は加齢に伴う認知機能障害に対して臨床的にアプローチする際に、最近広く認識されるに至っている概念である。MCIは記憶障害を訴えるものの痴呆はないと考えられる高齢者の一群で、以前考えられていたよりもはるかにADを発症する率が高いことから、ADの前駆段階あるいは早期ADとしての意義が示唆されている。したがって、MCIからAD発症を予測可能なマーカーが必要と考えられる。MCIではApoE 4を有するものが多く、1,449例のフィンランドのpopulation based studyでは平均21年の追跡の結果6.1%がMCIの基準を満たし、中年期の高コレステロール血症と拡張期高血圧の有意な相関が報告された。ADと高コレステロール血症の関係は最近注目を集めており、MCIでもこれらの関与が考えられる。MCIにおける脳脊髄液tauと$A\beta$ 42は、Andreasenらによって1999年に測定されている。6〜27ヵ月にADに罹患した16例のMCIを15例の正常対照例と比較している。Tauと$A\beta$ 42は観察開始時に既に変化しており、15例のうち12例(80%)で有意にカット・オフ域($A\beta$ 42=240+1.18 xtau)を超えていた。これらの変化は1年後の経過観察時でも同様に変化していた[20]。Jensenらは脳脊髄液の$A\beta$ 42を測定し、MCIで上昇しており、ADが重症化するに従って低下してくることを明らかにした。Murayamaらは後にADを発症した19例のMCIで脳脊髄液tauと$A\beta$ 42を測定し、MCIの時点では既にtauは上昇しており、$A\beta$ 42はADを発症すると低下すると報告している。同じ施設からのAraiらの報告では脳脊髄液リン酸化tau 231/235が20例のMCIのうち13例(65%)で上昇すると報告された。Andreasenらは2001年に行った241例(probable AD 105例、possible AD 58例、MCI 20例、正常対照18例を含む)の検討では平均脳脊髄液tau濃度は痴呆の進行度に比例して増加(probable AD；756 pg/ml、possible AD；699 pg/ml、MCI；517 pg/ml、正常対照；264 pg/ml)し、平均脳脊髄液$A\beta$ 42濃度は

逆に低下(probable AD；523 pg/ml、possible AD；572 pg/ml、MCI；640 pg/ml、正常対照；897 pg/ml)していた。これらの結果はMCIには既にsubclinicalなADを発症しているものが多いことを示している。この所見は、臨床的にはMCIに入る多くの早期ADを脳脊髄液マーカーは客観的に鑑別できることを示している。

おわりに　ここに示した脳脊髄液の診断マーカー、特にtauとAβの組み合わせはADの診断に現実の臨床場面でこれから頻用されるものと考えられる。さらに、臨床症状との関連も明らかになることが期待される。血液マーカーでは今後大規模な検討によって臨床的な有用性が明らかにされるべきである。今後、これらのマーカーによるevidence base medicineに基づいた新しいADの治療法が早急に確立されることが望まれる。

（東海林幹夫）

●文　献

1) 東海林幹夫：痴呆疾患．神経内科学テキスト，pp 300-316，南江堂，東京，2000.
2) Petersen RC, Stevens JC, Ganguli M, et al：Practice parameter, early detection of dementia, mild cognitive impairment (an evidence-based review)；Report of the Quality Standards Subcommittee of the American Academy of Neurology. Neurology 56(9)：1133-1142, 2001.
3) Doody RS, Stevens JC, Beck C, et al：Practice parameter；management of dementia(an evidence-based review), Report of the Quality Standards Subcommittee of the American Academy of Neurology. Neurology 56：1154-1166, 2001.
4) Knopman DS, DeKosky ST, Cummings JL, et al：Practice parameter；diagnosis of dementia(an evidence-based review), Report of the Quality Standards Subcommittee of the American Academy of Neurology. Neurology 56：1143-1153, 2001.
5) 東海林幹夫：生化学的検査．アルツハイマー病，臨床精神医学講座　S 9，三好功峰，小阪憲司(編)，pp 264-273，中山書店，東京，2000.
6) 阿部康二：神経内科 検査・処置マニュアル．新興出版，東京，2001.
7) The Ronald and Nancy Reagan Research Institute of the Alzheimer's Association and the National Institute on Aging working group：Consensus report of the working group on；"Molecular and biochemical markers of Alzheimer's disease". Neurobiol Aging 19：109-116, 1998.
8) Motter R, Vigo-Pelfrey C, Kholodenko D, et al：Reduction of beta-amyloid peptide 42 in the cerebrospinal fluid of patients with Alzheimer's disease. Ann Neurol 38：643-648, 1995.
9) Kanai M, Matsubara E, Isoe K, et al：Longitudinal study of cerebrospinal fluid levels of tau, Aβ 1-40 and Aβ 1-42(43) in Alzheimer's disease；A Study in Japan. Ann Neurol 44：17-26, 1998.
10) Galasko D, Chang L, Motter R, et al：High cerebrospinal fluid tau and low amyloid β 42 levels in the clinical diagnosis of Alzheimer disease and relation to apolipoprotein E genotype. Arch Neurol 55：937-945, 1998.
11) Hulstaert F, Blennow K, Ivanoiu A, et al：Improved discrimination of AD patients using β-amyloid(1-42)and tau levels in CSF. Neurology 52：1555-1562, 1999.
12) Shoji M, Kanai M, Matsubara E, et al：Taps to Alzheimer's Patients；A continuous Japanese Study of Cerebrospinal Fluid Biomarkers. Ann Neurol 48：402, 2000.
13) Andreasen N, Minthon L, Davidsson P, et al：Evaluation of CSF-tau and CSF-Abeta 42 as diagnostic markers for Alzheimer disease in clinical practice. Arch Neurol 58(3)：373-379, 2001.
14) Arai H, Terajima M, Miura M, et al：Tau in cerebrospinal fluid；a potential diagnostic marker in Alzheimer's disease. Ann Neurol 38(4)：649-652, 1995.
15) Shoji M, Matsubara E, Murakami T, et al：Cerebrospinal fluid tau in dementia disorders；A large scale multicenter study by a Japanese study group. Neurobiol Aging 23(3)：363-370, 2002.

16) Ishiguro K, Ohno H, Arai H, et al : Phosphorylated tau in human cerebrospinal fluid is a diagnostic marker for Alzheimer's disease. Neurosci Lett 270 : 91-94, 1999.
17) Itoh N, Arai H, Urakami K, et al : Large-scale, multicenter study of cerebrospinal fluid tau protein phosphorylated at serine 199 for the antemortem diagnosis of Alzheimer's disease. Ann Neurol 50 : 150-156, 2001.
18) Mayeux R, Tang MX, Jacobs DM, et al : Plasma amyloid beta-peptide 1-42 and incipient Alzheimer's disease. Ann Neurol 46(3) : 412-416. 1999.
19) Matsubara E, Ghiso J, Frangione B, et al : Lipoprotein-free amyloidogenic peptides in plasma are elevated in patients with sporadic Alzheimer's disease and Down's syndrome. Ann Neurol 45 : 537-541, 1999.
20) Andreasen N, Hesse C, Davidsson P, et al : Cerebrospinal fluid beta-amyloid(1-42)in Alzheimer disease ; differences between early-and late-onset Alzheimer disease and stability during the course of disease. Arch Neurol 56 : 673-680, 1999.

2 アルツハイマー病のMRI

はじめに 本稿ではアルツハイマー病の画像とともに、代表的な痴呆を呈する疾患の画像所見を提示する。

1・アルツハイマー病（Alzheimer's disease；AD）

アルツハイマー病のMRIでは早期には健常人の加齢による萎縮と区別できない。経過観察すると萎縮の進行が早く、特に海馬を含めた側頭葉の前半部と内側部に萎縮が目立ち、さらに頭頂葉後部に及ぶのが特徴とされる（表1）。側脳室下角や脈絡裂が拡大し、シルヴィウス裂も拡大する。しかしMRI所見はいずれも非特異的である。本疾患の診断はあくまでも臨床的になされるので、画像診断の役割はほかの疾患の除外や合併疾患の検索にあるといえる（図1、2）。

1 perihippocampal fissure（PHF）の解剖とその意義[1)2)]

PHFには大脳横裂（transverse fissure of Bichat）とその外側への進展である脈絡裂（choroidal fissure）と海馬裂（hippocampal fissure）とが含まれる（図3）。大脳横裂は内側では中脳周囲脳槽へと連続している。大脳横裂の上外側への進展部が脈絡裂である。海馬の上部にあたる。大脳横裂の下外方への進展が海馬裂であり、海馬と海馬傍回との間に進展する。海馬の外側縁は側脳室下角にて形成されている。下角は大脳横裂あるいはその進展部とは交通はなく、海馬采と脈絡叢による境がある。

アルツハイマー病では海馬の萎縮とともに、その周囲の脳溝であるPHFの拡大を伴う。側脳室の拡大の際には正常圧水頭症（NPH）とアルツハイマー病の鑑別が困難になるが、NPHでは海馬の萎縮がないために、PHFは拡大せず、下角のみが拡大する。それに対して、後者ではPHFの有意な拡大があり、両者の鑑別になる（表2）。

表 1. アルツハイマー病の画像所見のまとめ

- 海馬および扁桃体の体積の減少
- 内嗅回の容積の減少
- PHFの拡大
- 側脳室下角の幅の拡大
- 無名質の菲薄化
- 側頭・頭頂部皮質の萎縮
- 側頭・頭頂部の脳血流量の低下

表 2. アルツハイマー病と比較した前頭側頭型痴呆（FTD）、正常圧水頭症（NPH）の鑑別点

FTD	・前頭葉内側面・穹窿面および前頭側頭葉の萎縮が強い ・大脳半球萎縮の左右差が大きい ・脳梁前部の矢状断面積が減少している
NPH	・海馬の容積の減少を認めない ・側脳室の拡大に比べて、PHFの拡大は軽度、PVL（periventricular low density）を認めることがある

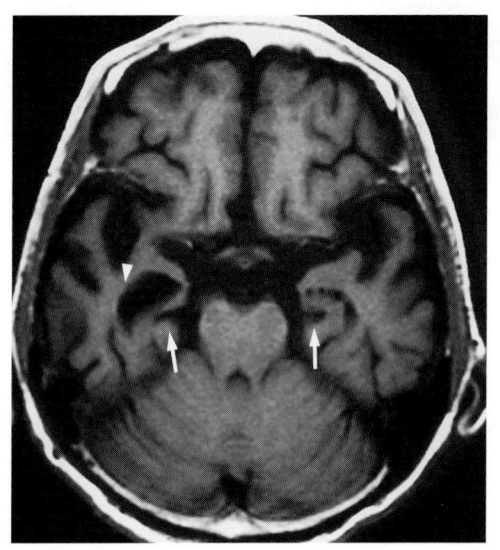

図1. 69歳（男性）、アルツハイマー病
物忘れで発症。
T1強調画像：両側側頭葉（右側有意）の萎縮を認める。下角（矢頭）は拡大し、脳溝拡大もある。PHF（矢印）の拡大を認める。上側頭回後部にも萎縮を認める（不掲載）。

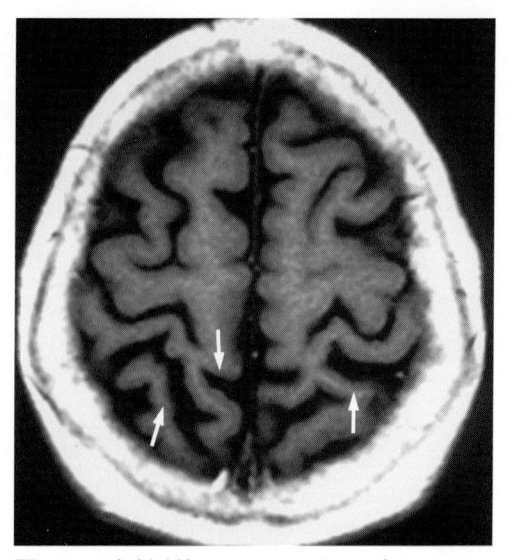

図2. 72歳（女性）、アルツハイマー病
物忘れで発症。
T1強調画像：両側頭頂葉に萎縮を認める（矢印）。

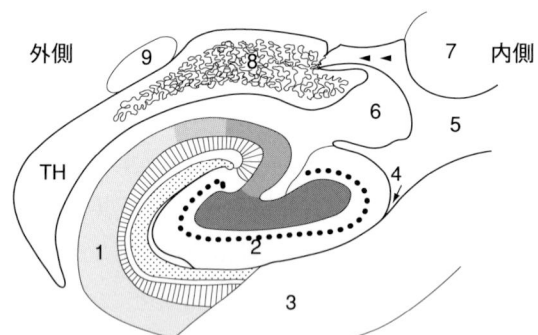

1：アンモン角、2：歯状回、3：海馬支脚、4：歯状縁、5：大脳横裂、6：海馬采、7：外側膝状体、8：脈絡叢、9：尾状核、TH：側脳室下角

図3. PHFの解剖の説明
PHFは大脳横裂(5)、脈絡裂（矢頭）と海馬裂（矢印）を合わせた髄液腔を指す。大脳横裂の内側には中脳周囲脳槽がある。
(Duvernoy HM：The human hippocampus. p 129, 図87 B より改変して引用)

2 海馬の大きさの計測

　FrisoniらはいくつかのⅡ点間距離を計測して検討した結果、側脳室下角(temporal horn)の幅がAD群と正常群との間で最も有意差があり、正常例の最大3.5±1.2 mmに対して、軽症例では6.5+2.2、中等度例では7.2+2.1であった。そのほかには脈絡膜裂の幅も有意差が認められている[3]。

3 ADの海馬以外のMRI

ADでは病理学的にマイネルト基底核の神経細胞減少が認められ、前部基底核の一部である無名質(substantia innominata)の萎縮がMRIにて認められるとの報告がある[4]。無名質は薄いスライスを使い、T2強調画像冠状断像にて、対角回の外側で淡蒼球の下方に灰白質の信号強を示す構造として描出される。Sasakiらの報告では正常コントロール群3.0+0.4 mmに対してAD群は2.1+0.4と有意差を認めている。しかし、パーキンソン病や前頭側頭型痴呆でも同部位の神経細胞減少が生じることがあり、必ずしも特異的な指標ではない。

2・非アルツハイマー型の変性性痴呆

1 前頭側頭型痴呆(FTD)

前頭葉や側頭葉の限局性萎縮をもち、特徴的な大脳皮質症状を呈する変性性痴呆性疾患を前頭側頭型痴呆(FTD)と総称する。FTDはピック病(ピック型)、運動ニューロン疾患を伴う痴呆症(運動ニューロン疾患型)、前頭葉変性痴呆症(前頭葉痴呆型)に分けられる。本症はアルツハイマー型痴呆とは異なり、人格、行動、感情面での障害が主体であり、記憶や見当識はそれほど高度に障害されず、末期まで比較的よく保たれている。また、ほかの認知機能も障害されにくく、幻覚・妄想は稀である。

ピック病(Pick's disease)の診断には病理学的診断が必要であるが、FTDは臨床的な診断のみで可能である。ピック病の疑いがあるときに、病理の診断がないときにはFTD(ピック型)の診断が臨床的には可能である。ピック型の画像の特徴はピック病と同じである。

ピック病の画像所見としては前頭葉、側頭葉の萎縮が強く、脳溝の拡大とともに側脳室前角や下角の開大を示す。初期には左右差をもち、左に強い萎縮を示すことが多い。側頭葉は前部が侵される(図4、表2)。

Kitagakiらは脳表立体表示を用いて前頭側頭型痴呆、アルツハイマー病および健常高齢者を比較検討している。皮質の萎縮は前二者を健常者と比較すると広範な萎縮がある。さらに、前頭葉内側面・穹窿面および前部側頭葉の萎縮、大脳半球萎縮の左右差がADに比べてFTDでは優位に強く、脳梁前部の矢状面の断面積もFTDで減少しており、両者の鑑別に有用である[5]。

さらに、T2強調画像やプロトン密度強調画像で、病変部皮質と隣接する皮質下白質に軽度高信号を呈する傾向がある(図5)[6]。SPECTでは前頭葉や側頭葉前部に加えて、帯状回前部、海馬、基底核、視床でも血流の低下をきたす。本症のSPECT所見の特徴として、集積低下の左右差が指摘されている。

2 びまん性レビー小体病(diffuse Lewy body disease)

画像では特異的なものはなく、前頭・側頭葉を中心に皮質萎縮が強いとされる。SPECTでは一

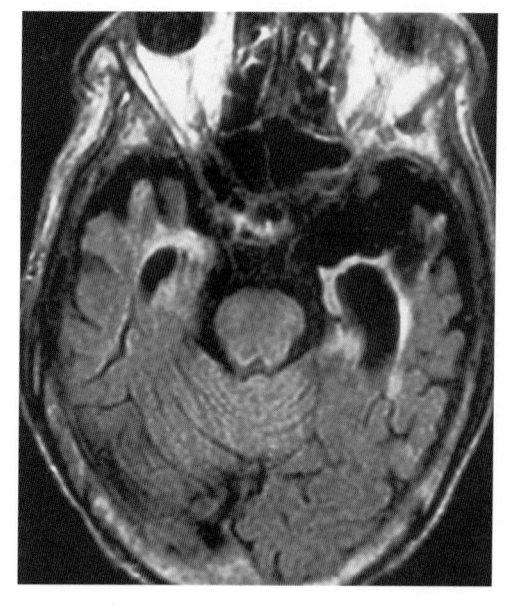

図 4. ピック病、69 歳(男性)
11 年前から発語障害、その後ゆっくり進行する失語症がある。初期には痴呆はなかった。剖検にて確認済み。
FLAIR画像：左有意に両側側頭葉に萎縮がある。側脳室下角周囲には高信号領域を認めるが、皮質下白質の高信号領域は認めなかった。

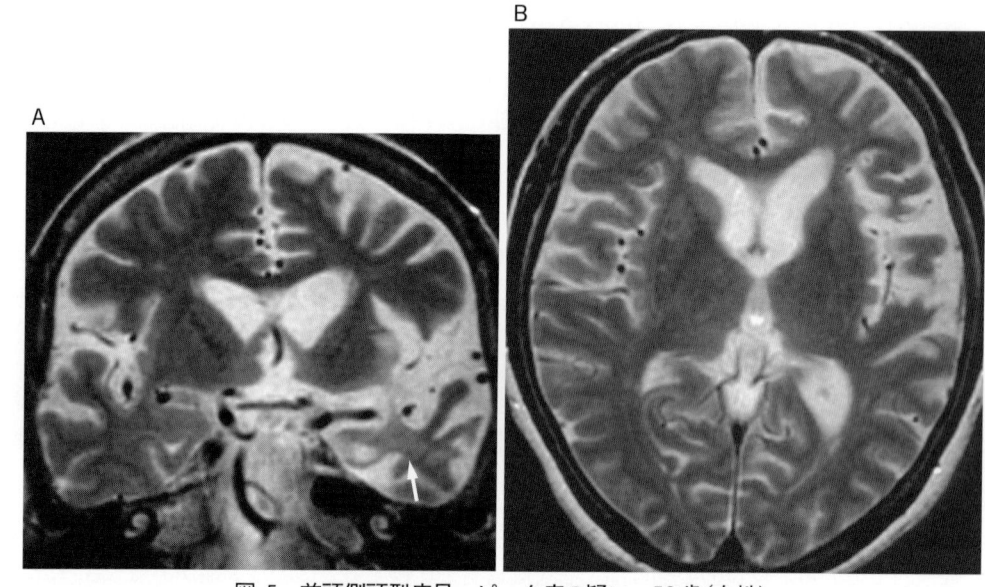

図 5. 前頭側頭型痴呆、ピック病の疑い、56 歳(女性)
1 年前からおつりを間違えるなどの痴呆症状が出現。失語症を伴う。
A：T2 強調冠状断像にて左前頭・側頭葉に強い萎縮を認める。左側頭葉白質の信号強度が右に比べて高い（矢印）。
B：T2 強調軸位像では側頭葉の萎縮は前部に強く、後部の上側頭回は保たれている。左前頭葉にも萎縮がある。

次視覚野を含む後頭葉内外側面の血流低下を認める[7]。

3 進行性核上性麻痺(PSP)

画像では正中矢状断像における、中脳被蓋(中脳水道から脚間槽までの距離)の萎縮が唯一の異常所見であることが多い。橋底部の膨らみが保たれながら、中脳被蓋の萎縮を認めるときには

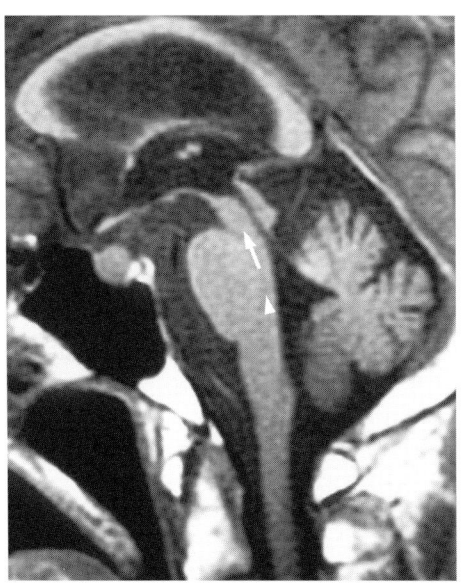

図 6. 進行性核上性麻痺、79 歳（女性）
剖検にて確認、発症 5 年目。
T1 強調画像：正中矢状断像にて中脳被蓋の前後径の短縮が明瞭である（矢印）。橋底部の膨らみは保たれている。第四脳室は拡大し、橋被蓋の萎縮も認められる（矢頭）。

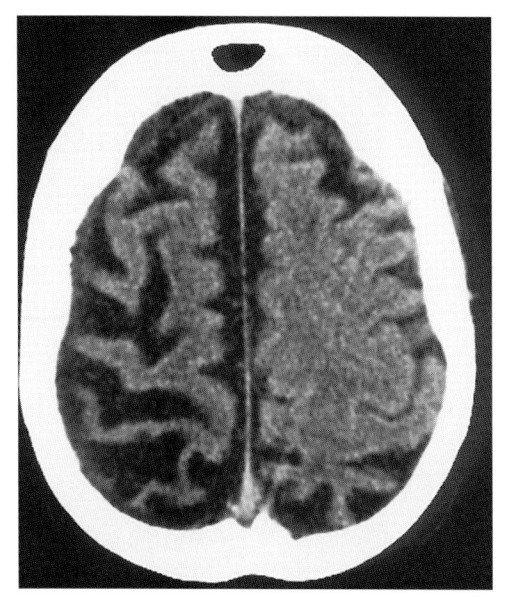

図 7. 大脳皮質基底核変性症、67 歳（男性）
7 年ほど前から歩いていると左に曲がる。左に強い四肢硬直、ミオクローヌス、痴呆を認める。T1 強調画像にて右有意に前頭葉および頭頂葉の萎縮がある。

PSP の可能性が最も高い（図 6）。中脳の横断像は評価が困難なことが多い。中脳被蓋の萎縮を伴う疾患はほかにもあるが、その程度は軽度で、しかも、橋の底部の萎縮を伴うことが多い。

歩行障害があり、発症 1 年以内に転倒傾向を示す症例では PSP を考え、画像診断では T1 強調画像での矢状断像を忘れずにつけ加えることが必要である[8)9)]。

SPECT では前頭葉の血流低下を認めることが多い。

従来、小脳失調が初期からある例では PSP は否定されていたが、初発症状あるいは初期には小脳失調が主とした症状である PSP が最近認められる[10)]。小脳失調のみではなく、転倒傾向などの PSP を示唆する所見も認められる。MRI 読影にあたり、小脳のみではなく、中脳被蓋にも、矢状断像にて注意する必要がある。

4 大脳皮質基底核変性症（corticobasal degeneration；CBD）

画像ではしばしば左右差のある脳萎縮を前頭・頭頂葉中心に認める（図 7）。画像上、左右差のない症例も多数あり、中心前回付近の萎縮が重要とする意見もある[11)]。多くの場合、SPECT では MRI より明瞭に集積の左右差を指摘できる。

MRI にて、時に、CBD では中脳被蓋の萎縮が起こるが、大脳皮質（特に、中心溝周囲）の萎縮に左右差のあった例を、PSP では経験していない。

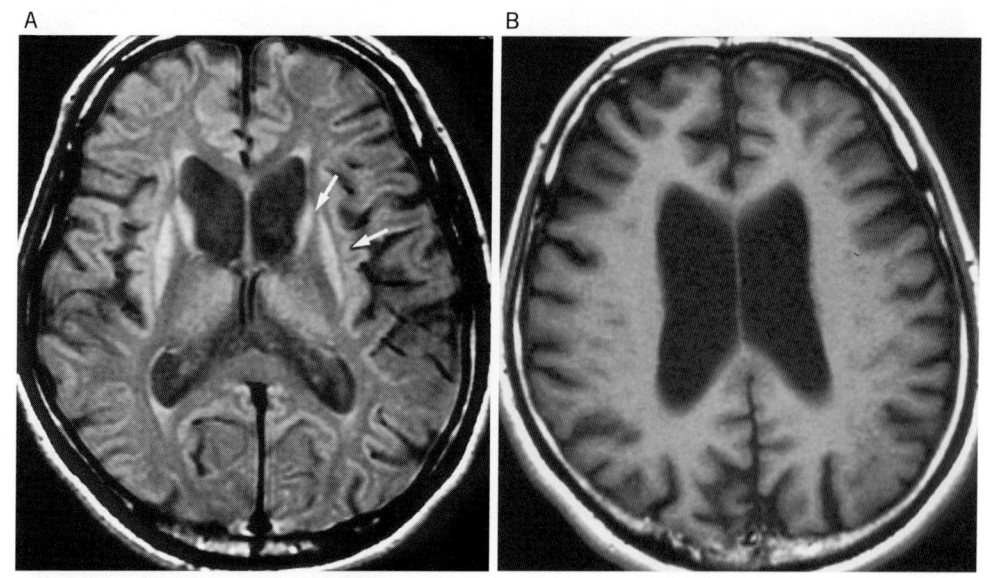

図 8. ハンチントン病、53 歳（男性）
7 年前から歩行障害、転倒傾向、不随意運動。
A：プロトン強調画像にて被殻および尾状核の著明な萎縮があり、高信号領域を同部位に認める（矢印）。
B：T1 強調画像にて大脳の萎縮を認める。

5 ハンチントン病

　画像では尾状核、被殻の萎縮が著明である。このため両側脳室の特に前角が拡大し、成人例では前頭葉に顕著な大脳皮質の萎縮が加わる。T2強調画像およびプロトン強調画像では尾状核および被殻の萎縮が著明である（図8）。時に、線状体は高信号を示すこともある。被殻の大きさはプロトン強調画像がわかりやすく、信号強度異常もプロトン強調画像がより明瞭である。前頭葉を中心とする大脳皮質に萎縮を認める[12]。

　若年発症のハンチントン病のみに線条体の異常信号強度が認められるとする報告もあるが[13]、成人発症の症例にもプロトン強調画像では異常信号強度を認める。

6 歯状核赤核淡蒼球ルイ体萎縮症（DRPLA）

　発病年齢は小児から中年まで幅広く、発病年齢によって臨床症状が異なることが特徴である。
　20歳以下の発病の若年型では進行性ミオクローヌスてんかんを示す。すなわち、てんかん発作、ミオクローヌス、痴呆を認める。
　40歳以上の発病の遅発成人型では脊髄小脳変性症を示す。進行性ミオクローヌスてんかんを認めず、小脳失調と舞踏病アテトーゼが主症状である。痴呆を認めることが多い。
　20〜40歳発症の早期成人型は上記の移行型を示す[14]。

(1) 画像所見[15]

　遅発成人型では小脳、橋底部・被蓋、上小脳脚、中脳被蓋および大脳の萎縮があり、さらに、

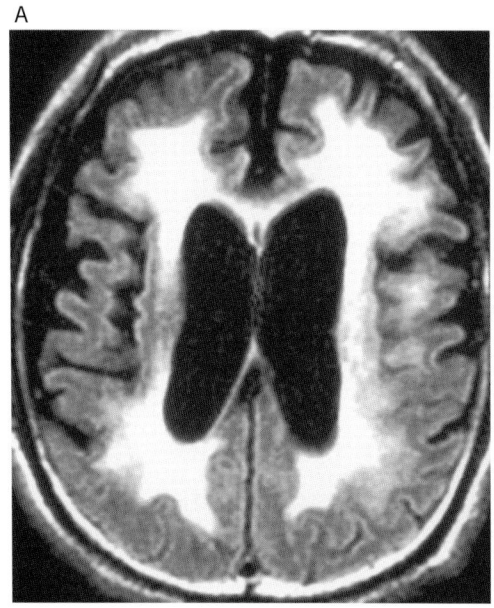

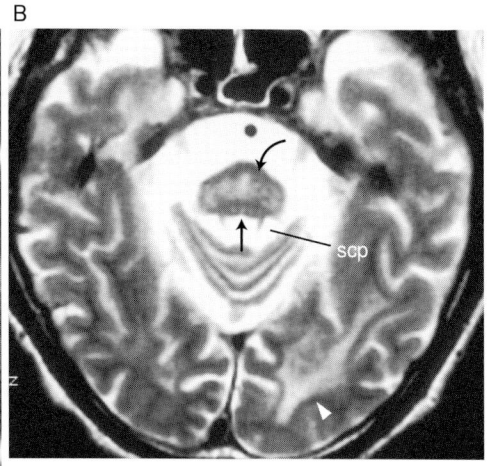

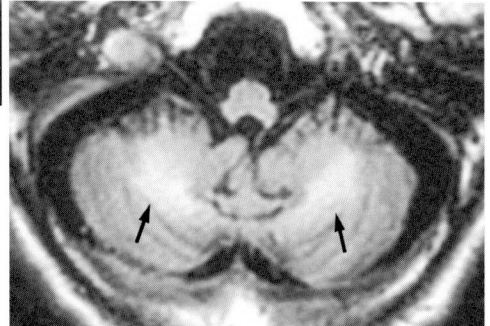

図 9. 歯状核赤核淡蒼球ルイ体萎縮症、60歳（男性）
14年前発症。
A：FLAIR画像にて、側脳室周囲白質に異常高信号領域を認める。
B：T2強調画像にて橋被蓋（矢印）および上小脳脚（scp）に強い萎縮を認める。橋底部にも萎縮がある。橋底部（曲線の矢印）と左後頭葉白質（矢頭）に異常高信号領域を認める。
C：FLAIR画像にて、小脳の萎縮と、小脳髄体（白質）に高信号領域を認める（矢印）。

T2強調画像およびFLAIR画像にて、小脳白質、橋底部・被蓋、淡蒼球、視床、大脳白質、ルイ体に高信号領域を認める（図9）。これらの高信号領域は左右対称性に存在する。症例により、高信号領域を認める領域が少し異なるが、橋底部および大脳深部白質には全例認められる。40歳以降に小脳症状を主症状として発症した症例に、上記の所見があれば、本症を最初に考える。

若年型では脳幹、特に橋と中脳被蓋、上小脳脚、小脳および大脳に萎縮がある。成人型における特徴的なT2強調画像での高信号領域を認める例は、若年型においては少ない。わずかに、橋底部、下オリーブ核、淡蒼球に認める例が時にある。成人型に比して程度は軽いが、側脳室周囲白質の高信号領域は比較的多い例に認められる。

早期成人型ではMRIの所見は軽く若年型に近い。小脳、橋の軽い萎縮を認める例が多い。進行するに従い、側脳室周囲に高信号領域をT2強調画像にて認める。

遅発成人型を中心とする脳内の異常信号領域の本体はいまだ十分解明されていない。橋および大脳白質の異常信号領域は同じ病変による可能性はあるが、虚血性変化とは考えられない。

遅発性成人型のDRPLAとハンチントン舞踏病との画像での鑑別は容易である。ハンチントン舞踏病ではT2強調画像において、線条体に限局した萎縮や高信号領域を認めるが、DRPLAではそれらを認めない。

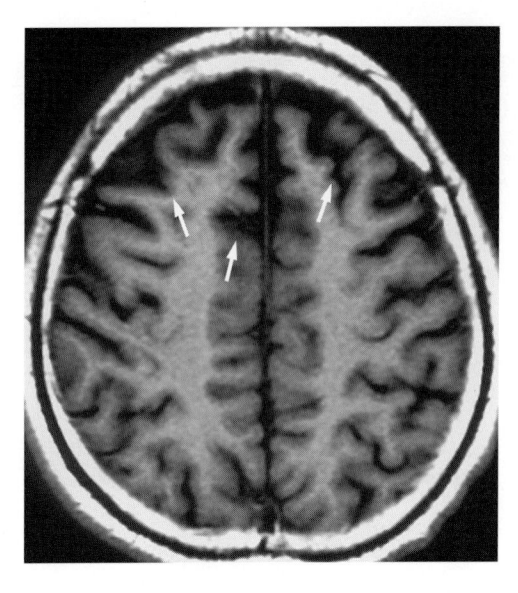

図 10. 湯浅・三山型筋萎縮性側索硬化症、57歳（男性）
1年前より性格変化、無気力を認め、筋力低下にてALS（amgotrophic lateral sclerosis）も発症。T1強調画像にて前頭葉に萎縮を認める。側頭葉にも軽度の萎縮がある。

7 痴呆を伴う筋萎縮性側索硬化症（湯浅・三山型）

前頭葉および側頭葉の軽度から中等度の萎縮が比較的早期から出現する（図10）。信号強度異常をきたした例は経験がない。

3・痴呆をきたすその他の主な疾患

1 血管性痴呆

血管性痴呆の多くは脳梗塞であり、多発性小梗塞巣によるものと多発性梗塞に白質の病変を伴うものが多い。

特に50～70歳の高血圧の病歴のある患者に、白質基底核の小動脈が主に侵され、深部白質の髄鞘の淡明化を生じるのがビンスワンガー病である。ビンスワンガー病では深部白質は高信号領域をT2強調画像にて示し、基底核にも小梗塞巣が存在することが多い。皮質は比較的保たれ、皮質下弓状繊維も保たれる[16]。

遺伝性のビンスワンガー病ともいえる疾患に cerebral autosomal dominant arteriopathy with subcortical infarcts and leukoencephalopathy（CADASIL）がある。本症は30～50歳代の成人に家族性に発症し、皮質下梗塞が高血圧のない患者で再発性に起こって、痴呆症状をきたす例が報告されている。第19染色体長腕に遺伝子座がある。MRIでは側頭葉先端部と上側頭回の内側部に病変が強いとする報告と、側頭葉、内包、外包に病変が強いとする報告がある[17]。

さらに、本邦では Cerebral autosomal recessive arteriosclerosis with subcortical infarcts and leukoencephalopathy（CARASIL）と呼ばれる一群の疾患がみつかっており、若年発症

表 3. ヒトプリオン病の分類

1. 孤発性 CJD
2. 家族性・遺伝性 CJD
   家族性 CJD、ゲルストマン・シュトロイスラー・シャインカー病、致死性家族性不眠症
3. 感染性 CJD
   クルー、変異型 CJD、医原性 CJD（ヒト硬膜、ヒト成長ホルモン）

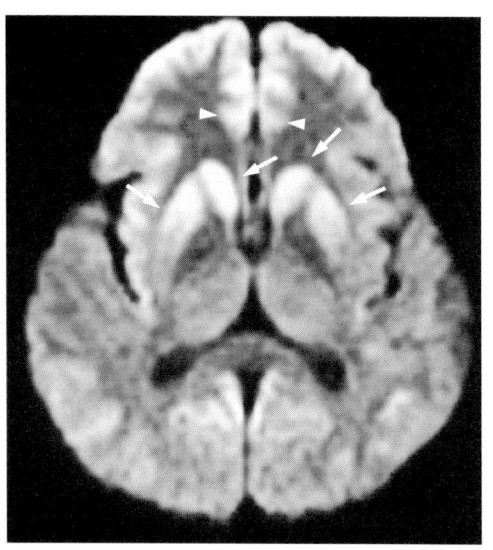

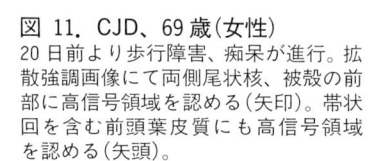

図 11. CJD、69 歳（女性）
20 日前より歩行障害、痴呆が進行。拡散強調画像にて両側尾状核、被殻の前部に高信号領域を認める（矢印）。帯状回を含む前頭葉皮質にも高信号領域を認める（矢頭）。

の血管性痴呆、禿髪症、変形性脊椎症を主症状とする。脳病変は 30 代に発症し、男性に多く、2/3 は卒中発作にて発症し、残りは階段状の悪化を示す。精神症状および片頭痛を伴うことが多い。画像所見は CADASIL に似ている[18]。

2 Creutzfeldt-Jacob 病（CJD）

異常な蛋白であるプリオンによって起こる疾患である。大脳皮質、基底核の神経細胞の消失、グリオーシス、海綿状変化をきたす疾患で、急速に脳萎縮が進行し、死亡する（表 3）。

画像では、早期より拡散強調画像にて大脳皮質および基底核前部に異常高信号を認める。FLAIR でも同様な所見が認められるが、拡散強調画像がより明瞭である（図 11）。症例により大脳皮質のみに異常高信号領域が拡散強調画像にて認められる例がある（図 12）。牛海綿状脳症に関係した変異型 CJD の MRI では視床枕に高信号領域を T2 強調画像にて認める。

3 正常圧水頭症（NPH）

(1) 痴呆、歩行運動失調、尿失禁を三徴とする不均質の症候群

脳室拡大、正常圧の髄液、髄液循環の変化を認める。

最も特徴的な所見は側脳室拡大、シルヴィウス裂の拡大と正常の海馬および脳溝である。アルツハイマー病とは異なり、海馬周辺の脳溝（PHF）の拡大はない（図 13、表 2）[2]。

アイソトープによる脳槽造影では脳室への逆流がある。

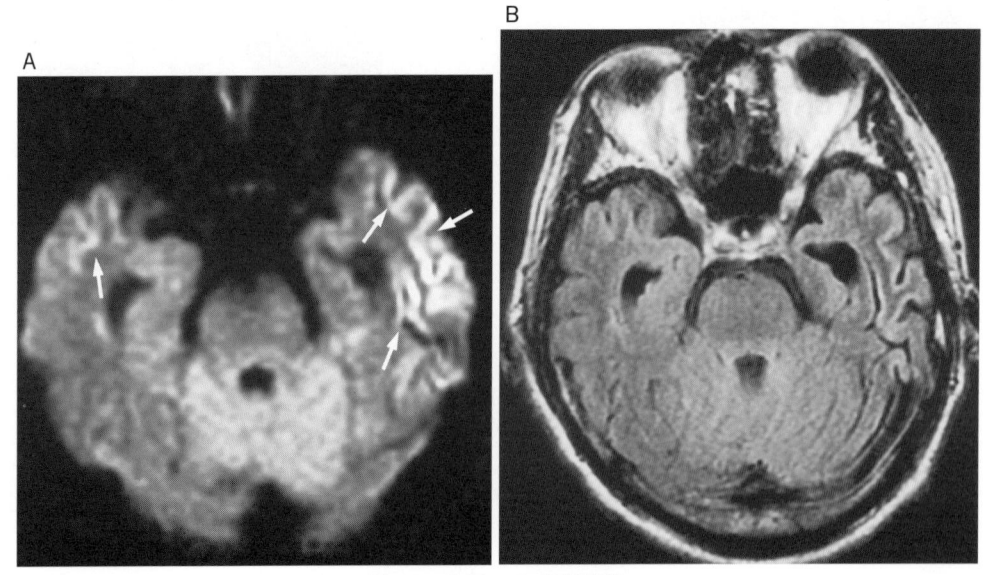

図 12. CJD、49歳(男性)

7ヵ月前より気力の低下。1ヵ月前より痴呆を指摘されている。
A：拡散強調画像にて左優位に両側側頭葉皮質に萎縮と異常高信号領域を認める(矢印)。両側尾状核、被殻には異常を認めない(不掲載)。
B：FLAIR画像にて、左有意の両側側頭葉の萎縮がある。左側頭葉の大脳皮質の信号強度が軽度上昇している(矢印)。拡散強調画像の異常な皮質に対応した所見である。

この症例は早くから大脳皮質の異常信号を指摘できたが、基底核前部の異常信号は死亡まで一度も指摘できなかった。剖検になったが、病理所見でも同部位の変化は軽かった。

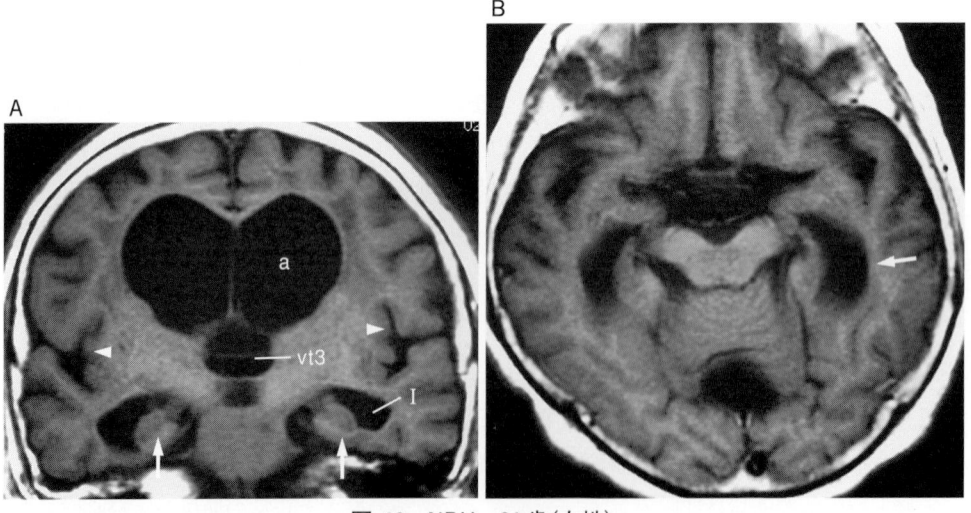

図 13. NPH、64歳(女性)

5年前より歩行障害、痴呆が進行。
A：T1強調冠状断像にて前角および下角の拡大がある。シルヴィウス裂(矢頭)は軽度拡大があるが、その他の脳溝には拡大がない。海馬(矢印)に萎縮を認めない点がアルツハイマー病とは異なる。
　　a：側脳室前角、l：側脳室下角、vt3：第三脳室
B：下角(矢印)の拡大はあるが、海馬周辺の脳溝(PHF)の拡大はない。

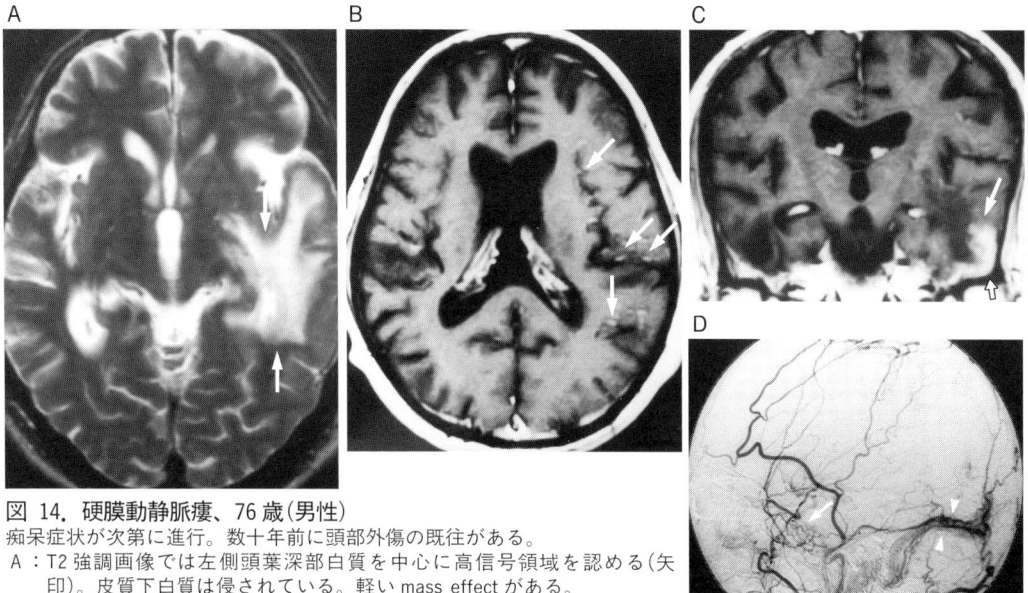

図 14. 硬膜動静脈瘻、76歳(男性)
痴呆症状が次第に進行。数十年前に頭部外傷の既往がある。
A：T2強調画像では左側頭葉深部白質を中心に高信号領域を認める(矢印)。皮質下白質は侵されている。軽いmass effectがある。
B：造影後のT1強調画像では左シルヴィウス裂を中心に脳溝内の血管に造影効果を認め(矢印)、拡張した静脈(硬膜動静脈奇形)の存在を示唆している。
C：造影後の冠状断T1強調画像では左側頭外側の皮質に造影効果を認める。塞栓術術後には、この造影効果は消失したことから脳梗塞ではなく、脳血管血流門の損傷による造影効果の可能性がある。
D：左外頸動脈造影にて中頭蓋窩前部(矢印)と横静脈洞(矢頭)を中心とする硬膜動静脈瘻が認められる。
(熊本大学 興梠征典先生のご厚意により掲載)

4・痴呆を呈することがある疾患

1 硬膜動静脈瘻

　硬膜動静脈瘻は硬膜内における後天的な動静脈瘻であり、血管性雑音から脳内出血まで多彩な症状を示す。時に、痴呆あるいは脳症を示す例があり、静脈性高血圧脳症によると考えられている(図14)。Hurstらは脳症あるいは進行性の痴呆を有する症例を40例中5例に認めている。これらの症例では脳実質内に変化があり、T2強調画像では患側半球に高信号領域を認め、拡張した血管を伴っている。MRアンギオではhigh flowの静脈が大脳半球や後頭蓋窩に認められ、流出路の閉塞を伴い、静脈性高血圧により虚血脳実質の機能障害をきたしている[19]。

(柳下　章)

●文　献

1) Holodny AI, George AE, Golomb J, et al：The perihippocampal fissures；normal anatomy and disease states. Radiogra-

phics 18:653-665, 1998.
2) Holodny AI, Waxman R, George AE, et al : MR differential diagnosis of normal-pressure hydrocephalus and Alzheimer disease ; significance of perihippocampal fissures. AJNR Am J Neuroradiol 19 : 813-819, 1998.
3) Frisoni GB, Beltramello A, Weiss C, et al : Linear measures of atrophy in mild Alzheimer disease. AJNR Am J Neuroradiol 17 : 913-923, 1996.
4) Sasaki M, Ehara S, Tamakawa Y, et al : MR anatomy of the substantia innominata and findings in Alzheimer disease ; a preliminary report. AJNR Am J Neuroradiol 16 : 2001-2007, 1995.
5) Kitagaki H, Mori E, Yamaji S, et al : Frontotemporal dementia and Alzheimer's disease ; evaluation of cortical atrophy with automated hemispheric surface display generated with MR images. Radiology 208 : 431-439, 1998.
6) Kitagaki H, Mori E, Hirono N, et al : Alteration of white matter MR signal intensity in frontotemporla dementia. AJNR Am J Neuroradiol 18 : 367-378, 1997.
7) Albin RL, Minoshima S, D'Amato CJ, et al : Fluoro-deoxyglucose positron emission tomography in diffuse lewy body diseaes. Neurology 47 : 462-466, 1996.
8) Litvan I, Agid Y, Calne D, et al : Clinical research criteria for the diagnosis of progressive supranuclear palsy (Steel-Rechardson-Olszewski syndrome) ; report of the NINDS-SPSP international workshop. Neurology 47 : 1-9, 1996.
9) Yagishita A, Oda M : progressive supranuclear palsy ; MRI and pathologic findings. Neuroradiology 38 : S 60-S 66, 1996.
10) 饗場郁子, 斉藤由扶子, 安田武司, ほか : 小脳性運動失調の目立った進行性核上性麻痺の1剖検例. 神経内科 56 : 230-233, 2002.
11) Kitagaki H, et al : Corticobasal degeneration ; evaluation of cortical atrophy by means of hemispheric surface display generated with MR images. Radiology 216 : 31-38, 2000.
12) Simmons JT, Pastakia B, Chase TN, et al : Magnetic resonance imaging in Huntington disease. AJNR 7 : 25-28, 1986.
13) Ho VB, et al : Juvenile Huntington disease ; CT and MR features. AJNR 16 : 1405-1412, 1995.
14) 内藤明彦 : DRPLAの臨床像と病型分類. DRPLA, 臨床神経学から分子医学まで, 辻 省次, 内藤明彦, 小柳新策 (編), pp 13-31, 医学書院, 東京, 1997.
15) 柳下 章 : 脊髄小脳変性症のMRI. 臨床放射線 44 : 1295-1303, 1999.
16) Mirra SS, Hyman BT : Ageing and dementia eds Graham DI, Lantos PL Greenfields' Neuropathology. 7th ed, vol 2, Arnold, London, p 243, 2002.
17) Tarek A, Yousry, Klaus Seelos, et al : Characteristic MR Lesion Pattern and Correlation of T 1 and T 2 Lesion Volume with Neurologic and Neuropsychological Findings in Cerebral Autosomal Dominant Arteriopathy with Subcortical Infarcts and Leukoencephalopathy (CADASIL). AJRN 20 : 91-100, 1999.
18) 福武敏夫 : 若年成人発症の遺伝性皮質下血管痴呆 ; 禿頭と腰痛をともなう常染色体劣性脳細動脈硬化性皮質下梗塞・白質脳症 (CARASIL). 臨床神経学 39 : 50-52, 1999.
19) RW Hurst, LJ Bagley, S Galetta, et al : Dementia resulting from dural arteriovenous fistula s ; the pathologic findings of venous hypertensive encephalopathy. AJNR Am J Neuroradiol 19 : 1267-1273, 1998.

3 アルツハイマー病の機能画像

[1・SPECT、PET 検査とは]

　最近の目覚ましい画像診断技術の進歩に伴って、アルツハイマー病の画像診断においては早期診断および予後予測診断にその重点がおかれるようになっている。さらに、軽度認知機能障害である mild cognitive impairment(MCI)の時期にアルツハイマー病への移行を予測するために精度の高い画像診断技術が必要となっている。脳機能画像診断法としての positron emission tomography(PET)や single photon emission computed tomography(SPECT)による脳代謝や脳血流画像はアルツハイマー病の診断や治療効果判定に用いられている。SPECT は全国で約 1,900 台、PET は予定も含めると約 90 台が導入されている。SPECT はアルツハイマー病に対しても保険が適用されているが、PET は適用されていない。このように、PET に比べ導入施設がはるかに多いことと保険適用の点から SPECT への期待が大きい。SPECT 検査は静脈注射が 1 回のみであり、30 分以内の撮像時間であることから患者への負担が少なく、放射線被曝も全身に換算すると 2 mSv 前後と一般人が年間に浴びる自然放射能の線量程度である。また、前処置も特に必要なく、投与する放射性医薬品の副作用もまったくといってよいほどみられず、極めて安全に施行可能である。PET に関しては、最近の装置はスライス間の隔壁を取り除き三次元的にデータを収集する方法が実用化されたため、従来の二次元収集法に比べ、4～7 倍程度の感度向上が得られるようになった。この結果、著しく投与量を減らすことが可能となり、全身に換算した放射線被曝は SPECT と同様に自然界から受ける年間放射線量程度となっている。

　PET の SPECT に対する利点は、感度、空間解像度、および定量性に優れることである。また、PET で主に用いられる糖代謝画像を提供する ^{18}F-FDG は神経細胞体よりもシナプス活動をより反映し、アルツハイマー病における変性を、より鋭敏に検出し得るといわれている[1]。さらに、脳血流よりも生理的な変動を受けにくいことも、検出能に優れる理由とされている。PET の最大の欠点は、^{18}F-FDG を製剤するためには、半減期が 110 分と短い ^{18}F を医用サイクロトロンで製造し、さらに FDG に標識する必要があるため、10 億を超える巨額の初期投資とマンパワーも含めた数千万円の維持費用を現時点では必要とすることである。PET と SPECT 検査の比較を表 1 に述べる。

表 1. アルツハイマー病での PET および SPECT 検査の比較

項　目	PET	SPECT
感度	優れる	劣る
定量性	優れる	劣る
空間解像度	優れる(半値幅 4 mm 前後)	劣る(半値幅 8 mm 前後)
トレーサ	18F-FDG	123I-IMP、99mTc-ECD、99mTc-HMPAO
前処置	検査前 4 時間の糖分摂取の制限	123I-IMP では甲状腺ブロックのためルゴール液服用 99mTc-ECD、99mTc-HMPAO では前処置なし
得られる情報	糖代謝	脳血流
全検査時間	トレーサ投与後約 1 時間	トレーサ投与後約 30 分～1 時間
副作用	なし	なし
禁忌	なし	なし
保険適用	なし	あり
初期投資	高い(医用サイクロトロン必要)	安い
維持費用	高い	安い

2・画像統計解析法の進歩とアルツハイマー病への応用

　PET および SPECT による痴呆診断が最近進歩した理由の 1 つに、画像統計解析法が開発され脳機能画像に応用され始めたことが挙げられる。この概念は、形態の異なる各個人の脳機能情報を、Talairach の標準脳に合うように変形することによって脳形態の個人差をなくしたうえで、画像統計解析を行うことである。Friston らが開発した statistical parametric mapping (SPM)[2] (The Wellcome Department of Cognitive Neurology；http：//www.fil.ion.ucl.ac.uk) と Minoshima らが開発した three-dimensional stereotactic surface projection (3 D-SSP) が代表的な解析法である[3]。経験により正診度の差がみられ、同一読影者でも再現性に問題があり、異常の範囲の三次元的な広がりの把握も困難であった PET や SPECT 画像の視覚に頼る従来の判定を補うことができる。これらのソフトウエアはフリーウエアであり、インターネットを介してダウンロードすることができる。

　SPM は、各個人の脳を線型および非線型変換によって標準脳に合うように変形した後、平滑化操作により信号対雑音比を向上させることにより脳機能局在の個人差をなくす。これらの操作により、仮説に基づくことなく、全脳領域の画像のボクセル単位での統計検定が可能となる。脳局所のボクセルごとに t 検定を行い、さらに得られた t 値を標準正規分布に従う Z 値に変換後、三次元脳上の投影図として表示する。SPM の問題点として、局所的な脳萎縮が存在する場合に脳形態の標準化が困難になることがある。しかし、SPM 1999 年度版は 1996 年度版に比べ、標準化が改善されており、アルツハイマー病にも積極的に応用されるようになってきた。現時点では SPM 2002 年度版が発表されており、形態変換の精度がさらに向上している。

　3 D-SSP は SPM の如く、脳形態の標準化を行い、さらに脳表の各ピクセルから皮質内垂直方向に 6 ピクセル (13.5 mm) の深さまでのカウント数を測定して最大カウントをその対応する脳表ピクセルのカウントとすることで皮質集積を脳表に抽出している。この脳表抽出により、萎縮の影響を受けにくくしてある。この方法は、各患者の脳血流データを正常者のデータベースと各ピクセ

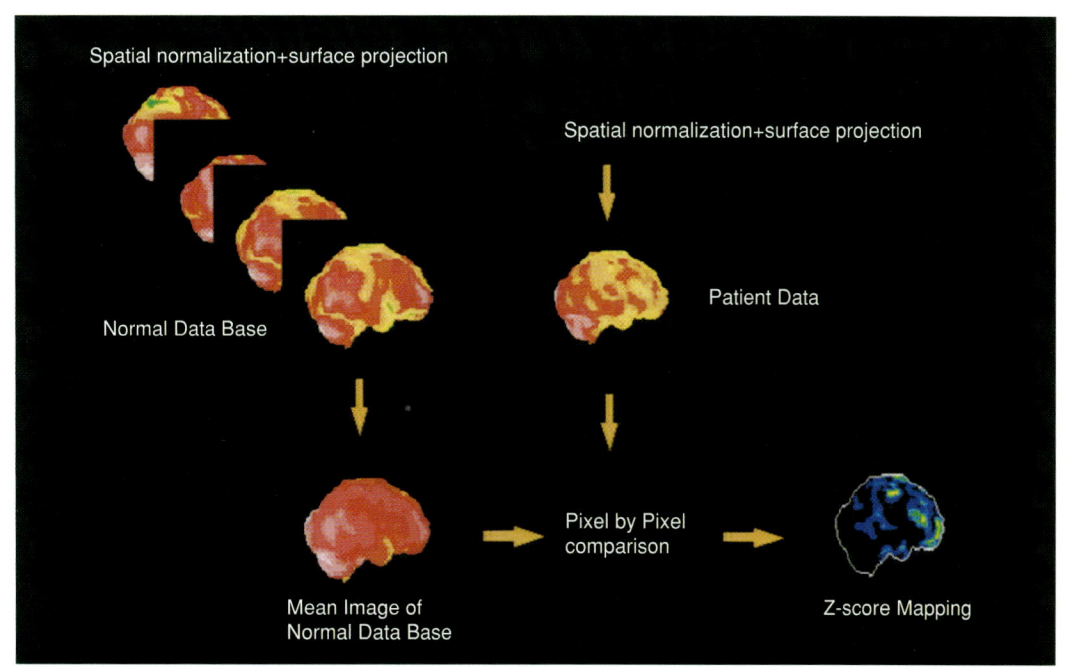

図 1. 3D-SSP による画像統計解析の概念
脳血流 SPECT 像の脳表投影像から正常データベースを作製し、患者の脳血流 SPECT の脳表投影像と統計解析を行うことにより、患者データの正常値との隔たりを示す Z スコアを脳表のピクセルごとに算出する。

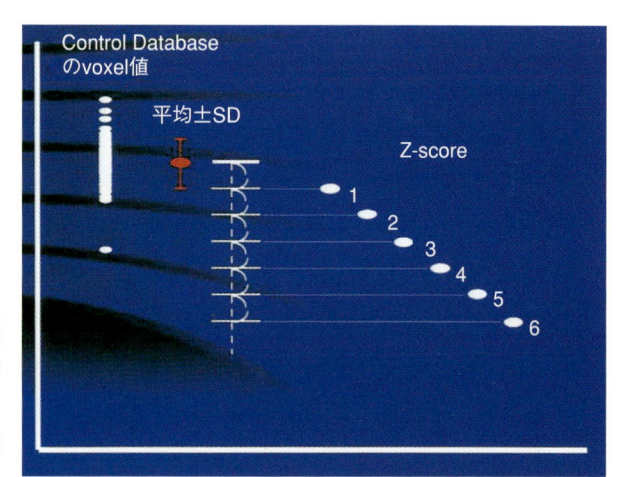

図 2. Z スコアの概念
各ボクセルにおいて正常データベースの平均値と標準偏差を求め、患者の各ボクセルデータが正常データベースの平均値から、どれだけの標準偏差分、離れているかを表す。2 標準偏差分離れていれば、Z スコアは 2 となる。正常データベースの標準偏差が小さければ、得られる Z スコアも大きくなる。

ルにおいて比較することにより、正常データベースとの隔たりである以下の式で示される Z スコアを画像化するものである (図 1、図 2)。

Z スコア＝ (正常群平均ピクセル値－症例ピクセル値) / (正常群標準偏差) … (式 1)

SPM や 3D-SSP をアルツハイマー病の脳血流 SPECT 画像の日常的な読影に際して補助的に用いる際には、それぞれの長所と短所を理解しておかなければならない。正常画像データベースと個々の症例の画像を比較解析する際に、SPM では t 検定のため自由度により有意差が影響を受

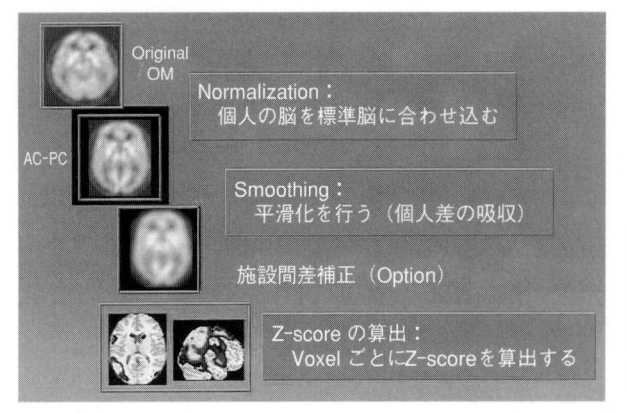

図 3. 脳画像統計解析手法(eZIS)の解析手順
個人の脳形態を標準脳に線形および非線形変換により合わせ込む。その後、平滑化を行い、個体差を吸収するとともに信号対雑音比を改善する。SPECT 装置間の画像補正を行い(オプション)、ボクセルごとに患者と正常データベースの隔たりであるZスコアを標準脳の MRI 上に表示する。

け、少ない人数の正常データベースでは感度が低下する。3D-SSP は、Zスコアのみを表示するため自由度に影響を受けないが、脳表への投影のため三次元的な広がりや、有意差のみられる部位の正確な位置同定が困難である。我々が最近考案した方法(easy Z score imaging system；eZIS)[4]は、前交連と後交連を結ぶ線を参照として標準脳に形態変換後の正常データベースにおいて、各正常データの全ピクセル平均の 1/8 より大きい値のピクセルの平均により、カウントの正規化を行い、これらのデータから各ピクセルの平均と標準偏差画像を作成する。同様に患者データも全脳平均で正規化する。次に横断、矢状断、冠状断像において各ボクセルで式1によりZスコアを求める。この横断像で作成したZスコアマップをもとに、脳表から、脳表面法線方向(脳表ピクセルを含む隣接する 27 点のピクセルから推定した方向)に 14 mm まで検索し、指定したZスコアより大きい値の平均を求め、脳表値として表示する(図3)。eZIS では、個々の脳血流データを健常者群と統計学的に比較解析を行うため、健常者の画像データベースの構築が必須となる。データベースを構築する健常者群の数は多ければ多いほどよい。理想的には、細かい年齢別および性別のデータベースが望ましい。このような画像統計解析手法で得られる結果は、あくまでも統計

▶ **注意点** ▶ **トレーサ投与時の状況**

脳血流SPECT や ^{18}F-FDG PET を施行する際には、どのような状況でトレーサが投与されたかに注意する必要がある。脳血流分布の決定において、脳血流 SPECT では、^{99m}Tc-HMPAO や ^{99m}Tc-ECD を用いる場合、1〜2 分程度、^{123}I-IMP を用いる場合には、5〜10 分程度かかるとみてよい。また、^{18}F-FDG PET はトレーサ投与後、最初の 20 分が脳代謝分布の決定に特に重要である。このトレーサ分布の決定の間に、生理的な刺激や脳機能に影響を与える薬剤が投与されると脳血流・代謝分布に影響が出ることになる。患者の協力が得られず、鎮静剤を投与しなければならない場合には、このトレーサ分布が決定した後の投与とする。また、トレーサ投与時には、薄暗い静寂な部屋で閉眼状態など一定の環境を保つことが必要である。

学上の有意差を示すものであり、血流の低下や増加の程度を示すものではないことに注意が必要である。これらの画像統計解析ソフトウエアはいずれもパーソナルコンピュータ上で動作し、OS（opereating system）も従来のUNIXからWindowsやMacintoshでも可能となったため、広く普及しつつある。

> **重要事項** 正常データベースの構築
>
> 　脳画像統計解析における正常データベースを構成する健常者群の画像データをどのように収集するかは重要な問題である。我々の施設では、倫理委員会で承認を受けたうえで、高齢者のボランティアを募集し、MRIと脳血流SPECTを撮像した。精神・神経疾患の既往がなく、記銘力検査で正常、Wechsler Memory Scale-Revised検査およびWechsler Adult Intelligence Scale-Revised検査で正常、さらにMRIで年齢相応の高信号がＴ２WIでみられるのみであり、糖尿病などの脳血管障害の危険因子がなく、特殊な服薬歴がないなどの条件を満たすものをボランティアとした。これらのボランティアは主に、アルツハイマー病患者の配偶者であり、つき添いとして長年、医師と接するので痴呆を発生しないかを確認することができる。理想的には、各年代別、さらには性別のデータベース構築が望まれるが、一施設で数多くの正常者を集めることは容易でない。統計処理を行うことを考えると、正常データベースは30例以上が望ましい。健常者群の判定基準に脳血流SPECT画像が視察上、正常という項目は入れていない。このため、軽度の血流の左右差などを有する症例も含まれることになり、正常群の標準偏差が大きくなる傾向がある。この個体間における脳血流の生理的変動のため、感度が低下する恐れがあるが、特異度を高く設定することができる。

> **メモ** 脳血流・脳代謝の絶対値の定量は必要か？
>
> 　アルツハイマー病の画像評価において、脳血流や脳代謝の絶対値の定量が必要か否かは議論の分かれるところである。情報としては、定性像に加えて定量値があるに超したことはない。しかし、^{123}I-IMP SPECTによる脳血流定量および^{18}F-FDG PETによる糖代謝測定では、動脈血の採血を必要とする。^{123}I-IMP SPECTでは、1回の動脈採血で測定する方法が一般的であるが、患者の協力が得られないような状況では施行困難である。また、血液のカウントを測定するための井戸型シンチレーションカウンタや、シンチレーションカウンタとSPECT値を較正するためのファントムも必要となる。^{99m}Tc-HMPAOや^{99m}Tc-ECDでは採血を必要としない、パトラックプロット法が一般的である。最近の画像統計解析法は、定性像から脳血流・代謝分布の特徴的パターンを抽出するので、アルツハイマー病の診断には定量情報は特に必要ないと思われる。しかし、定量測定が可能な状況では重症度判定や縦断的評価などのために施行した方がよいと考えられる。

3・PET/SPECT によるアルツハイマー病の早期診断

　アルツハイマー病に特徴的な脳血流・代謝所見について、報告されてきたパターンは頭頂葉から側頭葉の連合野皮質での低下である（図4、図5）。進行するにつれて、前頭葉の連合野皮質に進展する（図6、図7）。一方、大脳皮質において一次性感覚・運動野および一次視覚野、一次聴覚野は進行例においても代謝が保たれているのが特徴である。大脳皮質以外では、橋被蓋、小脳、大脳基底核の血流も保たれている。

　アルツハイマー病の画像診断における核医学画像の有用性は1980年代より報告されてきたものの、横断的検討にとどまったり、病理組織学的裏づけがなかったりするものが多かった。しかし、アルツハイマー病の病理学的診断のなされた138人の母集団からなる最近の多施設共同研究によれば[5]、糖代謝PETは94％の感度と73％の特異度でアルツハイマー病を1回の検査で頭頂・側頭

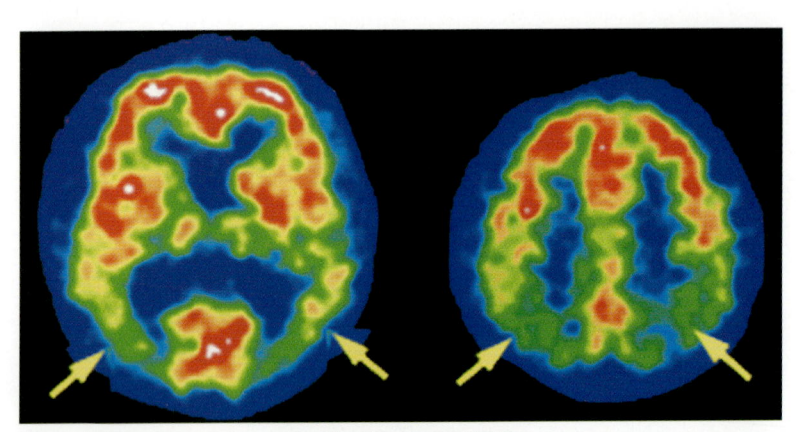

図 4．初期アルツハイマー病の脳血流 SPECT 所見
側頭・頭頂葉連合野皮質に血流低下をみる（矢印）。

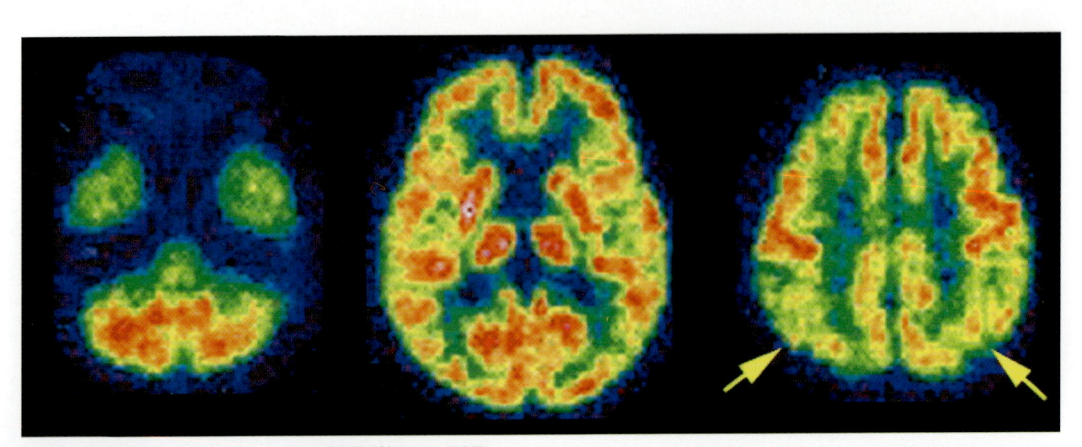

図 5．初期アルツハイマー病の糖代謝 PET 所見
頭頂葉連合野皮質の糖代謝の低下をみる（矢印）。SPECT に比べ PET では、空間解像力が高いことがわかる。

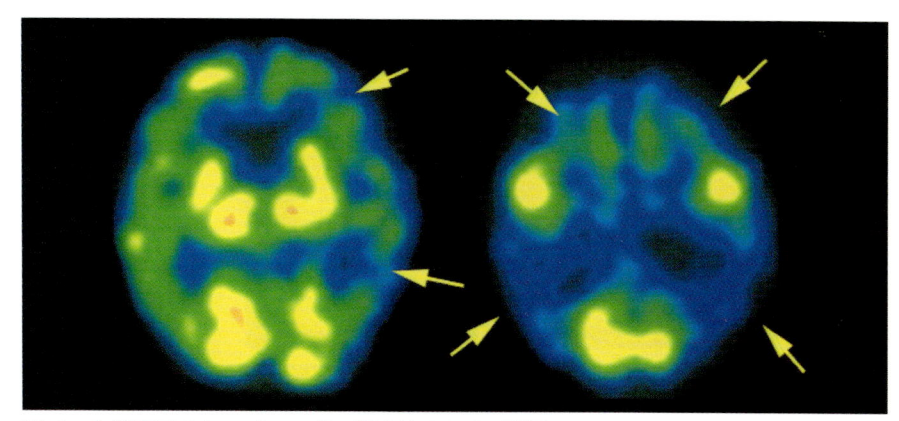

図 6. 中等度アルツハイマー病の脳血流 SPECT 所見
側頭・頭頂葉連合野皮質の血流低下に加え、前頭葉連合野皮質での血流低下を認める（矢印）。
中心溝周囲の一次性感覚・運動野皮質の血流は保たれている。

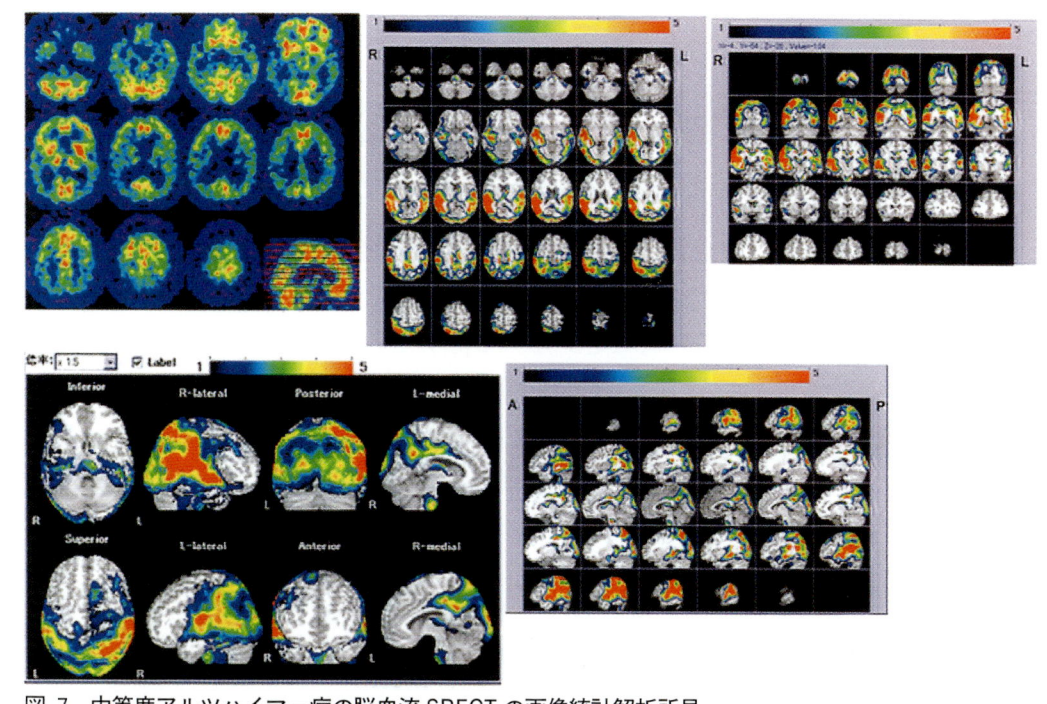

図 7. 中等度アルツハイマー病の脳血流 SPECT の画像統計解析所見
eZIS において側頭・頭頂葉連合野皮質の血流低下に加え、前頭葉連合野皮質での血流低下が加わっている。eZIS は、脳血流低下部位の位置および範囲の客観的把握に有用である。

葉の連合野皮質の代謝低下から診断することができたと報告している。さらには、痴呆疑いまたは軽度痴呆を有するとされる時期においてでさえ、感度 95%、特異度 71% と高い値を有することが示された。また、1 回の脳 PET スキャンが陰性所見であった場合、その後の数年にわたる進行性対非進行性の経過を示す陰性尤度比が 0.1 であったことは、PET の高い予後予測価値を示すものである。これらのことから、糖代謝 PET は、アルツハイマー病の早期診断に極めて有用な神経画

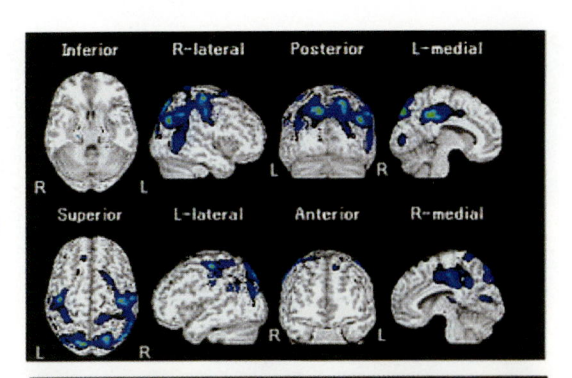

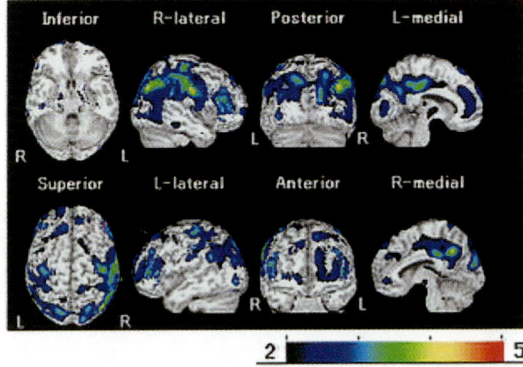

図 8. アルツハイマー病に移行した MCI 患者の脳血流 SPECT の画像統計解析所見
MMSE スコアが 28 点と正常の時点から、後帯状回から頭頂葉皮質の血流低下がみられる。2 年後において MMSE スコアが 28 点と、依然正常にもかかわらず、血流低下部位および程度が進展している。

像であるとしており、同様のことが脳血流 SPECT にも当てはまるものと考えられる。

　アルツハイマー病では早期に海馬や海馬傍回、特に嗅内野をはじめとする側頭葉内側部が侵され、その後、大脳皮質に進展することが病理学的研究で明らかとなっている。しかし、画像統計解析手法を用いた報告では、初期アルツハイマー病や後にアルツハイマー病に移行した MCI において、海馬の血流低下は同部の萎縮に比べ軽度である。この説明としては、血流や代謝を反映する機能画像は、神経細胞数よりむしろシナプス活動を反映しているという事実があること、さらには嗅内野から貫通線維を受ける海馬のシナプス応答の長期増強による可塑性による代償機転などが挙げられている。

　このように側頭葉内側部の血流低下はアルツハイマー病初期には目立たない。一方、後にアルツハイマー病に移行した MCI 患者において、病理学的変化の既にみられる嗅内野・嗅周皮質・海馬傍回後部皮質と密接な線維連絡をもつ後帯状回や楔前部での糖代謝や血流の低下がみられることが、人種に関係なく複数の施設から画像統計解析手法により報告されるようになってきた(図8)[6)-8)]。一方、アルツハイマー病に移行しない MCI ではこの所見は得られておらず(図9)、この部位の血流・代謝の低下がアルツハイマー病の発症を予測し得る可能性が示唆されている。後帯状回や楔前部は側頭葉内側部と双方向性に密接な結合をもち、記憶の形成や想起に深くかかわる部位であることは、同部位の損傷例や、PET を用いての賦活試験において既に確認されている。ヒヒを用いた嗅内野と嗅周皮質の損傷実験において側頭・頭頂葉皮質とともに後帯状回が長期間にわたって糖代謝の低下を示すとの報告[9)]、進行例においても後帯状回の萎縮は血流の低下に比べてごく軽度であるとの報告(図10)[10)]などから、後帯状回や楔前部の血流・代謝の低下は、神経細胞の変性・脱落よ

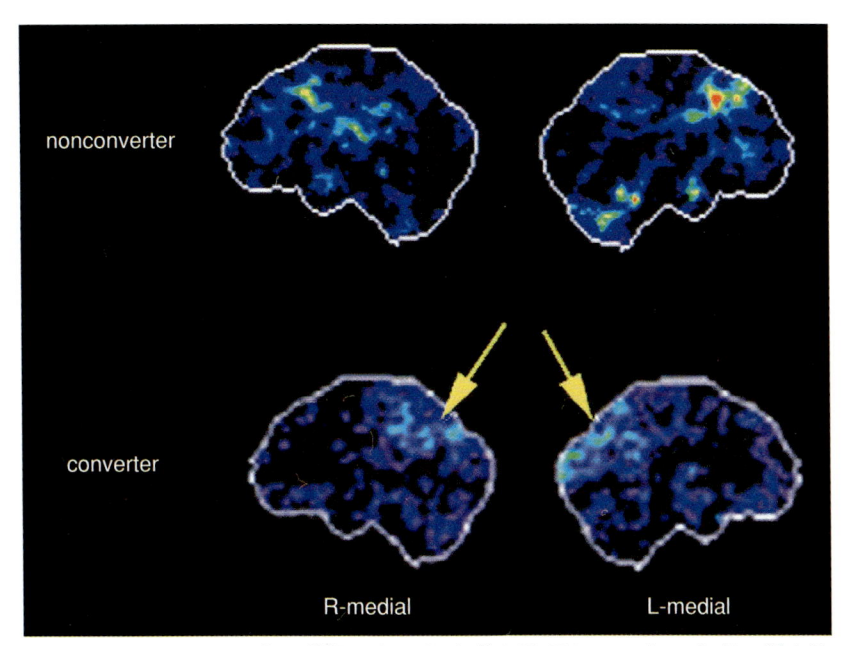

図 9. アルツハイマー病に移行した MCI 患者と移行していない患者の脳血流 SPECT の画像統計解析所見
3D-SSP において、アルツハイマー病に移行した患者(converter)では後帯状回から楔前部に血流低下がみられるのに対し(矢印)、移行していない患者(nonconverter)では、同部位に低下はみられない。

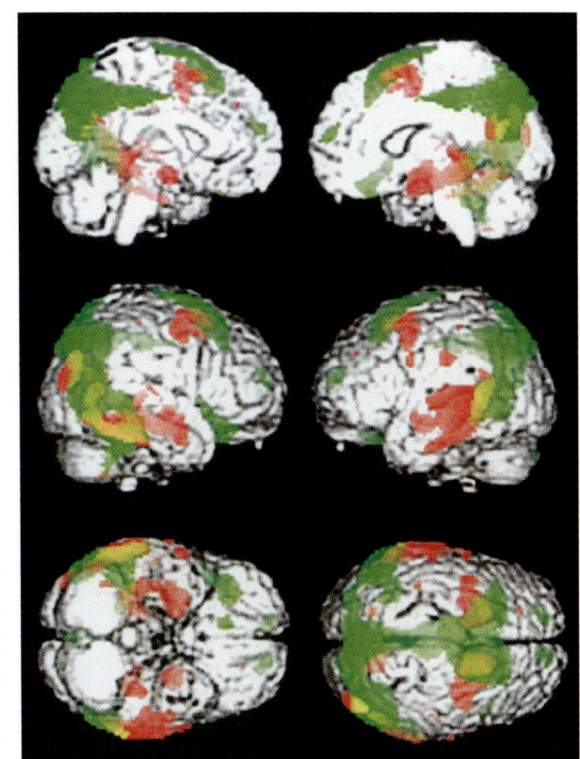

図 10. 初期アルツハイマー病における脳血流低下と脳萎縮の乖離
初期アルツハイマー病における緑色で示す脳血流低下部位と、赤色で示す脳萎縮部位には乖離がみられる。後帯状回から楔前部および側頭・頭頂葉連合野皮質では脳血流低下が顕著であるのに対し、脳萎縮はほとんどみられない。逆に内側側頭部は萎縮がみられるのに対し、血流低下がみられない。両方が低下している部位は黄色で表されている。
Green：rCBF、Red：gray matter volume、Yellow：Overlap of rCBF and gray matter volume

りも神経線維連絡を介した内側側頭部病変からの遠隔効果が主体と考えられる。

　このように、アルツハイマー病の MCI の時点での早期診断には、後帯状回や楔前部の血流や代謝の低下をとらえることが重要であることが確認されてきたが、この部位はもともと集積が高く、視覚的評価のみでこの部位の軽度の低下をとらえることは困難である。既に述べた種々の画像統計解析手法を用いることにより、SPECT によるアルツハイマー病の早期診断、予後評価、および鑑別診断の自動化が可能になると期待されている。最近の Herholz らの ^{18}F-FDG を用いた PET による多施設にわたる画像統計解析では MCI の時点で 84％の感度と 93％の特異度を有すると報告している[11]。我々の後方視的検討でも、MCI の時点で 80％を超えるアルツハイマー病の正診率が脳血流 SPECT を用いて得られている。

4・アルツハイマー病とほかの痴呆との鑑別診断

　画像統計解析はアルツハイマー病とほかの痴呆との鑑別に有用である。ピック病では脳血流 SPECT において、内側側頭部の血流低下に加え、前頭葉皮質の血流低下が重症ほど顕著である。血管性痴呆では前頭葉を中心に血流低下部位が非対称性に散在する（図 11）。しかし、アルツハイマー病と血管性痴呆は病理所見に共通する部分をもち、明確に区分することができない場合もある。水谷の最近の報告によれば、アルツハイマー型痴呆患者の剖検脳において、その 64.4％に脳

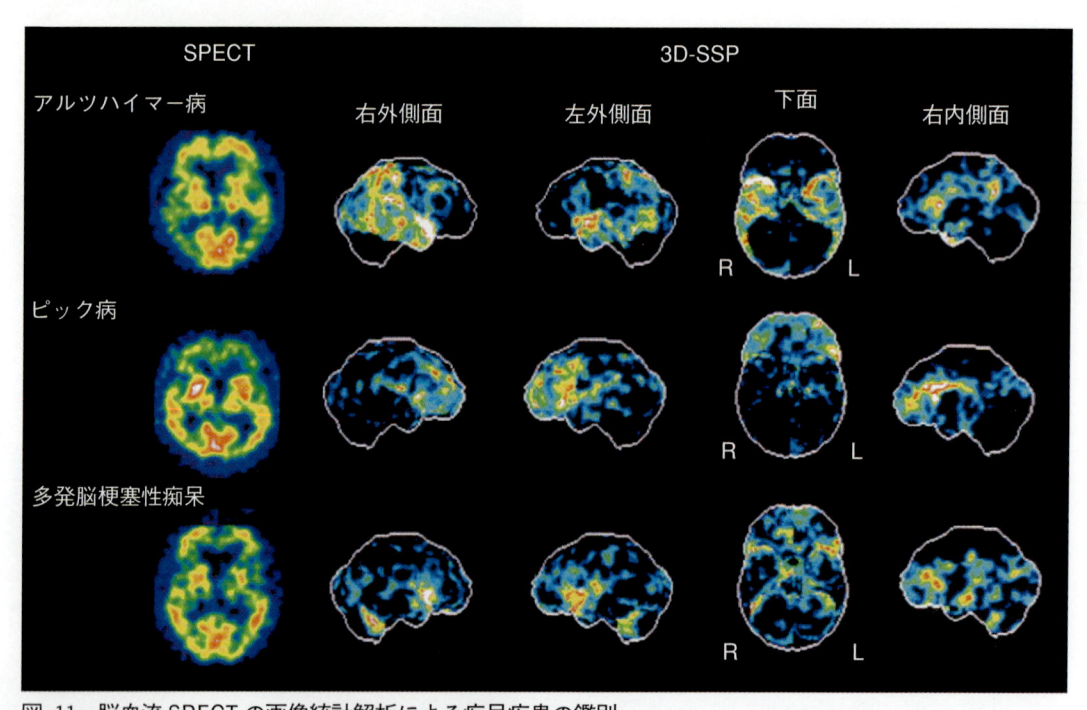

図 11. 脳血流 SPECT の画像統計解析による痴呆疾患の鑑別
3D-SSP において、アルツハイマー病では側頭・頭頂葉皮質、後帯状回を中心に血流低下がみられ、ピック病では前頭葉皮質から前帯状回に血流低下がみられる。多発脳梗塞性痴呆では、前頭葉を中心に血流低下部位が非対称性に散在する。

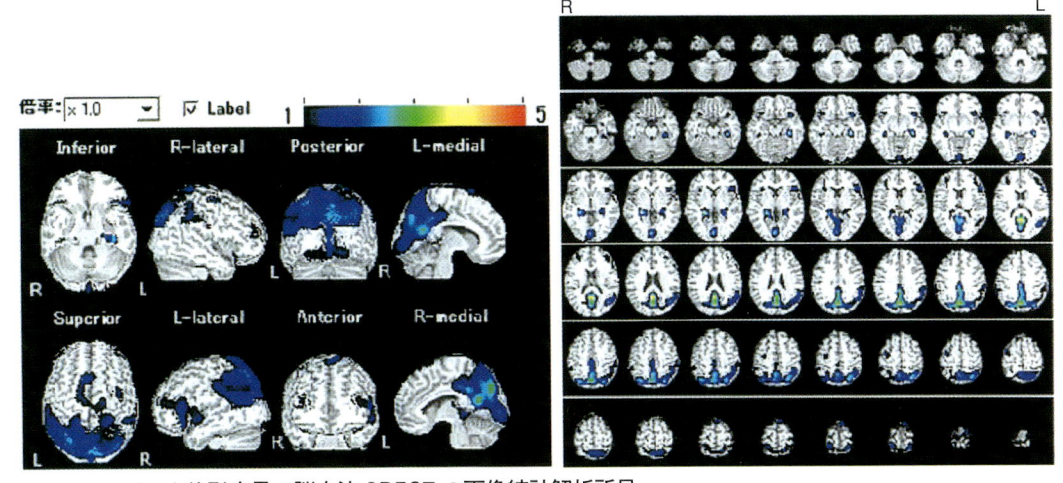

図 12. レビー小体型痴呆の脳血流 SPECT の画像統計解析所見
後に病理学的にレビー小体型痴呆と確定診断がなされた患者において、剖検から 5 年前の脳血流 SPECT の eZIS による画像統計解析によれば、側頭・頭頂葉皮質、後帯状回から楔前部の血流低下に加え、後頭葉皮質での血流低下が検出されている。レビー小体型痴呆とアルツハイマー病の鑑別に後頭葉皮質の血流低下の有無が重要である。

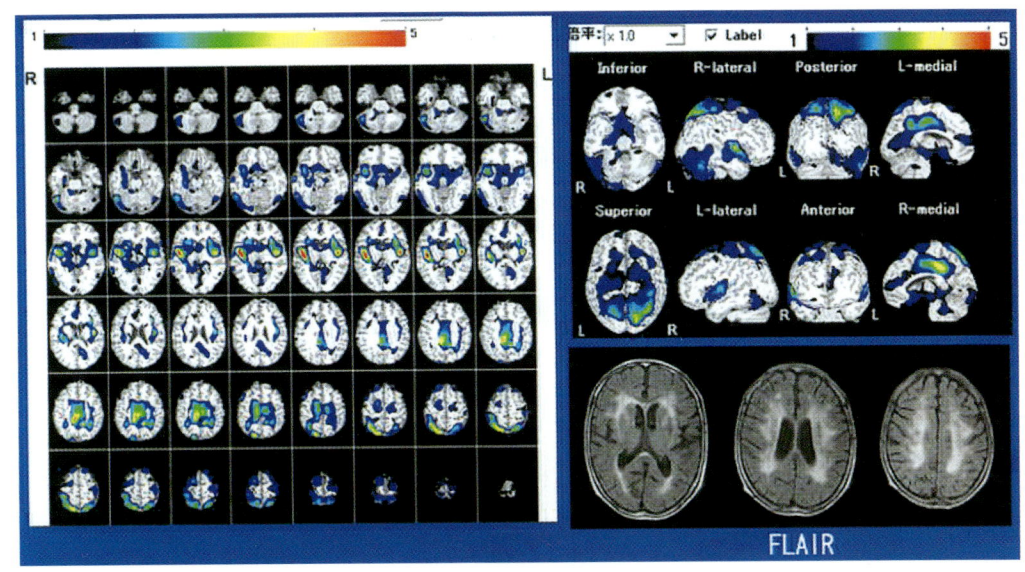

図 13. 脳虚血病変を合併したアルツハイマー病の画像所見
MRI の FLAIR 画像では、白質にびまん性の高信号を認め、虚血性変化が示唆されるが、脳血流 SPECT の eZIS による解析では、アルツハイマー病の特徴的な後帯状回から楔前部の血流低下を示す。

梗塞の合併がみられるという[12]。したがって、痴呆患者の診断においては、CT や MRI などで血管病変を確認しただけでは安易に血管性痴呆と診断せず、NINDS-AIREN などの診断基準[13]に基づき、痴呆と血管病変の関係について熟慮する必要がある。すなわち、脳血管障害の既往があり、痴呆発症との間隔が 3 ヵ月以上であって、痴呆の発症が緩徐であれば、アルツハイマー病を否定しない。また、脳血管障害と痴呆発症の間隔が 3 ヵ月以内で、痴呆の発症が急激または段階的で

ある場合には、脳血管障害に続発する痴呆を考慮する。この鑑別点において、脳血流SPECTは、アルツハイマー病と血管性痴呆の鑑別に有用である(図12)。

アルツハイマー病との鑑別疾患として、もう1つ重要な疾患として、レビー小体型痴呆がある。1976年以降、本邦において報告され、ここ数年で国際的に認知されるに至った痴呆性疾患である。欧米ではアルツハイマー病に次いで多く、本邦でも変性痴呆疾患においてアルツハイマー病の次に多くみられる。脳血流SPECTではアルツハイマー病でみられるような側頭・頭頂連合野皮質の血流低下に加え、後頭葉皮質の血流低下が特徴的である[14](図13)。

5・アポリポ蛋白EとPET/SPECT所見の関連

アポリポ蛋白E(ApoE)は、1973年に発見された血清リポ蛋白の構成蛋白である。構造の異なるApoE 2、ApoE 3、ApoE 4の3型があり、それぞれに$\varepsilon 2$、$\varepsilon 3$、$\varepsilon 4$の対立遺伝子型が対応し、これに応じて6つの表現型がある。1993年にアルツハイマー型痴呆のうち、家族性晩発性のもので$\varepsilon 4$の数が多いと発病の危険性が高まり、遺伝子供給効果により発症年齢も早まることが報告された。以後、このことは人種によらず、また家族性のみならず孤発性も含めた晩発性アルツハイマー型痴呆一般に当てはまることが確認された。すなわち、アルツハイマー型痴呆の発症率は、家族歴のないものでも$\varepsilon 4$をもてば29%、もたなければ9%であるという。また、発症年齢も$\varepsilon 4$をもてば低下するとされている。脳機能画像上も$\varepsilon 4$をもつ健常の高齢者はもたない高齢者に比べ帯状回後部および頭頂・側頭連合野皮質での代謝の低下が認められている[15]。このことから、$\varepsilon 4$をもつ健常者での画像によるアルツハイマー型痴呆発症前診断の可能性が示唆されている。また、$\varepsilon 4$がアルツハイマー病の進行に及ぼす影響に関しては、縦断的検討において$\varepsilon 4$をもつアルツハイマー病患者はもたない患者に比べ前頭前野での血流低下が進行すること[16]、また横断的検討においても、$\varepsilon 4$をもつアルツハイマー病患者でもたない患者よりも前頭葉連合野皮質が血流低下を示すことが報告されている[17]。その一方、$\varepsilon 4$をもたないアルツハイマー型痴呆患者がいること、$\varepsilon 4$があるために発症するアルツハイマー型痴呆は全体の65%に過ぎないこと、高齢発症のものほど$\varepsilon 4$の寄与は弱まることなど、ApoEの対立遺伝子だけでは説明できない多くの問題が残されている。

6・PET/SPECTでの治療効果の判定

塩酸ドネペジル(以下:ドネペジル)は記憶と学習に関与している神経伝達物質であるアセチルコリンを分解する酵素であるアセチルコリンエステラーゼの働きを阻害することにより、脳内アセチルコリン濃度を高め、軽度・中等度のアルツハイマー病患者の認知機能を賦活し全般臨床症状を改善することが期待されている。投与後3～6ヵ月で改善効果が最大となり、39週目以後、緩やかに効果が消失することがわかっている。最近、ドネペジル投与前後の脳血流/代謝画像の変化に関する臨床研究が続々と発表されているが、とりわけ前頭葉皮質の血流増加がみられるとの報告が多

3 アルツハイマー病の機能画像

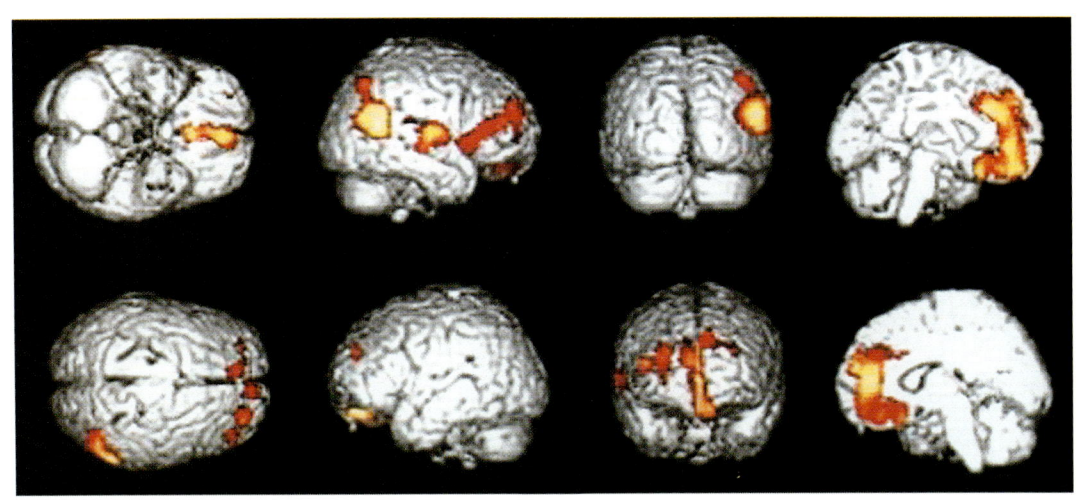

図 14. 塩酸ドネペジルの脳血流に対する縦断的検討
SPM による脳血流 SPECT の画像統計解析により、ドネペジル投与群ではプラセボ投与群に対して、前帯状回を含む前頭葉皮質および右側頭・頭頂葉皮質において経年的な血流低下が防がれたことがわかる。

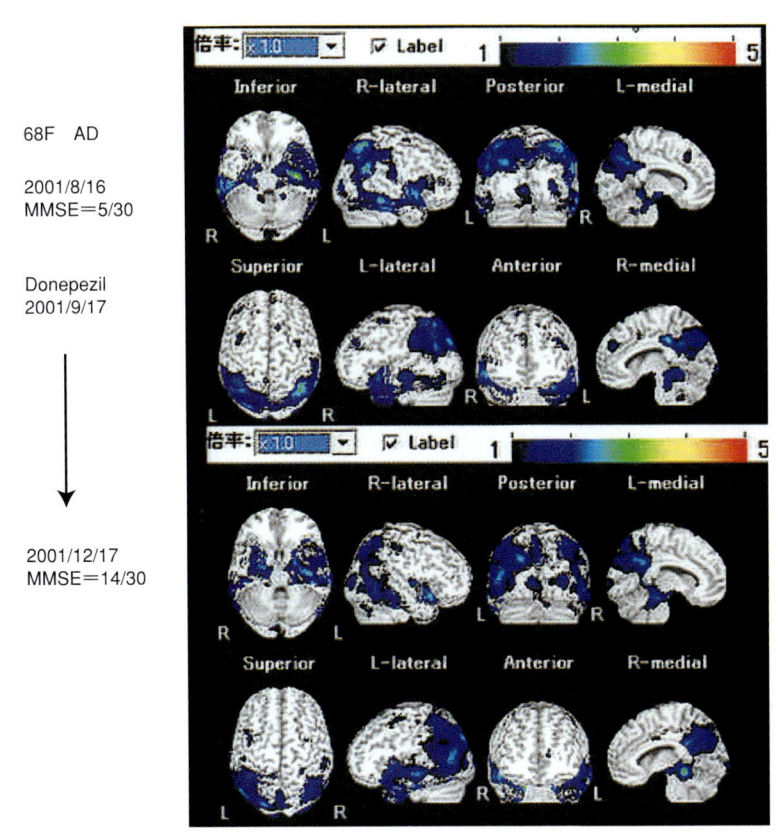

68F AD

2001/8/16
MMSE＝5/30

Donepezil
2001/9/17

↓

2001/12/17
MMSE＝14/30

図 15. 塩酸ドネペジルに反応した患者の脳血流変化
MMSE がドネペジル投与により 5 点から 14 点に著明に改善した患者での脳血流 SPECT の画像統計解析において、前頭葉および右側頭・頭頂葉皮質の脳血流低下を示す Z スコアが減少したことがわかる。

い。我々の 1 年間での縦断的検討[18]においても、ドネペジル投与群では前頭葉機能を反映する神経心理学的検査および帯状回前部、前頭前野、右側頭・頭頂葉皮質の脳血流がプラセボ投与群よりも有意に保たれることが判明した (図 14)。同様の報告が Nobili らによって報告されている[19]。

157

個々の患者における治療効果の判定も画像統計解析手法を用いて行われるようになってきている（図15）。ドネペジルに反応する患者と反応しない患者を脳血流・代謝画像を用いて鑑別する研究も画像統計解析手法を用いて行われつつある。neuropsychiatric inventoryにより精神症状を評価した場合、前頭葉眼窩面や下部前頭葉の血流が低下しており、易怒性、脱抑制や多幸感のみられる患者に対してドネペジルは効果があるとの報告がある[20]。

7・今後の方向性

　PET/SPECT画像の評価を行う際に避けて通れない問題は部分容積効果による画像の修飾である。高齢者では脳萎縮が少なからずみられ、しかも程度に差がある。脳萎縮が大きく脳脊髄液との重なりが大きい部位ではこの効果により放射能の集積が過少評価されてしまう。今後、PET/SPECTを用いて感度の高い早期診断法を確立し、さらに治療効果を正確に評価していくうえでは、この部分容積効果の補正が日常臨床においても必須となっていくであろう。正常データベースに関しては、アルツハイマー病が女性に多いことを考えると、性別、年代別の構築が望ましいといえる。また、種々のSPECT装置から得られた画像にはかなりの差異がみられるため、この画像間補正を行うことにより正常データベースを各施設で共有化できるかどうかも、SPECTによる脳機能画像診断の普及に大きな課題となっている。

（松田博史）

●文　献

1) Herholz K, Schopphoff H, Schmidt M, et al：Direct comparison of spatially normalized PET and SPECT scans in Alzheimer's disease. J Nucl Med 43：21-26, 2002.
2) Friston KJ：Analyzing brain images；principles and overview. in Human Brain Function, Frackowiak RSJ, Friston KJ, Frith CD, et al(eds), pp 25-41, Academic Press, San Diego, 1997.
3) Minoshima S, Koeppe RA, Frey KA, et al：Anatomic standardization；linear scaling and nonlinear warping of functional brain images. J Nucl Med 35：1528-1537, 1994.
4) 松田博史：新しい脳血流SPECTの画像統計解析法(easy Z-score Imaging System；eZIS)の有用性．INNERVISION 17：97-103, 2002.
5) Silverman DH, Small GW, Chang CY, et al：Positron emission tomography in evaluation of dementia；Regional brain metabolism and long-term outcome. JAMA 286：2120-2127, 2001.
6) Minoshima S, Giordani B, Berent S, et al：Metabolic reduction in the posterior cingulate cortex in very early Alzheimer's disease. Ann Neurol 42：85-94, 1997.
7) Kogure D, Matsuda H, Ohnishi T, et al：Longitudinal evaluation of early Alzheimer's disease using brain perfusion SPECT. J Nucl Med 41：1155-1162, 2000.
8) Okamura N, Arai H, Maruyama M, et al：Combined Analysis of CSF Tau Levels and ［(123)I］Iodoamphetamine SPECT in Mild Cognitive Impairment；Implications for a Novel Predictor of Alzheimer's Disease. Am J Psychiatry 159：474-476, 2002.
9) Meguro K, Blaizot X, Kondoh Y, et al：Neocortical and hippocampal glucose hypometabolism following neurotoxic lesions of the entorhinal and perirhinal cortices in the non-human primate as shown by PET；Implications for Alzheimer's disease. Brain 122：1519-1531, 1999.
10) Matsuda H, Kitayama N, Ohnishi T, et al：Longitudinal evaluation of both morphological and functional changes in the

same individuals with Alzheimer's disease. J Nucl Med 43：304-311, 2002.
11) Herholz K, Salmon E, Perani D, et al：Discrimination between Alzheimer dementia and controls by automated analysis of multicenter FDG PET. Neuroimage 17：302-316, 2002.
12) 水谷俊彦：アルツハイマー病の病理．Geriatric Medicine 40：1299-1301, 2002.
13) Roman GC, Tatemichi TK, Erkinjuntti T, et al：Vascular dementia；Diagnostic criteria for research studies, Report of the NINDS-AIREN international workshop. Neurology 43：250-260, 1993.
14) Minoshima S, Foster NL, Sima AA, et al：Alzheimer's disease versus dementia with Lewy bodies；cerebral metabolic distinction with autopsy confirmation. Ann Neurol 50：358-365, 2001.
15) Small GW, Ercoli LM, Silverman DH, et al：Cerebral metabolic and cognitive decline in persons at genetic risk for Alzheimer's disease. Proc Natl Acad Sci USA 97：6037-6042, 2000.
16) Reiman EM, Caselli RJ, Chen K, et al：Declining brain activity in cognitively normal apolipoprotein E ε4 heterozygotes；A foundation for using positron emission tomography to efficiently test treatments to prevent Alzheimer's disease. Proc Natl Acad Sci USA 98：3334-3339, 2001.
17) Hogh P, Knudsen GM, Kjaer KH, et al：Single photon emission computed tomography and apolipoprotein E in Alzheimer's disease；impact of the epsilon 4 allele on regional cerebral blood flow. J Geriatr Psychiatry Neurol 14：42-51, 2001.
18) Nakano S, Asada T, Matsuda H, et al：Donepezil hydrochloride preserves regional cerebral blood flow in patients with Alzheimer's disease. J Nucl Med 42：1441-1445, 2001.
19) Nobili F, Koulibaly M, Vitali P, et al. Brain perfusion follow-up in Alzheimer's patients during treatment with acetylcholinesterase inhibitors. J Nucl Med 43：983-990, 2002.
20) Mega MS, Dinov ID, Lee L, et al：Orbital and dorsolateral frontal perfusion defect associated with behavioral response to cholinesterase inhibitor therapy in Alzheimer's disease. J Neuropsychiatry Clin Neurosci 12：209-218, 2000.

4 電気生理学検査―脳波(EEG)を中心に

はじめに 脳波の役割について

これまで、ヒトの脳における機能局在・解剖などは、従来、外傷や血管障害、腫瘍などによって限局性病変を被った患者の症状に基づいて推測され、また剖検により、その確認が行われてきた。また疾病の診断に関しても、今もなお、剖検の重要性は変わらず、アルツハイマー病(AD：Alzheimer's disease)、パーキンソン病(PD：Parkinson's disease)、多系統萎縮症(MSA：multiple system atrophy)などを代表とする神経変性疾患の確定診断は、剖検でしか得られない。しかしながら早期の臨床診断は、患者・家族のみならず看護師、介護士、臨床医にとっても非常に重要なことである。

近年、コンピュータ断層撮影法(CT：computed tomography)や磁気共鳴画像法(MRI：magnetic resonance imaging)あるいはシングルフォトン断層法(SPECT：single photon emission computed tomography)やポジトロン断層法(PET：positron emission tomography)などの発達・普及が、血管障害や神経変性疾患の診断に大きく貢献したことは、周知の事実である。これら脳高次機能の非侵襲的検索法は表1のように分類される[1]。

一方、脳波(EEG：electroencephalography)の歴史はこれらの脳画像診断・解析に比較し古く、1929年にHans Bergerがヒトの脳の電気活動を記録し記載したのが最初である[2]。その後、約70余年にわたり脳波の記録法や解析法などはいろいろな形で発達してきた。脳の電気的活動は非常に微細なものであり、記録される頭皮上までに髄液・頭蓋骨・頭皮の電導率が異なる組織に阻まれて記録され、頭皮上脳波は大脳皮質表面脳波と比べると、振幅が低下し分布も広がっている[3]。しかしながらてんかんなどの発作性疾患において現在もなお、有用かつ必須検査であり、脳波検査のその簡便さや非侵襲性の面でもほかの検査に譲らない。そして現在、脳波の解析法は、新しい種々のソフトの開発により[4]-[6]、より視覚的、定量的に脳波を観察することを可能としてきている。また脳波を利用した事象関連電位(ERPs：event-related potentials)なども痴呆性疾患の特徴をとらえ[7]-[9]、また薬物効果の判定[10]などにおいても、脳波の有用性は画像診断・解析に置き換えることはできない。

また近年、AD患者の治療に関して本邦では

表 1. 脳高次機能の非侵襲的検索法

A．電気生理学的検索法
    1．脳電位
    2．脳磁図
    3．磁気刺激法

B．核医学的検索法
    1．シングルフォトン断層法(SPECT)
    2．ポジトロン断層法(PET)

C．核磁気共鳴法(NMR)
    1．MRスペクトロスコピー(MRS)
    2．機能的MRI(fMRI)

D．光学的検索法
    1．近赤外線スペクトロスコピー(NIRS)

(文献1)より引用)

塩酸ドネペジルが使用可能となっているが、その効果は軽症から中等度までの AD 患者で高いことが知られ、早期診断が重要であり注目されている。

> **重要事項**
> アルツハイマー病治療薬の本邦での発売開始がきっかけとなり、痴呆症の早期診断の重要性が唱えられてきている。早期診断のためには従来一般的に使われてきた評価スケールや画像診断だけでは必ずしも十分ではない。また、早期診断を行ううえで、疾患概念としても最近、軽度認知機能障害(MCI：mild cognitive impairment)という診断が注目されている。

1・正常脳波について

最初に正常脳波について述べる。正常成人の脳波は、肉眼的にみると徐波はほとんど含まず、主に α 波と速波とからなる。α 波とは、正常成人において覚醒、安静閉眼時にみられる脳波で、毎秒 10 Hz 前後・振幅 50 μV 前後で後頭部優勢に出現するもので、通常この α 波に振幅 10〜20 μV の速波が混在してみられる。この脳波所見は年齢とともに変化する。60 歳以降になると脳の正常の老人性変化により徐波が増加する。図 1[1]に一般的に使用される脳波の周期の分類と帯域を示す。

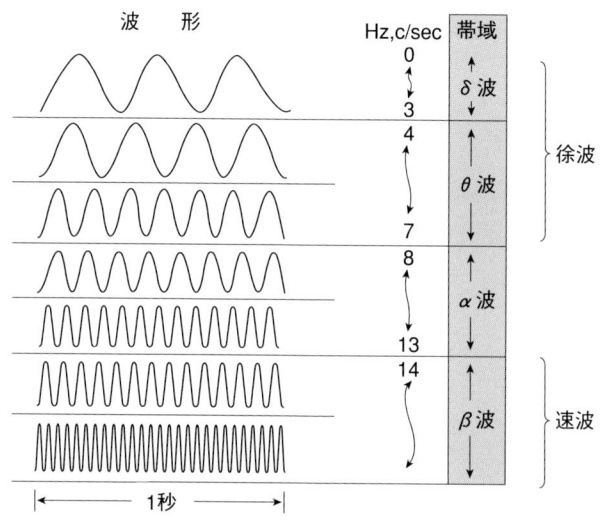

図 1. 一般的に使用される脳波の周期の分類と帯域
(江部 充, ほか：記録のための知識と技術. 図解脳波テキスト, 第 2 版, p 13, 文光堂, 東京, 1989 より引用)

表 2. 老年者の脳波の一般的特徴

1. 優勢な α 波の周波数減少（α 波徐化）
2. 徐波の増加（特に θ 波増加）
3. 速波の増加
4. 脳波の反応性低下（α 波ブロッキングの減弱、過呼吸 build up 減少）
5. 突発性異常波の出現が少ない（特に陽性棘波の出現が少ない）

(文献 12) より引用)

2・老年者の脳波

健常老年者の脳波の特徴には、**表2**のような特徴がみられる[12]。アルツハイマー病に限らず成人の加齢的な脳波を経時的に検討することは非常に重要である。

老年者の脳波所見を同一固体について経時的に追跡した報告は少なく、中野ら[13]は18例の健康な老人について3年ごとに9年間の脳波追跡調査を行い、視察法で約1/3の例に脳波判定段階の悪化、優勢周波数の徐化、徐波出現率の増加を認めたとしている。また社会的経済的地位など対象者の生活状況にも影響するとされ、老年者の脳波を判定する場合には年齢や対象者の生活背景を念頭におく必要がある。

メモ1

脳波は一般的に δ、θ、α、β の4帯域に分けるが、δ(1.5〜6.0 Hz)、θ(6.5〜8.0 Hz)、α1(8.5〜10.0 Hz)、α2(10.5〜12.0 Hz)、β1(12.5〜18.0 Hz)、β2(18.5〜21.0 Hz)、β3(21.5〜30.0 Hz)の7周波数帯域に区分して解析する方法もある。

注意点1

徐波は60歳以降加齢とともに増加していく傾向にあり、健常老年者においても脳波異常と判定される場合もある。健常老年者の異常脳波出現率は報告によって異なり、26〜51%にみられるとされる。

3・アルツハイマー病の脳波

1 病期との関連

AD患者の初期に、脳波上のみで健常老年者と鑑別することは困難である。つまり病初期には、

表 3. 初老期・老年期痴呆の脳波所見

	α 波	徐波化	局在異常
Alzheimer 型痴呆 （初老期発症）	α 波の徐波化、低振幅・ 出現頻度低下、不規則化	顕著 θ 波多量	乏～（−）
Pick 病	α 波多少徐波化、 出現頻度中等度、不規則化	軽度 θ 波少量散発	（＋）
血管性痴呆	α 波の徐波化、比較的高振幅、 広汎 α 波型の傾向	軽度 θ 波少量散発	（＋）

（文献 16）より一部改変して引用）

ほとんど異常がないか、軽度の徐波化がみられる程度である[14]。これは前述したとおり、健常老年者においてもみられる変化である。AD の確定診断は、剖検脳の病理所見から得られるものであり、脳波では非特異的な変化が認められるのみで、やはり診断は臨床所見と総合して判断すべきである。

これまでの AD の脳波は、軽症では正常もしくは θ 波の混在・増加で、中等症では α 波の貧困化がみられ、重度で痴呆が深刻な状態では、さらに δ 波は増加するとした報告が多い。

朝日らの検討[15]では、AD 患者 30 例（軽症 15 例、中等症 15 例）を対象として定量脳波検査を施行し、軽症 AD 群で θ2 帯域の出現率増加と α2 帯域の出現率減少を認めた。中等症 AD 群では θ2、δ 帯域の出現率増加、α1、α2 帯域の出現率減少を認めたとしている。脳波での痴呆疾患の鑑別診断は難しいと思われるが、初老期・老年期痴呆の脳波所見を表 3 に示す[16]。

2 脳循環代謝との関連

AD 患者の定量脳波とポジトロン CT（PET）の関連が報告されており、工藤ら[17]はアルツハイマー型痴呆（DAT）患者 19 例に対し PET を施行して局所脳血流量（rCBF）、局所脳酸素消費量（rCMRO$_2$）と脳波定量分析による各帯域の percentage power fraction との相関を検討している。この結果 DAT では、rCBF、rCMRO$_2$ は頭頂葉、側頭葉、前頭葉皮質を中心に減少しており、rCBF の減少は rCMRO$_2$ に比して顕著であり、酸素摂取率は上昇しており、rCBF の減少は、ほぼすべての領域で％α の減少と有意な相関を示し、頭頂、側頭、後頭領域で％θ、％δ の増

注意点 2

アルツハイマー病の早期診断に脳波は役に立たないと思われる。しかしながら treatable dementia（表 4）や意識障害などを見逃さないためにも痴呆を主症状とする患者に脳波検査を施行することは重要である。

脳波での初期アルツハイマー病の異常率は低いが、客観的に進行の度合を追跡できるケースがあることもある。

表 4. 脳波異常をきたし得る treatable dementia

中枢神経系感染症
　　　髄膜炎、脳炎、神経梅毒
代謝異常・内分泌異常
　　　低酸素状態、CO_2ナルコーシス、慢性腎不全
　　　肝不全・肝性脳症、シャント脳症、電解質異常
　　　内分泌異常(甲状腺機能低下症、甲状腺機能亢進症、高血糖、低血糖)
中毒性疾患
　　　薬物中毒、金属、化学物質

加と有意な相関を示した。$rCMRO_2$の減少は、頭頂および後頭領域で%θの増加と有意な相関を示したと報告している。

また堤ら[18]は AD 患者 10 例を対象に定量脳波と PET を施行し、基礎律動の徐波化は頭頂後頭葉有意に認められ、大脳皮質(とりわけ頭頂葉)の循環代謝量の低下を反映すると報告している。

3 神経心理学的検査との関連

認知機能を診る簡便な方法として、種々の神経心理学的検査が存在するが、これらと定量的脳波の関連の報告は比較的少ない。Ikawa ら[19]は、AD 患者 25 名に脳波次元複雑性(DC：dimensional complexity)と脳波の部位的特性との関連性について、脳波、WAIS-R(FIQ)、言語知能指数(VIQ)、動作知能指数(PIQ)、Raven's coloured progressive matrices(RCPM)、Rey 聴覚言語学習テスト(RAVLT)、Miyake 対語、Benton 視覚遺残、Rey 複雑図テストを用いて検討した。FIQ、VIQ、RCPM スコアは頭皮上の F 3、C 3、T 3 電極の DC と相関し、RAVLT スコアは C 3、P 3、T 5 電極の DC と相関しており、左前頭、中心、中側頭葉領域の DC と知的機能が、また左中心、頭頂葉、後側頭葉領域の DC と言語記憶が相関することを認めたと報告している。今後さらなる検討が望まれる。

4 薬物治療との関連

現在、本邦で使用できる治療薬として塩酸ドネペジル(以下：ドネペジル)がある。AD 患者では、アセチルコリン系が低下していることが知られており、このために活動が低下したコリン作動性ニューロンを賦活化させる目的で開発されたこの治療薬の効果は臨床的に明らかであるが、病初期から中期にかけて効果が期待できる薬剤である。そのために AD の早期診断が重要であり、先にも述べた軽度認知機能障害(MCI)という概念が注目されている。ドネペジルの効果の脳波によ

> **メモ2**
> PET はアルツハイマー病において早期診断・鑑別診断・治療のモニターに大きな役割を果たす。しかし高額なことや稼動台数を考えると限られた施設でしかできない。脳波は、非侵襲的、安価で簡便な脳機能検査法であり、その臨床的意義は大きいと思われる。

る検討で、吉村ら[10]による報告では、治療前の脳波は、AD患者で正常対照に比較しδ帯域(1.5〜6.0 Hz)においてGFP(global field power)が大きく、LORETA(low resolution brain electromagnetic tomography)による解析では、δ帯域での電流密度がAD患者において右下側頭回周辺で高かった。そして治療後(投薬後3ヵ月)でAD患者のβ3帯域が増加した結果が得られ、ドネペジルがADの神経細胞を賦活していることが示唆されたと報告している。今後さらなる新しい治療法が開発されたときにこれら先行研究が役立つことが期待される。

4・事象関連電位：特にP 300について

P 300と呼ばれる事象関連電位(event-related potential；ERP)は1965年Suttonにより発見され、稀に出現する感覚刺激に対して認知、識別した際に生ずる、刺激から約300 msecに陽性頂点をもつ内因性波形である。このP 300が正常に出現するためには、認知、識別機能が必要とされるため、P 300を知的(認知)機能障害の評価に用いる試みがなされており、ADや血管性痴呆をはじめとする痴呆性疾患における知的機能評価に関する報告や脳代謝賦活・循環改善剤などの客観的効果判定に関する検討も多くなされている。一般的にADに限らず、痴呆を呈する疾患ではこのP 300の潜時は延長し、振幅が低下することが知られている。福島ら[20]は、ADと診断された8例と非アルツハイマー病6例、健常者8例で左右個別音刺激法によるP 300潜時、振幅の左右差について検討している。この結果、対照群と比較しAD群、非AD群ともにP 300潜時は有意に延長し、P 300振幅は有意に低下していた。一方でAD群および非AD群間では左右刺激とも、潜時、振幅に有意差はなかったが、左右潜時の差の絶対値では有意差がみられた。AD群では非AD群と比べ、左右刺激のP 300潜時により大きな差が生じている可能性があると報告し、この変化は必ずしもPET上の糖代謝率の変化は一致しておらず、P 300の左右差の検討はADの診断上有用である可能性を報告している。

(穂積昭則、平田幸一)

注意点3

治療により、一時的に脳波が改善しても、時間的経過に伴い、再度脳波所見が悪化することはADの臨床経過からも予想される。薬効が脳波にどれだけの期間影響するかの検討はあまりなされておらず、さらなる経時的な脳波記録が必要と思われる。

メモ3

背景脳波や事象関連電位の解析法は、現在多くのソフトが開発され、より視覚的、定量的に解析することが可能となってきている。これらがさらに普及し、応用することにより、鑑別診断や薬効や経過観察に役に立つと思われる。

● 文　献

1) 柴崎　浩：脳高次機能の非侵襲的検索結果に影響を及ぼす諸因子．神経進歩 39：996-1002, 1995.
2) Berger, H：Über das Elektremlephalogramm des Menschen(Ⅰ-ⅩⅣ Mitteilungen). Arch Psychiatr：1929-1938, 1929.
3) 加藤元博：脳波の発現機序．Clinical Neuroscience 13：14-17, 1995.
4) Lehmann D, Skrandies W：Reference-free identification of components of checkerboard evoked multichannel potential fields. Electroencephalogr Clin Neurophysiol 67：271-288, 1980.
5) Pascual-Marqui RD, Michel CM, Lehmann D：Low resolution electromagnetic tomography；a new method for localizing electrical activity in the brain. Int J Psychophysiol 18：49-65, 1994.
6) 田中秀明，平田幸一：Low Resolution Brain Electromagnetic Tomography(LORETA)をもちいた脳機能マッピングの新たな展開．臨床神経生理 30：95-101, 2002.
7) 穂積昭則，平田幸一，新井美緒，ほか：4音弁別課題を用いた聴覚刺激事象関連電位による血管性痴呆の検討；血管性痴呆患者における処理資源の減少．臨床神経生理 28：46-50, 2000.
8) Tanaka H, Thomas K, Pascual-Marqui RD, et al：Event-related potential and EEG measures in Parkinson's disease without and with dementia. Dement Geriatr Cogn Disord 11：39-45, 1999.
9) Hirata K, Hozumi A, Tanaka H, et al：Abnormal information processing in dementia of Alzheimer type；A study using the event-related potential's field. Eur Arch Psychiatry Clin Neurosci 3：152-155, 2000.
10) 吉村匡史，磯谷俊明，柳生隆視，ほか：新しい脳波空間解析手法の応用；軽症アルツハイマー型痴呆の脳電位場構造とその塩酸ドネペジルによる変化．臨床神経生理 31：5-12, 2003.
11) 江部　充，本間伊佐子：記録のための知識と技術．図解脳波テキスト，第2版, p13, 文光堂, 東京, 1989.
12) 大熊輝雄：小児，老人の脳波．臨床脳波学，第4版, pp 109-111, 医学書院, 東京, 1991.
13) 中野隆史，宮坂松衛：老人脳波の経時的変化；9年間の追跡調査．臨床脳波 28：81-87, 1986.
14) Helkala EL, Laulumaa V, Soikkeli R：Slow-wave activity in the spectral analysis of the electroencephalogram is associated with cortical dysfunctions in patients with Alzheimer's disease. Behav Neurosci 105：409, 1991.
15) 朝日公彦，中野隆史，宮坂松衛，ほか：アルツハイマー型痴呆における事象関連電位と定量脳波との関連について．臨床脳波 37：746-753, 1995.
16) 大熊輝雄：その他の器質性脳疾患と脳波．臨床脳波学，第4版, p312, 医学書院, 東京, 1991.
17) 工藤雅子，高橋　智，米沢久司：アルツハイマー型痴呆における脳波定量分析と局所脳血流量および脳酸素代謝の相関．臨床神経 37：359-365, 1997.
18) 堤　孝一，長田　乾，赫　寛雄，ほか：定量的脳波解析によるアルツハイマー型痴呆の検討．Ther Res 19：1935-1940, 1998.
19) Ikawa M, Nakanishi M, Furukawa T, et al：Relationship between EEG dimensional complexity and neuropsychological findings in Alzheimer's disease. Psychiatry Clin Neurosci 54：537-541, 2000.
20) 福島達臣，勇内郁子：早期アルツハイマー病の電気生理学的診断．臨床脳波 41：165-170, 1999.

ALZHEIMER'S DISEASE
CHAPTER

4

アルツハイマー病の病態と病理

1 アルツハイマー病の病態機序

はじめに 高齢者人口の増加に伴い痴呆を伴う老人の数も増加している。痴呆の原因として、以前は、脳の循環障害(脳梗塞や脳出血などによる血管性痴呆)が代表であったが、最近の疫学調査ではアルツハイマー病(AD)の割合が増加する傾向にある。地域によってはADが既に5割以上を占めている。ADの発症病態に関しては「脳の老化」が重要な役割を果たしているということ以外、詳細な病態生理については長い間、不明のままであった。しかしながら、最近になり、分子生物学の飛躍的進歩とも相俟って、分子レベルあるいは細胞レベルでの解明が急速に進んでいる。中でも、家族性ADの原因遺伝子の解明ならびにその遺伝子変異の病的意義をめぐる研究は、分子生物学の新しい領域を形成する勢いである。また、AD治療開発の研究においても、従来の対症療法の域を脱した戦略的研究が盛んに進められている。本稿においては、ADの病態機序をめぐる最近の研究の展開を概説する。

[1・アルツハイマー病の病態生理]

1 老人斑、神経原線維変化と神経細胞変性

どのような疾患であれ、病因や病態生理が不明であれば、その病理学的所見を丁寧に解析し、発症機構を個体レベル、臓器レベル、細胞レベル、そして分子レベルで考察することが肝要である。ADの神経病理学的所見に関しては、老人斑と神経原線維変化という2つの特徴的な変化が神経細胞の変性や消失に伴って観察される[詳しくは本書の「アルツハイマー型痴呆の病理」(178頁)を参照のこと]。老人斑は基本的には細胞外の所見であり、アミロイドβ蛋白(Aβ)と呼ばれるアミノ酸にして40個ほどの小さな蛋白が凝集し、周囲を変性した神経突起や反応性グリア細胞が取り囲む構造をしている。一方、神経原線維変化は神経細胞内に形成される病的構造物であり、神経細胞の形状を維持するうえで重要な役割を果たしているタウ蛋白が異常に重合することから成り立っている。老人斑の形成は疾患特異性の高い変化であり、ADの発症に一次的にかかわると考えられる一方で、神経原線維変化は疾患特異性は低いものの、神経細胞死と深くかかわる所見であると考えられている。これらの2つの異常構造物の病的意義を考えるうえで興味深い点は、これらの病変の脳内における形成部位が一致しないことである。脳の中で記憶形成に重要な役割を果たす海馬と呼ばれる領域では神経原線維変化の形成が先行し、一方、ヒトにおいて発達している高次脳機能に重要な役割を果たす新皮質(連合野と呼ばれる領域)では老人斑の形成が先行する。老人斑と神経原線維変化のどちらに病的意義における有意性を与えるかについてはAD研究者間で議論があ

図1. アミロイドカスケード仮説

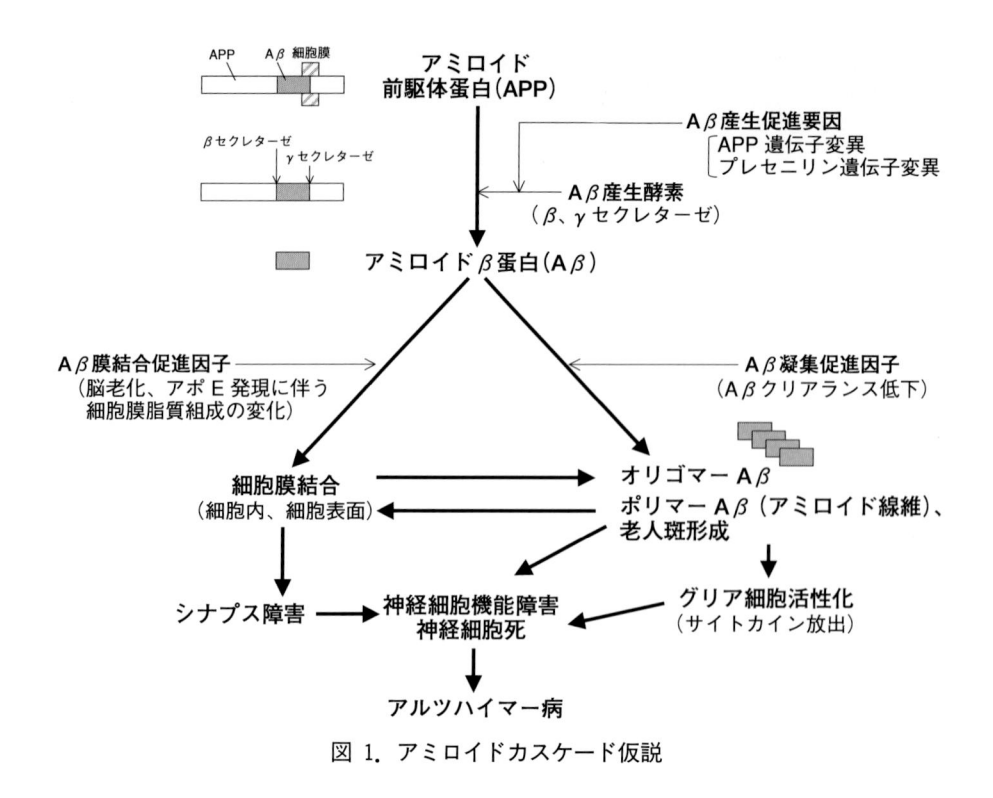

るが、後述する理由によって老人斑の形成、換言すればAβの脳内沈着と神経細胞変性がAD成立における中核であるという考え方(アミロイドカスケード仮説)が広く受け入れられている。

2 アミロイドカスケード仮説

　アミロイドカスケードとは、図1に示したようにAβの前駆体蛋白であるアミロイド前駆体蛋白(APP)の生理的なプロセッシングによってAβが産生され、何らかの異常によりAβが重合して細胞毒性を獲得した結果、神経細胞死が引き起こされるという考え方である。これは仮説に過ぎないが、以下のような理由により多くのAD研究者により支持されている。第一に、Aβ重合体の脳内蓄積(老人斑など)は神経病理学的に確認できる最も早期の病理所見であること。第二に、Aβが蓄積する脳内部位(大脳皮質連合野など)はADの責任病巣(症状出現の原因と考えられる障害部位)によく一致すること。第三に、重合したAβには神経細胞に対する毒性が培養系において確認されること。第四に、家族性ADの原因の1つがAPP遺伝子変異であること。第五に、これまでに発見された家族性ADの遺伝子異常［APP遺伝子およびプレセニリン遺伝子(後述)］によるAβ産生異常の誘導が確認されること、などである。アミロイドカスケードの個々のステップに関しては長い間不明であったが、最近になりようやく解明されつつある。以下、順次、紹介する。

(1) APPとAβ

　1984年、米国のGlennerはAD脳に蓄積したアミロイドから構成蛋白を分離精製し、そのアミノ酸配列を決定した(現在、この蛋白はAβと呼ばれる)[1]。Aβは、その後、脳血管壁に蓄積す

るアミロイドの構成成分であることも確認された。この Aβ の同定は AD 研究が分子レベルで展開する契機となり、そのアミノ酸配列をもとにクローニングが行われた結果、上述した前駆体蛋白として APP が同定された[2]。APP は細胞膜を 1 回貫通する蛋白分子であり、細胞外ドメインは糖鎖の修飾を受けている。APP はその構造から何らかの受容体（レセプター）として働いている可能性が検討されているが、現在までのところはっきりとしたリガンドは確認されていない。一方、細胞内側ドメインは蛋白分子全体の中ではわずかな部分であるが、ここに結合する分子が複数確認されており、細胞内シグナル伝達において重要な役割を果たしている可能性も考えられる。Aβ は APP の中で細胞膜貫通ドメインから細胞外ドメインにかけて組み込まれている。このうち細胞膜貫通部分は当然のことながら疎水性アミノ酸を多く含むが、細胞外部分にも多くの疎水性アミノ酸が含まれ、そのために Aβ はほかの生理的ペプチドに比較して強い凝集性を示すと考えられる。Aβ が APP から切り出されるためには、Aβ の N 末端と C 末端が、それぞれ β セクレターゼと γ セクレターゼと呼ばれるプロテアーゼによって切断される。この数年間、これらのプロテアーゼの同定に向けた研究が精力的に進められてきた（後述）。一方、APP は Aβ ドメインの中央部分で α セクレターゼと呼ばれるプロテアーゼにより切断される代謝も受ける。ここで重要な点は、以上のセクレターゼによる切断はすべて APP の生理的な代謝であることである。したがって、APP からの Aβ 切り出しも生理的代謝過程によるものであることを理解することが重要である。

(2) Aβ の産生

　上述したように Aβ はその前駆体蛋白の APP から β セクレターゼと γ セクレターゼにより産生される。これらのプロテアーゼの同定は困難を極め、長い間、精力的な研究が続けられていたが、1999 年、初めに β セクレターゼが 3 つの研究チームによりほぼ同時に決定された。β セクレターゼは現在最初に報告したグループによる名称である beta-site APP-cleaving enzyme (BACE) と呼ばれている[3]。BACE はアスパラギン酸を活性基にもつプロテアーゼであり、細胞内のエンドゾームないしはラフトと呼ばれる構造に局在すると考えられている。発見当初 BACE は APP を選択的に切断すると考えられ、その特異的なインヒビターが作製され、AD 治療薬としての可能性が期待された。しかしながら、その後、我が国の研究者により、BACE は APP 以外の蛋白をも基質として切断することが明らかとなり[4]、その活性阻害を企図した治療薬の是非が問題となっている。

　γ セクレターゼに関しては通常の酵素学的アプローチによる同定はことごとく失敗に終わった。その理由の 1 つは、γ セクレターゼは蛋白分子をその膜貫通ドメイン内で切断するという極めて特異な性格をもつことであったと考えられる。γ セクレターゼの同定に向けた研究はまったく別の領域の研究によって急展開した。すなわち、ハーバード大学の Selkoe らは、家族性 AD の原因遺伝子の 1 つであるプレセニリンがコードする蛋白（プレセニリン蛋白）は細胞内において Aβ の前駆体である APP と結合していることを見い出した[5]。また家族性 AD で見い出されたプレセニリン遺伝子の変異の結果、2 種ある Aβ のうち C 末端側が長い Aβ 分子種（Aβ 42）の産生が特異的に増加する事実にも着目し、彼らはプレセニリン蛋白が γ セクレターゼによる APP 切断に

深くかかわる可能性を考えた。その後、APP の中に組み込まれる Aβ の C 末端部位の構造解析から γ セクレターゼはアスパラギン酸を活性中心にもつプロテアーゼであること、一方、プレセニリン蛋白には 2 つの連続した膜貫通ドメインにアスパラギン酸をもつこと、さらにはプレセニリン遺伝子発現を人工的に抑制することにより Aβ 産生が著しく減少することなどが次々に明らかにされ、プレセニリン蛋白自体が γ セクレターゼである可能性が議論されるに至った[6]。プレセニリン蛋白にはこれまで知られたプロテアーゼとしての特徴的な構造がないなどの不合理な点が残されており、プレセニリン蛋白が γ セクレターゼであると結論するにはさらに多くの検証実験が必要である。このように γ セクレターゼの実体については完全に解明されていないが、このプロテアーゼに対する特異的インヒビターは上述したプロテアーゼにより切断を受ける基質側の構造をもとに既にいくつか合成されている。これらのインヒビターは細胞培養系などで強力な Aβ 産生抑制効果が確認され、AD 治療薬としての有用性に期待が集まった。しかしながら、β セクレターゼにおける場合と同様に、γ セクレターゼも APP 以外の蛋白分子をも基質として切断すること、すなわち、複数の蛋白分子の生理的代謝が γ セクレターゼ活性の抑制により損なわれる可能性が浮上し、これらのインヒビターの薬剤としての使用には否定的な見解が広がっている。

　以上が Aβ 産生におけるプロテアーゼを中心とした分子レベルの側面である。一方、細胞生物学的にみた Aβ 産生の側面、すなわち、Aβ は細胞内のどの部位（小器官あるいは膜ドメイン）で産生され、どのようなルートを経て細胞外に排出されるのかといった重要な問題については不明の点が多く残されている。Aβ は後述するように細胞膜のある種の分子と結合することで容易に重合することが知られている。したがって、Aβ の細胞内での動態が重要な問題であり、Aβ 産生自体には明らかな異常が確認されていない孤発性 AD の発症機構を議論するうえではとりわけ重要な課題であると考えられる。

(3) Aβ の分解とクリアランス

　APP の生理的な代謝の結果として産生された Aβ がどのようなプロセスを経て処理されるのかについてはこれまで不明であった。我が国の研究者の大きな貢献により、Aβ を分解する酵素が明らかにされつつある。中でも理化学研究所の西道の研究グループによって明らかにされたネプリライシンというプロテアーゼについては、その遺伝子発現を抑制することで脳内の Aβ 量が増加することが報告されており、脳の局所における Aβ 濃度の制御に中心的役割を果たしている可能性がある[7,8]。このプロテアーゼの活性を上昇させる方法についての検討も進んでおり、今後の研究の進展を期待したい。

(4) Aβ の重合

　Aβ は疎水性アミノ酸を多く含むため、高濃度（数十 μM オーダー）で試験管内でインキュベートすることにより自然に重合することが知られている。しかしながら、生体内（脳脊髄液、血液）あるいは培養上清中の濃度は nM オーダーに過ぎない。また、家族性 AD に見い出された遺伝子異常によって Aβ の細胞外排出量は 2〜10 倍増加することが知られているが、AD 患者の大部分

を占める孤発性 AD においては Aβ の細胞外液中濃度は上昇していないとされる（AD 患者の脳脊髄液中の Aβ はむしろ低下することが知られている）。したがって、AD の脳内においては Aβ 濃度の上昇によらないメカニズムにより Aβ の凝集（重合）が誘導されている可能性が考えられる。筆者らは、AD 脳内において Aβ は神経細胞膜を構成する脂質分子に結合し特異な構造を獲得することで、細胞外液中に溶解している Aβ が重合する際の「種」ができる可能性を提唱している[9]。

(5) Aβ の神経毒性

Aβ は可溶性を保って単体で細胞外液中に溶解している状態では神経細胞に対して特別な毒性を発揮しないと考えられる。しかしながら、重合体を形成することで可溶性の状態とは異なった新たな生物作用を獲得し、神経細胞に対して傷害性に働くと考えられている。しかしながら、重合 Aβ による神経毒性機構の実態については不明の点が多い。これまでの研究によって重合 Aβ には、ラジカル産生を誘導することによる神経細胞膜傷害作用、ミクログリア活性化による神経細胞傷害性サイトカインの放出促進作用などの可能性が議論されている。AD 脳において重合 Aβ は単一の生物作用によるのではなく、複合的作用の総和として神経細胞を長期間にわたり傷害し、最終的に神経細胞死を引き起こすと考えるのが妥当かも知れない。

神経細胞傷害性 Aβ の重合形態として、これまでは老人斑の中心部の核（コア）を形成するアミロイド線維が「主犯」と考えられてきた。しかしながら、最近のさまざまな研究結果は、アミロイド線維には至らない小さな重合体（オリゴマー Aβ）に神経細胞に対する有害な生物作用があることを示し、オリゴマー Aβ こそが AD 脳における神経細胞死誘導の実行分子形態である可能性がにわかに浮上してきている。筆者らの研究グループは、最近、オリゴマー Aβ の生物作用を神経細胞の脂質代謝との関連で検討した。その結果、オリゴマー Aβ は神経細胞表面に作用し、細胞膜を構成する脂質分子（コレステロールなど）を引き出し、細胞外にリポ蛋白粒子（HDL 様の粒子）を形成することを明らかにした[10]。この特異なオリゴマー Aβ の生物作用で重要なことは、このオリゴマー Aβ によって形成される HDL 様粒子は、apoE によって形成される HDL 様粒子における場合とは異なり、神経細胞に再び取り込まれる（再利用される）ことができないという点である。この事実は、神経細胞が長期間にわたってオリゴマー Aβ に曝露された場合、神経細胞はコレステロールを含む相当量の脂質を細胞表面から失うことを意味しており、オリゴマー Aβ は神経細胞に対して細胞膜脂質代謝（膜の経済）における大きな負担を強いることで細胞死を誘導するのかも知れない。

3 アルツハイマー病動物モデル

脳内に Aβ が蓄積する動物モデルは AD の病態解明や治療薬開発に極めて有用である。老齢動物の中でサル、イヌ、ラットには Aβ の沈着が軽度認められることが知られているが、現在では、家族性 AD で見い出された遺伝子変異を人工的に導入したトランスジェニックマウスの使用が一般的である。これまで作製されたトランスジェニックマウスには APP とプレセニリンの変異遺伝

子が導入されたが、プレセニリン変異遺伝子の単独導入ではAβの脳内沈着は確認されず、マウス脳におけるAβ沈着誘導にはAPP遺伝子の変異によるAβ産生異常が必須であると考えられる。このように脳内にAβが沈着する動物モデルを作製することには成功したが、不思議なことにこれらのトランスジェニックマウス脳では高度のAβ沈着にもかかわらず、神経細胞変性や神経細胞死が認められていない。また、神経原線維変化も形成されないことから、果たしてこれらのトランスジェニックマウスはADの病態モデルとして適正といえるか否か疑問視する研究者も少なくない。しかしながら、これらのマウスの行動実験においては学習・記憶障害が認められることから、これらをも指標にして後述するような種々のAD治療法開発研究に活用されている。このうち、特筆すべきは重合したAβを免疫するワクチン療法により、トランスジェニックマウスの脳内Aβ沈着は著しく抑制され、行動実験上においても学習・記憶能の改善が認められたことである。このことはAβの沈着がAD発症病態に確かにかかわることを示しており、アミロイドカスケード仮説の正しさを改めて支持することとなった。

4 分子病態研究からの治療法開発

アミロイドカスケード仮説の根幹である重合したAβによる神経細胞傷害がAD発症過程の中核を成すという考えをもとにさまざまな新しい治療法の開発研究がトランスジェニックマウスを対象に進められている。これらの研究成果は新たな治療薬の開発研究に道を拓くとともに、アミロイドカスケード仮説の正当性を改めて支持することとなった。臨床使用を目指した薬剤開発の現状については「アルツハイマー病の新しい治療法」（281頁）に譲り、ここでは新しい治療法開発戦略を概説する。

(1) セクレターゼ阻害剤

上述したようにAβ産生を担うプロテアーゼ（あるいはその候補分子）が同定され、それらに対する特異的なインヒビターが開発され、既に培養細胞ならびにトランスジェニックマウスを対象とした実験で、Aβ産生抑制の効果が確認されている。しかしながら、セクレターゼはAPP以外の蛋白分子の生理的プロセッシングに重要な役割を果たすことが確認され、これらの薬剤の臨床的有用性は疑問視されている。

(2) Aβワクチン

1999年に米国の製薬企業の研究者であるSchenkは、重合したAβで免疫することでトランスジェニックマウス脳内におけるAβ沈着が著しく抑制されることを報告した[11]。これまで脳内の蛋白異常蓄積を免疫療法で治療しようという着想は生まれていなかった。その理由の1つは、抗体は血液脳関門（脳を末梢臓器や循環血液から遮断している機能的隔壁）を生理的状態では通過し得ないと考えられていたからである。Schenkらによれば循環血中の抗体のわずか0.1％が脳内に移行するだけでAβ蓄積の抑制は可能ということであり、血液脳関門の抗体通過制限はそれほど大きな問題ではないのかも知れない。このトランスジェニックマウスでの成功をもとに、米国と欧

州で実際にAD患者に対してAβワクチンの投与が行われ、その有用性に大きな期待が寄せられた。しかしながら、不幸なことに、ワクチン投与を受けたAD患者に脳炎が発症し、死者が出るに及び、Aβワクチン療法は現在すべて中止されている。その後、脳炎の発症を抑制することを目的に、細胞性免疫の賦活化を伴わない液性免疫のみによるワクチン療法の開発が検討されている。今後、安全性に関して多施設での慎重な検討が望まれる。

(3) 抗炎症剤

癲病や慢性関節リウマチなどに罹患し、年余にわたって抗炎症剤を服用した患者には痴呆の発症が少ないことが現場の臨床医によって以前より着目されていた。過去の北米における大規模な臨床治験の結果は必ずしも好ましいものではなかった。しかしながら、最近、再びドイツにおいて検討が行われた結果、抗炎症剤服用によるAD発症抑制の可能性が再び浮上した。また、同時期に発表された培養神経細胞を対象とした抗炎症剤によるAβ産生への影響に関する検討においても有用性を示唆する結果が得られ、大きな関心を呼んでいる。不思議なことに、抗炎症効果の点では類似した薬剤であってもAβ産生抑制効果の認められないものがあるなど、今後、薬効メカニズムの解明が期待される。

2・アルツハイマー病の危険因子

1 家族性アルツハイマー病

ADの一部は家族性に発症することが知られている。その頻度は国によって大きく異なるが、それは人種差という生物学的理由に加え、遺伝的疾患に対する文化の違いによるのかも知れない。我が国においては、ADの発症が確認された家系の数は欧米に比べ必ずしも多くなく、患者全体の中で家族性ADは1割を超えることはないと考えられる。これまで、家族性ADの原因として変異が確認できた遺伝子は上述のAPPとプレセニリンの2種のみである[詳細は「アルツハイマー病と遺伝子」(195頁)を参照のこと]。

2 孤発性アルツハイマー病

AD患者の大部分を占める孤発性ADに関しては、個体の老化が発症に重要な役割を果たしていること以外、病態生理の全貌には不明の点が多く残されている。また、老化によってどのような神経生物学的変化が生じ、上述したアミロイドカスケードに代表されるADの病的過程が促進されるのかについても明らかにされていない。脳を構成する神経細胞は末梢臓器を構成する細胞と異なり生涯分裂しないこと、また神経細胞は長い軸索と多数の樹状突起をもち、その表面には無数のシナプスを形成している。このように構造上も、機能上も極めて特殊な細胞である神経細胞は、老化の過程でほかの細胞とは異なった負荷を受けることは容易に想像される。ここでは孤発性ADの発症危険因子として最近注目されているコレステロールについて紹介する。

AD研究でコレステロールが注目される契機となったのは、晩発性の家族性ADの原因遺伝子を求めた米国のRosesらの研究であった。彼らは、生体内でコレステロール輸送に重要な役割を果たしているアポリポ蛋白E(apoE)の遺伝子多型がAD発症と深くかかわることを見い出した[12]。この発表の当初は、apoE遺伝子型とAD発症との関係は特殊な家系においてのみ成立すると考えられたが、その後、多数の施設において人種の枠を超えた解析が行われた結果、apoE遺伝子多型とAD発症との関係は、家族性であるか孤発性であるかによらず、すべてのADにおいて確認された。ApoEの遺伝子多型によって規定されるアイソフォームが分子レベルでどのような特異性を発揮し、AD発症を促進するのかについては、実に多くの研究がなされてきた。まず第一に、ADの中核病変を構成する蛋白分子であるAβやタウ蛋白との直接的結合ならびにその結果としてのそれらの蛋白分子の凝集あるいは修飾(リン酸化など)の可能性が検討された。当初、AD発症を促進する遺伝子型であるε4によってコードされる蛋白(apoE 4)はAβの重合ならびにタウ蛋白のリン酸化を促進すると報告された。しかしながら、その後に追試でこの傾向は必ずしも確認されていない。この問題に関してはさらに慎重な検討が必要と考えられている。また、老化に伴うさまざまな生体内の傷害に重要な役割を果たすと考えられている酸化的傷害に対する抑制効果(抗酸化作用)についても検討された結果、抗酸化力の強さにはアイソフォーム間で違いがあり、apoE 2＞apoE 3＞apoE 4の順であった。この結果は、apoE 4がAD発症に促進的に働く一方で、apoE 2は抑制的に働く可能性が報告されている点を考慮すると興味深い。これらの研究に対して、筆者らは、apoE本来の生理的機能であるコレステロール輸送に着目し、神経細胞のコレステロール代謝調節におけるapoEのアイソフォーム特異性を検討した。その結果、神経細胞へのコレステロール搬入ならびに神経細胞表面からのコレステロール搬出の能力において、apoE 4はapoE 3に劣ることが示唆された。また、その分子機構の詳細は不明であるが、apoE 4は神経細胞のコレステロール合成能が低下した条件で細胞死(アポトーシス)を誘導することが確認されている。神経細胞のコレステロール代謝調節機構についてはこれまで十分には研究されておらず、今後の研究の展開を期待したい。

おわりに　1984年のAβの分離・精製ならびにアミノ酸配列の決定が契機となり、AD研究は分子レベルで急速に展開した。しかしながら、本稿で紹介したように、ADの病態生理の全貌、とりわけ孤発性ADの発症機構については不明の点が多い。AD病態機序の解明にあたっては、これまでややもすると置き去りにされてきた課題、すなわち、ADは何故高齢者に発症するのかという老化依存性の問題、さらには、ADでは何故記憶や学習といった脳の機能が選択的に侵されるのかという機能(部位)特異性の問題に焦点を当てることも重要かも知れない。

(柳澤勝彦)

● 文　献

1) Glenner G G, Wong C W：Alzheimer's disease；initial report of the purification and characterization of a novel cerebrovascular amyloid protein. Biochem Biophys Res Commun 120：885-890, 1984.

2) Kang J, Lemaire H G, Unterbeck A, et al：The precursor of Alzheimer's disease amyloid A 4 protein resembles a cell-surface receptor. Nature 325：733-736, 1987.
3) Vassar R, Bennett B D, Babu-Khan S, et al：β-secretase cleavage of Alzheimer's amyloid precursor protein by the transmembrane aspartic protease BACE. Science 286：735-741, 1999.
4) Kitazume S, Tachida Y, Oka R, et al：Alzheimer's β-secretase, β-site amyloid precursor protein-cleaving enzyme is responsible for cleavage secretion of a Golgi-resident sialyltransferase. Proc Natl Acad Sci USA 98：13554-13559, 2001.
5) Xia W, Zhang J, Perez R, et al：Interaction between amyloid precursor protein and presenilins in mammalian cells；implications for the pathogenesis of Alzheimer's disease. Proc Natl Acad Sci USA 94：8208-8213, 1997.
6) Wolfe M S, Xia W, Ostaszewski B L, et al：Two transmembrane aspartates in presenilin-1 required for presenilin endoproteolysis and gamma-secretase activity. Nature 398：513-517, 1999.
7) Iwata N, Tsubuki S, Takaki Y, et al：Identification of the major Aβ 1-42-degrading catabolic pathway in brain parenchyma；suppression leads to biochemical and pathological deposition. Nat Med 6：143-150, 2000.
8) Iwata N, Tsubuki S, Takaki Y, et al：Metabolic regulation of brain Abeta by neprilysin. Science 292：1550-1552, 2001.
9) Yanagisawa K, Odaka A, Suzuki N, et al：GM 1 ganglioside-bound amyloid β-protein (Aβ)；a possible form of preamyloid in Alzheimer's disease. Nat Med 1：1062-1066, 1995.
10) Michikawa M, Gong J S, Fan Q W, et al：A novel action of alzheimer's amyloid β-protein (Aβ)；oligomeric Aβ promotes lipid release. J Neurosci 21：7226-7235, 2001.
11) Schenk D, Barbour R, Dunn W, et al：Immunization with amyloid-β attenuates Alzheimer-disease-like pathology in the PDAPP mouse. Nature 400：173-177, 1999.
12) Strittmatter W J, Saunders A M, Schmechel D, et al：Apolipoprotein E；high-avidity binding to β-amyloid and increased frequency of type 4 allele in late-onset familial Alzheimer disease. Proc Natl Acad Sci USA 90：1977-1981, 1993.

2 アルツハイマー型痴呆の病理

はじめに アルツハイマー病(Alzheimer's disease；AD)は、1896年にAlois Alzheimerが記憶障害で発症した51歳の女性の剖検脳に広範な脳萎縮と、大脳皮質に多数の老人斑(senile plaques；SP)と神経原線維変化(neurofibrillary tangles；NFT)の出現を記載したのが最初の報告で、Emil Kraepelinがこの疾患をアルツハイマー病と呼んだことに始まる。アルツハイマー型の痴呆には初老期(65歳以前)に始まるタイプと、老年期(65歳以降)に始まるタイプがある。65歳という線引きは便宜上のものであって、実際には明確な年齢の境界はない。前者をアルツハイマー病、後者をアルツハイマー型老年痴呆(senile dementia of Alzheimer-type；SDAT)と呼び、両者を併せてアルツハイマー型痴呆(Alzheimer type dementia；ATD)と呼ぶのが一般的である。ADにせよSDATにせよ、前述のSPとNFTに加えて、神経細胞の変性・脱落があるという点で共通している。しかし、両者の脳の侵され方の程度や拡がりにはかなりの違いがある。すなわち、ADとSDATは質的には同じ疾患であるが、量的に違っているといえば実体に近いが、これも必ずしも明瞭な線引きがあるわけではなく、あくまで傾向である。これについては後に述べることにして、まず最初に、ATDの病理を構成する主役であるSP、NFTと神経細胞脱落についてみてみよう。

1・アルツハイマー型痴呆を構成する病理所見

1 老人斑(SP)

SPが出現する疾患はATDとダウン症候群[*1]のみでSPは疾患特異性が高い。このことからSPはATDで最も重要な神経病理所見とされている。SPはニューロピル[*2]という細胞外組織へのアミロイド沈着とこれに伴う組織の反応(変性した神経突起やグリア細胞)から成る。SPの形成はアミロイドの一種であるアミロイドβ蛋白($A\beta$)[*3]が凝集・蓄積することから始まる。ATDのアミロイドカスケード仮説(図1)では、$A\beta$の凝集がATD脳に起こる最初の出来事で、これによ

[*1]：本来1対(2本)である21番染色体が3本あることで起こる染色体異常症である。$A\beta$の素になるアミロイド前駆体蛋白(APP)の遺伝子が21番染色体に乗っているため、産生量も1.5倍になり、脳に早期に$A\beta$の沈着が起こると考えられている。

[*2]：灰白質のうちで神経細胞やグリア細胞の細胞体以外の部分を指す。$A\beta$は細胞間隙に沈着する。

[*3]：$A\beta$はさらに大きなAPPからセクレターゼという酵素で切り出される39～43個のアミノ酸から成る蛋白質で、最初は線維形成はなく細胞膜に沈着が始まり、次いで線維を形成する。

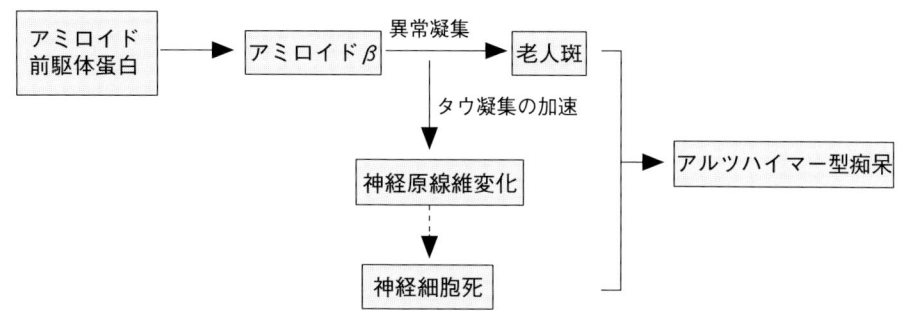

図 1. アミロイドカスケード仮説
APP から切り出された Aβ が凝集して脳内に蓄積し、NFT 形成や細胞死を引き起こすという ATD の病因を一元的に説明する仮説。

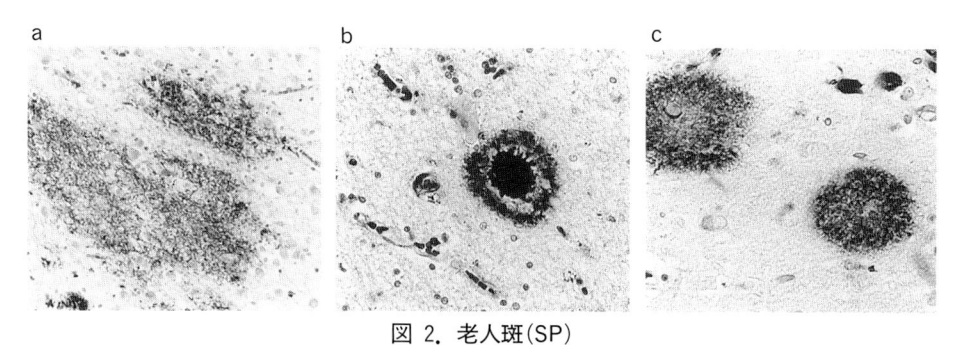

図 2. 老人斑 (SP)
a：SP の初期の形であまり組織を傷害していない段階のびまん性老人斑、b：中心部のアミロイド線維の塊の周囲を冠状に変性した神経突起などが取り囲む定型老人斑、c：アミロイド線維と変性神経突起などが入り混じった原始老人斑、などがある。メセナミン銀染色。

り NFT や細胞死が引き起こされるという。ATD は老化と関係が深く、SP のみならず NFT も加齢とともに出現するので、これらは生理的老化産物でもある。しかし、ATD 脳と正常老化脳では出現の程度や拡がりに違いがある。

　ATD 脳では SP は大脳を中心に広範に出現するが、その脳での拡がり方は次のようである。最初に出現するのは新皮質、特に前頭・側頭葉の底面で、次いで一次性運動・知覚領域を除く新皮質に拡がってゆく。ATD で強く侵され、記憶障害と関係の深い海馬は SP の出現がむしろ遅い領域である。最終的には海馬を含めて、一次性運動・知覚領域を含む全大脳皮質に広範、高度出現する[1] (図 8)。全大脳皮質に加え、視床や線条体などの皮質下核や脳幹領域にも多数認められるようになる。このような空間的な進展とともに SP 自体も形態的に多彩な像を示す。生理的老化脳では「びまん性老人斑」と呼ばれるアミロイド線維形成に乏しく、変性した神経突起やグリアの反応を伴わず、組織を傷つけないタイプの SP が多い (図 2-a)。ATD 脳になると「定型老人斑」や「原始老人斑」などと呼ばれる組織傷害性のあるタイプが混合して無数に出現する (図 2-b、c)。SP は空間的な拡がりとともに、そのタイプも形を変えてゆく。ATD では SP に関連したものとして、血管周囲に Aβ が集積したアミロイド性血管変化を伴っていることが多い。

　痴呆が顕在化するまでに SP、すなわち、Aβ の沈着は 20〜30 年という長期間かかって密かに

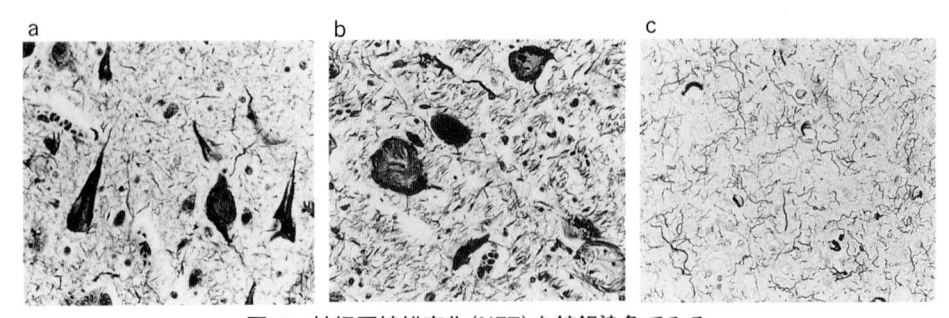

図 3. 神経原線維変化(NFT)を鍍銀染色でみる
嗜銀性の線維が炎型(a)や球型(b)の形態を示す。NFTは神経突起部分(主に樹状突起)にも形成され、ニューロピルスレッド(c)という線維状の構造を呈する。
a・b：ボディアン染色、c：ガリアス・ブラーク染色

進行するという。実際に、40歳代では約8%、50歳代では約16%の人にびまん性老人斑が既に出現しており[2]、70歳以上で急速に増加する。一方で、80歳になっても約40%の人の脳にはまったくSPがないなど、個人差が大きい。多くの研究で一致していることは、SPの拡がりや程度はあまり痴呆と相関せず、次に述べるNFTが痴呆との関連が深いということである[3]。

2 神経原線維変化(NFT)

　NFTは、SPと並んでATDを構成する異常構造物である。SPがATDに特異的であったのに対して、NFTはほかのいくつかの神経変性疾患、ある種の慢性ウイルス疾患やボクサー脳などにも出現するので疾患特異性が低い。したがって、NFT形成は細胞変性の1つのタイプと考えられている。SPが細胞外(ニューロピル)に形成されるのに対して、NFTは神経細胞内に形成され、細胞骨格蛋白であるtau(タウ)[*4]が異常に凝集・蓄積したものである。NFTは鍍銀染色で明瞭に染め出され、神経細胞体内の太い嗜銀性の線維束として観察される。NFTがつくられる細胞の形態によってNFTの形態も異なる(図3-a、b)。NFTと同じ構造物は神経突起(主に樹状突起内)にも形成され、糸くず状構造を示し、ニューロピルスレッドと呼ばれる(図3-c)。

　SPと同じく、NFTも生理的老化産物であり、最初に出現する領域や拡がり方からみると、生理的老化脳とATD脳の間には連続性があるようにみえる。しかし、一般に両者間には出現の程度や拡がりに大きな違いがある。SPの拡がりや程度があまり痴呆と相関しないといわれているのに対して、NFTの分布と密度は痴呆とよく相関するという報告が多い。NFTのATD脳での拡がり方には一定の空間的な法則があり、次のようである。等皮質6層構造でみると、NFT好発層があり、V、VI層に最初に現れ、次いでIII層が好発層である。進行したATD脳ではこれらの層に沿って帯状にNFTがみられる(図4-b)。これらの層を構成する神経細胞は中〜大型の錐体細胞であり、錐体細胞はほかの脳回や反対側の半球、あるいは皮質下の神経核を結ぶ長い線維、すなわち、連合、交連、投射線維を出す細胞である(**法則1：錐体細胞層が侵されやすい**)。大脳等皮質でのNFT形成の空間的な進展については、視覚系を例にとって紹介しよう。

＊4：細胞の骨格を型づくり、細胞内の物質輸送に重要な微小管を構成する蛋白で脳の神経細胞に多い。

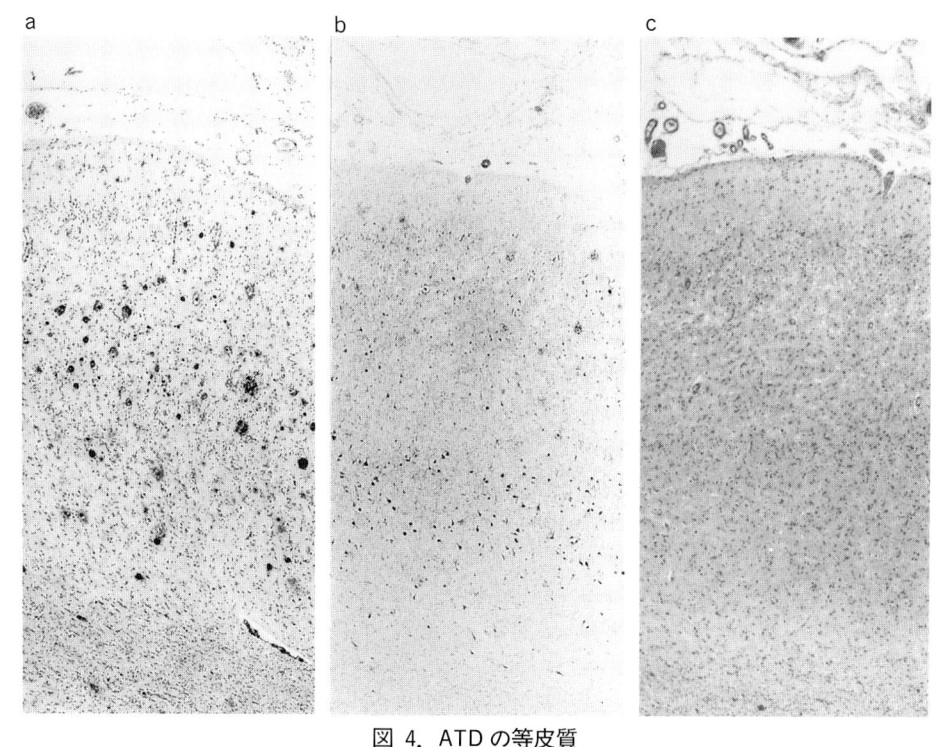

図 4. ATD の等皮質
無数の SP(a)、進行するとIII層やV、VI層に層状に分布する NFT(b) がみられるようになる。神経細胞脱落はII、III層に強く、次いでV、VI層にみられる。このために組織は層状に海綿状態を示す。
a：メセナミン銀染色、b：ガリアス・ブラーク染色、c：ヘマトキシリン・エオジン染色

　視覚器からの情報は、外側膝状体→一次視覚野(ブロードマンの17野)→視覚連合野(同18、19野)→後部海馬傍回(同36、37野)へと伝達され、視覚情報は統合されてゆく。これを NFT の出現密度でみると、一般に36、37野に最も多く、次いで、18、19野で、17野には少なく、外側膝状体には NFT は出現しない。すなわち、情報統合の上位の領域ほど NFT 密度が高いという傾向があり、これはほかの感覚情報系や運動系にも共通している(**法則2：情報統合の上位ほど侵されやすい階層性がある**)。ところで、嗅内野[*5]は最初に NFT が出現し、最も高度に侵される領域であるが、ここには脳の広範な領域からの感覚情報が集中して入力し、海馬へ出力する重要な中継点である。嗅内野と海馬の間には、嗅内野→海馬顆粒層→ CA 3、4 → CA 1 →海馬台→嗅内野、というサーキットが形成されている。これを NFT 密度からみると、ほぼ嗅内野＞海馬支脚＞ CA 1 ＞ CA 3、4 の順であり、ここにも情報統合の要となる嗅内野から遠ざかるほど NFT 密度が低いという階層傾向が認められる。そして、嗅内野へ感覚情報が入力し、出力するII層(Pre-α)が最も早期に高度に侵され、次いで、大脳皮質、扁桃体やマイネルト神経核に出力するV層が侵されるという特徴があり、ここにも**法則1**が認められる。

　大脳皮質以外の領域をみてみよう。視床下部・脳幹の神経核ではモノアミン作動性神経核[*6]に NFT が好発するが、ここにも法則性がある。マイネルト神経核はよく知られた NFT の好発部位

---

*5：前部海馬傍回の大部分を占め、脳の広範な領域から入力する感覚情報の海馬への中継点である。

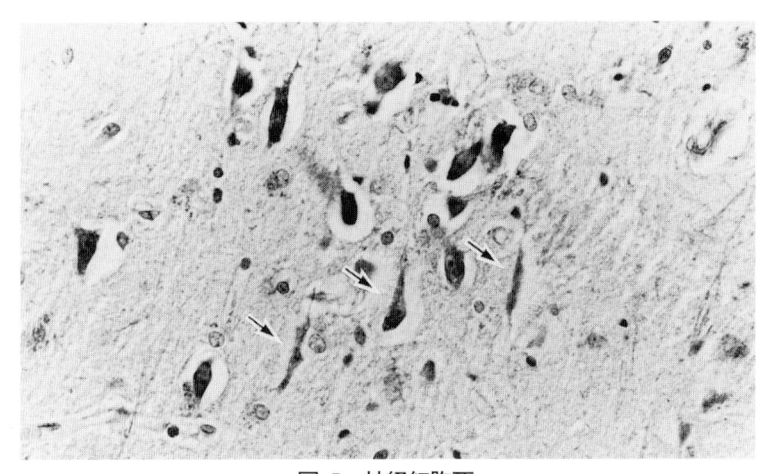

図 5. 神経細胞死
細胞体内に NFT が形成されるタイプと、細胞が萎縮（単純萎縮）して消えるように死んでゆくタイプ（→）がある。クリューバー・バレラ染色。

で、アセチルコリン作動性神経核[*7]である。同じコリン作動性神経核でも前庭神経核には通常 NFT は出現しない。両神経核の大きな違いは、マイネルト神経核は広範に大脳皮質や海馬に投射し、前庭神経核は小脳に投射する点にある。すなわち、皮質下モノアミン神経には上位に投射する神経核ほど NFT が形成されやすいという傾向があり、ドパミン作動性神経やセロトニン作動性神経でも同様である（**法則 3**：モノアミン神経核に NFT が形成されやすく、さらに上位脳へ投射する神経核ほど NFT が形成されやすい）。このような NFT 形成の法則にどのように意味があるのかは次の項で述べることにして、その前に NFT と密接な関係があるようにみえ、痴呆の発現に最も関係する神経細胞の変性・脱落について紹介しよう。

3 神経細胞の変性・脱落（神経細胞死）

　ATD では神経細胞が変性して脱落、すなわち、神経細胞死が起こる。神経細胞死には形態学的に 2 つのタイプがある。1 つは上記の NFT 形成に伴う細胞死で、もう 1 つは単に細胞が萎縮して消えてゆく死に方で、この過程は「単純萎縮」と呼ばれる（図 5）。SP や NFT と同じく、この単純萎縮というタイプの細胞死も生理的老化脳に普通に起こる現象であるが、ATD 脳ではその程度が激しく、高度に起こる。神経細胞脱落が目立つ領域は、等皮質の 6 層構造でみると、II～III 層、V～VI 層（図 4-c）で、領域別でみると海馬領域（海馬、海馬支脚、海馬傍回）、下側頭回、内・外側後頭側頭回、次いで、中側頭回や島回、帯状回、迂回回、扁桃体を含めた大脳辺縁系に神径細胞脱落が目立つ。

　等皮質での細胞脱落の程度について、いくつかの定量的な研究を紹介する。皮質幅を、皮質面

---

*6：R-C-H$_2$-NH$_2$ で示されるアミノ基（アミン）をもつドパミンやセロトニンなどは重要な情報伝達物質で、これらを含有するモノアミン神経細胞の集まった神経核は間脳～脳幹に分布しており、大脳などに広く軸索を送って投射している。

*7：狭義にはアセチルコリンはモノアミンには含まれない。

積÷皮質の長さ＝平均の皮質厚、という方法で計測すると、前頭葉(21％の減少)、側頭葉(21.8～23.8％)、頭頂葉(12.8～19.5％)、島回(12.8～19.5％)であった。画像解析装置を用いた研究では、大型細胞(錘体細胞)の減少は、中前頭回(40％の減少)、上側頭回(46％)、中側頭回(58％)であった。小型神経細胞(非錘体細胞)を大きさからグリア細胞と区別するのは困難であるので、画像解析装置によるデータは信用できないが、リポフスチンなどの形態像で観察したところでは、非錘体細胞はブロードマン11野(前頭葉底面)で29％減少していたという。

海馬領域[*8]はATD脳で最も高度に侵される部位で、最初期症状の記憶障害に対応している。特に、海馬傍回前部の大部分を占める嗅内野(ブロードマン28野)はNFT形成が最も早期に起こるが、神経細胞脱落も同様である。嗅内野ではII層の大形細胞とこれより軽いがIII層上部、V～VI層が侵され、層状の病巣を形成する。海馬領域は大脳等皮質と異なり、範囲が限られているので信頼できる定量が可能である。ATDの嗅内野の容積は対照脳と比べて40％減少しており、神経細胞数はII層(72％の減少)、III層(41％)、IV層(55％)、V～VI層(40％)であるという。同じ方法での海馬の神経細胞数の計測では、CA1(68％の減少)、海馬支脚(47％)であるが、CA2、3では有意差がなかったという[4]。

皮質下にも神経細胞脱落をきたしやすい神経核がある。よく知られているのはコリン作動性のマイネルト核で、ATD脳では70％の減少があるとの報告がある。このほか、脱落の強い神経核と程度をこれまでの報告に従って列挙すると、ドパミン作動性神経の青斑核(67～81％の減少)、セロトニン作動神経の縫線核(36％の減少)、視床背側前核(80％の減少)などである。これらの値は検索対象に選んだATDの病期やタイプ(後述)によって異なるので互いに数値を比較するのは無意味であるが、全体の傾向を知るには有用である。

以上述べてきた神経細胞脱落の強い脳領域はNFTの出現が高度である領域に一致していることに気づく。これは大脳皮質における層分布においてもほぼ一致しており、NFT形成による細胞死と単純萎縮による細胞死の間には何らかの関連があることを示唆している。現時点ではこの2つのタイプの細胞死を結ぶメカニズムはわかっていないが、上側頭回で両者の関係を調べた研究では、神経細胞脱落はNFT出現量の7.6倍であるという。そして、NFT数と神経細胞脱落の程度は比例しており、その程度は罹病期間の長さに従って高度となるという[4]。

2・病理所見の意味するもの

これまでに、Aβ沈着によるSP、tauの異常凝集によるNFT形成、単純萎縮による神経細胞死の3主要病理所見が、ATD脳でどのように出現し、進展していくかをみてきた。これら以外の病理所見、例えば、グリオーシスであるとか、大脳白質病変であるとかはこれらに伴う二次変化や副次病変と考えてよい。それでは、これらの3主要病理所見の間にはどのような関係があり、ど

[*8]：側頭葉に存在し、歯状回、アンモン核(CA 1～4)、海馬支脚を海馬と呼び、海馬に傍海馬支脚、嗅内野を含む海馬傍回を含めて海馬領域と総称する。嗅内野には脳の広範な領域から感覚情報が入力し、ここを中継点として記憶に重要な海馬との間にサーキットを形成している。

のような意味があるのかを考えてみたい。

　既に少し述べたように、SPの程度と痴呆の程度は相関に乏しいが、NFTと神経細胞死の間には密接な関係があり、これらの程度と痴呆の程度はよく相関するといわれている[5]。しかしながら、SPとNFTの出現の時間的な関係をみると、SPの出現の最も早期の型である「びまん性老人斑」は正常な40歳代の人で約8％、50歳代では約16％の人の脳に既にかなりの拡がりをもって出現している[2]。この段階で、これらの人にはNFTはまだみられない。この結果は、SP形成がNFT形成に先行することを示している。Mannらが多数のダウン症脳で調べた結果でもアミロイド沈着がNFTに先行することが示されている[6]。このような事実は、分子生物学者たちが提唱したアミロイドカスケード仮説（図1）、すなわち、Aβの凝集がATD脳に起こる最初の出来事で、これによりNFTや細胞死が引き起こされる、という一元的な説明を支持するものであるが、一方で、多くの神経病理学者たちはSPとNFTの脳内での分布の相違からアミロイドカスケード仮説に懐疑的であった。この問題にほぼ決着をつけたのは、トランスジェニックマウス（Tgマウス）[*9]の開発であった。簡単に説明すると、Aβ沈着を起こすAPP-Tgマウスと、脳幹領域にNFT形成が起こるtau-Tgマウスが開発されていたが、APP-Tgとtau-Tgをかけ合わせたダブルTgマウスではNFTの分布が脳幹中心から海馬・大脳皮質にも拡がることがわかった。さらに、tau-Tgマウス脳にAβを直接注入するとNFTが形成されることもわかった。このような事実は、Aβの存在がNFT形成を助長することを示している。NFTはさまざまな疾患や病態下で形成される「細胞変性の一型」であることを考えると、Aβ沈着の先行は生理的老化脳でも起こるNFT形成を促進すると考えられる。

　Aβの沈着はその周囲に慢性の炎症状態を起こして組織に局所的なダメージを与えると考えられているが、痴呆化により直接的に働くのはNFT形成を含めた神経細胞死であるとされている。NFTと神経細胞脱落の分布領域はほとんど一致しているので、先に述べたNFTの脳内での拡がり方の空間的な法則に従ってその意味を考えてみよう。ATDでは視覚や聴覚などの感覚情報の一次中枢は末期になるまで侵されにくく、上位の統合中枢ほど侵されやすい。これを機能面からみると、情報はインプットされるがそれを統合して有効に利用する道具としての機能が侵されているようにみえる。実際にATD患者では、部屋の出口は見えているのだがそれが出口であると認識されない（視覚失認）、音声としての言語は聞き取っており、個々の単語の意味はわかるが全体としての理解が困難（理解力の低下）、あるいは過去に蓄積した情報や経験をうまく利用できない（判断力や論理的思考の障害）といった症状が起こる。ATD患者に話しかけると、このような障害はあっても親愛の情を示し、礼容をもって対応してくれる。もちろん、疾患過程が進行すればこのような面も次第に失われるが、ATDで早期に強く侵されるのは、高級な道徳感情といったようなヒトとして発達した機能（＝高級感情）ではないようである。大雑把にいえばピック病では逆に道具機能が保たれているのに対して、おそらく前頭葉が担っているヒトとしての重要な部分から欠落し

---

*9：遺伝子導入（トランスジェニック）動物と遺伝子破壊（ノックアウト）動物を総称して遺伝子改変動物という。マウスが最も広く用いられている。

ていくようである。

多少抽象的にまとめると、SPは時間軸に働いてATDを引き起こし、NFT形成と細胞脱落は空間的な拡がりをもってATDの症状を形成するようである。

3・アルツハイマー型痴呆病理の多様性

これまではATD病理の全体像を一括して述べてきたがATD病理は一様ではないので、その多様性について紹介しよう。脳病理所見の多様性は単に経過年数の違いにより病変の程度が異なるためだけではない。痴呆の治療や介護に携わる人たちは同じATDであっても初老期と老年期のATDでは痴呆の進行や質が異なることを経験しているはずである。その背後にはATDの脳病理所見の多様性がある。

1 ADとSDAT

最もよく知られたATDのバリエーションは初老期発症のADと老年期のSDATの病理像である。ADとSDATの最も異なる点は大脳等皮質の変性の程度にある。ADの大脳等皮質、特に連合野では高度の神経細胞の変性・脱落があり、これに伴って層状の組織の海綿状態～粗鬆化、アストログリアの反応があり、激しい変性像を示す。これに対して、多くのSDATでは錘体細胞の萎縮や減少に気づかれる程度で、激しい組織の粗鬆化やアストログリアの反応はなく層構造も保たれてみえる。一方、発生学的に古い皮質である海馬領域を中心とした部位はSDATでもADに匹敵するほど強く侵される。これを反映して、ADでは等皮質の脳回の萎縮が強いのに対して、SDATでは等皮質の萎縮は目立たないが側脳室の下角は通常、大きく開いている(図6-a、b)。SDATでは、海馬領域に次いで島回、帯状回、扁桃核を含めた大脳辺縁系が侵される。このようなADとSDATの病理像は臨床に反映しており、SDATでは高度の記憶障害を示すが、巣症状を伴うことはなく言語機能や接触性は比較的保たれていることが多く、進行した場合でもADのように失外套状態のような高度の痴呆に陥ることはない。このようにADとSDATの間には大脳等皮質の組織変性の程度に違いがある。これに対応して、大脳白質の萎縮やグリオーシスもADでは大脳白質全体に拡がるが、SDATでは側頭葉内側底面に限られている。このような大脳の侵され方の相違を反映して脳の重量や脳全体の大きさは異なっている。図7はAD9例(死亡時平均年齢：67.1歳)とSDAT7例(死亡時平均年齢：83歳)について脳の各領域に出現する単位面積あたりのSPとNFT量を比較したもので、両者の病理所見の相違を端的に示している。全体でみるとSP、NFTともに海馬傍回ではADとSDATで単位面積あたりの出現量は変わらないが、大脳等皮質では際立ってADの方がSDATよりも出現量が多いことがわかる[7]。

2 SDATの多様性

痴呆の治療や介護に携わる人たちから、発症年齢からいえばSDATなのだが痴呆の進行が急速で、高度の痴呆に陥る患者に遭遇することがあると聞くことがある。これは高齢発症のSDATで

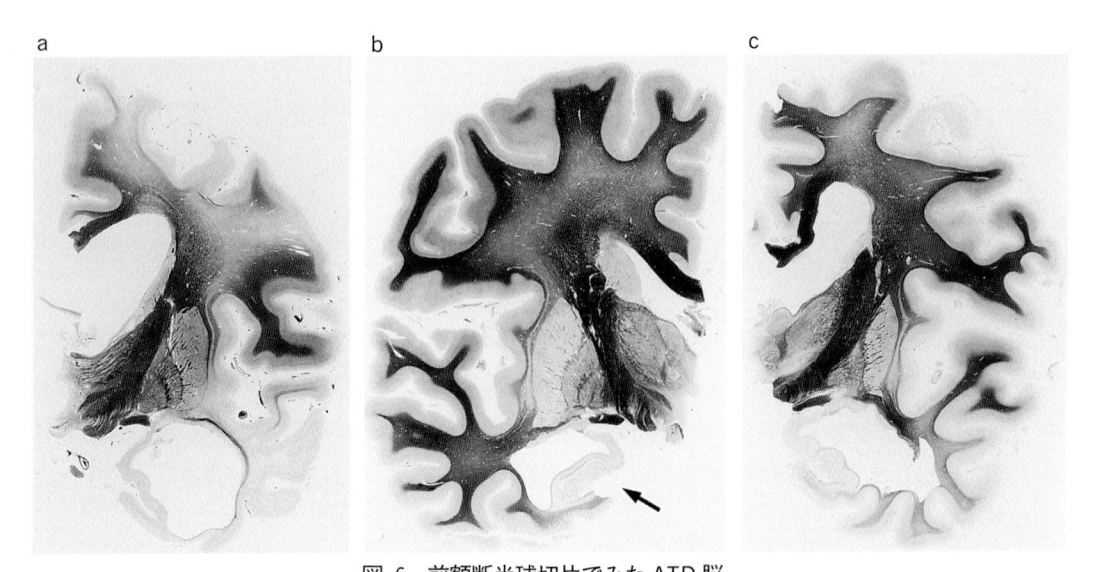

図 6. 前額断半球切片でみた ATD 脳
初老期発症の AD(a)では高度の脳回の萎縮がみられるのに対して、老年期発症の SDAT(b：通常タイプ)では側頭葉内側の海馬領域の萎縮(→)はあるものの、等皮質の萎縮は目立たない。老年期発症でも初老期発症の AD に近い脳萎縮を示す例が 10％程度ある(c：AD タイプ)。クリューバー・バレラ染色。

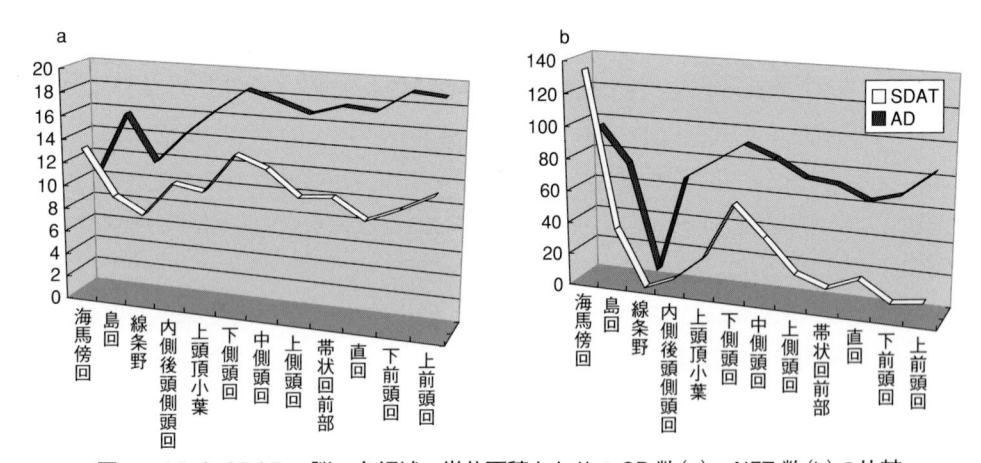

図 7. AD と SDAT の脳の各領域の単位面積あたりの SP 数(a)、NFT 数(b)の比較
(Arai T, et al：Morphometrical comparison of neurofibrillary tangles and senile plaques in Alzheimer's disease and the senile dementia of Alzheimer type. Neuropathology 15：21-26, 1995 より引用)

あっても、その病理像は初老期の AD に近い症例(便宜上、SDAT の AD タイプと呼ぶ)が存在するからである。そのような症例を室伏は著書の中で「老年痴呆のアルツハイマー化(Alzheimerization)」と呼んでいる。通常の SDAT(便宜上、通常タイプと呼ぶ)では、前述のように、海馬領域を中心とする側頭葉内側底部に強い萎縮を示し、これを反映して側脳室下角が開大しているのに対して、等皮質領域の萎縮は軽い。これに対して、AD タイプでは等皮質にも強い萎縮が認められ、初老期発症の AD とほとんど区別がつかない(図 6-c)。顕微鏡で観察すると通常タイプの SDAT では NFT は海馬〜海馬傍回には多数認められるが、側副溝を越え、大脳新皮質に入ると急速に減少する。これに対して、AD タイプでは、側頭葉、島回、帯状回のいわゆる辺縁系

皮質を中心に、等皮質にもIII層およびV、VI層にNFTが層状に分布しているのが観察される。これに比例して皮質II、III層、次いでV、VI層に神経細胞脱落と組織の粗鬆化(海綿状態)が認められ、その病理像は初老期発症のADと変わらない(図4 a〜c)。このような初老期のADに匹敵する症例はSDATの約10%を占めている。このような症例(ADタイプ)では、一様に痴呆の進行が早く、4〜5年の経過で認知機能や言語機能が強く障害され、高度の痴呆に陥る。巣症状も初老期のADほど目立たないが時に観察される。このような事実は、老年期には加齢要因の強い通常のSDATが急増するが、変性性の強いADタイプも老年期に至っても初老期と変わらない割合で起こっているようである。ADタイプも通常タイプも性質の同じ病理像(SP、NFT、神経細胞脱落)を示すが故に「老年期発症のAD」は老年期に大量に発症する通常のSDATの陰に隠れて見逃されている可能性が高い。

3 痴呆と非痴呆の「境界域」の病理

　ATDの本質的な異常と目されているAβに注目して非痴呆者脳をみると、前述したように一部の人では既に40〜50歳代でびまん性老人斑の出現の形で始まっている。ATD病変は脳内で密かに始まり、20〜30年あるいはそれ以上といった長期間かけて進行し、痴呆が顕在化するといわれる。非痴呆高齢者脳で検討すると、初期のSDATに匹敵する程度のAβ沈着が好発領域に認められる割合は70歳代では4.5%、80歳代では約20%に達する。このような老人のCDR[*10]スコアは0〜0.5であり、知的正常者のほかに、明らかな痴呆レベルにはないが記憶障害が目立ったり、日常生活において意欲や活動性の低下を示したり、あるいは幻覚(幻視)・妄想、せん妄状態、抑うつ状態といった精神症状が認められたりする例が少なからず混在している。

　一方、ATDのもう1つの重要な指標であり、SPよりも痴呆との相関の深いNFTについては、ブラークのNFTステージ分類[1](表1)と認知機能の程度との間に明瞭な相関関係が見い出されるという[8]。Nun studyという高齢ボランティア参加者の縦断的研究で、130名の死亡前の記憶・認知機能の結果と剖検所見を検討した結果では、従来、無症状と考えられていたステージI、IIで、既にその42%に何らかの記憶障害が認められた一方で、進行したATD段階であると考えられているステージV、VIの7%に記憶障害を認めなかったという。このような結果はATDの早期治療に関連して注目されているmild cognitive impairment(MCI)[*11]がどのような脳病理所見を示すのかという問題について示唆に富んでいる。病的記憶障害を示し、軽度の認知機能障害を伴うMCI相当レベルは、ステージ0、すなわち、NFTを伴わない場合には出現しないが、そのほかのすべてのステージに存在していた。その分布は、MCIの53%がステージI、II、29%がステージIII、IV、18%がステージV、VIであった。すなわち、MCIの脳病理はステージI、IIを中心に幅があることになる。この事実は同じ程度の所見であっても、人によって痴呆を示したり、示

---

*10：CDR(clinical dementia rating)：本人の記憶、見当識や能力などについて日常生活の状況を本人や家族から聞き、評価表に従って各項目に点数をつけて痴呆を評価する方法で、信頼性の高い検査法とされている。

表 1. ブラークの NFT ステージ分類

- ステージ I：NFT、NT（ニューロピルスレッド）は経嗅内野の II 層（Pre-α 細胞）に限られる段階。ごく少数の NFT は嗅内野の II 層、海馬 CA I、マイネルト核や視床の前背側核に散在する。
- ステージ II：ステージ I の進行した段階。多数の NFT が経嗅内野、やや少なく嗅内野の II 層に出現する。海馬では CA I～海馬支脚移行部に少数 NFT が出現する。ごく少数の孤発性の NFT が等皮質の連合野に出現してもよい。
- ステージ III：経嗅内野と嗅内野の II 層は高度に侵され、III 層（Pre-β 細胞）や V 層（Pre-α 細胞）にも少数の NFT が認められるようになる。海馬では CA I にごく少数、海馬支脚の錘体細胞には尖端樹状突起まで伸びる NFT が出現する。CA 2～CA 4 では少数の細胞を除いて変化を免れる。等皮質では前頭、側頭、後頭連合野の底部の III、V 層に少数の NFT、NT が散在してもよい。多くの例でマイネルト核、視床前背側核、扁桃核に軽度の変化がある。
- ステージ IV：経嗅内野、嗅内野 II 層は非常に高度に侵され、多数のゴーストタングルが現れる。III、V 層もかなり侵される。海馬では CA I に多数の NFT が現れる。CA 4 にも NFT が現れるようになる。等皮質はごく軽度の変化にとどまり、一次運動・知覚野は侵されない。扁桃核では主に腹外側核に NFT が出現する。前障の基底部は軽度に侵される。被殻と側坐核の基底部に NFT がみられることがある。視床前背側核には密に NFT が出現する。
- ステージ V：経嗅内野、嗅内野では II～III 層に加えて深部の V 層も強く侵され NFT、NT が帯状にみえる。海馬はすべての部位が侵され、CA I、海馬支脚には NFT 含有錘体細胞が群集する。CA 3 と CA 4 には少数の NFT が存在する。CA 2 は NFT 形成に抵抗性がある。ステージ V ではすべての連合野が侵され、NFT と NT は軽い段階では側頭～後頭葉の内側基底部および底面、次いで、島と眼窩皮質の前基底部を侵す。より高度になると上側頭回を除く領域に多量に出現する。この段階でも一次知覚野は抵抗性があり、一次運動野は等皮質の中では最も侵されにくい。皮質下神経核の変化はステージ V でより明瞭となる。少数の NFT と NT が視床下部の外側隆起核や黒質の緻密層に観察される。
- ステージ VI：ステージ V の変化が進行する。海馬歯状回の顆粒神経細胞に出現する無数の NFT はステージ V との鑑別点である。CA I は高度の神経細胞消失と無数のゴーストタングルで特徴づけられる。すべての等皮質連合野は非常に高度に侵される。一次感覚野では V 層に NFT は少ないが密な NT が帯を形成し、ステージ V との鑑別点となる。皮質下神経核も非常に高度に侵される。ステージ VI は錐体外路系が侵される点が特徴的で、線条体のほとんどの大型細胞とかなりの数の中型細胞が NFT を示す。黒質の多くのメラニン含有細胞に NFT が認められる。

さなかったりする境界域の幅があることと共通する。各個人にはかなり大きな代償能力の差があるようで、等皮質に NFT が多発し、かなり進んだ段階であっても明らかな痴呆を示さなかった症例に遭遇することがある一方で、脳萎縮がなく、通常、痴呆をきたさないステージ II の程度の NFT の出現レベルでも痴呆化した症例がみられる。要するに、痴呆という明確な線を引ける病理の境界は存在しない。痴呆の顕在化には各個人の代償能力の差に加えて、外的環境因子も大きく働くことは臨床に携わっているものならば普通に経験することである。

4 神経原線維変化型老年痴呆

　海馬領域を中心に NFT に富み、老人斑をほとんど伴わないタイプの老年痴呆が存在し、神経原線維変化型老年痴呆[9]、タングル型老年痴呆（tangle-only dementia）などの名称で呼ばれている。これまでの報告では超高齢者を中心に起こる痴呆症である。脳の病理所見の特徴として、海馬領域が侵され、脳の萎縮はほとんど側頭葉内側部に限られ、側脳室下角が開大しているが、大脳等皮質の萎縮はほとんどみられず、神経細胞の脱落は目立たず層構造もよく保たれている。

　NFT の分布は、海馬～海馬傍回に多量にみられるが、側副溝を越えて側頭葉等皮質に入ると急減し、ほとんど出現しなくなる。NFT の多発する海馬領域には神経細胞脱落が認められるが組織

＊11：軽度認知機能障害で、ATD の早期診断が重用視されることから注目されるようになった。日常生活は正常であるが、記憶障害があり、CDR のスコアが 0.5（痴呆の疑い）に相当する。

の粗鬆化は軽い。NFTの微細構造や免疫組織化学的性質はATDのNFTとまったく同じである。皮質下ではマイネルト核、扁桃核、中脳被蓋灰白質などATDでのNFTの好発部位に一致して散在しており、ブラークステージIII〜IVに相当する。SP、すなわち、Aβ沈着を伴わないという点ではこの疾患はATDではないということになるが、NFTの分布がSDATでのNFTの分布領域にほぼ一致していることや、年齢相応程度のSPさえも出現しないという事実は、神経原線維変化型老年痴呆ではAβの沈着が何らかの理由で抑制されるか、沈着が促進されないのであろうと考える方が自然である。超高齢者に起こる痴呆という事実はこれを支持しているようである。つまり、アミロイドカスケード仮説によればNFT形成はAβによって加速される。神経原線維変化型老年痴呆では、Aβが存在しなくても一部の高齢者にはNFTが病的レベルにまで出現するが、AβによってNFT形成が促進されないので高齢で発症するということらしい。

　神経原線維変化型老年痴呆の臨床特徴は認知機能に比べて記憶障害が目立ち、経過が緩徐で長いことである。言語理解や意思の疎通は比較的よく、人格レベルも保たれている。しばしば精神症状を示すが、失語、失行などの大脳巣症状は伴わない。したがって、少なくとも初期段階では病的な記憶障害以外は痴呆を感じさせない。長く続くこのような病態はMCIに相当する。MCI段階からATDに発展しない症例には神経原線維変化型老年痴呆が含まれているかも知れない。

　神経原線維変化型老年痴呆の臨床特徴は海馬〜海馬傍回領域が侵され、大脳連合野が保たれているという病理特徴によく対応している。しかし、末期になると痴呆化してくるようである。臨床上、明確にSDATと区別することが困難な症例もある[10]。

4・アルツハイマー型痴呆の病理学的診断基準

　よく知られたATDの診断基準として、NIAクライテリア、NINCDS-ADRDAクライテリア[11]、CERADクライテリア[12]や前述のブラークのステージ分類(表1、図8)などがある。NIAクライテリアはKhachaturianの分類として知られ、SPの出現量を中心とした分類法であるが、生理的老化脳でも基準とされるSP出現量を満たす例はいくらでもあり、診断基準としての妥当性に乏しく、現在ではほとんど使用されていない。NINCDS-ADRDAクライテリアはATDの病理診断の妥当性について、ATD病変であるSPとNFTの海馬、新皮質での出現を適合クライテリアとして3段階(A1、A2、A3)、血管病変を除外クライテリア(V1、V2、V3)として3段階に分け、9通りの組み合わせについて評価し、その妥当性を検証して神経病理診断基準としている。

　CERADクライテリアは、検討対象部位として中前頭回、上・中側頭回、下頭頂小葉、海馬、嗅内皮質、中脳の6ヵ所について、SPを半定量し、その出現量を3段階に分け、年齢に応じたSP量のスコア表に当てはめて診断するシステムになっている。トータルスコアに従って、definite AD、probable AD、possible AD、正常に、分類される。臨床的にprobable ATDと診断された142例について検討した結果では、definite AD：84％、probable AD：7％、possible AD：2％であった。SPの出現頻度のみでATDの診断をするシステムでありKhachaturianの分類と

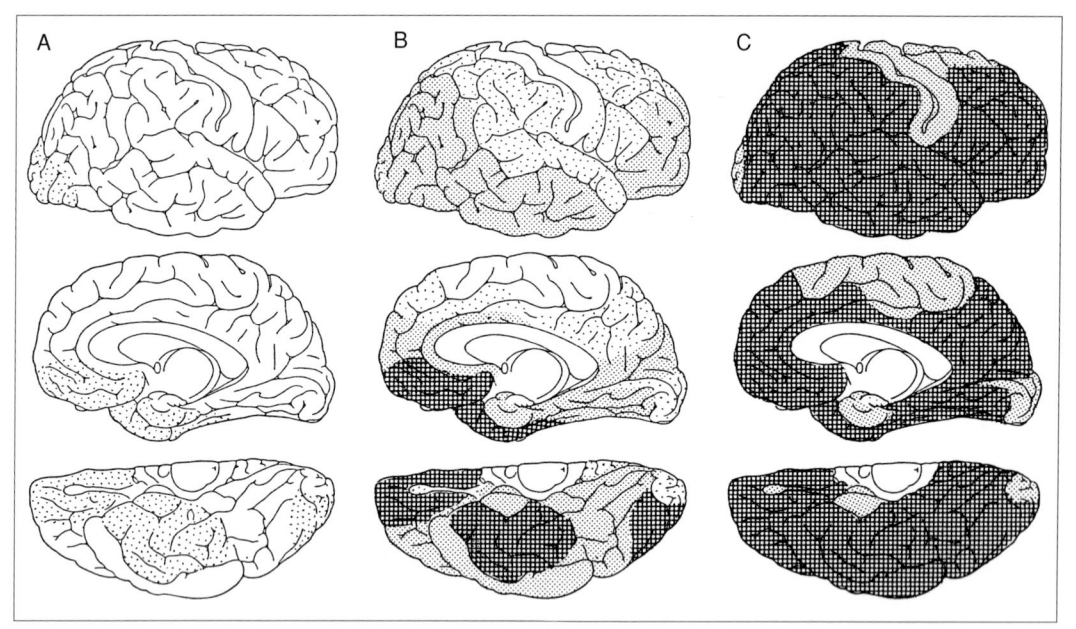

図 8. ブラークによる脳の Aβ 沈着の進展
A から C へと進んでいく。

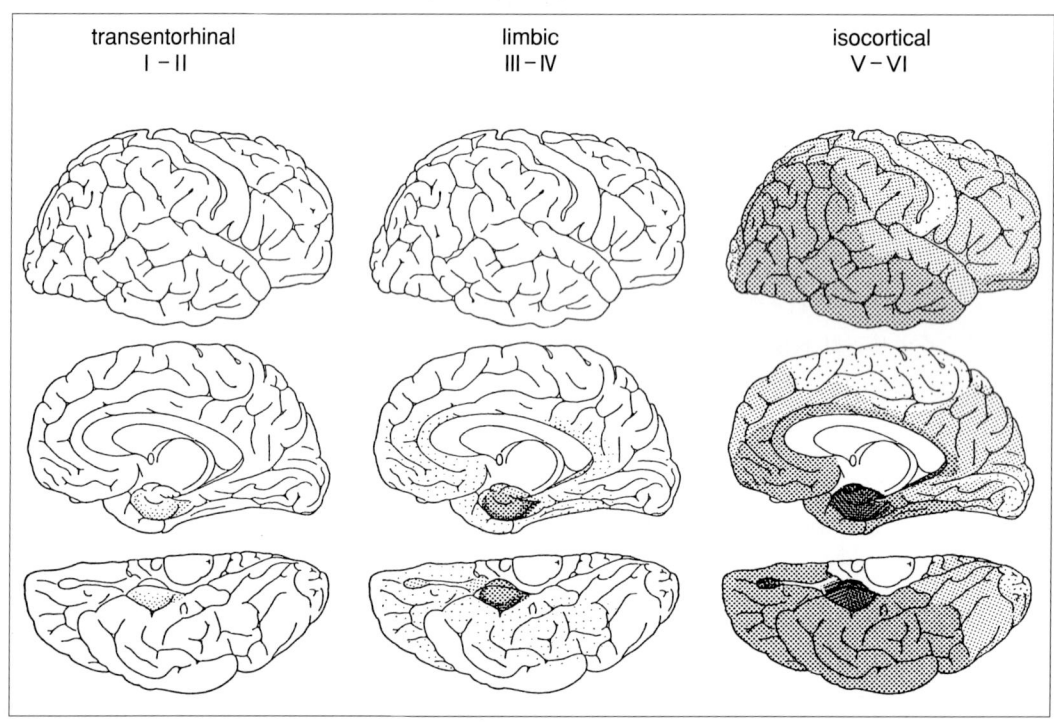

図 9. ブラークによる脳の NFT 形成の進展
I から VI へと進んでいく。

同じくやや妥当性に欠ける。これらの病理学的診断基準には問題もあるが、一応、国際的に通用する基準であるので紹介した。

　ブラークのステージ分類(表1)[1]はSP、NFTそれぞれについて脳での拡がり方で段階分けしたものである。SPは3段階(図8)、NFTはステージI〜VIの6段階に分ける(表1、図9)。ブラークのNFTステージ分類は最も信頼性が高いので各ステージについての要点を付記する。ステージI、IIは痴呆レベルではなく、ステージIII、IVは初期のATDないしATDの可能性あり、ステージV、VIは確実なATD、とされる(図9)。ただブラークの分類は定量性がない点に問題が残る。

（池田研二）

● 文　献

1) Braak H, Braak E：Neuropathological stageing of Alzheimer-related changes. Acta Neuropathol 82：239-259, 1991.
2) Arai T, Ikeda K, Akiyama H, et al：A high incidence of apolipoprotein E ε4 allele in middle-aged non-demented subjects with cerebral amyloid β protein deposits. Acta Neuropathol 97：82-84, 1999.
3) Wilcock GK, Esiri MM：Plaques, tangles and dementia；A quantitative study. J Neurol Sci 56：343-356, 1982.
4) Gomez-Isla T, Price LC, McKeel DW Jr, et al：Profound loss of layer II entorhinal cortex neurons occurs in very mild Alzheimer's disease. J Neurosci 16：4491-4500, 1996.
5) Mann DM, Marcyniuk B, Yates PO, et al：The progression of the pathological changes of Alzheimer's disease in frontal and temporal neocortex examined both at biopsy and autopsy. Neuropathol Appl Neurobiol 14：177-195, 1988.
6) Mann DM：Cerebral amyloidosis, ageing and Alzheimer's disease；a contribution from studies on Down's syndrome. Neurobiol Aging 10：397-399, 1989.
7) Arai T, Ikeda K：Morphometrical comparison of neurofibrillary tangles and senile plaques in Alzheimer's disease and the senile dementia of Alzheimer type. Neuropathology 15：21-26, 1995.
8) Riley KP, Snowdon DA, Markesbery WR：Alzheimer's neurofibrillary pathology and the spectrum of cognitive function；findings from the Nun Study. Ann Neurol 51：567-577, 2002.
9) Yamada M, Itoh Y, Otomo E, et al：Dementia of the Alzheimer type and related dementias in the aged；DAT subgroups and senile dementia of the neurofibrillary type. Neuropathol 16：89-98, 1996.
10) Ikeda K, Akiyama H, Arai T, et al：Clinical aspects of Senile dementia of tangle type'-A subset of dementia in senium separable from late-onset Alzheimer's disease. Dement Geriatr Cogn Disord 10：6-11, 1999.
11) Tierney MC, Fisher RH, Lewis AJ, et al：The NINCDS-ADRDA Work Group criteria for the clinical diagnosis of probable Alzheimer's disease；A clinicopathological study of 57 cases. Neurology 38：359-364, 1988.
12) Mirra SS, Heyman A, McKeel D, et al：The Consortium to Establish a Registry for Alzheimer's Disease(CERAD)；Part II, Standardization of neuropathologic assessment of Alzheimer's disease. Neurology 41：497-486, 1991.

ALZHEIMER'S DISEASE
CHAPTER 5

アルツハイマー病の危険因子
―― アルツハイマー病は予防できるか

1 アルツハイマー病と遺伝子

はじめに　アルツハイマー病(AD)の発症には遺伝因子が関与している。その中には遺伝子変異をもつことによってほぼ100% ADを発症する原因遺伝子と、遺伝子変異もしくは多型をもつことによって発症頻度が有意に高まる、危険因子としての遺伝子がある。前者は家族性アルツハイマー病(FAD)の遺伝子が該当する。以下、ADの原因遺伝子と危険因子としての遺伝子について述べる。

1・遺伝因子関与の根拠

ADの発症に遺伝因子が関与するとする根拠を表1にまとめ、以下、それぞれについて簡単に説明する。

1 ADの家族集積性

AD患者を診たとき、「家族の中にADと診断された方がほかにいましたか」と尋ねると、「はい」と答える頻度は一般人口のそれに比し有意に高い(図1)。その頻度は父母に最も高く、次いで同胞、二親等の親族の順となる[1]。

表1. AD発症に遺伝因子が関与するとする根拠

1. ADには家族集積性がみられる
2. 一卵性双生児の一方がADのとき、他方がADとなる頻度は著しく高い
3. FADが存在する
4. 21トリソミーによるダウン症はADを早期に発症する
5. 危険因子としての遺伝子が存在する

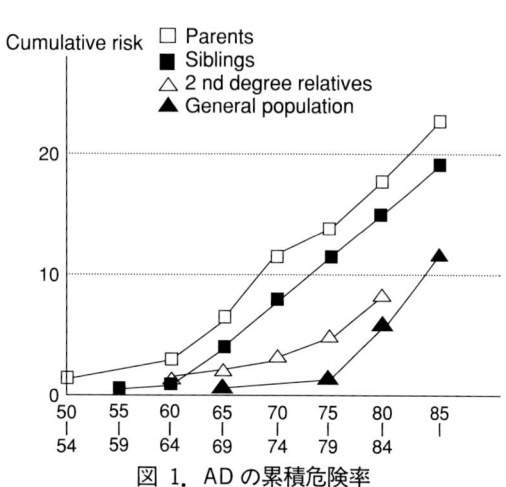

図1. ADの累積危険率
AD患者を診たとき、その両親、同胞の累積危険率は一般人口のそれに比し、有意に高い。
(Heston LL, et al：Dementia of the Alzheimer type. Arch Gen Psychiat 38：1085-1090, 1981 より引用)

2 一卵性双生児の研究

双生児の一方がADの場合、他方がADとなる頻度は一般人のそれに比し著しく高い。その頻度は統計により異なるが、一卵性双生児で44％、二卵性双生児で40％という報告があり[2]、最も高いもので50％である。この頻度が100％でないのは遺伝子がすべてを決定するのではなく、環境因子の関与も大きいことを示している。

3 FADの存在

家族性発症するADが少なからず存在し、FADと呼ばれる。FAD遺伝子として現在までにアミロイド前駆体蛋白(APP)、プレセニリン1(PS1)、プレセニリン2(PS2)の3つが明らかにされ、未発見のものも第10染色体、第12染色体、そのほかにその存在が推定されている。ダウン症はADを早期発症するが、これはAPP遺伝子が存在する第21染色体のトリソミーによると考えられている。すなわち、APPが1.5倍発現しており、それから切り出されるβ蛋白も通常より多いためであると説明されている。

4 危険因子としての遺伝子の存在

遺伝子多型とAD発症との間に有意の相関を示すものが知られており、これらは危険因子としての遺伝子と考えられている。こまでに多くの遺伝子との相関が報告されたが、中でもアポリポ蛋白E(apoE)は最も重要である。

2・ADのタイプ別頻度

ADのタイプ別頻度については十分なデータがなく、ここではTanziらのものを引用する[3]。彼によると家族性50％、孤発性50％であり、家族性ADの70％が高齢発症、30％が若年発症で、apoEが関係したものが35％、PS1が5.1％、APPが0.9％などであるという(図2)。家族性ADが50％というのは高いように思われるが、高齢になるとほとんどの人がADを発症することを考えると、高齢発症の同胞をFADとしてとらえるか否かにかかっている。これには環境因子の関与も大きく、その判断は難しい。我が国ではきちんとした研究がないので正確には述べられないが、家族性ADの頻度は10％程度との印象をもつ人が多い。

3・FADおよび関連疾患の原因遺伝子

FADの原因遺伝子としては、APP、PS1、PS2の3つの遺伝子が発見され、いずれも常染色体性優性遺伝の形式をとり、点突然変異に起因する。平均発病年齢はPS1が40代、APPが50代、PS2が60〜70代である。PS1変異によりADを発症する年齢は、時に極めて若年のことがあり、これまでに15歳発症というのが最年少である。頻度としてはPS1変異による家系が最も

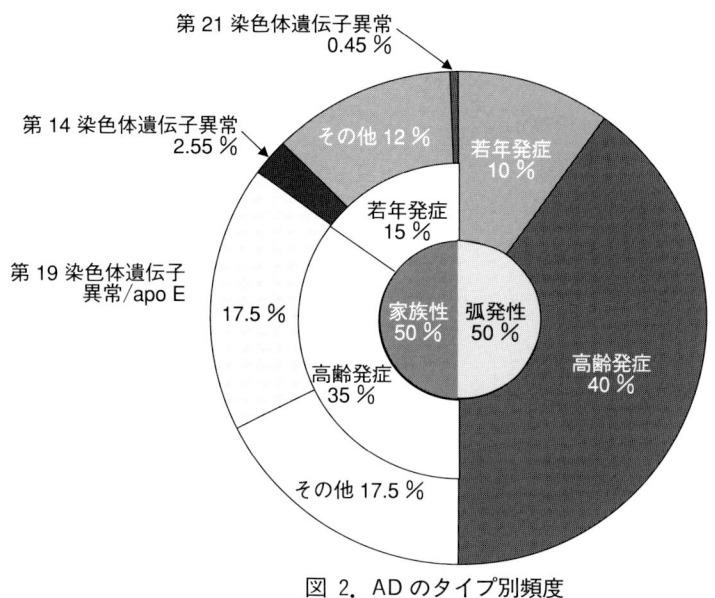

figure 2. AD のタイプ別頻度
第 14 染色体遺伝子は PS 1、第 21 染色体遺伝子は APP 遺伝子による。
(Tanzi R : IBC's Third Annual Conference Alzheimer's Disease. Philadelphia, 1994 より改変して引用)

多く、次いで APP、PS 2 の順である。このほか、関連する痴呆疾患の遺伝子を表 2 に示す。

家族性 British 型痴呆では BRI 遺伝子変異によりその遺伝子産物が β アミロイドとは異なるアミロイドとなって脳に蓄積し、痴呆を引き起こす。家族性 Danish 型痴呆は同じ遺伝子の異なる変異により、やはりアミロイド沈着を伴い痴呆を起こすが、この場合しばしば β アミロイドの沈着を伴う。Notch 3 の変異は家族性血管性痴呆（CADASIL）を起こす。ここでは詳細な説明、文献を省略したいので、筆者の最近の総説を参照されたい[4]。

表 2. AD と関連疾患の遺伝子

遺伝子	遺伝子座	疾患
APP	21 q 21	FAD 早期発症
PS 1	14 q 24.3	FAD 早期発症
PS 2	1 q 42.1	FAD Volga-German ほか
α 2 M	12 pter	FAD 後期発症
apo E	19 q 13.2	FAD ? 後期発症 IAD 早期発症 IAD
BRI	13 q 14	家族性 British 型痴呆 家族性 Danish 型痴呆
neuroserpin	3 q 26	FENIB
Notch 3	19 p 13.1	CADASIL
tau	17 q 21	家族性 FTD、CBD など
α-synuclein	4 q 21-22	家族性 PK、DLBD ?
prion	20 p 12-ter	家族性 CJD、GSS など

FAD：家族性 AD、IAD：孤発性 AD、FENIB：ニューロセルピン封入体家族性脳症、CADASIL：cerebral autosomal dominant arteriopathy with subcortical infarct and leukoencephalopathy、FTD：前頭側頭型痴呆、CBD：大脳皮質基底核変性症、PK：パーキンソン病、DLBD：びまん性レビー小体病、CJD：Creutzfeldt-Jacob 病、GSS：Gerstman-Sträußler-Scheinker 症候群

4・危険因子としての遺伝子

危険因子としての遺伝子としては多くの遺伝子の可能性が報告されたが、確実であるのはアポリポ蛋白 E（apoE）ε 4 のみである。α 2-マクログロブリン（α 2-M）は一部の AD では確かに相関がみられているが、すべての AD に共通ではない。表 3 にこれまでに報告された危険因子として

表 3. AD の遺伝的危険因子として報告された遺伝子

1. アポリポ蛋白 E ε4(apoE)	13. ブレオマイシン加水分解酵素(BH)
2. α2-macroglobulin(α2-M)	14. アンジオテンシン変換酵素(ACE)
3. mitochondrial DNA(mt DNA) 　NADH 脱水素酵素 　チトクローム c 酸化酵素	15. タウ 16. インターロイキン1(IL-1α、β) 17. 主要組織適合複合体(MHC)
4. α1-アンチキモトリプシン(α1-ACT)	18. カテプシン D
5. 超低密度リポ蛋白受容体(VLDL-R)	19. トランスフォーミング成長因子β1(TGFβ1)
6. プレセニリン1(PS 1)	20. セロトニントランスポーター(5-HTT)
7. プレセニリン2(PS 2)	21. シスタチン C
8. エストロゲン受容体α(ERα)	22. ファス SF 6(TNFRSF 6)
9. ジヒドロリポアミドサクシニル 　トランスフェラーゼ(DLST)	23. ニューロペプチド Y(NPY) 24. トランスフェリン
10. アポリポ蛋白 A-IV(apoA-IV)	25. ネプリライシン
11. 低密度リポ蛋白受容体関連蛋白質(LRP)	26. コレステロール24-ヒドロオキシラーゼ(CYP 46)
12. ブチリルコリンエステラーゼ K 　バリアント(BCHE-K)	27. 脳由来神経成長因子(BDNF) 28. βセクレターゼ1(BACE 1)

表 4. 日本人 AD における apoE ハプロタイプおよびアリル頻度

	n	2/2	2/3	2/4	3/3	3/4	4/4	ε4+	ε4-
FAD	31	0	0	3.2	54.8	29.0	12.9	29.0	71.0
AD	34	0	2.9	2.9	61.8	29.4	2.9	19.1	80.9
FAD+AD	65	0	1.5	3.1	58.5	29.2	7.7	23.8	76.2
Cont-1	200	5.5	14.0	0.5	68.0	11.0	1.0	6.8	93.3
Cont-2	875	0.1	7.7	0.7	77.4	13.9	0.2	7.5	92.5

FAD：家族性アルツハイマー病、AD：孤発性アルツハイマー病
Cont-1：本研究での対照[5]、Cont-2：ほかの研究での日本人対照[6]

表 5. apoE の isotype 特異的作用

1. 抗酸化作用　E 2>E 3>E 4	7. コレステロール合成阻害した神経細胞におけるアポリポ蛋白 E 4/VLDL によるアポトーシス誘導
2. 神経突起進展作用 　E 3>E 4 　E 3/VLDL：促進、E 4/VLDL：抑制	8. コレステロール　搬出　E 2>E 3>E 4 　　　　　　　　　搬入　E 3=E 4>E 2
3. アミロイドβ蛋白に対する結合力 　E 3>E 4	9. 細胞外βアミロイドクリアランス　E 3>E 4 10. 細胞内アポリポ蛋白沈着　E 3>E 4
4. アミロイド原線維生成 　(apo E+Aβ)E 4>E 3 　(apo E、α1-ACT+Aβ)E 4>E 3	11. apoE ノックインマウスと APP トランスジェニックマウスをかけ合せたときの老人斑形成　E 4>E 3
5. タウに対する結合力　E 3>E 4	12. シナプス二重膜外層におけるコレステロール量の増加　E 4>E 3
6. アポ E ノックアウトマウスにおける加齢あるいはカイニン酸による神経変性 　E 3：抑制、E 4：抑制せず、E 3+E 4：抑制せず	

の遺伝子の主なものを列挙する。筆者らも我が国の AD、FAD について apoE ε4頻度を調べ、対照の約3～4倍高いことを確認した[5](表 4)。

5・apoE と AD

apoE 遺伝子には主として ε2、ε3、ε4の3つの型があり、このうち ε4が危険因子となる。apoE ε4をもつとなぜ AD を早期に発症するのかについては諸説がある。ここでは isotype 特異

的にAD発症促進に絡むと思われる研究結果を表5にまとめて示す。apoEはAPPの代謝、Aβの産生、アミロイドの形成とクリアランスに深くかかわっており、E4は老人斑形成促進的に作用する。

6・APP遺伝子変異とAD発症機序

APPは主として695個、751個、770個のアミノ酸から成る蛋白質で膜を1回貫通して存在する。その生理機能として学習機能、シナプス機能、神経栄養因子作用などが知られているが、まだ十分明らかでない。FADではいくつかの点突然変異が明らかになった(図3)。スウェーデンで発見された家系では670番目のアミノ酸K(リジン)と671番目のアミノ酸M(メチオニン)がN(アスパラギン)とL(ロイシン)に二重変異していた(Swedish mutation)。ロンドンで発見された家系その他では717番目のアミノ酸V(バリン)がI(イソロイシン)、F(フェニルアラニン)、G(グリシン)などに変異していた(London mutation)。Aβには主として40個のアミノ酸から成るAβ40と42個のアミノ酸から成るAβ42がある。Aβ42は凝集性が高く、神経毒性も高い。これらの変異の影響が検討された結果、Swedish mutationではAβ40、Aβ42の総量の産生増強が起こることがわかった。AβはそのN末端がAPPの671番目と672番目の間で切断されて形成されるが、この切断酵素をβセクレターゼと呼び、それがBACE-1であることが明らかにされた。実際Swedish mutationがあるとBACE-1感受性は著しく亢進することが明らかにされた。

AβのC末端側を切る酵素はγセクレターゼと呼ばれている。その活性化にPSが必須である

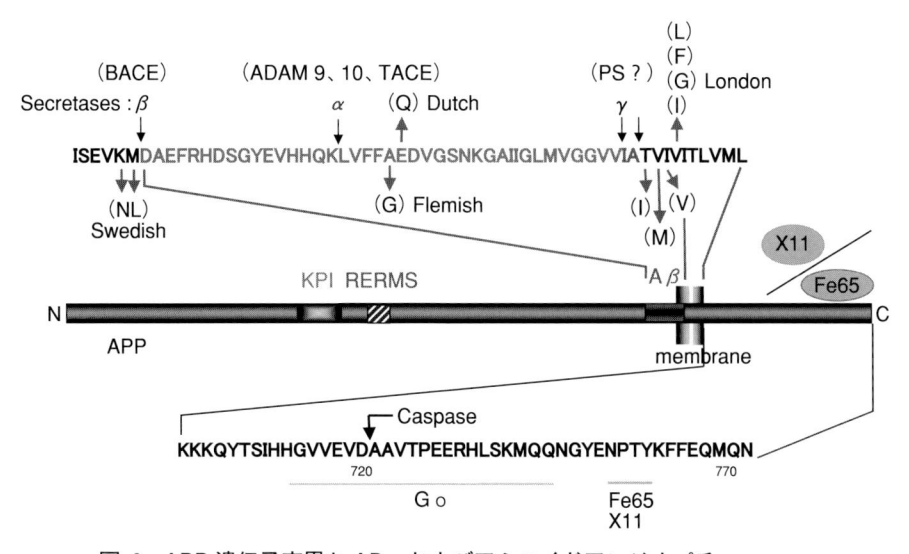

図3．APP遺伝子変異とAD、およびアミロイドアンジオパチー
APP遺伝子のN末端(図の左端)の変異ではAβ総量の切り出し増加が関与する。C末端(図の右側)の変異では凝集性の高いAβ42の切り出しが増加する。中央部分の変異の多くはアミロイドが血管に沈着してアミロイドアンジオパチーを起こし、家族性脳出血の原因となる。

表 6. APP 遺伝子変異と Aβ 変化

コドン	変異	Aβ 変化
670、671	KM→NL (Swedish)	↑ Aβ 総量
692	A→G (Flemish)	↑ Aβ/p 3 比
693	E→Q (HCHWA-D)*	↑ Aβ 凝集性
716	I→V (Florida)	↑ Aβ 42
717	V→F、G、I (London)	↑ Aβ 42

＊：Hereditary cerebral hemorrhage with amyloidosis-Dutch type

ことがわかっている。PS はアスパルチルプロテアーゼとしての作用を有し、PS が γ セクレターゼそのものであるとの説もある。London mutation があると Aβ42 の産生増強が起こる(表6)。今日では Swedish mutation、London mutation をもつ APP トランスジェニックマウスがつくられ、脳に著しい老人斑の形成を示す動物モデルがつくられている。

7・PS 遺伝子変異と AD 発症機序

PS 1 変異は既に 140 種以上の変異が報告されており(図4)、我が国でも既に多数の家系が報告されている(表7)。PS 2 変異は初め Volga-German 家系の原因遺伝子として発見されたが、その後いくつかの家系に異なる変異が報告された。しかし、PS 2 は世界的にも稀であり、我が国には 1 家系もない。

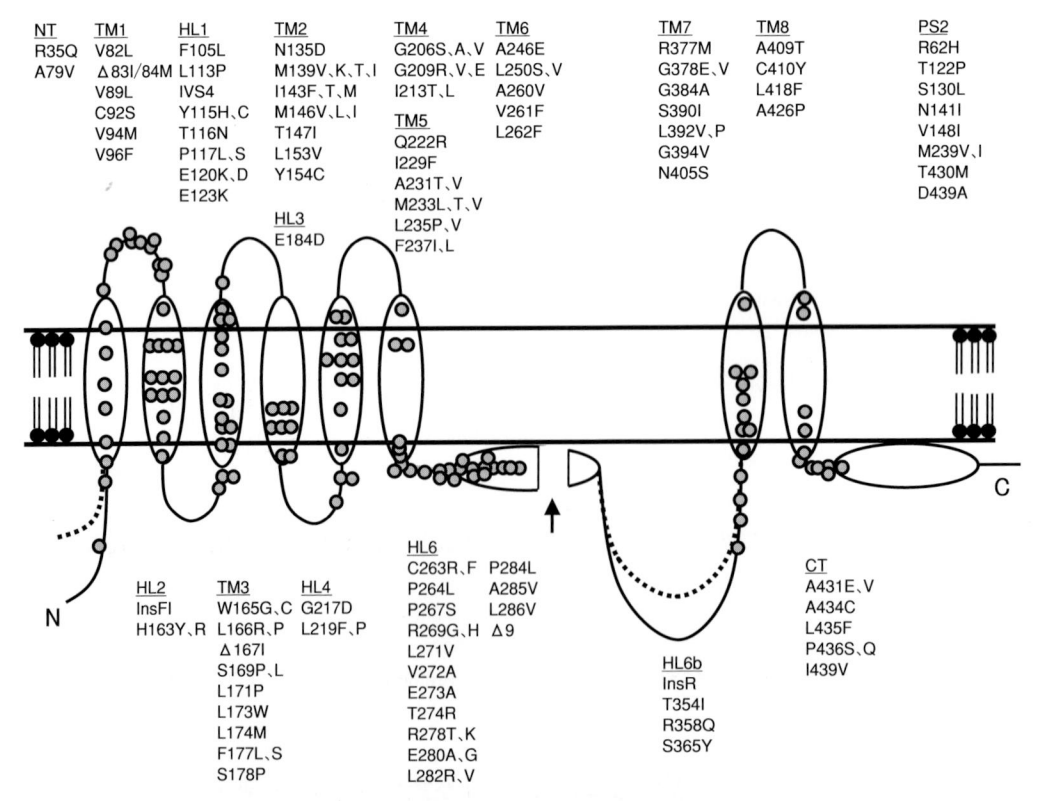

図 4. PS 1、PS 2 遺伝子変異と AD
プレセニリンの変異を点で示す。PS I には既に 80ヵ所以上、140 種以上の変異が見い出されている。
NT：N 末端、TM：膜貫通部位、HL：親水性ループ部位、CT：C 末端

1 アルツハイマー病と遺伝子

表 7. 我が国で発見された PS 1 遺伝子変異を示す FAD

Family	Affected	Mean age of onset	Location	Mutation
FAD-Yg	4	35	Yamagata	G 384 A
FAD-JPN 1	10	40	Kumamoto/Hawaii	A 260 V
FAD-Hi-1	4	42	Himeji	E 184 D
FAD-Hi-2*	1	48	Himeji	N 405 S
FAD-Mi	2	45	Yamaguchi	H 163 R
FAD-OS 2	−	45	Osaka	I 213 T
FAD-H	9	47	Hirosaki	H 163 R
FAD-TK 2	−	47	Tokushima	H 163 R
FAD-SD 6	3	51	Fukushima	A 285 V
FAD-OS 3	4	53	Osaka	V 96 F
FAD-OK	2	57	Shizuoka	E 273 A
FAD-TK 1	12	58	Tokushima	Δ 10
FAD-To	1	32	Isehara	P 284 L
FAD-Hyo	−	59	Kobe	E 123 K
FAD-Kuri	−	35.8	Kanagawa	W 165 G
FAD-Kei	5	40	Tokyo	G 217 D
FAD-Ky	2	50.5	Fukuoka	L 250 V
FAD-Yoko	−	47	Kanagawa	A 431 V

＊：Isolated case？
Δ 10：エキソン 10 の欠失を示す異変（Δ 9 に同じ）

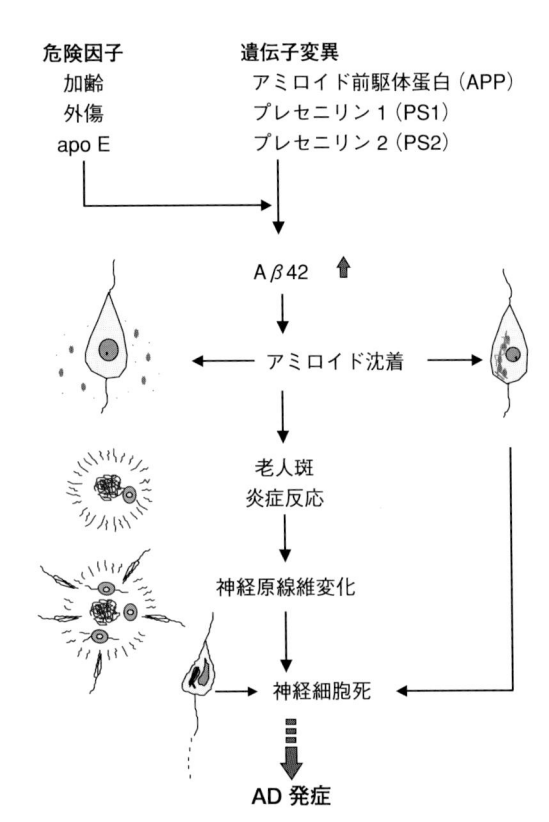

図 5. AD の発症機序（仮説）
AD では Aβ が細胞内外に沈着し、神経原線維変化、ひいては神経細胞死を引き起こし、アルツハイマー病を発症すると考えられている。

危険因子
加齢
外傷
apo E

遺伝子変異
アミロイド前駆体蛋白（APP）
プレセニリン 1（PS1）
プレセニリン 2（PS2）

↓
Aβ42 ↑
↓
アミロイド沈着
↓
老人斑
炎症反応
↓
神経原線維変化
↓
神経細胞死
↓
AD 発症

PS変異を有するFAD患者の髄液、血漿中のAβ42は有意に高値を示すが、発症するとむしろ低下に転じる。FAD変異を有するPS遺伝子を細胞に強制発現させると、Aβ42の分泌が高くなる。以上のことからPS変異があるとγセクレターゼ活性に影響を及ぼし、Aβ42産生増強が起こり、このことがADの早期発症に絡むと考えられている。

　しかし、PS変異を有するトランスジェニックマウスがつくられ、解析されたが、脳の老人斑や神経原線維変化は観察されなかった。我々はPS1変異を有するトランスジェニックマウスを複数系統作製して解析した。その結果、脳の老人斑は24ヵ月齢になっても観察されなかったが、変異マウスでは大脳皮質および海馬の神経細胞数の有意の減少を観察した。さらにダークニューロンと呼ばれる変性神経細胞が有意に増加しており、アポトーシスが観察された。さらにAβ42、Aβ40特異的抗体を用いて詳しい免疫組織染色をすると、変異マウスでは細胞内にAβ42が蓄積していると思われる神経細胞が有意に高頻度に観察された[7]。以上のことから、PS変異はAβ42産生増強を起こすが、老人斑として細胞外に沈着する前に神経細胞内に沈着して神経細胞死を引き起こしている可能性があると結論した(図5)。

(田平　武)

●文　献

1) Heston LL, et al：Dementia of the Alzheimer type. Arch Gen Psychiat 38：1085-1090, 1981.
2) St. George-Hyslop PH, et al：Familial Alzheimer's disease ; progress and problems. Neurobiol Aging 10：417-425, 1989.
3) Tanzi R：IBC's Third Annual Conference Alzheimer's Disease. Philadelphia, 1994.
4) 田平　武：痴呆；原因への分子遺伝学的アプローチ．臨床放射線 47：895-904, 2002.
5) Yamanaka H, et al：Genetic risk factors in Japanese Alzheimer's disease patients ; alpha 1-ACT, VLDLR, and ApoE. Neurobiol Aging 19：543-546, 1998.
6) Ueki A, et al：A high frequency of apolipoprotein E 4 isoprotein in Japanese patients with late-onset nonfamilial Alzheimer's disease. Neurosci Lett 163：166-168, 1993.
7) Chui DH, et al：Transgenic mice with Alzheimer presenilin 1 mutations show accelerated neurodegeneration without amyloid plaque formation. Nat Med 5：560-564, 1999.

2 アルツハイマー病と食事

はじめに　アルツハイマー病(AD)の大部分を占める孤発性 AD の発症には複数の遺伝的素因と後天的要因が関与していると考えられている。最近、遺伝的背景がほぼ同一なアフリカ系米国人と、アフリカ在住者とで痴呆の発症率を比較したところ、米国在住者の方がアフリカ在住者に比して AD および全痴呆の発症が 2.3〜2.7 倍高いことが報告され[1]、後天的因子の関与が確かなものになってきた。後天的因子の中には頭部外傷、環境中の毒素、社会的ストレスなどの外部環境要因と、栄養、運動、休養、喫煙、飲酒、余暇の過ごし方、ストレス解消方法といった生活習慣要因とがある。中でも栄養は最も注目されている因子である。神経疾患と食事との関連の研究は以前からパーキンソン病で行われていたが、最近 AD でも急速に調査結果が報告されるようになってきた。栄養に期待と関心が集まるのは、治療や予防への介入可能性をもっていることが最も大きいからと考えられる。

1・アルツハイマー病の栄養学的問題点

高齢一般住民の認知機能と食事栄養素との関係を調べた疫学調査[2〜8]によれば、認知機能の低い群では、①ビタミン B_1、B_2、B_6、B_{12}、葉酸の摂取が少ない、②ビタミン C、ビタミン E、β-カロテンなどの抗酸化物の摂取が少ない、③カルシウム、亜鉛、鉄などのミネラルの摂取が少ない、④総脂質、飽和脂肪酸、コレステロールなど脂質の摂取が多い、などの特徴がある(表 1)。認知機能低下の背景には常に欠乏症があることを認識すべきである。高齢者が栄養欠乏に陥りやすい理由としては、身体的問題、家族構成、社会的問題などさまざまな原因が考えられる。

表 1. 認知機能と関係する栄養素

文献	対象		ビタミンとミネラル
Goodwin, et al (1990)[2]	60 歳以上	260 人	$Vit.B_{12}$、Vit.C、リボフラビン、葉酸
Tucker, et al (1990)[3]	60 歳以上	28 人	$Vit.B_1$、$Vit.B_2$、Vit.C、β-カロテン、Vit.A、葉酸、Zn、Fe
Lauque, et al (1995)[4]	平均 73 歳	91 人	$Vit.B_1$、$Vit.B_6$、Vit.C
Riggs, et al (1996)[5]	54〜81 歳男性	70 人	$Vit.B_{12}$、葉酸、ホモシステイン*
La Rue, et al (1997)[6]	66〜90 歳 6 年間追跡	137 人	$Vit.B_1$、$Vit.B_2$、$Vit.B_3$、Vit.C、葉酸 (過去の摂取との関係 Vit.E、$Vit.B_6$、Vit.A、$Vit.B_{12}$)
Perrig, et al (1997)[7]	65 歳以上	442 人	Vit.C、β-カロテン
Ortega, et al (1997)[8]	65〜90 歳	260 人	葉酸、Vit.C、Vit.E、β-カロテン、Zn、Fe、炭水化物、繊維、飽和脂肪酸*、コレステロール*

＊：過剰

表 2. アルツハイマー病の栄養学的問題点

1. 野菜・果物の摂取不足
   抗酸化物：ビタミン E 欠乏、ビタミン C 欠乏
2. 魚油の摂取不足
   n-3 系多価不飽和脂肪酸
3. ビタミン B_6、B_{12}、葉酸の欠乏
   高ホモシステイン血症
4. エネルギー摂取過剰と体重減少
   高インスリン血症

AD と栄養の問題は現在のところ次の 4 点に絞られている (表2)。

①野菜・果物の摂取は AD を予防し、抗酸化ビタミンであるビタミン E、ビタミン C との関連が注目されている。

②魚の摂取は AD を予防し、魚油に含まれるドコサヘキサエン酸 (DHA；22：6 n-3) やエイコサペンタエン酸 (EPA；20：5 n-3) などの n-3 系多価不飽和脂肪酸 (PUFA) の役割が注目されている。

③動脈硬化の危険因子である高ホモシステイン血症が AD でも認められ、ビタミン B_6、ビタミン B_{12}、葉酸の欠乏との関連が注目されている。

④総エネルギー摂取量、体重減少、糖尿病、高インスリン血症などエネルギー・糖代謝に関連した問題がクローズアップしてきている。

AD の病的過程を悪化させる因子として、酸化ストレス、慢性炎症、血管性危険因子があるが、上記の 4 つの栄養学的問題はいずれの因子に対しても何らかの作用をもっている。

2・抗酸化物とアルツハイマー病

1 フリーラジカルとアルツハイマー病

AD の発症には老化が関係している。老化には諸説があるが最も有力なのがフリーラジカル説である。AD の脳では核 DNA、ミトコンドリア DNA、蛋白、脂質のすべてで過酸化が証明されている[9]。

フリーラジカルはアミロイド β 蛋白を凝集させ[10]、凝集塊はさらにフリーラジカルを産生する[11]。また、試験管内では抗酸化物はアミロイド β 蛋白の神経毒性を軽減する。

2 抗酸化ビタミンの効果

以上の点をもとにビタミン C、ビタミン E、β-カロテンなどの抗酸化ビタミン、抗酸化作用をもつイチョウ葉エキス (*Ginkgo biloba* extract；EGb 761) などのフラボノイドなどの医薬品が注目されるようになった。

AD の発症予防に関する縦断研究の結果は一定していない。Morris ら[12]はビタミン C がリスクを下げたとしたが、Masaki ら[13]によるハワイ在住日系アメリカ人男性 3,385 人を対象にした調査では、ビタミン E、ビタミン C の両方とも AD の発症には影響を与えなかった。

一方、治療効果に関しては Sano ら[14]による唯一の二重盲検無作為割付臨床試験の結果がある。341 人の中等症の AD 患者に対し 1 日あたり 2,000 IU (＝2,000 mg) のビタミン E (α-トコフェロール)、セレギリン 10 mg/d、あるいは両者を 2 年間投与した。ビタミン E は認知機能を改善

させることはなかったが、死亡までの期間、施設入所までの期間、基本的日常生活動作が損なわれるまでの期間、重度の痴呆になるまでの期間を有意に延長した。

3 ロッテルダムスタディ

2002年に大規模な前向き調査の結果がロッテルダムから報告された[15]。この調査では抗酸化物をβ-カロテン、フラボノイド、ビタミンC、ビタミンEの4つに分けて検討している。調査対象は55歳以上の7,983人であったが、そのうち登録時に既に痴呆のあった482人、軽度認知機能障害125人、介護施設入居者477人、さらに栄養調査への回答に一貫性を欠く者1,046人が除外され、最終的には5,395人を平均6年間追跡した。この期間中に197人が痴呆となり、うち146人がADであった。

栄養調査は半定量的な食品摂取頻度調査(food frequency questionnaire)にて行い、ビタミンC、ビタミンE、マルチビタミンなどのサプリメントの使用状況(種類と量)、栄養指導の有無を加えた。調査項目には、教育歴、身長、体重、BMI、飲酒量、総摂取エネルギー、総脂質と飽和脂肪酸の摂取量、超音波検査による頸動脈の動脈硬化性変化の有無、喫煙の有無(非喫煙、過去の喫煙、現在の喫煙)、アポE遺伝子型が含まれた。

交絡因子を調整すると、最小量摂取群に対する最大量摂取群のADに罹患するRRはビタミンCの場合には0.66(95%CI, 0.44〜0.91)、ビタミンE(>15.5 mg/日対<10.5 mg/日)の場合は0.57(95%CI, 0.35〜0.91)と有意に低かった。サプリメント使用者は最大量摂取群に含めたが、サプリメント使用者を除外しても結果は同じであった。β-カロテンとフラボノイドは現在の喫煙者に対してのみ有意な抑制効果を認めた(RR=0.65)。

4 シカゴスタディ

ロッテルダムの報告と同じ号にシカゴの調査結果が掲載された[16]。この調査では65歳以上の815人を平均3.9年間追跡し、この期間に131人が痴呆になった。サプリメント使用者はビタミンC 16.1%、ビタミンE 17.3%、β-カロテン4.3%であった。抗酸化物を食品のみから摂取した場合と、食品とサプリメントの両者から摂取した場合に分け、摂取量を5分割して解析した。ビタミンEを食品のみから摂取した場合にのみ抑制効果があり、最大量摂取群(>10.4 IU/日)は最小量摂取群(<7.0 IU/日)に比してRRが0.33(95%CI, 0.12〜0.88)であった。しかし、ビタミンEを食品とサプリメントの両者から摂取した場合には抑制効果は有意でなくなった。ビタミンC、β-カロテンにはこの抑制効果はなかった。ビタミンEはアポE ε4保有者に対しては抑制効果があったが、非保有者に対しては無効だった。

5 サプリメントはなぜ無効という結果が出るのか

シカゴとロッテルダムの調査結果はいずれもサプリメントは無効であった。Engelhartら[15]によれば、サプリメント使用者は元来健康に問題のある場合か、もしくは逆に健康志向が強い場合があり、サプリメントの使用そのものにバイアスがかかっている可能性がある。また一般にサプリメ

ントの使用期間は短く、食品を摂取する期間の方がはるかに長いため、投与期間が重要だとすると食品の影響の方がはるかに重要ということになる。さらに食品として摂る場合にはほかの栄養素と適切な比率で一緒に摂取するため吸収や生物活性がよいことも考えられるとしている。

以上の結果は栄養指導のうえでも重要な問題を含んでいる。

3・魚油とアルツハイマー病

1 魚の摂取とアルツハイマー病

魚の摂取がADを予防するという報告が複数ある。ロッテルダムの調査では、痴呆のない55歳以上の住民5,386人を2.1年間追跡したところ、総脂質と飽和脂肪酸の摂取過剰が血管障害を伴う痴呆の危険因子であったが、純粋なADに関しては魚の摂取は防御因子であり、魚を1日3g以下しか摂取しない群に比して18.5g以上摂取した群は有意に危険率が低かった(OR 0.3) (95%CI, 0.1～0.9：p=0.005)。血管性病変の有無にかかわらずコレステロールの摂取量はADと対照に差はなかった[17]。

ボルドーの調査[18]では、68歳以上の認知機能の正常な高齢者1,674人のうち1,416人を7年間追跡した。この期間中に170人が痴呆になり、そのうち135人はADであった。その結果、魚を少なくとも1日1回摂取する場合を基準にすると、少なくとも週に1回食べる場合のAD発症のRRは1.64、2週に1回では2.24、まったく食べない場合は5.29であった。肉を少なくとも1日に1回食べる場合は1.75であったが、肉をまったく食べないと6.23と高くなることより、やはり肉も必要ということになる。

最近報告されたシカゴの調査結果[19]も同じだった。815人を平均3.9年追跡し、この間に131人がADに罹患した。魚を週に1回以上食べる群はそれ以下の群に比してAD発症のRRは0.4(95%CI, 0.2～0.9)であった。また、魚油に多く含まれるn-3系多価不飽和脂肪酸(PUFA)の摂取量を5分割すると、最大量摂取群は最小量摂取群に比してRRは0.4(95%CI, 0.1～0.9)であった。この作用はDHAが最も強く、α-リノレン酸(18：3 n-3)にも認めたが、EPAには認められなかった。EPAに効果がなかったのは摂取量が極めて低かったためとしている。心筋梗塞や脳梗塞の既往によって食事を肉食から魚食に変更した例を除くと、魚の防御効果はさらに明らかになった。

2 n-3系PUFAとn-6系PUFA

二重結合が2ヵ所以上ある脂肪酸を多価不飽和脂肪酸(PUFA)といい、カルボキシル基側から6と7番目が二重結合のn-6系と、カルボキシル基側から3と4番目が二重結合のn-3系がある。n-6系とn-3系はそれぞれリノール酸(18：2 n-6、LA)とα-リノレン酸を出発物質として体内で合成されるが、α-リノレン酸とリノール酸自体は体内で合成されないので必須脂肪酸と呼ばれる。摂取したリノール酸とα-リノレン酸は体内で長鎖化と不飽和化を受け、リノール酸からは

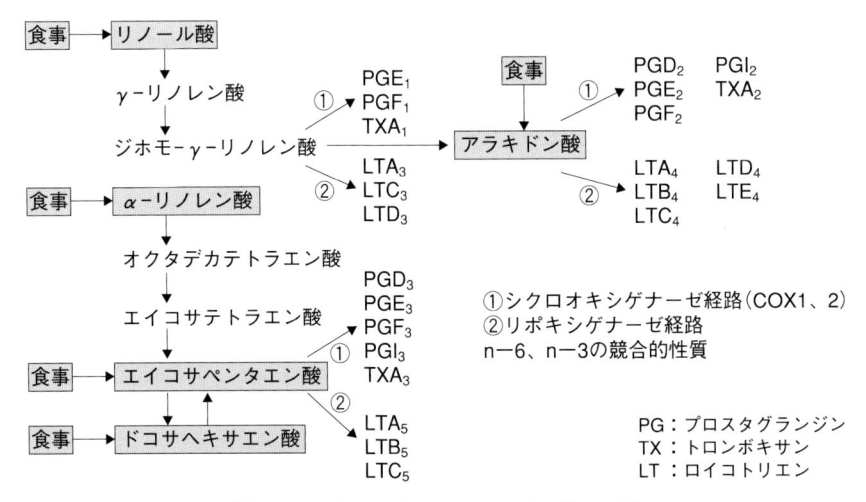

図 1. n-6/n-3 バランスとエイコサノイド

γ-リノレン酸、ジホモ-γ-リノレン酸を経てアラキドン酸(20：4 n-6、AA)が合成され、α-リノレン酸からは EPA、DHA が合成される(図1)。魚には EPA や DHA が多く、獣肉にはリノール酸やアラキドン酸が多い。

3 中枢神経系と n-3 系 PUFA

DHA は脳内の灰白質に最も多く、またミトコンドリアのフォスファチジルセリンの 45～65%を占める。脳内の DHA は胎生期に特異的に蓄積されるが、初期の脳発達時期においても取り込まれる。脳内の DHA の代謝回転は速く、また DHA の形の方が α-リノレン酸の形で取り込まれるよりも 7 倍多いとされている[20]。

n-3 系 PUFA を多く含む餌で飼育した実験動物では、神経細胞の興奮性亢進、神経伝達物質の濃度や受容体数の増加、海馬の神経成長促進、シナプス膜の流動性の亢進、抗酸化酵素の増加、脂質過酸化の減少、虚血刺激に対する脆弱性の低下、脳血流量の増加、迷路学習などの成績の向上など多岐にわたる効果が報告されている。

臨床報告はまだ少ないが、Conquer ら[21]によれば、AD 患者の血清総リン脂質、フォスファチジルセリン、フォスファチジルエタノラミン中の総 n-3 系 PUFA、EPA、DHA の濃度は対照の 60～70%に減少し、n-6 系 PUFA の濃度が高く、結果として n-6/n-3 比は有意に高かった。しかし、この結果は AD に特有ではなく、ほかの痴呆や軽度認知機能障害でも低下していた。

4 n-6/n-3 バランスと健康状態

リン脂質として細胞膜に組み込まれている PUFA はフォスフォリパーゼ A 2 で遊離され、シクロオキシゲナーゼ(COX 1 と COX 2)によってさまざまな生物活性をもつエイコサノイドを産生する。AA からは PGE_2、TXA_2、PGI_2など第 2 系列のエイコサノイドが産生され、EPA からは PGE_3、TXA_3、PGI_3など第 3 系列のエイコサノイドが産生される。第 2 系列と第 3 系列の

エイコサノイドは競合的な関係にあり、第2系列は血小板凝集能、炎症反応などを促進し、第3系列はこれらを抑える(図1)。n-6系 PUFA と n-3系 PUFA の摂取バランスは健康維持に重要で、脳卒中、心筋梗塞、がん、リウマチ、動脈硬化など多くの生活習慣病は n-6/n-3 比の上昇と関連している[22]。

n-3系 PUFA の AD 抑制作用は、動脈硬化や血栓だけでなく、炎症過程を介する可能性もある。AD には慢性炎症が関係するという仮説があり[23]、予防や治療として非ステロイド系抗炎症剤(NSAIDs)の投与が試みられている[24]。NSAIDs はアラキドン酸エイコサノイドを産生するシクロオキシゲナーゼ(COX 1 と COX 2)を阻害するが、NSAIDs を服用することと魚油を摂取することは同等の作用をもつと考えられる。

4・高ホモシステイン血症とアルツハイマー病

AD でも動脈硬化症の危険因子である高ホモシステイン血症が認められ[25)26)]、また血清ホモシステイン濃度が高いほど内側側頭葉の萎縮が強いことが報告され[27]、高ホモシステイン血症はアポ E に次ぐ AD の危険因子として注目されている。

ホモシステインはメチル基供与体であるメチオニンの前駆体である。ホモシステインは葉酸の誘導体であるメチルテトラヒドロ葉酸からメチル基を受け取って再びメチオニンに戻るが、この反応を触媒するメチオニン合成酵素はビタミン B_{12} を必要とする。したがって葉酸、ビタミン B_{12} のどちらが不足してもホモシステインはアデノシンと反応して S-アデノシルホモシステインに戻ってしまう。一方、ホモシステインはビタミン B_6 要求性のシスタチオニン合成酵素によってシスタチオニン、システイン、シスチンに変化する。したがってビタミン B_6 が欠乏してもホモシステイン濃度が上昇する。

遺伝的にシスタチオニン合成酵素やメチオニン合成酵素の欠損は極めて稀である。後天性高ホモシステイン血症の大部分はビタミン B_{12} や葉酸不足が関係する。しかし、高ホモシステイン血症のすべてが食物摂取の低下によるものではなく、腎障害による排泄障害、および消化管からの葉酸やビタミン B_{12} の低吸収などでも起こる[28]。

葉酸を毎日 665 mg 摂ると血清ホモシステイン濃度が 11〜14% 低下すると報告されている[29]。しかし、葉酸の補給が AD の発症を予防するか否かはまだ報告はない。

5・アルツハイマー病と糖尿病、インスリン抵抗性、血管因子

1 アルツハイマー病と糖尿病

糖尿病(NIDDM)と AD との関連を調べたロッテルダムの報告[30]によると、糖尿病の罹患率は対照の 11.4% に比して、AD では 22.3% でありオッズ比は 1.3(95%CI, 1.0〜1.9)であった。さらに興味深い点は、インスリン注射を行っていた場合の AD に罹患するオッズ比は 3.5(95%CI,

1.2～9.8)と極めて高く、血管性痴呆の場合はさらに高く、5.4(95%CI, 1.2～23.8)であった。この結果は糖尿病がADの弱い危険因子であるだけでなく、インスリンも何らかの作用をもっていることを示している。

2 アルツハイマー病と高インスリン血症、インスリン抵抗性との関連

AD患者では空腹時のインスリン値が高く、インスリン抵抗性を示す報告が多い。Craftら[31]によれば、ADでは髄液のインスリン値が対照よりも低く、インスリンの髄液/血清比は有意に低い。さらに、Watsonら[32]はインスリンを点滴すると髄液中のアミロイドβ蛋白(Aβ42)が一過性に増加することを示し、この傾向は特に高齢者に著しいとしている。

海馬のCA1およびCA3領域にはインスリン受容体の密度が高いことより記憶との関連に興味がもたれる。しかし、脳内でのインスリンの生理機能に関しては不明な点が多い。最近、インスリン分解酵素(insulin degrading enzyme；IDE)がAβ蛋白をも基質とすることが明らかにされ[33]、しかも、IDEはAβ蛋白よりもインスリンの方にはるかに親和性が高いため、高インスリン血症があると、相対的にAβ蛋白の分解が抑制されるというADの発症の根本的なメカニズムに結びつく仮説が出てきた。もしこの仮説が真実だとすると、何が慢性的な高インスリン血症を引き起こしているかが次の問題になる。

我々の栄養調査結果を後述するが、AD患者の食行動異常には糖分特に精製された砂糖の摂取過剰が極めて目立つ。具体的には、アメを1日中なめる、おはぎや大福なら5個くらいは平気で食べてしまう、コーヒーに砂糖を3～4杯入れてしまう、アイスクリームを1日に5～6本食べてしまうなどである[34]。多くの場合には青・壮年期から既に同様の食行動を示し、痴呆の発症後により極端になることからみて、長年の食生活がインスリン分泌に影響を与えている可能性があるが、あくまで仮説に過ぎない。

現在のところ、高インスリン血症のもつ真の意味はわからないが、インスリン注射に関するロッテルダムの調査を考え併せると、インスリン自体が脳の最小動脈の内皮細胞の増殖を起こし脳血流を低下させる可能性がある。

3 摂取エネルギー制限による海馬神経細胞の保護

動物実験では、摂取エネルギーを制限すると海馬の神経細胞の変性が抑制されることが報告されている。Bruce-Kellerら[35]によると、ラットに1日おきに餌を与え、総摂取カロリーを対照の約60%に低下させ2～3カ月間続行すると、カイニン酸投与による海馬のCA3細胞の消失が対照では60%であるのに対し、カロリー制限群ではわずか9%に過ぎなかった。また、カロリー制限群では迷路学習が有意に優れていた。ブドウ糖がミトコンドリアで酸化される際に酸素の2%がフリーラジカルに変わるため、カロリー制限はミトコンドリアでのフリーラジカル産生を防ぎ、DNAや蛋白質の過酸化を防ぐことがカイニン酸による急性の細胞傷害に対する抵抗性を強めているのではないかとしている。さらに、Zhuら[36]によれば、変異プレセニリン1遺伝子のノックインマウスでは野生マウスに比してカイニン酸に対し海馬のCA1とCA3細胞が脆弱になるが、カ

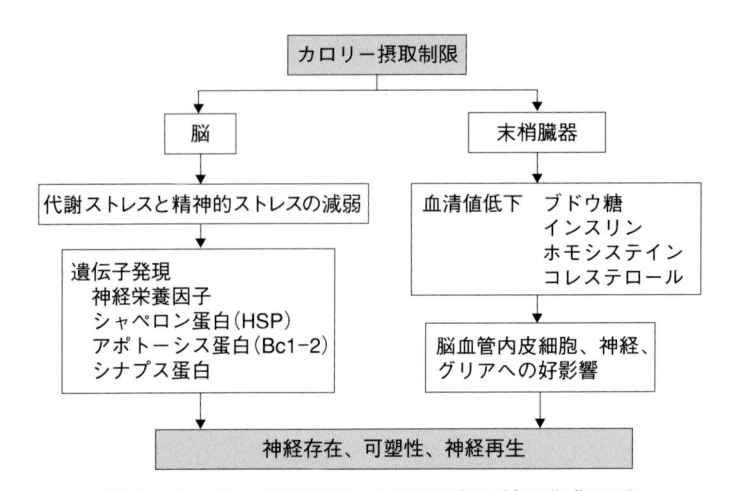

図 2. カロリー摂取制限による脳機能維持の作業仮説
(Mattson MP: Gene-Diet interactions in brain aging and neurodegenerative disorders. Ann Intern Med 139: 441-444, 2003 より改変して引用)

ロリー制限を行うと細胞消失が有意に軽減した。すなわち遺伝的に素因があっても防御できる可能性を示している。共同研究者のMattsonによれば、カロリー摂取制限は図2のようなさまざまな機序を通じてADの発症を抑えるとしている[37]。これらのことは結局のところ、長年の食生活が最も重要であることを示している。

4 アルツハイマー病と血管因子

最近、ADと血管因子との関係が再び見直されてきている。①アポE ε4は心筋梗塞など動脈硬化の危険因子でもある[38]、②AD脳では細小動脈に病変がある[39]、③Ca拮抗薬の降圧剤であるニトレンジピンがADの発症を抑えるとのSyst-Eur Studyの結果[40]、④ADでは血小板機能が亢進しているとの報告[41]、⑤高ホモシステイン血症がADでもあるとの報告、⑥中年期に高血圧や高脂血症などの心血管系危険因子をもつほど将来ADに罹患しやすいというフィンランドでの結果[42]、など多数ある。

また、食事因子だけでなく、運動がADの発症を予防するという報告も増加してきているが、その効果の発現機序としては、脳血流量の改善、血圧の低下作用、血清脂質レベルの低下、血小板凝集能の抑制、脳代謝需要の亢進、神経成長因子の増加などのほかにおそらくはインスリン感受性の回復、インスリン抵抗性の改善なども含まれると考えられる。

6・日本人での栄養調査

1 横断的調査結果

我々の栄養調査によれば、AD患者には偏食、過食、小食などのさまざまな食行動異常を認めた。偏食は野菜と魚をほとんど食べない、甘いものを異常に好むなどが挙げられた。過食は男性

AD 患者や血管性痴呆で目立ち、エネルギー需用の 25〜35％以上多く摂取するため微量栄養素が相対的に欠乏していた。小食は女性の AD 患者で多く認められ、微量栄養素が絶対的に欠乏している例が多かった[43)-45)]。

18 品目の食品の分析では、AD 患者は魚、牛乳、緑黄色野菜、ほかの野菜、海藻の摂取が有意に少なかった(表 3)。栄養素的には複数のビタミン B 類、抗酸化ビタミンの摂取不足が認められた。また脂質では、n-3 系 PUFA の摂取が少なく、n-6/n-3 の比は 4.4±1.0 で対照の 3.4±1.0 より有意に高かった。n-6 系 PUFA は差がなかった。しかし、横断的研究では記憶の想起にバイアスを否定できず、痴呆が先か、食事の偏りが先かの因果関係を明確に示すことができない。

表 3. 食品の比較　　　　　　　　　　　　　単位：g

食品群	AD n=64	対照 n=80	P 値
穀類	261.9±105.8	231.9±94.1	NS
芋類	16.7±12.2	22.6±16.7	NS
砂糖	6.1±15.1	5.4±3.8	NS
菓子類	16.1±16.0	16.5±13.4	NS
豆類	119.5±86.9	127.8±69.2	NS
魚	40.5±24.4	58.3±28.2	0.0001
肉	25.1±15.4	21.0±16.3	0.13
卵	16.0±15.4	13.5±11.0	NS
牛乳	77.2±77.8	117.5±99.9	0.01
緑黄色野菜	45.7±31.7	68.9±59.8	0.01
ほかの野菜	55.9±32.2	70.6±46.4	0.03
果物	78.9±60.1	89.4±54.2	NS
キノコ類	4.4±4.4	7.6±7.7	0.004
海藻	6.3±7.3	10.7±8.3	0.001
アルコール	65.1±164.4	75.5±177.2	NS
飲み物	399.7±320.0	559.8±381.5	NS
調味料	18.9±23.1	39.4±47.3	NS
水分	18.9±23.1	20.4±28.1	NS

2 栄養学的介入研究

この点を克服するために我々は現在、厚生労働省科学研究費補助金(効果的医療技術の確立推進臨床研究事業)を受け、「栄養学的介入による痴呆の予防・治療システム」の研究を行っている。この研究班では埼玉県、秋田県、新潟県、鳥取県の 4 ヵ所において食事栄養素と認知機能に関する研究を平成 13 年度より遂行している。研究区分は、①一般住民で認知機能と食事因子との関連を調査する横断研究、②どのような食事をしている人が将来痴呆になりやすいかを調査する縦断研究、③既に軽度認知機能障害や AD に罹患した人に対する治療的介入研究、の 3 つがあり、平成 15 年 1 月現在で一般住民の調査は約 1,000 人、病院での介入は 120 人に達している。この研究班では、認知機能、うつ度などの精神機能、栄養調査、血液生化学検査(脂質、糖、インスリン、ビタミンの濃度)、赤血球の脂肪酸分析、MRI の画像との対比を行っている。一般住民検査では血清ビタミン C とビタミン E の濃度が MMSE と逆相関する、赤血球の脂肪酸組成と MRI の画像との関係、痴呆患者では高インスリン血症との関係に関する興味ある知見を蓄積しつつある。

発症した AD に対する栄養学的介入による認知機能の改善効果についても検討しているが[46)]、その場合、どのような食事を推奨するかが問題となる。現在行っている簡易的な栄養指導法は魚を 1 日 1 回、緑黄色野菜を最低 1 日 2 回、およびビタミン C 不足を補うために果物を 1 日 1 回摂るという方法で、比較的簡単に実行できるものである。さらに、複合的な微量栄養素の補給のために、市販の野菜ジュースを 1 日 400 ml 飲むように勧めている。米国の Newman[47)]は、アラキドン酸をほとんど含まず、抗酸化物に富む食事として魚・乳製品・野菜食(Pices-Lacto-Vegetarian diet)がADを予防するという仮説を立てているが、我々の方法と内容的にはほとんど同一と考えられる。栄養学的介入は認知機能を改善させ、その効果が1年半以上持続している例もあり、最終的な結論が期待される。

おわりに

ADの病的過程には、酸化ストレス、慢性炎症、血管因子が関与しているが、どの因子に対しても魚と野菜が防御的に働く可能性が出てきた。さらに、エネルギー摂取過剰とインスリンの問題も提起されるようになり、長年の食習慣がADの発症に密接に関連していることを示す知見が急速に集積しつつある。しかし、栄養因子だけでADのすべてを説明できるわけではなく、また、痴呆の一次予防としての意味はかなりあるとしても、治療では限界のあることは明らかである。

痴呆の予防といっても特別なことはなく、結局は目新しい食品やサプリメントに惑わされずに、栄養、運動といったシンプルなことを一生涯実行し続けることが最も効果的でかつ科学的であることを多くの疫学調査の結果は示している。単一の栄養素をサプリメントとして大量に摂ることはホメオスタシスを乱す可能性があるからである。サプリメントが無効だという結果は重要なことを物語っているのであろう。

(植木　彰)

●文　献

1) Hendrie HC, Ogunniyi A, Hall KS, et al：Incidence of dementia and Alzheimer disease in 2 communities；Yoruba residing in Ibadan, Nigeria, and African Americans residing in Indianapolis, Indiana. JAMA 285：739-747, 2001.
2) Goodwin JS, Goodwin JM, Garry PJ：Association between nutritional status and cognitive functioning in a healthy elderly population. JAMA 249：2917-2921, 1983.
3) Tucker DM, Penland JG, Sandstead NH, et al：Nutrition status and brain function in aging. Am J Clin Nutr 52：93-102, 1990.
4) Lauque S, Wegner A, Ousset PJ, et al：Etude comparative des apports alimentaires et des fonctions neuropsychologiques explorées par le test de code de Wais[Comparative study on nutritional intake and cognitive function(WAIS code)]. Age Nutr 6：68-72, 1995.
5) Riggs KM, Spiro A III, Tucker K, et al：Relations of vitamin B-12, vitamin B-6, folate, and homocysteine to cognitive performance in the Normative Aging Study. Am J Clin Nutr 63：306-314, 1996.
6) La Rue A, Koehler KM, Wayne SJ, et al：Nutritional status and cognitive functioning in a normal aging sample；a 6-y reassessment. Am J Clin Nutr 65：20-29, 1997.
7) Perrig WJ, Perrig P, Stehelin B：The relation between antioxidants and memory performance in the old and very old. J Am Geriatr Soc 45：718-724, 1997.
8) Ortega RM, Requejo AM, Andrés P, et al：Dietary intake and cognitive function in a group of elderly people. Am J Clin Nutr 66：803-809, 1997.
9) Christen Y：Oxidative stress and Alzheimer disease. Am J Clin Nutr 71(suppl)：621 S-629 S, 2000.
10) Dyrks T, Dyrks E, Harmann R, et al：Amyloidogenicity of bA 4 and bA 4-bearing amyloid protein precursor fragments by metal-catalyzed oxidation. J Biol Chem 267：18210-18217, 1992.
11) Hensley K, Carney JM, Mattson MP, et al：A model for b-amyloid aggregation and neurotoxicity based on free radical generation by the peptide；relevance to Alzheimer's disease. Proc Natl Acad Sci USA 91：3270-3274, 1994.
12) Morris MC, Beckett LA, Scherr PA, et al：Vitamin E and vitamin C supplement use and risk of incident Alzheimer disease.

Alzheimer Dis Assoc Disord 12：121-126, 1998.
13) Masaki KH, Losonczy KG, Izmirlian G, et al：Association of vitamin E and supplement use with cognitive function and dementia in elderly men. Neurology 54：1265-1272, 2000.
14) Sano M, Ernesto C, Thomas RG, et al：A controlled trial of selegiline, alpha-tocopherol, or both as treatment for Alzheimer's disease ; The Alzheimer's Disease Cooperative Study. N Engl J med 336：1216-1222, 1997.
15) Engelhart, Greerlings MI, Ruitenberg A, et al：Dietary intake of antioxidants and risk of Alzheimer's disease. JAMA 287：3223-3229, 2002.
16) Morris MC, Evans DA, Bienias JL, et al：Dietary intake of antioxidants nutrients and risk of incident Alzheimer's disease in a biracial community study. JAMA 287：3230-3237, 2002.
17) Kalmijn S, Launer LJ, Ott A, et al：Dietary fat intake and the risk of incident dementia in the Rotterdam study. Ann Neurol 42：776-782, 1997.
18) Barberger-Gateau P, Letenneur L, Deschamps V, et al：Fish, meat, and risk of dementia ; cohort study. BMJ 325：932-933, 2002.
19) Morris MC, Evans DA, Bienias JL, et al：Consumption of fish and n-3 fatty acids and risk of incident Alzheimer's disease. Arch Neurol 60：940-946, 2003.
20) Su HM, Bernardo L, Mirmiran M, et al：Bioequivalence of dietary α-linolenic and docosahexaenoic acids as sources of docosahexaenoate accretion in brain and associated organs of neonatal baboons. Pediatr Res 45：87-93, 1999.
21) Conquer JA, Tierney MC, Zecevic J, et al：Fatty acid analysis of blood plasma of patients with Alzheimer's disease, other types of dementia, and cognitive impairment. Lipids 35：1305-1312, 2000.
22) Okuyama H, Kobayashi T, Watanabe S：Dietary fatty acids ; The n-6/n-3 balance and chronic elderly diseases, Excess linoleic acid and relative n-3 deficiency syndrome seen in Japan. Prog Lipid Res 35：409-457, 1997.
23) McGeer PL, McGeer EG：Autotoxicity and Alzheimer diseases. Arch Neurol 57：789-790, 2000.
24) Pasinetti GM：Cyclooxygenase and inflammation in Alzheimer's disease ; experimental approaches and clinical interventions. J Neurosci Res 54：1-6, 1998.
25) Joosten E, Lesaffre E, Riezler R, et al：Is metabolic evidence for vitamine B-12 and folate deficiency more frequent in elderly patients with Alzheimer's disease? J Gerontol 52：76-79, 1997.
26) Clarke R, Smith AD, Jobst KA, et al：Folate, vitamin B 12, and serum total homocysteine levels in confirmed Alzheimer disease. Arch Neurol 55：1449-1455, 1998.
27) Snowdon DA, Tully CL, Smith CD, et al：Serum folate and the severity of atrophy of the neocortex in Alzheimer disease ; finding from the Nun Study. Am J Clin Nutr 71：993-998, 2000.
28) Nilsson K, Gustafson L, Faldt R, et al：Hyperhomocysteinemia ; a common finding in a psychogeriatric population. Eur J Clin Invest 26：853-859, 1996.
29) Malinow MR, Duell PB, Hess DL, et al：Reduction of plasma homocysteine levels by breakfast cereal fortified with folic acid in patients with coronary heart disease. N Engl Med 338：1009-1015, 1998.
30) Ott A, Stolk RP, Hofman A, et al：Association of diabetes mellitus and dementia ; The Rotterdam Study. Diabetologia 39：1392-1397, 1996.
31) Craft S, Peskind E, Schwartz MW, et al：Cerebrospinal fluid and plasma insulin levels in Alzheimer's disease ; Relationship to severty of dementia and apolipoprotein E genotype. Neurology 50：164-168, 1998.
32) Watson GS, Peskind ER, Asthana S, et al：Insulin increases CSF Aβ 42 levels in normal older adults. Neurology 60：1899-1903, 2003.
33) Farris W, Mansourian S, Chang Y, et al：Insulin-degrading enzyme regulates the levels of insulin, amyloid beta-protein, and the beta-amyloid precursor protein intracellular domain *in vivo*. Proc Natl Acad Sci USA 100：4162-4167, 2003.
34) Ueki A, Otsuka M, Sato T, et al：Unbalance of n-6 and n-3 polyunsaturated fatty acid(PUFA)or excess intake of glucose ; possible dietary risks for patients with alzheimer's disease. JNHA 7(4)：208, 2003.
35) Bruce-Keller AJ, Umberger G, McFall R, et al：Food restriction reduces brain damege and improves behavioral outcome following excitotoxic and metabolic insults. Ann Neurol 45：8-15, 1999.
36) Zhu H, Guo Q, Matton MP：Dietary restriction protects hippocampal neurons against the death-promoting action of a

presenilin-1 mutation. Brain Res 842：224-229, 1999.
37) Mattson MP：Gene-Diet interactions in brain aging and neurodegenerative disorders. Ann Intern Med 139：441-444, 2003.
38) Hofman A, Ott A, Breteler MM, et al：Atherosclerosis, apolipoprotein E, and prevalence of dementia and Alzheimer's disease in the Rotterdam Study. Lancet 349：151-154, 1997.
39) Glenner GG, Henry JH, Fujihara S：Congophillic angiopathy in the pathogenesis of Alzheimer's degeneration. Ann Pathol 1：120-129, 1981.
40) Forette F, Seux ML, Staessen JA, et al：Prevalence of dementia in randomsed double-blind placebo-controlled Systolic Hypertension in Europe(Syst-Eur)trial. Lancet 352：1347-1351, 1998.
41) Sevush S, Jy W, Horstman LL, et al：Platelet activation in Alzheimer disease. Arch Neurol 55(4)：530-536, 1998.
42) Kivipelto M, Helkala EL, Laakso MP, et al：Midlife vascular risk factors and Alzheimer's disease in later life longitudinal, population based study. BMJ 322：1447-1451, 2001.
43) 植木　彰：アルツハイマー病の危険因子としての食事栄養素；脂肪酸摂取バランスの重要性．Dementia Japan 13：69-77, 1999.
44) Ueki A, Otsuka M, Sasaki S, et al：Dietary factors and the risk of Alzheimer's disease；a low fish consumption and a relative deficiency of w-3 polyunsaturated fatty acid. Neuroscientific Basis of Dementia, Tanaka C, McGeer PL, Ihara Y (eds), pp 275-278, Basel, Birkhauser Verlag, 2000.
45) Otsuka M, Yamaguchi K, Ueki A：Similarities and differences between Alzheimer's disease and Vascular Dementia from the Viewpoint of Nutrition. Ann N Y Acad Sci vol. 977：155-161, 2002.
46) Otsuka M, Sasaki S, Yamaguchi K, et al：Effects of nutritional intervention lowering n-6/n-3 ratio of polyunsaturated fatty acid(PUFA)on cognitive dysfunction and depression in patients with alzheimer's disease and mild cognitive impairment(MICI). JNHA 7(4)：225, 2003.
47) Newman PE：Could diet be used to reduce the risk of developing Alzheimer's disease? Med Hypotheses 50：335-337, 1998.

3 アルツハイマー病と環境・生活要因

はじめに 従来の疫学調査により確立しているアルツハイマー病（AD）発症の危険因子のほとんどは、遺伝や加齢など予防介入不可能なものである。それだけに介入の可能性、また予防活動というものを考えるときには環境・生活因子に注目せざるを得ない。そこで多少とも予防につながる環境・生活因子が本当にあるのか否かが、近年とみに注目されるようになった。

本稿ではこうした因子のうち、消炎鎮痛薬など薬物、高コレステロール血症とその治療薬、女性ホルモン、飲酒・喫煙、また教育・睡眠・運動に注目する。残念ながら、これらがもつ発症を遅延させる効果や予防効果はせいぜい「可能性がある」というレベルに過ぎない。この限界をわきまえつつ想定されている効果のメカニズムに注目して論を進める。

1・消炎鎮痛薬など薬物

ADの原因はいまだに不明ながらも、脳内に生じる免疫系の異常とそれに伴う炎症反応を重視する仮説がある。これとの関係で注目されているのが、非ステロイド系消炎鎮痛薬（NSAIDs）である。その背景にはNSAIDsの服用者や関節リウマチ（RA）の患者ではADの発症頻度が低いとした疫学調査がある[1]。RAについては、疾患そのものがAD発症に防御的に働く可能性とともに患者が長年服用するNSAIDsの作用の関与も想定されている。例えばMcGeerらは7,490名の調査から、ADとRAの合併頻度を0.39%と報告した。ところが両疾患が相互に無関係だと仮定して合併の危険率を算出すると、それはこの値の6〜12倍にもなるのである。

横断面での調査が多かった従来の疫学調査ではNSAIDsの有用性について、肯定派は半数をやや上回る程度であった。しかし最近行われた大規模な前向き縦断調査は、概して肯定的な結果を発表する傾向がある。

有名なロッテルダムスタディでは、1991年以来、平均で6.8年にわたって55歳以上の6,989名を追跡調査している。NSAIDsについては、非服用、短期服用（1ヵ月以下）、中期服用（1〜24ヵ月）、長期服用（24ヵ月以上）に分けて検討された[2]。その結果、短期服用者ではAD発症の相対危険度（RR）は0.95、95%Confidence Interval（95%CI）は0.70〜1.29であった。中期ではそれぞれ0.83、0.62〜1.11であり、長期では0.20、0.05〜0.83であった。このように長期服用者では有意な効果が示されている。同様にアメリカのCache County Studyでも2年以上のNSAIDs服用で有意な防御効果が報告されている。

なお25年に及ぶHonolulu-Asia Aging StudyからNSAIDsに関係する新たな報告がなされている。以前から冠動脈疾患や脳卒中など血管性疾患の危険因子として注目されてきた物質に、炎

症の非特異的マーカーhigh-sensitivity C-reactive protein(hs-CRP)がある。AD危険因子としての本マーカーの意義が、測定値を4段階に分けて検討された。その結果、すべての痴呆性疾患の発症率について、上から2番目のグループは最低値のグループに比べて3倍高かったと報告されている[3]。

　こうした知見を踏まえて、NSAIDsの効果機序に注目する。AD脳では、脳の掃除屋といわれるミクログリアを主役とする免疫系が発現している。このミクログリアにより産生された補体蛋白の病的活性化などからなる連鎖反応がADにみられる神経細胞死にかかわるのではないかと想定されている。というのはNSAIDsがミクログリアの活性化を抑制することを示唆する所見が得られているからである。

　このようなNSAIDsの作用機序は、シクロオキシゲナーゼ(COX)の活性を阻害してプロスタグランジン(PG)の組織含有量を低下させることにあると想定される。PGは傷害を受けた細胞から放出され、免疫系を賦活する。だからその含有量が減れば、補体蛋白の病的活性化などからなる連鎖性の炎症反応は抑制されるはずである。

　COXにはCOX-1とCOX-2というサブタイプがある。前者は恒常的に発現する構成型酵素でこれは胃粘膜保護など正常の生理的機能維持にかかわるPGの産生に関与する。これに対してCOX-2は疼痛と炎症にかかわるPG産生に関係しており、炎症などによって初めて誘導される誘導型酵素である。つまりリポ多糖やサイトカインなどの刺激により、神経細胞やミクログリアで発現する。ヒト脳ではこの2つのCOXに対するmRNAは同程度に存在する。COX-2は、AD脳の病変部位、特に錐体ニューロンの核周囲、樹状突起および軸索に多く発現している。

　AD治療に用いられてきたNSAIDsの多くはCOX-1とCOX-2の両方を阻害するものであった。だからAD患者に投与するとCOX-1阻害作用によるPG産生の抑制によって胃腸障害を惹起しやすかった。特に日本人の場合、欧米人に比べると少量でも胃腸障害の発生率が高い。そこでCOX-2のみを阻害し、COX-1には何らの作用もしない薬物が待望された。しかしこれまでの動物実験の結果からは、そのような薬剤を用いてもアミロイド病変に対する効果に差はないとされる[4]。

2・コレステロールとスタチン

　近年AD発症の危険因子としてのコレステロール(Chol)の重要性が基礎的、疫学的知見から注目されている。

1 Cholの疫学的知見

　従前からアポリポ蛋白Eはコレステロール輸送に中心的な役割を果たすことが知られていた。そして1993年にAD発症の危険因子としてのアポリポ蛋白E遺伝子の意義が明らかにされた。しかしその後、AD発症と分子レベルでの脂質代謝の関係については大きな進展はなかった。

　最近になって新たな疫学研究の結果が報告されつつある。すなわち血清中の総コレステロール

(T-Chol)値がAD患者や、その前駆状態を多く含むと思われるmild cognitive impairment (MCI)群では高いとする傾向にある。

例えばJarvikらは横断調査から、80歳を超えない男性で高T-Cholを示すAD患者群ではアポリポ蛋白E遺伝子ε4のアリル頻度が高いとしている[5]。また縦断調査の結果から、高T-CholをADあるいはMCIの危険因子としたものもある。つい最近ではε4キャリアに限って脂肪とカロリーの過剰摂取はADの危険因子になるという報告もある。その背景として活性酸素のかかわりが推定されている。

これとは別に近年大きな話題になったのがスタチンのAD発症防御効果である。Chol生合成系で中心的な役割を果たすhydroxymethylglutaryl(HMG)-CoA還元酵素の阻害薬がスタチンである。スタチンの服用群と非服用群のAD発症率比較から、本剤が最大で70%にも及ぶ有意なAD発症防御の効果をもつことが示された。しかしこれまでのところ無作為化された試験結果は報告されておらず、スタチンの有用性は疫学的にまだ確立していない[6]。

2 Cholの生物学的知見

こうした臨床疫学的な所見ばかりでなく生物学的知見も集積している。焦点になるのは、Cholがアミロイドβ蛋白(Aβ)の産生・凝集・毒性発現とどのように関係するのかという問題である。

(1) 中枢神経系Chol代謝の特殊性

中枢神経系におけるChol代謝の特殊性として次のような知見がある。まず脳重量は体重の2%に過ぎないのに、すべての非エステル化Cholの1/4は脳に含まれている。次にCholは神経細胞の細胞膜の主成分であるだけにその代謝動態が、神経細胞の生存・機能維持に重要な役割を果たすと想定される。またCholは細胞膜を構成するほかの脂質分子とは異なり、神経突起の末端では生合成されない。ここでは神経細胞体からの輸送と外部からの取り込みによってCholが供給されている。だからその輸送と取り込みに支障をきたした場合には、シナプス機能ひいては神経細胞に多大な障害をもたらす可能性がある[7]。

(2) Aβカスケードとchol

●a．Aβ産生

少なくとも実験レベルにおいては、細胞内のChol量とAβ産生およびAβの細胞外分泌量との間に正の相関が示唆されてきた。もっともこの結果は実験に用いられる細胞種やどの程度Cholを減少させるのかに依存しているという指摘がある。事実ヒトにおいてはスタチンを服用しているからといって血液中のAβ値が低下するわけではない。

●b．Aβ凝集・脳内Aβ蓄積

現時点ではAβが重合して神経細胞に対して毒性を発揮することがAD発症のメカニズムの中核だと考えられている。そこにはAβ凝集促進機構が関与する可能性がある。柳澤らはそのような機構として、神経細胞膜に発現する糖脂質分子GM1ガングリオシドとAβの結合に注目して

いる。すなわちAβはこの結合により構造変化を獲得し、そのことが可溶性Aβの凝集を促進するという[7]。事実、GM1が存在する神経細胞膜内のChol濃度の上昇によって両者の結合が促進されることが示されている。

また以前から生体内のChol上昇によって脳内Aβ蓄積が促進される可能性が指摘されてきた。最近では、実験動物からこれを支持する報告もなされている。

こうした知見は、Aβ神経毒性の基盤として神経細胞内のCholの増加がAβ重合体の形成を促進するという機序も想定させる。ところが脳脊髄液を用いた検討により、スタチン療法は中枢神経系のChol代謝に影響するもののAβ産生には寄与しないとした報告がなされている。

新たな観点もある。つい最近、ヨーロッパの研究共同体から興味深い報告がなされた。脳からCholを除去する酵素にコレステロール24ハイドロキシラーゼがある。この酵素を規定するCYP46遺伝子の遺伝子多型がADのリスクファクターであるというものである[8]。

このような知見をまとめると、AD発症と老化やアポリポ蛋白E遺伝子多型の関係はChol代謝の変動を介する可能性が高いと思われる。

3・エストロゲン

ADの逆危険因子あるいは防御因子としてのエストロゲンが注目されるようになった背景には女性にADが多いとした疫学調査がある。高齢になっても男性では脳内でテストステロンがエストロゲンへと転換される。ところが閉経後の女性にこのような回路はない。今日では性ホルモンは単に生殖のみならず大脳の発達とその機能に重要な物質であることが明らかにされている。したがって閉経後の女性が中枢神経系に何らかの支障をきたしたとしても不思議ではない[9]。

エストロゲンの中枢神経における働きとして具体的には次のようなものがある。まずラット海馬CA1の錐体ニューロンでは月経周期に伴って、シナプスの形態が変化する。すなわちスパインと呼ばれるシナプス上のとげ状突起の密度は周期的に変化するのである。つまり排卵日に最も高くなり、以後プロゲステロンが増加するとともに退縮する。このスパインはエストロゲンにより出現し、興奮性に働いてグルタミン酸を分泌することがわかっている。

ところで神経細胞に外から働いてその分化・生存を助ける物質は神経栄養因子と総称されるが、その1つに神経成長因子（NGF）がある。これは前脳基底部に起始するコリン作動系ニューロンに存在しており、その基本的な役割は神経細胞のアポトーシス阻止にある。ADとコリン作動系との関係から、このNGFとADの関係も想定されている。エストロゲンはそのようなNGFに類似した機能を有する。そしてコリン作動系ニューロンの小細胞にはこのNGFのレセプターのみならずエストロゲンのレセプターも存在する。またエストロゲンがNGFレセプターの発現を調節しており、エストロゲンの応答塩基配列はNGF遺伝子のプロモーター部位に存在する。こうしたことからエストロゲンはNGFレセプターの調節を介してNGFを発現させると考えられる。そしてその結果、神経細胞の生存と樹状突起の成長を規定していると想定されている。

これに関して実験動物における知見がある。例えば卵巣を摘出して28週経つと、記憶課題の成

績低下とともにコリン作動系ニューロンの活動性が落ちる。ところがこれはエストロゲン補充により予防できるというのである。また apoE ノックアウトマウスを用いた実験から、エストロゲンと apoE ε4、AD の間の相互関係を示唆した報告もある。

さらにエストロゲンはアミロイド前駆体蛋白（APP）の代謝に影響することが知られている。APP には 2 つの代謝経路があり、1 つは老人斑アミロイドの主成分である不溶性の Aβ を生じる経路である。もう一方は、可溶性 APP を生じる経路である。エストロゲンはこの可溶性 APP の分泌を増やすことがわかっている。とすれば Aβ 沈着、ひいては老人斑の形成に歯止めをかける可能性も考えられる。

以上のようにエストロゲン欠乏と AD 発症のかかわりを示唆するデータは多い。もしそうなら、内因性エストロゲン系ステロイドホルモンの高値やエストロゲン補充療法（ERT）は防御的に働くはずである。事実それを支持する疫学データが発表されてきた。

例えば 1981 年から 1992 年にかけて 8,877 名が参加した大規模調査に Leisure World Cohort がある[10]。このうちの 138 名の女性で病理学的に AD の診断がなされている。ここでは ERT の AD 予防効果が検討され、その結果エストロゲンの用量と ERT 施行年数に依存的な予防効果が認められている。また最近では、この課題を扱った 14 の報告をメタアナリシスしたものがある。そこでは ERT によって AD 発症の危険率は 44% まで低下すると述べられている。このように女性の AD 予防には確かに有効だとしたものが多いが、AD 治療法としての ERT 効果は疑問視されている[11]。

4・飲酒・喫煙

アルコール多飲者あるいは中毒患者では痴呆症状を生じやすいことは古くから知られている。また飲酒期間と脳萎縮の程度が相関するという報告も多い。さらに血管性痴呆（VD）の原因になる脳出血の発生率とアルコール摂取量は比例するといわれてきた。こうしたことから AD と飲酒の関係が以前から疑われてきた。

従来の研究ではアルコールは AD の危険因子でも防御因子でもないとしたものが多かった。ところがロッテルダムスタディによる最近の報告では、適量の飲酒は痴呆性疾患、特に VD に対して防御的に働くことが示された[12]。ここではリスクファクターとしての飲酒と apoE 遺伝子多型性の間に相互作用も示唆された。そこで我々は日本人においてこの点を検討したが、apoE 遺伝子多型のタイプを問わず AD 発症と飲酒との間に特に関係はなかった[13]。

ポリフェノールを豊富に含む赤ワインが虚血性心疾患の予防効果をもつという報告により、我が国の赤ワイン消費量が急増したことは有名である。ワインが AD 予防効果も備えていると最初に報告されたのが 1993 年であった。そこでは 1 日あたりの飲酒量が 250〜500 ml の者では特に効果的と思われる結果が示された。

さらにカナダにおける AD の縦断疫学調査として有名な CSHA から、ワインが予防効果をもつと報告され、話題になっている[14]。そのメカニズムとして、ワインに固有でほかのアルコール飲

料には含まれない特異な物質(resveratrol、map kinase)が神経保護作用を有するのではないかと言及されている。

アルコールとくるとやはり次は喫煙である。1966年から2000年までの間にこの問題を扱った21の研究(5,323名が対象)をメタアナリシスしたものがある[15]。全体をプールしたうえで推定されたOdds Ratio(OR)は0.74 ［95% Confidence Interval(95% CI), 0.66〜0.84］であった。これは防御効果の存在を示唆する結果になっている。

ところが4つだけ存在したマッチングデザインのケースコントロール研究から得られた結果はOR 0.82、95% CIは0.53〜1.27となった。すなわち防御効果に否定的な成績である。さらに合計で4万3,885名が参加した8つのコホート研究によれば、相対危険度は1.10(0.94〜1.29)とさらに弱い。しかも調査開始時点で喫煙者であり後にADを発症した人を扱った2つのコホート研究では相対危険度1.99(1.33〜2.98)であり、これはAD発症を喫煙が促すことを示す結果になっている。

EURODEMのグループはかねてから喫煙がもつAD防御効果を報告してきた。そして近年この効果はapoE ε4のキャリアに限られるというデータも示された[16]。

我々も横断面の調査ながら、この報告とほぼ同様の統計学的手法を用いてAD発症に対する喫煙の影響を検討した。その結果はapoEの多型性を問わず喫煙は発症とは無関係であるというものだった。しかしその後、AD症例を818例まで増やして、1日あたりの喫煙本数×喫煙年数を指標として再検討した。そこでは、晩発性ADに関して、apoE ε4のキャリアでは喫煙が防御効果をもつことを示唆する結果が得られた。

5・その他の要因

1 循環器系の要因

既述したChol、スタチンに代表される循環器系絡みの要因がADのリスクファクターとして近年注目されている。このような要因や虚血性発作の既往を有する人では、VDのみならずADに罹りやすいというのである。

これに関連して2つのトピックスがある。悪性貧血との関係で有名なビタミンB_{12}、葉酸がADとの関連で新たな注目を集めているのである。というのは末梢血中濃度において、ホモシステイン値はこれらの値と逆相関する。そのホモシステインの高値がAD発症の危険因子であることを示唆するデータが示されたのである。すなわち8年間の縦断調査から血漿ホモシステイン濃度に依存的にAD発症の危険性が増すことが明らかにされた[17]。

ビタミンB_{12}や葉酸の摂取量を増やせば血漿中のホモシステイン値は低下する。つまりビタミンB_{12}や葉酸の服用がAD予防につながる可能性を示唆しているのである。

2 教育歴

　以前から教育歴あるいはそれと関係の深い知的刺激の量が AD 防御効果を有するのではないかと注目されてきた。近年の危険因子研究ではこの効果を肯定するものが多い。そして例えば Katzman は、この予防効果を強調してそのメカニズムとして大脳予備能(brain reserve)という概念を提唱している。これは新皮質のシナプス密度に注目するものである。教育・学習はシナプス密度を高める作用を有し、これにより大脳予備能が増加すると考える。そしてたとえ神経細胞死が起こっても、予備能が豊かなら痴呆症として顕在化し難いという。

　最近では、神経細胞は生涯を通して再生・新生することが明らかにされた。少なくとも実験動物では学習が再生・新生を促進することもわかっている[18]。ヒトにおいてこれを確認することは最も重要な課題だろう。また再生・新生したニューロンが、果たして従来存在したニューロンが有していた機能を継承するのか否かの検討も不可欠である。

3 睡眠関連

　以前から、心身ともに健康な高齢者には短時間の昼寝習慣を有するものが多いという報告があった。我々は横断調査により、30分以内の昼寝の習慣が、apoE ε4 アレルのキャリアであっても AD 発症に対して防御的に働くことを示した[18]。

　また最近では昼寝によって情報処理と学習能力が高まるとするエビデンスも出てきている。記憶情報は睡眠によって統合されるが、それ以前の段階で脳が情報を保存しようとすると疲労がもたらされる。苛立ちなどとして現れるこうした疲労をバーンアウトという。昼寝はバーンアウトを防いで情報の散乱に歯止めをかけることで運動スキルの学習を向上させるという[19]。なおこのような睡眠の効果は、課する認知課題の種類とその遂行に与る脳部位に特異的に依存すると述べられている。

　さらに調査開始時点における3つの睡眠パラメーター(REM 潜時、REM 密度、非 REM シフト)が14年後の認知機能低下を予測したという研究報告もある。これらの所見は睡眠の何らかの要素が認知機能の長期的な変化にかかわる可能性を示唆している。

4 運動

　運動が高齢者の心身の健康によいことはいわば常識である。ところが運動が加齢に伴う認知機能低下や AD 予防につながるのかという観点についての実証的検討は乏しい。これに関して New Haven EPESE というアメリカの縦断調査は多少とも説得力のあるデータを示している[20]。要するに、調査の前半にはあまり運動しなかった者が、後半になって運動するようになると加齢に伴う知的機能低下はみられないという点がエッセンスである。それに対して終始運動しない者はもとより、常に運動していても年とともに知的機能は低下したというのである。

　またカナダの疫学調査 CSHA から、規則的な運動の習慣が AD 発症の危険性を下げるとした報告も先頃なされている[14]。

こうした運動がもつ認知機能への効果の機序は不明である。しかし以前から例えば脳血流の改善や気分の改善を介するメカニズムなどが想定されてきた。最近では運動の中でも特に有酸素運動は、前頭前野の機能を高めるとした報告もなされている。

　また実験動物の幹細胞に注目した研究も興味深い。回し車を用いてマウスに運動させるとニューロンの新生率が対照マウスの2倍に高まるというのである。その背景として運動が幹細胞の分裂率を高める可能性が想定されている。

（朝田　隆）

●文　献

1) McGeer PI, Schulzer M, McGeer EG：Arthritis and antiinflammatory agents as possible protective factors for Alzheimer disease；A review of 17 epidemiologic studies. Neurology 47：425-432, 1996.
2) Veld BA, Ruitenberg A, Hofman A, et al：Nonsteroidal anti-inflammatory drugs and the risk of Alzheimer's disease. N Engl J Med 345：1515-1521, 2001.
3) Schmidt R, Schmidt H, Curb DJ, et al：Early inflammation and dementia；A 25-year follow-up of the Honolulu-Asia Aging study. Ann Neurol 52：168-174, 2002.
4) Weggen S, Eriksen JL, Das P, et al：A subset of NASIDs lower amyloidogenic Abeta 42 independently of cyclooxygenase activity. Nature 414：212-216, 2001.
5) Jarvik GP, Wijsman EM, Kukull WA：Interactions of apolipoprotein E genotype, total cholesterol level, age and sex in prediction of Alzheimer's disease. Neurology 45：1092-1096, 1995.
6) Scott HD, Laake K：Statins for the prevention of Alzheimer's disease. Cochrane Database Syst Rev：CD 003160, 2001.
7) 柳澤勝彦：アルツハイマー病とコレステロール．生化学 74：455-460，2002．
8) Papassotiropoulos A, Streffer JR, Tsolaki M, et al：Increased brain β-amyloid load, phosphorylated tau, and risk of Alzheimer disease associated with an intronic CYP 46 polymorphism. Arch Neurol 60：29-35, 2003.
9) 朝田　隆，石島路子：ホルモン；性差の意義．脳神経 52：203-208，2000．
10) Paganini-Hill A, Henderson VW：Estrogen deficiency and risk of Alzheimer's disease in women. Am J Epidemiol 140：256-261, 1994.
11) Birge SJ：Is there a role for estrogen replacement therapy in the prevention and treatment of dementia？J Am Geriatr Soc 44：865-870, 1996.
12) Ruitenberg A, van Swieten JC, Witteman JC, et al：Alcohol consumption and risk of dementia；The Rotterdamstudy. Lancet 369：281-286, 2002.
13) Tanaka N, Asada T, Kinoshita T, et al：Alcohol consumption and risk of dementia. Lancet 360, 491, 2002.
14) Lindsay J, Laurin D, Verreault R, et al：Risk factors for Alzheimer's disease；A prospective analysis from the Canadian study of health and aging. Am J Epidemiol 156：445-453, 2002.
15) Almeida OP, Hulse GK, Lawrence D, et al：Smoking as a risk factor for Alzheimer's disease. Addiction 97：15-28, 2002.
16) Otto A, Slooter AJ, Hofman a, et al：Smoking and risk of dementia and Alzheimer's disease in a population-based cohort study；The Rotterdam study. Lancet 351：1840-1843, 1998.
17) Seshadri Beiser A, Selhub J, et al：Plasma homocysteine as a risk factor for dementia and Alzheimer's disease. N Eng J med 346：476-483, 2002.
18) Asada T, Motonaga T, Yamagata z, et al：Associations between retrospectively recalled napping brehavior and later development of Alzheimer's disease. Sleep 23：629-634, 2000.
19) Mednick SC, Nakayama K, Cantero JL, et al：The restorative effect of naps on perceptual deterioration. Nature Neuroscience 5：677-681, 2002.
20) Cornoni-Huntley J, Ostfeld AM, Taylor JO：Established populations for epidemiologic studies of the elderly. Aging Clin Exp Res 5：27-37, 1993.

4 アルツハイマー病とアルミニウム

はじめに 1855年に開催されたパリ万国博覧会にはるばる海を渡って参加した幕末の侍たちは、麗々しく展示された"粘土から得られた銀"に驚嘆したことだろう。金属アルミニウム（Al）の純粋な塊が一般の目に触れたのは、これが世界的にも初めてのことだった。当時の皇帝ナポレオン三世もAlを金銀よりも珍重し、食器をAlでつくらせたともいわれている。Alは地球上には水素、酸素に次いで多く存在している元素だが、通常は酸化アルミニウム、ケイ酸アルミニウムなどの強固に結合した化合物として存在しているため、Alが単体金属として身近に使われるようになるには1875年のアルミ電解法の開発を俟たねばならなかった。したがって、人類と単体金属としてのAlとのつきあいは決して古いものではなく比較的最近のことである。しかしながら、その後、二度の世界大戦を経て広く身近に使用されるようになってきており、現代ではAl製品を目にしないことの方が稀であろう。

奇妙なことに、我々を取り巻く環境中に多量のAlが存在しているにもかかわらず、Alは生体にとって必須な元素ではない。それどころか、Alは多くの生物にとって有害な作用を示す。Alは紀伊半島やグアム島におけるALS（筋萎縮性側索硬化症）—パーキンソン痴呆（ALS/PD）、透析患者における痴呆をはじめとする多くの疾患に関与しているのではないかと疑われている。また、酸性雨によって溶け出してきたAlは植物の枯死や魚介類の死滅を引き起こす。中でも、AlがアルツハイマーFB病（AD）の発症に関与しているのではないかという疑いは、1960年代より議論されているにもかかわらずいまだに決着がついていない。AlとADとの関連は、学問的にも興味深いばかりでなく社会的にも重要な問題であり、また、体内に入ったAlは老人のみならず、成人や乳幼児の健康に対してもリスクをもつ可能性がある。本稿では、最新の研究結果をもとに両者の関連について概説したい。

1・アルミニウムの神経系に対する作用

まず、Alが生体、特に脳神経系に対してどのような作用をもっているかをみていきたい。AlはpHが酸性やアルカリ性だと溶けやすい両性金属で、中性では不溶化するという性質をもっている。したがって、生命が発生した当時の海水中ではアルミニウムイオン（Al^{3+}）の濃度は低かったことが考えられる。おそらくはこのためにAlは生体内の反応には用いられてこなかった。それどころか、Alは生物にとって有害であり、100以上もの多くの酵素反応を阻害することが知られている[1]。また、Al^{3+}は通常の酸化還元反応にはかかわらず、しかも、Al^{3+}はイオン半径が小さいにもかかわらず大きな電荷をもつため、蛋白質と強く安定した結合をつくる。例えば、Al^{3+}はMg^{2+}

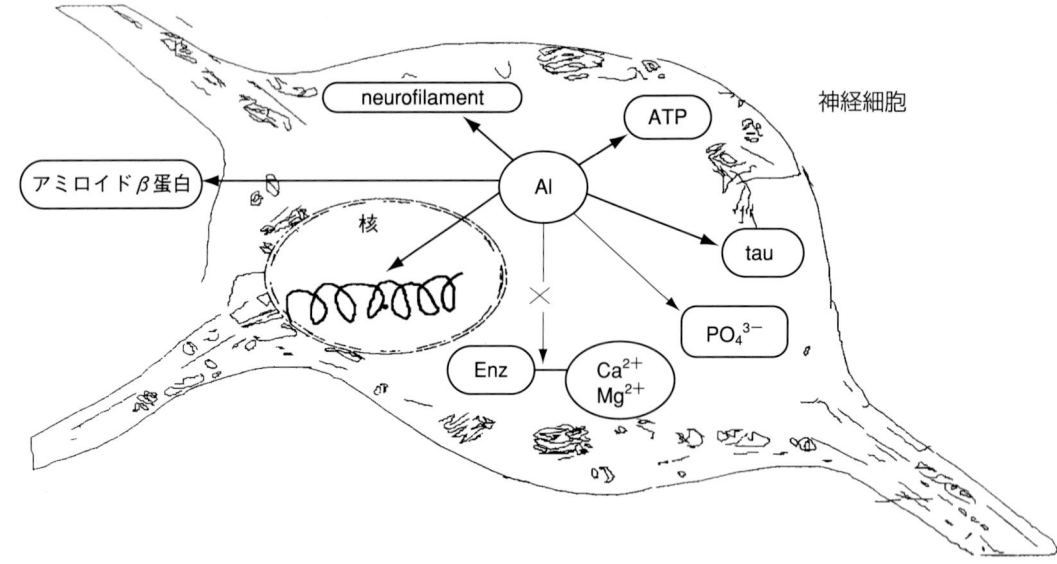

1．核における作用
　・DNA、RNA に結合
　・クロマチンの conformation 変化
　・ヒストンと DNA との結合に影響
　・ニューロフィラメントの mRNA 発現に影響
　・calbindin の mRNA 発現に影響
2．酵素反応に及ぼす影響
　・ATP と結合して関連反応に影響
　・ヘキソキナーゼ阻害
　・ピルビン酸リン酸化酵素阻害
　・蛋白質リン酸化酵素 C の阻害
　・calmodulin 結合酵素の作用阻害
　・G-蛋白に結合してその作用に影響
　・Na^+-K^+ ATPase 阻害
　・Phospholipase C の活性に影響
　・cAMP 依存性蛋白質リン酸化酵素の活性化
3．膜に対する影響
　・鉄による脂質過酸化を促進
　・膜の流動性を変化

4．細胞骨格系に対する影響
　・神経原線維の変性
　・タウ蛋白の脱リン酸化促進
　・リン酸化タウ蛋白の蓄積促進
　・MAP 2、MAPIB のリン酸化に影響
　・ニューロフィラメントのリン酸化と蓄積を促進
　・チューブリンに結合して微小管重合に影響
　・遅い軸索輸送の阻害
　・速い軸索輸送の阻害
5．神経伝達物質に対する影響
　・アセチルコリン分解酵素、合成酵素の阻害
　・ノルエピネフリン、エピネフリンの減少
　・チロシン水酸化酵素の阻害
　・MAO 酵素の活性阻害
　・GABA レセプターの作用を修飾
　・シナプス間隙における伝達物質の取り込み阻害
　・Na^+チャネル阻害
　・Ca^{2+}チャネル阻害

6．細胞に対する作用
　・培養神経細胞の細胞死
　・グリア細胞の細胞死
　・運動ニューロンの細胞死
　・Gap ジャンクションの阻害
7．実験動物に及ぼす影響
　・アミロイド β 蛋白の蓄積
　・タウ蛋白の蓄積
8．高次機能・行動に及ぼす影響
　・てんかん
　・記憶障害、学習障害
　・空間記憶阻害
　・脳症
　・運動障害
　・LTP（長期増強）の阻害

図 1．アルミニウムの神経系に対する作用
(Al の生物に対する数多くの作用の中で、特に神経系に対する作用について主なものを、文献 1) ほかを参考にまとめた)

（マグネシウムイオン）よりも 10 万倍強く蛋白質に結合し、離れにくいことがわかっている。したがって、Al は蛋白質の機能制御などには向いておらず、Al を必要とする生化学反応は知られていない。

ポイント 1
・Al は生体にとって必要のない元素である。
・Al は多くの生化学反応を阻害する。

多くの酵素や機能蛋白質は Ca^{2+}（カルシウムイオン）や Mg^{2+} によってその機能を制御されている。Al^{3+} は、そのような蛋白質の Ca^{2+} や Mg^{2+} との結合部位に結合して、酵素反応を阻害する。また、Al^{3+} はリン酸基と強く結合するため、蛋白のリン酸化・脱リン酸化反応にも作用する。アルツハイマー病の脳で特徴的にみられる神経原線維変化（NFT）の主要構成成分は異常にリン酸化されたタウ蛋白であり、Al はその脱リン酸化を阻害する。また、ATP（アデノシン 3 リン酸）と結合してエネルギー産生にも影響する。さらに、DNA や RNA はリン酸基を多量に含むので、Al が結合すると遺伝子の発現異常を引き起こす。Al は古くから皮のなめし剤として使われてきたことでもわかるように、アミロイド β 蛋白などの蛋白質と結合するとその高次構造（conformation）を変化させる。また、Al は鉄と化学的性質が類似しているので、鉄の輸送や代謝にも影響し、鉄が関与する生化学反応にも作用する。Al 自身は酸化還元反応に関与しないが、鉄による過酸化を促進し、フリーラジカルの形成を増強する。このほかにも、Al は軸索輸送の阻害、イオンチャネルの阻害、神経伝達物質容体への影響など、神経系だけでも多くの作用をもち、Al の曝露によって神経細胞やグリア細胞の細胞死が生じることや、記憶・学習の障害などが生じることも報告されている（図 1）。

2・アルミニウムとアルツハイマー病との関連

1 歴史的経緯

AD は 1906 年に Alzheimer によって初めて報告された神経疾患である。その特質については、本書のほかの部分に詳しく述べられているが、AD は遺伝要因が大きく寄与する家族性アルツハイマー病と、主に環境要因が寄与する孤発性アルツハイマー病に大きく分けられる。しかしながら、家族性患者の割合は大きく見積もっても 10〜50％程度であり、孤発性患者の割合の方が格段に大きく、社会全体としての発症率には環境要因の寄与が大きいと考えられている（図 2）。アルツハイマー病の危険因子としては、年齢、性差、近親者の発病歴、アポリポ蛋白 E の遺伝多型が挙げられるが、環境要因に由来する危険因子としてこれまでに報告されているのが、頭部挫傷、食生活、そして、飲料水中の Al である。

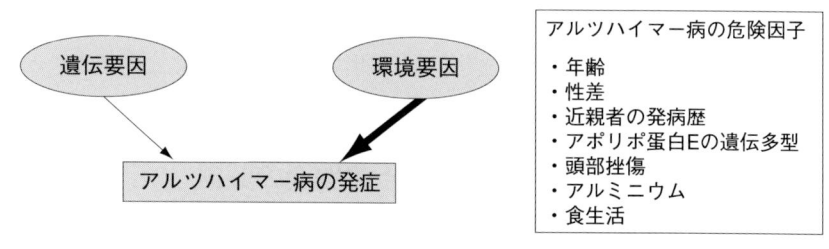

図 2. アルツハイマー病の危険因子

AlがADの発症に関係しているのではないかという疑いは1960年代に遡る。水酸化アルミニウムゲルをラット脳内に投与するとADの神経原線維変化（NFT）と類似した神経原線維の変性が生じることが1965年に偶然発見され、その後Alの関与が注目されるようになってきた。さらに、1971年には、AD患者の脳内にAlが蓄積しているという最初の報告があり、その後、老人斑やNFTにもAlが蓄積していることが報告された。また、1970年代に長期透析を受けている患者の間で痴呆症状が頻発した。この透析痴呆と名づけられた疾患の原因は、透析液中に含まれるAlや高リン酸血症を防ぐために投与されていたAl薬剤であり、したがって、Alが脳内に侵入するとヒトの痴呆を引き起こすことが明らかになったわけである[2]。

　しかしながら、AlがADと関係しているのではないかという仮説には反論も多く、一時は研究自体が下火になっていた。中でも、Alの脳内投与実験で形成される神経原線維変性像（Al-NFT）は、光学顕微鏡観察ではAD患者脳内でみられるAD-NFTと類似しているが、電子顕微鏡観察による微細構造は異なる［Al-NFTは単線維構造であるのに対して、AD-NFTは対ねじれ線維（PHF）構造である］ことや、あるいはAl-NFTはAD-NFTの主要構成成分であるタウ蛋白を認識する抗体では染色されない、透析痴呆では老人斑や神経原線維変化は観察されないなどの報告から、Alの神経毒性はADとはまったく別の疾患であり、両者の関連はないという根強い反論があり、今でもこのような反証をもとにADとAlとは関係がないという主張もなされている[3]。

　しかしながら、このような論争と並行して、AD自体の研究も進んでいった。1985年には、老人斑の構成成分であるアミロイドβ蛋白の構造が決定され、1991年にはADと病理的特徴が類似しているダウン症患者の研究から、老人斑の方がNFTよりも先に出現すると考えられるようになった。また、1991年にはアミロイドβ蛋白が神経細胞に対して毒性を示すことが報告された。このような結果から、現在では、アミロイドβ蛋白の蓄積とそれに伴う神経細胞死がアルツハイマー病の発症の引き金を引くのではないかという、いわゆる"アミロイドカスケード仮説"が広く信じられてきている。

　このような最近の研究から、AD患者脳のNFTにも単線維構造が存在する場合があり病理像は画一的ではないことや、Al-NFTもAD-NFTと同様にリン酸化タウ蛋白を認識する抗体によって染色されること、透析患者の脳内に老人斑やPHF構造をとるNFTが存在しており、患者脳内でタウ蛋白の異常なリン酸化がAlの蓄積と相関して生じていることなど、上記の反論を覆す実験結果が報告されてきており、Alの神経毒性とADとの関連を否定する最も大きな根拠であったAl-NFTの形態的、蛋白化学的な差異についてさえも、いまだ議論がある状態である[4]。さらに、1989年に、飲料水中のAl濃度が高い地域ほどADの発症率が高いという疫学調査の結果がイギリスで報告され、AlとADとの関連が再び注目を集めるようになってきた。

2 アルミニウムとアルツハイマー病との関連の証拠

(1) 動物実験

　AlとADとの関係を考えるうえで、Alを投与した培養細胞や実験動物でADの病理変化と類似した変化が生じるかどうかは大きな問題である。最近になってヒトのAPP（アミロイド前駆

体蛋白)遺伝子を組み込んだトランスジェニックマウスに Al を混ぜた餌を投与すると、12ヵ月後に過酸化脂質の増加とともに、脳内(海馬および大脳皮質)におけるアミロイド β 蛋白の分泌量と蓄積量の両方が顕著に増加し、老人斑の蓄積も増大するという重要な結果が報告された[5]。すなわち、経口摂取した Al によって、AD の病理所見と類似する結果が得られたことになり、これは AD の発症メカニズムを示唆する結果である。

一方、Al の投与量などを厳密にコントロールすることが容易で、短期に結果を観察することができるというメリットをもつ *in vitro* の細胞実験もよく用いられている。筆者は、Al をラット大脳皮質初代培養神経細胞に投与し、機能的・形態的変化を 1ヵ月以上の長期にわたって観察した結果、シナプス形成の異常や、タウ蛋白の異常蓄積、アミロイド β 蛋白の異常沈着など、AD 患者の脳での病理的変化を示唆する結果を得ている[6]。

(2) アルミニウムの脳内定量

AD 患者の脳内で果たして Al が増加しているかどうかについても、多くの研究が行われてきた。しかしながら増加しているという報告と、これを否定する報告とがあり、はっきりとした結論はついていない。この原因は、Al を正確に定量分析することが困難なためである。Al が脳組織の固定・染色に使用された薬品中に高濃度で混入(contaminate)していることや、Al の濃度には部位によるばらつきが大きく、脳全体では平均化されて有意差が得られ難いこと、Al がほかの必須金属元素と異なり加齢とともに蓄積して脳内含量が増大することなどの問題点が 1990 年代になって明らかになった。したがって、それ以前の定量結果には疑わしいものがある。その後の未固定脳(contamination の影響が少ない)を用いた定量分析の結果では、脳全体の Al の蓄積量に AD 患者と正常老人とで有意な差がなかったという報告もあるが、一方で、高感度な測定法によって NFT を含むニューロン内や老人斑に Al が蓄積していることも報告されている。さらに、AD と病理特徴が類似した紀伊半島やグアム島の ALS/PD 患者脳においても NFT をもつニューロン内に Al の蓄積が報告されている[7]。

(3) 疫学調査

1989 年、イギリスにおいて地域ごとの AD の発症率と飲料水中の Al 濃度との関連が調べられた。その結果、Al 濃度が低い地域に比べて高い地域では AD の発症率が 1.5 倍以上高いことが報告された。多くの国では硫酸アルミニウムあるいは塩化アルミニウムが浄水処理の際に用いられており、WHO の基準では残留 Al 濃度の基準値は 0.2 ppm(200 μg/l)以下と定められているが、この基準値以下で AD の発症率が増加するという現象が観察されたことになる。この反響は大きく、カナダ、フランスなどのほかの国々でも飲料水中の Al 濃度と AD あるいは痴呆との関連が調査された結果、多くの研究で飲料水中の Al 濃度が高い地域では痴呆になりやすいことが報告されている(表 1)。このような疫学調査では AD の診断基準が論争の種になるが、1996 年のカナダの研究では、ブレインバンクで AD と病理的に確定診断された患者に対して、生前の居住地域の Al 濃度を調べている[8]。この研究では、代表的な遺伝要因である apoE 遺伝子の 4 型をもっている人

表 1. 飲料水中のアルミニウムと痴呆の発症に関する疫学調査

著者	年度	国	Al濃度($\mu g/l$)	相対危険率	備考
Vogt	1986	ノルウェー	20：200	1.48	痴呆による死亡率を比較
Martyn	1989	U.K.	0-10：>110	1.5	CTスキャンにより判定されたADの発症率との相関
Flaten	1990	ノルウェー	5：>200	1.32(男) 1.42(女)	痴呆による死亡率から比較
Michel	1990	フランス	10：160	4.53	認知機能を測定
Neri	1991 1992	カナダ	0-10：200	1.42	縦断的研究 カナダの21都市でのAD発症率とAl濃度との比較
Frecker	1991	カナダ	165(low pH)	―	高Al地域での痴呆の発症率が高い
Forbes	1991 1994	カナダ	低Al高F：高Al低F	3.98	縦断的研究 フッ素による保護効果
Wettstein	1991	スイス	4：98	相関なし	81～85歳の老人の認知機能のみを比較 飲料水中のpHも高く、比較したAl濃度もほかの研究よりも低い
Jacqmin	1994	フランス	5：100	1.33	pHが高いとAlの効果なし
Forster	1994	U.K.	<50：>149	相関なし	但し、AlとSi濃度は逆相関する
McLachlan	1996	カナダ	<100：>100	2.5	死後脳標本の病理所見によるケースコントロールスタディ
Martyn	1997	U.K.	10：>110	相関なし	ケースコントロールスタディ 診断はCTスキャンによる
Rondeau	2000	フランス	<100：>100	2.19	8年間にわたる縦断的研究 Siによる保護効果
Gauthier	2000	カナダ	―	2.67	Alの化学形態ごとの比較

相対危険率：低Al濃度の地域の発症率を1とした場合の高Al濃度地域の発症率値が高いほど、発症しやすい。

はもっていない人の4.96倍ADになりやすいと報告されている(相対危険率が4.96)一方で、Al濃度が高い地域の相対危険率は2.67であるのでADの発症全体に対するAlの寄与は決して小さいものではない。

(4) アルミニウムとアミロイドβ蛋白との相互作用

アミロイドβ蛋白は38～43のアミノ酸から成る蛋白質で、AD患者の脳内には老人斑として蓄積してくる。この蛋白が神経系にとって毒性をもち、神経細胞を殺すことが1991年に報告され、アミロイドβ蛋白の蓄積とそれに伴う神経細胞死がADの発症の引き金を引くのではないかという、アミロイドカスケード仮説がADの発症原因を説明する有力な仮説として提唱され、多くの研究者がその仮説に基づいた研究を行っている[9]。アミロイドβ蛋白は水に溶解した直後は分子1個で存在(単量体)し毒性をもたないが、次第に分子同士が会合して多量体となり、水に溶けにくくなってくると毒性をもつようになってくる(図3)。単量体と多量体では蛋白の一次構造や組成にはまったく変化はないが、高次構造(conformation)を調べてみると、単量体の状態ではαへ

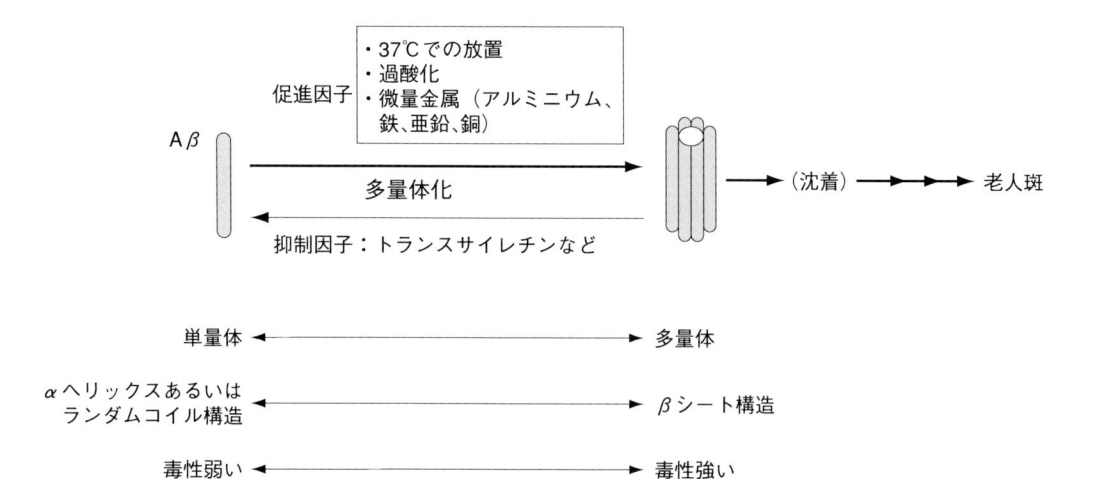

図 3. アミロイドβ蛋白の多量体化と神経毒性
アミロイドβ蛋白(Aβ)は水溶液中で単量体からβシート構造をとる多量体へ変化し、その結果毒性が増強される。この多量体化は微量金属、中でもアルミニウムによって顕著に促進される。

リックス構造をとっており、多量体の状態ではβシート構造をとっていることがわかった。このような不溶性のβシート構造をとる蛋白は蛋白分解酵素でもなかなか分解されず蓄積しやすいという性質をもっている。このように蛋白の高次構造がその毒性や疾患の発症に関与するという現象は、プリオン病(クロイツフェルト・ヤコブ病や牛海綿状脳症など)、ハンチントン病など多くの疾患で知られており、"conformational disease"という概念が提唱されてきている[10]。アミロイドβ蛋白自身は我々の脳内に幼児期から分泌されてくるので、おそらく通常は、脳内に多量体化を抑制するような因子が存在しており、分泌されたアミロイドβ蛋白は単量体の状態であり、蛋白分解酵素によって速やかに分解されると考えられる。もし、アミロイドβ蛋白の分泌量が増加すると(先ほど述べた Al を投与したマウスのように)、産生と分解のバランスが崩れて、アミロイドβ蛋白が蓄積するようになってくる。さらに、何らかの多量体化を促進する因子が脳内に存在すると、アミロイドβ蛋白が多量体化して蛋白分解酵素では分解されなくなり蓄積する一方で、周囲の神経細胞に対して毒性を示し、死滅させることで、最終的に AD が発症するのではないか、ということが考えられる。すなわち、アミロイドβ蛋白の多量体化を促進あるいは抑制する因子こそが発症に重要な役割を果たしていることが考えられる。このような促進因子の1つが Al であ

ポイント 2 アルミニウムとアルツハイマー病の関連の根拠
- Al 投与によって動物にアルツハイマー病患者の脳と似た病理変化が起こる。
- アルツハイマー病患者の脳の一部の Al 含量が高い。
- Al が脳に入ると人間でも痴呆が起こる。
- 飲料水中の Al 濃度が高い地域ほどアルツハイマー病の発症率が高い。
- Al はアミロイドβ蛋白の高次構造を変化させる。

る。筆者らは、アミロイドβ蛋白の多量体化に影響する因子をスクリーニングした結果、微量金属、中でも Al が鉄や亜鉛などのほかの金属と比べても、より顕著に多量体化を促進することを見い出している[11]。ほかの研究者も同様の結果を報告しており、また、Al はタウ蛋白やパーキンソン病で蓄積するαシヌクレインなど、ほかの疾患関連蛋白の conformation 変化を引き起こすことも報告されている。

3 アルミニウムとほかの疾患との関連

(1) アルミニウムとほかの神経疾患

これまで述べたような多くの有害な作用をもつために、神経系以外に対しても、また、ヒト以外のさまざまな生物に対しても Al は種々の毒性を示す。

Al の神経毒性の歴史は長く、アルミニウム精錬工の記憶障害を伴う症例が 1921 年に報告されている。また、1945 年には、実験動物の脳内に投与した Al がてんかんを引き起こすことが偶然発見されている。1988 年には、イギリスの Camelford 地域で、飲料水処理施設に誤って多量の硫酸アルミニウムが投与されるという事故が起きた。この影響で、近隣の魚類が死亡し、数日間にわたって多量に Al が混入した水道水を摂取することになった付近の住民は、髪の毛が変色するなどの被害が生じ 6〜7ヵ月後の調査では、骨における Al の沈着が報告され、脳機能の異常が観察されたという例も報告されている。

さらに、紀伊半島、グアムで頻発した ALS/PD における Al の関与が古くから注目されている[12]。

紀伊半島の一部では、昔から"足なえ"と呼ばれる神経筋疾患である ALS が多発していた。この ALS はしばしばパーキンソン様症状を伴う痴呆症状を示すことも判明しており、また同様の疾患は、グアム島のチャモロ族の間でも頻発し、患者の脳内にはアルツハイマー病の病理所見と類似した NFT も観察されていた。患者脳内に Al が蓄積していることや、その地域の飲料水や土壌中の Ca、Mg 含量が低く、Al 含量が高いことなどから、Al の影響が疑われている。

また、透析患者では、痴呆症状のみならず、骨軟化症、透析アミロイド症、貧血なども生じることが報告されている。

日本では 1992 年より、透析患者に Al を含む薬剤を投与することは禁忌とされている。一般に市販されている胃腸薬の多くは Al を多量に含んでいるが、通常は悪影響はないと考えられており、実際に制酸剤の摂取はアルツハイマー病の発症とは関連しないという疫学調査が報告されている。ところが、腎機能が低下した透析患者では、このような市販薬中の Al によっても痴呆症状が生じたという症例が報告されている。厚生労働省は 2002 年 7 月に医薬品使用上の注意の改訂を行って、Al を含有する多くの胃腸薬について、透析患者には使用しない、長期連用しない、また腎臓病患者は医師に相談する、という注意を明記している[13][14]。

(2) 酸性雨とアルミニウムとの関連

近年、酸性雨による植物や魚介類の被害が大きな社会的問題になっているが、このメカニズムに

もAlが関与している。酸性雨によって土壌が酸性となると、植物の生育に必要なCa、Mgなどのイオンが流出するとともに、通常pHが中性ならば不溶化しているAlが溶け出てくる。このAlは、根の伸展を妨げたりして、植物の生育を阻害する。Alによって引き起こされる植物の細胞死のメカニズムについての研究も最近盛んに行われている[15]。さらにAlは酸性雨が流れ込む湖沼中で魚介類の死を引き起こす。ニューヨークの酸性湖の魚のエラにAlが沈着しているとの報告もある。このようなAlの毒性を防ぐために、植物の中には自ら根の周りにシュウ酸やクエン酸などの有機酸を放出してAlを解毒するものもあることが報告されている[16]。

3・アルミニウムの体内動態

1 アルミニウムの摂取量

これまで述べてきたように、Alが脳内に侵入すると神経毒性をもつこと自体には疑いはない。したがって、我々の身の周りのAlの安全性を考えるためには、我々が、どの程度の量のAlを摂取し、どの程度の量が体内に吸収され、さらにどの程度の量が脳内に移行し蓄積されるかという、体内での動態に関する定量的な解析を行うことが不可欠である。ところが、金属元素に関しては、摂取量と胃腸系での吸収量や体内での蓄積量とは大きく異なる。したがって、Alが食べ物の中にどの程度含まれているかという議論には意味はない。これは、鉄や亜鉛などほかの金属についても同様である。例えば、鉄はホウレンソウなどの野菜中にも高濃度で含まれているが、胃腸からの吸収率は低いためほとんど吸収されないし、中東地域では亜鉛の摂取量自体は十分だったにもかかわらず、一緒に摂っている穀物が亜鉛を結合して胃腸系からの吸収を悪くするために亜鉛欠乏症である小人症が起こったという例もある。

このような金属元素の体内動態に関する研究には放射性同位元素(アイソトープ)を用いるトレーサー実験が不可欠であるが、Alにはよい放射性同位体が存在しなかったため、その研究は非常に遅れていた。1990年代になって同位体である^{26}Alを定量する加速器質量分析法が開発され、その後ようやく研究が進んできている。

1日に摂取するAlの量は国や時代などによって大幅に異なるが、1日に約10〜40 mg程度であろうと推定されている。その多くは食品や食品添加物に由来する。特にベーキングパウダーなどの食品添加物の寄与が大きいことや、個人・家庭によりばらつきが大きいことも判明している。また、鍋などの調理器具からも無視できない量のAlが食品の中に入ってきている。スウェーデン国立食糧局は、1992年に1日のAl摂取量(約13 mg)中の調理器具からの寄与が約2 mgであることを報告している。また、先述のように制酸剤の多くは多量のAlを含んでいる。

WHOはAlのADI(acceptable daily intake；耐用1日摂取量)として、1週間に体重1 kgあたり7 mgという値を1988年に提出している。これは、体重60 kgの人間が1日60 mgのAlを毎日摂取し続けても健康に影響はないという値である。しかしながら、先ほどの動物実験で、アミロイドβ蛋白の蓄積増加を引き起こすのに必要なマウスへの投与量(体重60 kgの人に換算する

と1日120 mg)がこの値の2倍に過ぎないことを考えると、再考が必要であろう。

2 アルミニウムの胃腸系における吸収(図4)

　口から摂取した Al のうち、胃腸系から吸収されて体内に入ってくるのは 0.2〜1.5％程度に過ぎない。しかしながら、この吸収率には Al の化学形態や共存物質が大きく影響することや、個人差が大きく、遺伝、年齢などが大きく影響することも ^{26}Al を用いる研究でわかってきた。ダウン症患者や AD 患者、老人の胃腸系では、より多くの Al が吸収されやすいことや、制酸剤などに含まれる水酸化アルミニウムはクエン酸アルミニウムに比べて格段に吸収が悪いことも明らかになっている。また、ビールのホップなどに含まれるケイ酸と Al を一緒に摂取すると Al の吸収が阻害される。

　Al は、植物や海藻などの食品中やお茶の中にも高濃度で含まれているが、通常はポリフェノールなどの高分子成分と強く結合した形で存在しているため、ほとんど吸収されない。一方、調理器具から溶け出てきた Al は胃腸から吸収されやすいという報告もある。Al 製調理器具を使用しているグループとステンレス製調理器具を使用しているグループでは、後者の方が血清中の Al 濃度、Al の尿中排泄量がともに低いことが報告されている[17]。摂取する食事中の鉄の量が同じでも鉄製調理器具を使うと貧血の予防になるという疫学調査もあるので、調理器具から溶け出てきた Al、鉄などの金属は胃腸から吸収されやすい化学形態をとっていることが考えられる。

　胃腸系から体内に吸収された Al は、約60％がトランスフェリン(transferrin)という蛋白と結合し、残りの一部がクエン酸などの低分子と結合して血液中を輸送される。トランスフェリンは鉄と結合して輸送する蛋白質であるが、鉄と Al は化学的性質が類似しているため、トランスフェリ

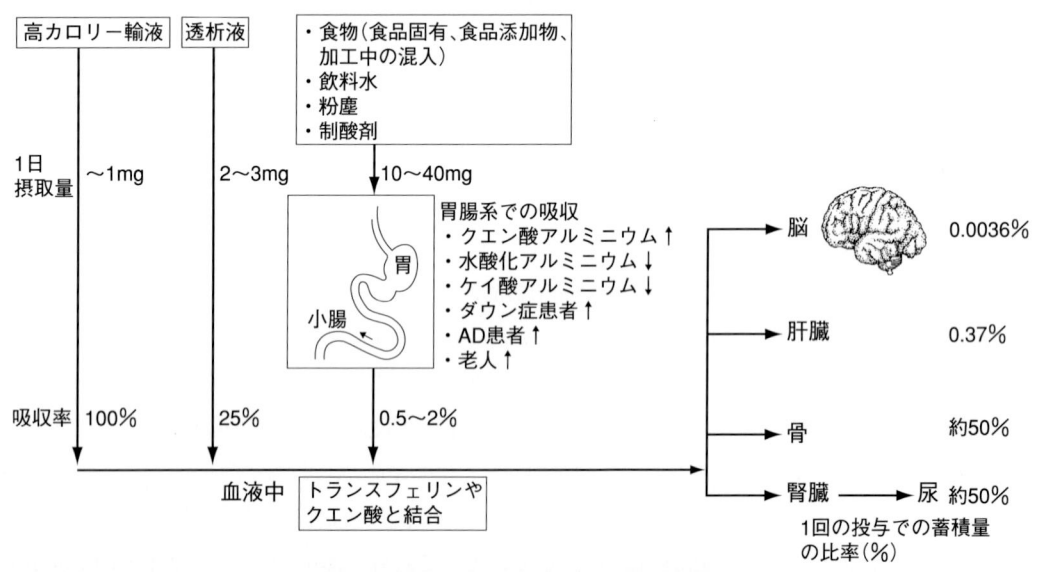

図4. アルミニウムの体内への吸収と移行

経口摂取したアルミニウムは、胃腸系を通って体内に吸収される。吸収されたアルミニウムは血液中を輸送され、ほぼ半量が尿として排泄され、半量が骨に蓄積し、脳をはじめとしたほかの臓器にも微量ながら蓄積する。脳や骨に蓄積したアルミニウムは長期にわたって排泄されない。(数字は文献19)ほかを参照)

ンは、鉄、カリウムに次いでAlを強く結合する。しかも、血液中のトランスフェリンは約30%しか鉄で飽和していないために、吸収されたAlは十分余裕をもって、トランスフェリンによる鉄輸送経路に乗って運搬される。

3 アルミニウムの脳への移行

血液中に入ったAlは骨や肝臓、腎臓などのほかの臓器、そして脳にも移行する。そこで問題なのは、一旦脳に侵入したAlはなかなか排泄されず、脳内にずっと蓄積されることである。1回投与したAlは肝臓、血液中などでは速やかに排泄されるのに対して、脳内の蓄積量は35〜70日後でもほとんど変化していない[18)19)]。したがって、ほかの必須元素ではホメオスタシスが働いて成長後の脳内の金属含量はほぼ一定だが、Alの場合は年齢につれて増加し、脳内に蓄積されてくる。

4 輸液中のアルミニウム

口から入ったAl以外にも、医療過程で体内に入るAlが存在する。透析液や輸液中にAlが入っている場合には、通常の胃腸管経路をバイパスして血液内に侵入するため、格段に吸収率が高くなってくる。TPN液(高カロリー輸液)の成分にAlが高濃度で混入しているという報告が古くからあったが、そのようなTPN液の投与を受けている患者の血中、尿中、骨中にAlが沈着していることや、高Al濃度TPN液の投与を受けた未熟児は、低Al濃度TPN液投与の対照群と比較して、精神発達が遅れることが報告された[20)]。このような報告を重くみたFDAは、TPN液中のAl濃度を低減し、薬剤中のAl濃度を容器に記載するように勧告している[21)]。このような輸液中のAlの混入は、そのターゲットが乳幼児、入院患者、老人など腎機能が低下しており、体内に入ったAlを排泄する能力が低い人々であることを考えると、非常に重要な問題である。

5 乳幼児におけるアルミニウムの摂取

胎児や乳幼児にとってのAlのもう1つの侵入経路は、胎盤や母乳を介するものである。湯本らは、妊娠ラットに投与したAlは容易に血液胎盤関門を通過して、胎児脳内に蓄積することや、授乳期の母親ラットに投与したAlは母乳に移行し、これを摂取した仔ラットの脳内に蓄積することを報告している[22)]。一般に脳の発達において乳幼児期の神経回路網形成が重要な役割を果たすことは明らかであり、この時期の異常は成長後の脳機能発達に大きく影響する。したがって、このようなAlの乳幼児期における曝露が成長後の神経系の機能発達に及ぼす影響について今後検討する必

・ポイント 3・　アルミニウムの体内への吸収

・Alの摂取量＝吸収量　ではない。
・Alの体内への吸収には個人差が大きく、共存物質、年齢などが大きく影響する。
・脳に侵入したAlは排泄されず長期にわたって蓄積される。
・輸液中のAlは体内に直接侵入し、特に乳幼児に悪影響を及ぼす。

要があると思われる。

おわりに　AlとADとのかかわりについて、Alの神経系への作用機構や体内動態に関する最新の研究結果をもとに概説したが、Alの神経毒性がADの発症機序と関連するかどうかはいまだ論争途上であり、ADの発症メカニズム自体がいまだ明らかではない現状では確言はできない。しかしながら、このような実験結果や疫学調査の結果を総合的に考えると、AlがADの発症メカニズムの一部に関与している可能性は否定されるどころか、強くなっていると筆者は考えている[23]。しかも、たとえAlとADとの関連を否定している研究者でも、Alが神経毒であり、脳内に侵入したならば痴呆症状を引き起こすこと自体は認めている。また、腎疾患患者や老人、乳幼児など腎機能が低下している集団に対しては、健常人では影響がない濃度のAlでも重大な神経障害を引き起こす可能性があり、一旦脳内に侵入したAlが排泄されにくいことを考えると、神経機能の発達が発達途上にある乳幼児に及ぼす影響は大きいと思われる。したがって、我が国でもAlを不必要に体内に入れることをなるべく減少させる必要があるだろう。また、日常摂取するAlの危険性については、生体内動態を考慮に入れた注意深い議論が必要になると考えている。

（川原正博、黒田洋一郎）

●文　献

1) McLachlan DR：Aluminium and the risk for Alzheimer's disease. Environmetrics 6：233-275, 1995.
2) 川原正博, 黒田洋一郎：病因・病態；アルミニウム及びそのほかの金属．臨床精神医学講座 S9, アルツハイマー病，pp 415-427, 中山書店, 東京, 2000.
3) Wisniewski HM, Wen GY：Aluminium and Alzheimer's disease. Ciba Found Symp 169：142-154, 1992.
4) Savory J, Ghribi O, Forbes MS, et al：Aluminium and neuronal cell injury；inter-relationships between neurofilamentous arrays and apoptosis. J Inorg Biochem 87：15-19, 2001.
5) Pratico D, Uryu K, Sung S, et al：Aluminum modulates brain amyloidosis through oxidative stress in APP transgenic mice. FASEB J 16：1138-1140, 2002.
6) Kawahara M, Kato M, Kuroda Y：Effects of aluminum on the neurotoxicity of primary cultured neurons and on the aggregation of beta-amyloid protein. Brain Res Bull 55：211-217, 2001.
7) 川原正博：微量元素異常と疾病．生物試料分析 25：115-123, 2002.
8) McLachlan DR, Bergeron C, Smith JE, et al：Risk for neuropathologically confirmed Alzheimer's disease and residual aluminum in municipal drinking water employing weighted residential histories. Neurology 46：401-405, 1996.
9) 川原正博：βアミロイドの多量体化と神経毒性メカニズム．Molecular Medicine 37：1016-1028, 2000.
10) Carrell RW, Lomas DA：Conformational disease. Lancet 350：134-138, 1997.
11) Kawahara M：Aluminum-induced conformational change and the pathogenesis of Alzheimer's disease. J Health Science 49：341-347, 2003.
12) Kihira T, Yoshida S, Yase Y, et al：Chronic low-Ca/Mg high-Al diet induces neuronal loss. Neuropathology 21：105-109, 2001.
13) 厚生労働省：医薬品・医療用具等安全性情報 No. 179, 2002.
14) 堀越　勇：アルミニウム含有製材の長期連用が不可に；厚生労働省が添付文書改訂を指示，アルミニウム脳症・骨症のリスク回避．メディカル朝日 12：54-55, 2002.
15) 山本洋子：現代土壌肥料学の断面(7)；酸性土壌におけるアルミニウムイオンによる植物生育阻害機構．農業および園芸 76：819-828, 2001.
16) Jian Feng Ma, Shao Jian Zheng, Hideaki Matsumoto, et al：Detoxifying aluminium with buckwheat. Nature 390：570,

1997.
17) Lin JL, Yang YJ, Yang SS, et al：Aluminium utensils contribute to aluminium accumulation in patients with renal disease. Am J Kidney Dis 30：653-658, 1997.
18) Kobayashi K, Yumoto S, Nagai H, et al：^{26}Al tracer experiment by accelerator mass spectrometry and its application to the studies for amyotrophic lateral sclerosis and Alzheimer's disease. Proc Japan Acad Ser B 66：189-192, 1990.
19) Jouhanneau P, Raisbeck GM, Yiou F, et al：Gastrointestinal absorption, tissue retention, and urinary excretion of dietary aluminum in rats determined by using ^{26}Al. Clin Chem 43：1023-1028, 1997.
20) Bishop NJ, Morley R, Day JP, et al：Aluminum neurotoxicity in preterm infants receiving intravenous ; feeding solutions. NEJM 336：1557-1561, 1997.
21) Federal Register 66：7864-7865, 2001.
22) Yumoto S, Nagai H, Kobayashi K, et al：^{26}Al incorporation into the brain of suckling rats through maternal milk. J Inorg Biochem 97：155-160, 2003.
23) 川原正博：アルミニウムの毒性とアルツハイマー病．科学 74：77-80, 2004.

5 アルツハイマー病と脳血管障害

はじめに　一昔前までは、我が国では痴呆といえば脳卒中つまり脳血管障害の後遺症としての痴呆を指すことが多かった。それを血管性痴呆と呼んだ。欧米では痴呆のほとんどがアルツハイマー病であり現在もその状況は変わらない。例えば最近のオランダのロッテルダム近郊、Ommoord 地区の 55〜106 歳まで 7,528 人を対象にした調査では、474 人 (6.3%) が痴呆症と判定された[1]。このロッテルダムスタディ (The Rotterdam Study) では痴呆の分類と頻度を出しているが、アルツハイマー病が 72% と一番多く、次いで血管性痴呆が 16%、パーキンソン病に伴う痴呆が 6%、ほかの痴呆が 5% であった。

かつての我が国は上の記載におけるアルツハイマー病を血管性痴呆と置き換えたようなものであった。つまり 8 割が血管性痴呆、2 割がアルツハイマー病であった。

今はどうであろうか。我が国でも確実に痴呆のうちアルツハイマー病が占める割合が高くなってきている。それは 1 つには医学的管理が進んだために重症の脳卒中が減ったことによるといわれているが、その厳密な検証はなされていない。確かに脳卒中の死亡率がこの 20 年間で大幅に減少し、1980 年までは我が国の死亡率の第 1 位であったのが現在はがん、心疾患に次いで第 3 位になっていることでもうなずける。また我が国では平均寿命が延び高齢者が増えたためにアルツハイマー病も増加したとの考えもある。しかし、たとえ医療の進歩で大血管の閉塞や脳内の大出血が防げるようになっても小血管閉塞によるラクナ梗塞は増えるはずである。高齢になれば脳血管の変性も進むからである。この多発梗塞による痴呆はどうなっていくのか、今後も観察を続ける必要があるであろう。

一方、アルツハイマー病と脳の血管病変とは対極にあるのかとの議論がある。また、むしろアルツハイマー病の解明を脳血管との関連性からみていこうという研究がある。つまりアルツハイマー病の発症原因として血管性因子を視野に入れようというのである。本稿ではそのような観点から述べてみたい。

1・アルツハイマー病と血管性因子

アルツハイマー病が社会問題化している欧米では逆に血管性痴呆に関心が集まっているという[2]。欧米でも高齢化が進んでいるが、それにより脳卒中が増えその結果血管性痴呆もまた増加するというのである。それを脳卒中起因性痴呆 (stroke-related VD) と称する。

またアルツハイマー病と血管性痴呆とは実は同じリスクファクターを有するのではないかとの観点からの研究がなされるようになった。Jack de la Torre はアルツハイマー病の危険因子として

表 1. アルツハイマー病の危険因子

加齢	抗血清蛋白
アテローム性動脈硬化	トロンボゲン形成性因子
脳卒中	アポE4遺伝子型
低学歴	高血清ホモシステイン
糖尿病	高血圧
喫煙	低血圧
飲酒	フィブリノゲン高値
HDLコレステロール高値	意識消失をきたす頭部外傷
心疾患	閉経
片頭痛	一過性脳虚血
不整脈	細血管病変
脂肪摂取	

(文献3)より引用)

表1に示すように23項目を挙げた[3]。その中で従来我々が血管性痴呆と関連が深いと思っていた項目がみられる。粥状硬化、糖尿病、心疾患、不整脈、高粘度血清、血栓形成因子、高ホモシステイン血症、高血圧、低血圧、フィブリノゲン高値、過度脂肪摂取、微小血管病変などである。

2・アルツハイマー病と血圧の関係

脳卒中のリスクファクターとして高血圧、高脂血症、糖尿病、心疾患はよく知られている。しかしSkoogはこのうち血圧に注目した[4]。

彼はスウェーデンのGeteborgに住む、調査開始時点で痴呆のない70歳の高齢者382人を無作為に選び、これを対象者とした。彼らの血圧を5年ごとの15年間にわたってその変化を観察し、その経過中に痴呆(アルツハイマー病または血管性痴呆)になった群と痴呆にならなかった群の間に血圧の上で差があるのか否かを調べた。70〜79歳までの間の痴呆の診断は主として時間や場所の指南力の低下や記銘力の著しい低下などを参考にしたが、85歳時における調査では痴呆の診断はDSM-III-Rにより、またアルツハイマー病の診断はNINCDS-ADRDAの基準に基づいてなされた。

その結果、統計学的に次のことがわかった。

79〜85歳までの間に痴呆になった者は、その者がまだ痴呆ではなかった70歳の時点で既にその血圧が収縮期、拡張期ともに非痴呆者に比べ極めて高いことが判明した(図1-1)。さらに、75歳の時点でも拡張期血圧は非痴呆者より高かった(図1-1)。痴呆症をアルツハイマー病と血管性痴呆に分けてその血圧をみるとどうなるであろうか。経過中アルツハイマー病になった者は、遡って血圧をみると、まだ痴呆に陥っていない70歳の時点で既に非痴呆者に比べ拡張期血圧が高いことが判明した(図1-2)。また経過中に血管性痴呆と診断された者は75歳の時点で拡張期血圧が非痴呆者に比し高いことも判明した(図1-2)。このほかSkoogはCTスキャンで対象者の85歳時点での大脳白質病変(HML)を観察し、これと血圧との関連も調べた。その結果大脳白質に病変が認められる者は既に70歳で病変を有さない者より血圧が有意に高いことが判明した(図1-3)。

これらの事実は高血圧を有する者はそれを有さない者より、将来痴呆になる危険性を秘めている

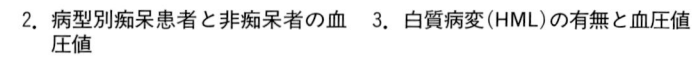

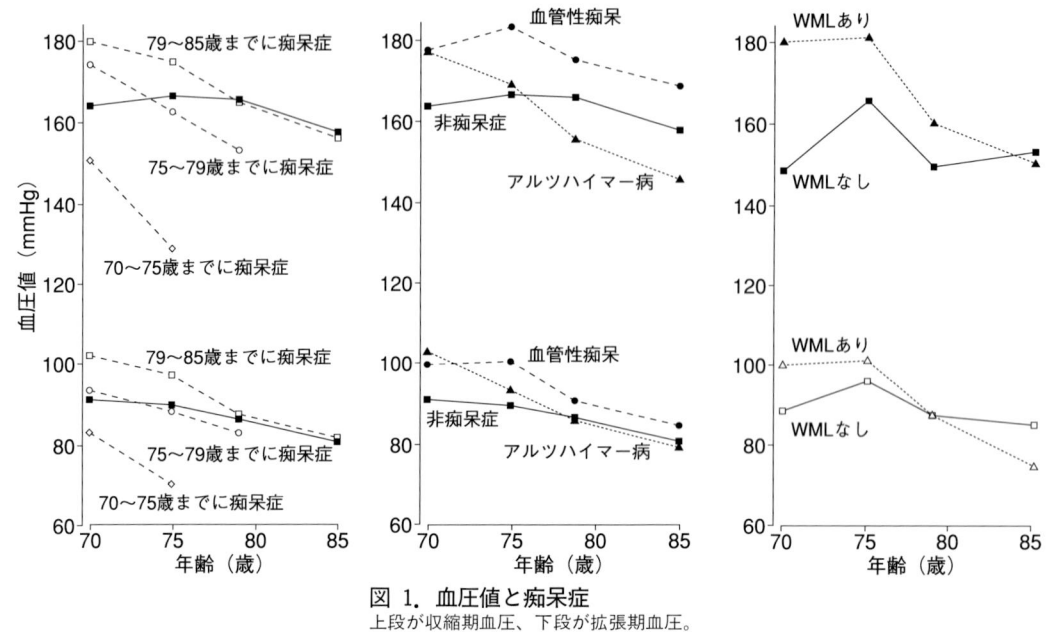

図 1. 血圧値と痴呆症
上段が収縮期血圧、下段が拡張期血圧。
(Skoog I, et al：15-year longitudinal study of blood pressure and dementia. Lancet 347：1141-1145, 1996 より引用)

ことを物語る。高血圧は大脳の小血管損傷を引き起こし、白質病変の原因になるのであろう。高血圧は血管性痴呆のみならずアルツハイマー病にとっても危険因子と考えるべきであるというのがSkoogらの主張である。

3・高血圧と脳病理変化

　もう1つ、高血圧症を含む循環器疾患とアルツハイマー病との関連を脳病理学的に観察した興味深い報告がある。Sparksは海馬傍回における神経原線維変化と老人斑の量が、循環器疾患を有している人とアルツハイマー病患者との間で差があるのかを組織学的手法で観察したのである[5]。彼は顕微鏡下で1mm²中何個の神経原線維変化あるいは老人斑があるかを算定した。循環器疾患としては、中年以降の高血圧症、冠動脈疾患、冠動脈疾患および高血圧を有する患者を選び、これにアルツハイマー病を加えた。正常コントロールもとった。結果は表2に示すとおりである。アルツハイマー病患者がほかのどの疾患を有する患者より神経原線維変化と老人斑の数が有意に多いのは当然としても、高血圧症患者が神経原線維変化、老人斑ともにその数が正常コントロールのみならず冠動脈疾患患者より多いという結果を得た(表2は老人斑のみ

表 2. 海馬傍回における老人斑の数

	(mm²あたり)
コントロール	5
中高年高血圧患者	17*
冠動脈疾患患者	9 #
冠動脈疾患・高血圧患者	14 #
アルツハイマー病患者	34**

(文献5)より引用)

＊：P＜0.05 対コントロール、冠動脈疾患患者、アルツハイマー病患者
＃：P＜0.05 対コントロール
＊＊：P＜0.05 対ほかのすべて

のデータを示す)。アルツハイマー病の組織学的診断としては大脳皮質、殊に海馬や海馬傍回での神経原線維変化あるいは老人斑の存在をもって"pure Alzheimer"と呼ぶことがあるが、高血圧がこれらの組織学的異常と関連をもつことが示されことは興味深い。

4・アルツハイマー病と糖尿病の関係

　糖尿病は脳卒中の危険因子であり、したがって血管性痴呆と関連があることは知られているが、糖尿病もアルツハイマー病に関与していることが同じロッテルダムスタディにより明らかにされた[6]。この調査では55歳以上の6,370人の住民を2年間追跡調査したが、そのうち692人(10.9%)が糖尿病と判明している。その間に126人が痴呆症と判定され、うち89人(70.6%)がアルツハイマー病(このうち13人は脳卒中を合併していた)、18人(14.3%)が血管性痴呆、19人(15.1%)がほかの痴呆症であった。

　この調査で明らかになったことは、糖尿病に罹っている者はそうでない者に比べ痴呆発症の相対危険率はおよそ2倍になるということであった。

　しかし同じ糖尿病といってもその治療形態により痴呆の相対危険率は微妙に異なる。糖尿病の診断を受けていても、薬物治療を必要としない者つまり運動療法や食事療法のみでよい者の相対危険率は1.3であるのに対し、経口糖尿病薬を服用している者は2.4、インスリン注射を必要としている者は4.3であった(**表3-1**)。やはり糖尿病の病態の重い者ほど痴呆になる率が高いことをうかがわせる結果である。

　糖尿病を有する人が痴呆になりやすいことは上に述べたとおりであるが、痴呆の病型別でみても糖尿病はその相対危険率を増していることが明らかになった。すなわち糖尿病のアルツハイマー病発症に対する相対危険率は1.9と有意に高いが、これは血管性痴呆発症に対する相対危険率2.0とほぼ同じである。しかし、糖尿病患者が脳血管障害を合併している場合にはアルツハイマー病に対する相対危険率は一挙に3.0に上昇するのである(**表3-2**)。このことはたとえ無症候性脳梗塞であっても、いつでもアルツハイマー病を発症させる引き金として働く可能性のあることを示している。

　糖尿病が血管性痴呆のリスクであることは以前からいわれていたが、この研究で糖尿病はアルツハイマー病と血管性痴呆の両者に対して発症を促進させることが明白にされた。

　糖尿病は高齢者だけをとってもその数が300万人を超えるといわれており、我が国の国民の健康に重大な影響を与えている。しかも、この疾患は視力

表 3. タイプ2糖尿病と痴呆症
1. 治療別タイプ2糖尿病の痴呆症に対する相対危険率(性、年齢調整)

	相対危険率(95%CI)
全糖尿病	1.9 (1.3- 2.8)
薬物治療なし	1.3 (0.7- 2.3)
経口糖尿病薬服用	2.4 (1.4- 4.1)
インスリン使用	4.3 (1.7-10.5)

2. タイプ2糖尿病の痴呆サブタイプ別相対危険率(性、年齢調整)

痴呆のサブタイプ	相対危険率(95%CI)
全アルツハイマー病	1.9 (1.2-3.1)
脳血管障害なし	1.8 (1.1-3.0)
脳血管障害あり	3.0 (1.0-9.3)
血管性痴呆	2.0 (0.7-5.6)
ほかの痴呆	1.6 (0.5-5.0)

(文献6)より引用)

喪失や腎不全など従来いわれていた合併症のみならず、痴呆すなわちその人の全人格を破壊する疾病にも強く関与していることから糖尿病対策、殊に成人以降に多いタイプ2糖尿病対策が今後も重要になる。

5・アルツハイマー病と脳梗塞

　Snowdonは極めて興味深い研究を行った(The Nun Study)[7]。これは脳梗塞とアルツハイマー病の関連を述べたものである。対象は全員女性(修道女)で102人である。調査開始時の年齢は76〜100歳であった(平均87歳)。学歴は大学卒以上で、半数は修士号も取得していた。彼女たちはその人生の大半を教師として働いていた。これらの参加者にmini-mental state examination(MMSE)を含む種々の認知機能検査を施行した。102人中45人(44%)は痴呆症と判定された。痴呆の有無は臨床症状によったほか、全員死亡したので剖検を行い(剖検率100%)、神経病理学的検討を行った。新皮質に多数の老人斑といくらかの神経原線維変化を認めた場合、これを「病理学的に」アルツハイマー病と定義した。具体的には①前頭葉、側頭葉、頭頂葉のいずれにも1mm^{2}あたり16個以上の老人斑が認められることと、②神経原線維変化が少なくとも1つの脳葉に認められること、である。この定義によりアルツハイマー病と判定されたのは102人のうち61人であった。その61人の大脳半球、脳幹部、小脳を冠状断により1.5cm厚のスライスにして肉眼により脳梗塞の有無を確認した。脳梗塞は直径が1.5cm以下をラクナ梗塞、それ以上を大梗塞とした。この61人の認知機能検査値を検討すると、脳梗塞(ラクナを含む梗塞)が肉眼的に認められた者は脳梗塞が認められない者より明らかに低い得点であった(**表4**)。ラクナ梗塞に限ってみても、それが基底核、視床、深部白質に認められた者は認められなかった者より明らかに痴呆症状の出現が顕著であった。残りの41人はアルツハイマー病とは判定されなかったのであるが、その者たちは脳梗塞が認められても認知機能障害は軽度で、したがって痴呆との関連は少なかった。ウイリス動脈輪のアテローム性動脈硬化の強い人は例外なくラクナを含む脳梗塞を呈していた。つまりアルツハイマー病患者に脳血管障害が合併すればアルツハイマー病としての臨床症状をより顕在化させるだけでなくアルツハイマー病の重症度も上げることが判明した。

表4. 脳梗塞の有無とアルツハイマー病のMMSE得点

神経病理学的アルツハイマー病	脳梗塞	MMSE(平均値)	症例数
Yes	あり	8	24
Yes	なし	17	37
No	あり	24	15
No	なし	27	26

(文献7)より引用)

6・動脈硬化とアルツハイマー病

　上に述べたようにSnowdonは特にウイリス動脈輪のアテローム性動脈硬化に着目した研究を行っているが、動脈硬化はアルツハイマー病に強く関連したとする研究がほかにもある。そのうちの1つがやはりロッテルダムスタディである[8]。この研究では痴呆は次の三段階により診断された。

- 第一段階：参加者全員が簡単な認知機能検査(MMSE)を受ける。このテストで25点以下の者は第二段階へ。
- 第二段階：第一段階で異常と判定された者はMMSEより精密な認知機能検査(CAMDEX)を受ける。これにより一層痴呆の疑いが得られた者は第三段階へ。
- 第三段階：神経内科医による神経学的検査を受けた後、脳のMRIを撮る。

　痴呆の診断はDSM-III-Rでなされたが、アルツハイマー病の診断はNINCDS-ADRDAの定義に、血管性痴呆の診断はDSM-III-Rの多発梗塞性痴呆の定義に従った。

　アルツハイマー病の経過中に脳卒中を引き起こし、あたかも血管性痴呆の様相を呈する患者がいるが、これはアルツハイマー病が脳血管障害を併発したものとみなした。その結果、474人が痴呆症と判定されたが、発症から3年以内に限定すると284人になった。男82人(28.9%)、女202人(71.1%)で、内訳はアルツハイマー病207人、血管性痴呆50人、その他27人であった。コントロール群として1,698人を用いた。

　動脈硬化の指標としては、下肢の動脈硬化を足関節部と上腕での血圧比を用い、これを末梢動脈障害にかかわる因子とした(この比率は全身のアテローム硬化度を反映しているといわれている)。この比率が0.9より小であれば末梢動脈障害したがって動脈硬化があるものと判定した。頸動脈のアテローム硬化は超音波検査でプラークと内膜壁肥厚を計測することで判定し、その程度によって四段階に分類した。表5のオッズ比が示すように動脈硬化とアルツハイマー病、血管性痴呆とは相関していることがわかる。

　近年、動脈硬化指標として頸動脈壁の肥厚(IMT)や同部のプラークが注目されるようになったが、これは神経超音波検査法の進歩によるところが大きい。ロッテルダムスタディは臨床疫学的研

表 5. オッズ比からみた粥状硬化症とアルツハイマー病、血管性痴呆、その他の痴呆との関連(年齢調整、カッコ内は95%CI)

	AD n=207	VD n=50	Other D. n=27	All D. n=284
末梢動脈疾患	1.3 (0.9-1.8)	2.5 (1.3-4.8)	1.0 (0.4-2.4)	1.5 (1.1-2.0)
総頸動脈プラーク	1.8 (1.2-2.7)	3.2 (1.6-6.8)	1.6 (0.6-4.3)	1.9 (1.3-2.7)
総頸動脈壁肥厚	1.3 (1.0-1.6)	1.9 (1.3-2.8)	0.8 (0.4-1.5)	1.3 (1.1-1.6)

AD：アルツハイマー病、VD：血管性痴呆、Other D.：その他の痴呆、All D.：全痴呆 (文献8)より引用)

究であるから病理学的考証はないが、動脈硬化は脳卒中の発症に深くかかわっているという周知の事実に加えて、このようにアルツハイマー病との関連を示唆している点で興味深い。

おわりに　これまでアルツハイマー病と脳血管障害は痴呆症の対極に位置していると考えられていた。しかしこの両者は共通の発症因子を多くもっていることが明らかになった。しかも統計学的に証明されたことは意義深い。隣近所に住んでいる人は赤の他人だと思っていたら、実はごく近い血縁関係であることが判明したようなものである。もちろんアルツハイマー病の発症が高血圧や高脂血症、糖尿病といった因子のみによるものではないことは明らかである。アミロイドβ蛋白やプレセニリンといった物質の分子生物学的追求や分子遺伝学的解析などは今でも精力的に行われ、これがアルツハイマー病研究の主流といってもいいが、血管性因子の関与がどのような形であれ絡んでいるという事実は無視し得ない。

　このような結果は我々に次のことを決意させる。従来血管性痴呆の引き金になるとされてきた因子はアルツハイマー病にとっても引き金なのである。したがって我々はこれまで以上にそれらの因子を除去するように努めるべきであり、また医療従事者はそのキャンペーンを精力的に行うべきであるということであろう。まさに痴呆の予防や克服にとっては一石二鳥なのである。

（中島健二）

● 文　献

1) Ott A, Breteler M, van Harskamp F, et al：Prevalence of Alzheimer's disease and vascular dementia；association with education. The Rotterdam study BMJ 310：970-973, 1995.
2) Roman GC：Vascular dementia may be the most common form of dementia in the elderly. J Neurol Sci 15(203-204(C))：7-10, 2002.
3) De la Torre J：Vascular basis of Alzheimer's pathogenesis. In Alzheimer's Disease Vascular etiology and pathology, De la Torre J, Kalaria R, Nakajima K, et al(eds), ANN N Y Acad Sci, Vol. 977, pp 196-215, New York, 2002.
4) Skoog I, Lernfelt B, Landahl S, et al：15-year longitudinal study of blood pressure and dementia. Lancet 347：1141-1145, 1996.
5) Sparks L：Increased incidence of neurofibrillary tangles in non-demented individuals with hypertension. J Neurological Sciences 131：162-169, 1995.
6) Ott A, Stolk RP, van Harskamp F, et al：Diabetes Mellitus and the risk of Dementia；The Rotterdam Study. Neurology 53：1937-1942, 1999.
7) Snowdon DA, Greiner LH, Mortimer JA, et al：Brain Infarction and the Clinical Expression of Alzheimer's Disease. JAMA 277：813-817, 1997.
8) Hofman A, Ott A, Breteler M, et al：Atherosclerosis, apolipoprotein E, and prevalence of dementia and Alzheimer's disease in the Rotterdam Study. Lancet 349：151-154, 1997.

ALZHEIMER'S DISEASE
CHAPTER

6

アルツハイマー病の治療

1 | アルツハイマー病の治療 —中核症状に対して

はじめに 本稿では、まずアルツハイマー病の中核症状と、治療薬のアセチルコリンエステラーゼ阻害薬の作用機序について説明した。そして、現在使用可能な塩酸ドネペジル(以下：ドネペジル)について、その効果と実際の使用方法を家族への説明を交えながら詳述した。現在開発中の薬剤についても概観し、最後に薬剤の投与意義について考察した。

1・中核症状とは

アルツハイマー病もしくはアルツハイマー型痴呆(Alzheimer's disease；AD, Dementia of Alzheimer type；DAT)の症状は中核症状と周辺症状に分けて考えられる。中核症状とは、認知機能の障害である。認知機能とは、見聞きした事柄を理解したり、状況を判断したり、目的に合わせた行動を起こしたり、それらのことを記憶にとどめておくことである。つまり認知機能には知的機能が広く含まれ、ADではそれらの知的機能が全般的に障害される。

ADは神経細胞が変性・脱落していく疾患である。中核症状は神経細胞の脱落に伴い、脳の機能が失われた結果の症状と理解することができる。神経細胞の変性は側頭葉の内側から始まるため、病初期には記憶障害が目立つ。そして病変が連合野に拡がるに従って、記憶障害以外の認知機能障害、すなわち失語、失行、失認、実行機能障害などが出現する(図1)。したがって個人差はあるものの、中核症状は病気の進行とともに、重症度と比例しながら悪化していく。

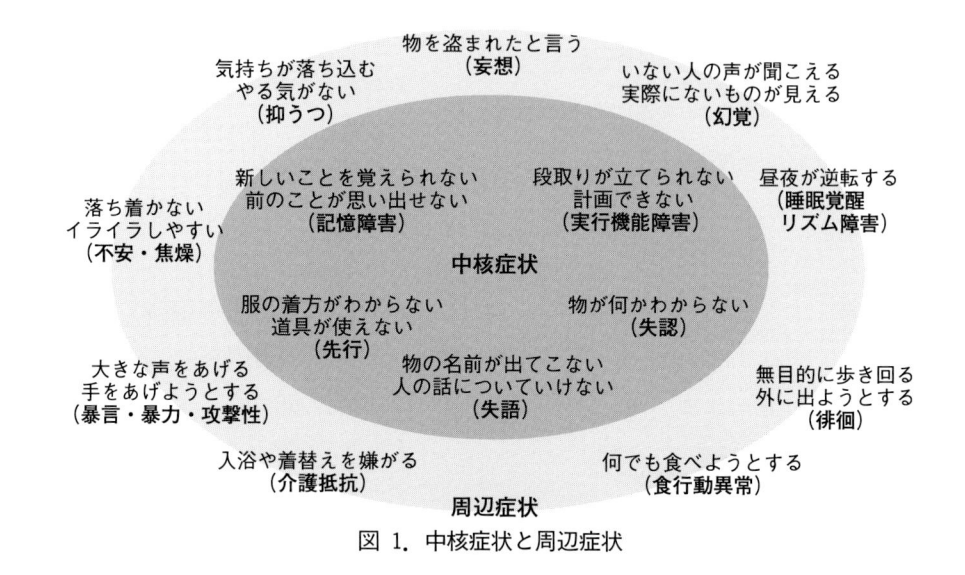

図 1. 中核症状と周辺症状

一方周辺症状は中核症状に続いて、残存する神経細胞が反応して起こすさまざまな症状である。生来の性格や周囲の環境や状況の影響を受けて出現し、病気の進行とはあまり比例しない[中核症状と周辺症状についての詳細は「アルツハイマー病の症候」(17頁)を参照のこと]。

　中核症状は神経細胞の変性・脱落に直接基づくもので、周辺症状のようにいろいろな要因に修飾されないと考えがちである。しかし実際は、せん妄やうつ状態、妄想などによって、認知機能障害がさらに悪化することは稀ではない。したがって中核症状の治療に際しても、周辺症状の治療を切り離して考えることはできない。患者の病態を全体として理解し、症状に影響を及ぼすいろいろな要因を考慮し、中核症状と周辺症状とを総体的に治療する必要があることをあらかじめ確認しておく[1]。

2・アセチルコリンエステラーゼ阻害薬

　1999年11月にアセチルコリンエステラーゼ阻害薬(AChEI)であるドネペジル(アリセプト®)が初のAD治療薬として認可された。それまで本邦では、有効な中核症状の治療薬がなく、周辺症状の治療や介護がAD患者のマネージメントの中心であった。

　現在ADの研究がいろいろな角度からなされている。いまだ疾患の全容解明には至ってはいないが、その病態と発生機序も徐々に明らかになりつつある。もちろん治療薬についてもさまざまな方向からアプローチがなされ、薬剤の開発が試みられてきた(表1)。その中で中核症状の治療薬としてAChEIが最も早く実用化された。

　この薬剤の開発はAD患者におけるコリン作動系の障害に注目することによってなされた。1970年代からの神経伝達物質の研究で、AD患者において大脳皮質や海馬へ投射するアセチルコリン神経系の起始核であるマイネルト核にある神経細胞が変性・脱落し、アセチルコリン合成酵素の活性が低下していることが明らかにされた[2]。この低下しているアセチルコリン神経系の賦活と補充を目的としてAChEIが開発された。つまりアセチルコリンエステラーゼの活性を抑制することで、アセチルコリンの分解を防ぎ、脳内のシナプス間隙でのアセチルコリン濃度を高める。これによってアセチルコリン神経系の伝達を促進し、結果的にADの中核症状を改善するという薬剤である(図2)。

　米国食品医療品局によって1993年に最初に承認されたAChEIはタクリンであったが、アセチルコリンエステラーゼに対する選択性が低くブチルコリンエステラーゼをも阻害し、また肝毒性などの副作用も認められた。そのため本邦

表1. ADに試みられている主な薬物

- アセチルコリン系の作動薬
  - アセチルコリンエステラーゼ阻害薬
  - コリン再取り込み促進薬
  - アセチルコリン受容体作動薬(ニコチン性・ムスカリン性)
  - アセチルコリン前駆物質
- 抗酸化剤
  - ビタミンA、C、E
  - 女性ホルモン(エストロゲン)
  - イチョウ葉エキス
  - MAO阻害薬
- 抗炎症薬
  - 非ステロイド性抗炎症薬
- βアミロイドの沈着を抑制する薬剤
  - 蛋白質分解酵素阻害薬
  - βアミロイド重合抑制薬
  - βアミロイドに対するワクチン
- GABA作動性神経作用薬
- グルタミン酸作動性神経作動薬
- その他
  - 神経成長因子に関連する薬剤

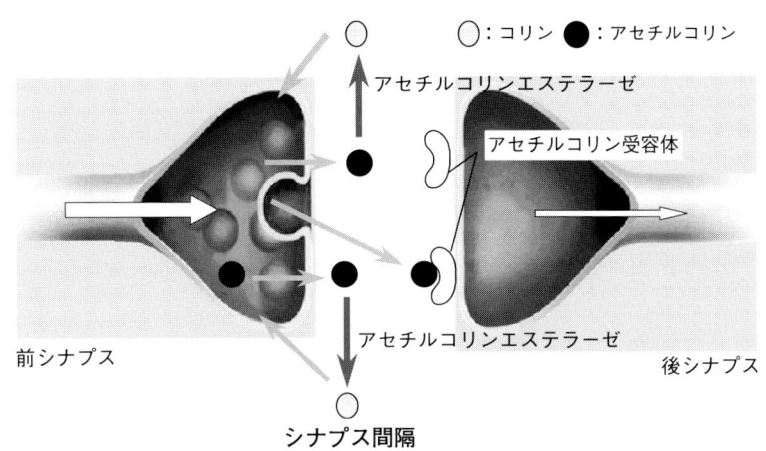

図 2-1. アセチルコリンエステラーゼ阻害薬の作用機序：投与前

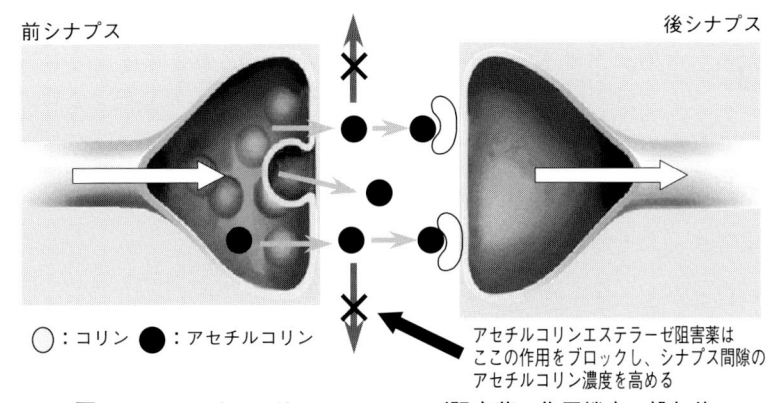

図 2-2. アセチルコリンエステラーゼ阻害薬の作用機序：投与後

表 2. アセチルコリンエステラーゼ阻害薬の種類

- フィゾスチグミン（Pysostigmione）＊
- タクリン（Tacrine、Cognox®）：アメリカ、ヨーロッパで承認
- ドネペジル（Donepezil、Aricept®）：アメリカ、ヨーロッパ、日本で承認
- リバスチグミン（Rivastigmine、Xcelon®）：アメリカ、ヨーロッパで承認
- ガランタミン（Galantamine、Reminyl®）：アメリカ、ヨーロッパで承認

＊：AD 治療薬としては承認されていない。

で現在（2002年12月時点）唯一用いられているのがドネペジルである。ドネペジルは51ヵ国で発売されているが、欧米ではそのほかにリバスチグミン（56ヵ国で発売）やガランタミン（25ヵ国で発売）も用いられている（表2）。これらの薬剤は脳内のアセチルコリン選択性に優れているため、末梢における副作用の出現頻度が低く、また血中半減期が長いため服用回数が少なくて済むという利点があり、現在主流となっている[3]。

　これらの薬剤はもともと軽度から中等度の AD 患者において、その中核症状の軽減と進行抑制に効果が期待される薬剤である。これは AD が進行してアセチルコリンが作用する受容体の数自体が減少すれば、薬剤の効果も低下してしまうと考えられるためである。しかしながら、現在塩酸

ドネペジルをはじめとしたAChEIは重症例へも適応を拡大するため、国内外で開発試験が行われている。

AD治療の最終的な目標は病気の進行を止めることないしは発症の予防であろうが、現時点での可能な治療は一定の期間その症状を改善させ、進行を遅らせることである。とはいえドネペジルをはじめとしたこれらの薬剤の開発・発売がAD治療の大きな転換点であることに変わりはない。そこでその効果と使用意義を治療者、患者、介護者の側面から考えていきたい。

3・治療の実際

1 治療への導入

現在本邦で用いられているAD治療薬はドネペジルであるが、軽度から中等度のADというその適応のため、早期における診断がADの治療にとってこれまで以上に重要になる。これまではADと診断しても「残念ながら治療薬がないのが現状です」としか伝えられなかったものが、「よい薬があるので試してみましょう」と伝えられるようになったのは治療者にとっても喜びである。社会的な啓発活動を行い、迅速な病診連携を行い、専門機関で早期に診断して治療を開始するという流れを確立することが今後とも必要である。

投与開始にあたっては、薬物の保管と服薬の管理、そして副作用を含めての状態観察を行える介護者がいることがまず条件となる。検査結果の説明や診断の告知、予想される経過や予後の説明に続けて、薬物療法についての説明と同意を行う。介護者へはもちろん、軽症の場合は患者本人へも説明をして理解を促すことが、治療を安全で効果的なものにする。

筆者らは、まず「この薬剤は、脳での神経の伝わりをよくすることで、物忘れや判断力の低下などの症状を改善させる可能性があります」と説明している。過度の期待は逆に薬物へ不信感を生み、投与継続の是非の問題となりかねない。そのため、薬物療法の限界についても十分な理解を得ておくことが大切である。「この病気は進行する病気です。症状が改善しても、それがずっと続くわけではありません。もちろん病気の進行を遅らせることはできますが、進行とともにいずれは症状も悪化します」と前もって伝えるのが好ましい。図3のような図を用いて説明するのもよいだろう。介護者や患者本人の薬物療法への正しい理解が治療への第一歩となる。

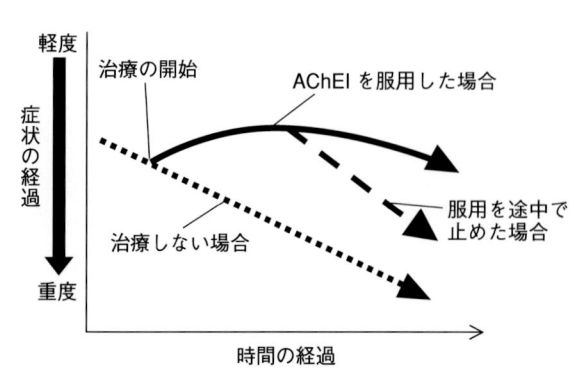

図 3. アルツハイマー型痴呆の臨床経過とアセチルコリンエステラーゼ阻害薬の効果
(エーザイ資料より改変して引用)

2 薬剤の効果とその説明

　ドネペジルの効果を、初期効果と長期効果について、患者や介護者への具体的な説明を交えて解説する。初期効果とは、数ヵ月から1年の間症状を改善させる効果であり、長期効果とは、それ以降の年単位の症状進行を抑制する効果である。

(1) 初期効果

　ドネペジルを投与しながらMMSE(mini-mental state examination)によって1年間評価した日本のデータを図4に示す[4]。MMSEは世界で最も頻繁に用いられる痴呆の簡易検査であり、記憶障害や見当識障害、失語、失行、失認などの認知機能障害、つまり中核症状を反映している。図4をみると、投与後3週前後で改善がみられ、30週前後で投与前のレベルに戻っていることがわかる。ドネペジルは、中核症状を数ヵ月間にわたって投与前よりも改善させている。同様の結果が北欧5ヵ国における調査でも示されている[5]。このデータから、筆者らは患者本人や介護者に「約数ヵ月間から1年間にわたって、痴呆症状の改善が期待できます。個人差があり、もとに戻るわけではありませんが、物忘れや判断力の低下が、薬を服用する前と比べてよくなる可能性があります」と説明している。

(2) 長期効果

　ドネペジルを254週間にわたって投与しADAS-cogスケール(Alzheimer's disease assessment scale-cognitive subscale：アルツハイマー病評価尺度、認知機能下位尺度)によって評価した米国のデータ(図5)がある[6]。ここから、ドネペジルが長期に症状の進行を抑制していること

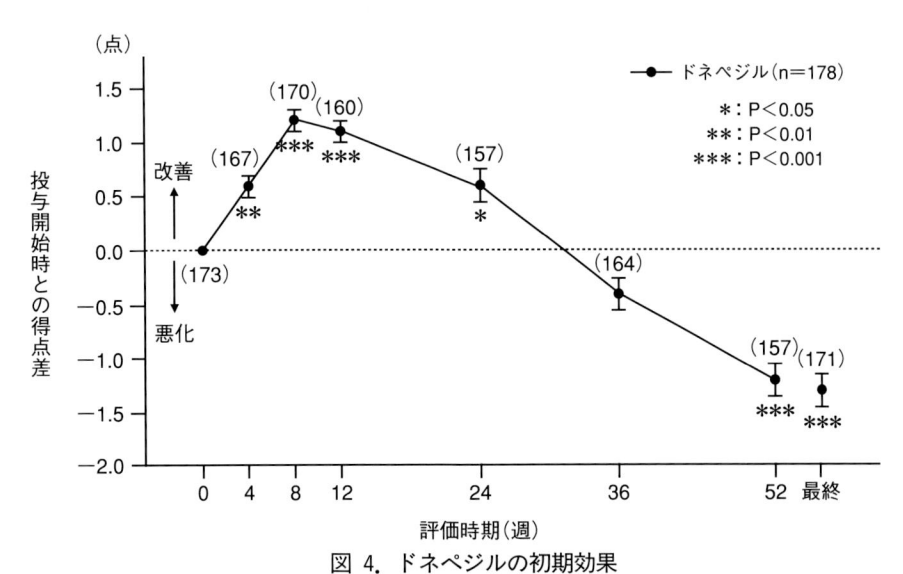

図 4. ドネペジルの初期効果

(東儀英夫, ほか：アルツハイマー型痴呆におけるアセチルコリンエステラーゼ阻害薬 E 2020 錠の長期安全性および有用性. 臨床評価 28：97-126, 2000 より改変して引用)

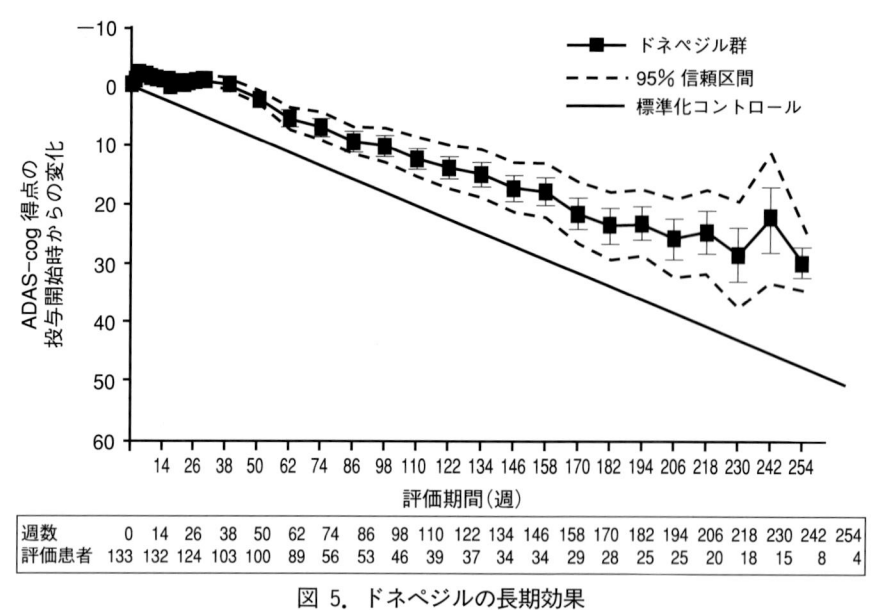

図 5. ドネペジルの長期効果
(Winblad, et al：A 1-year, randomized placebo-controlled study of donepezil in patients with mild to moderate AD. Neurology 57：489-495, 2001 より改変して引用)

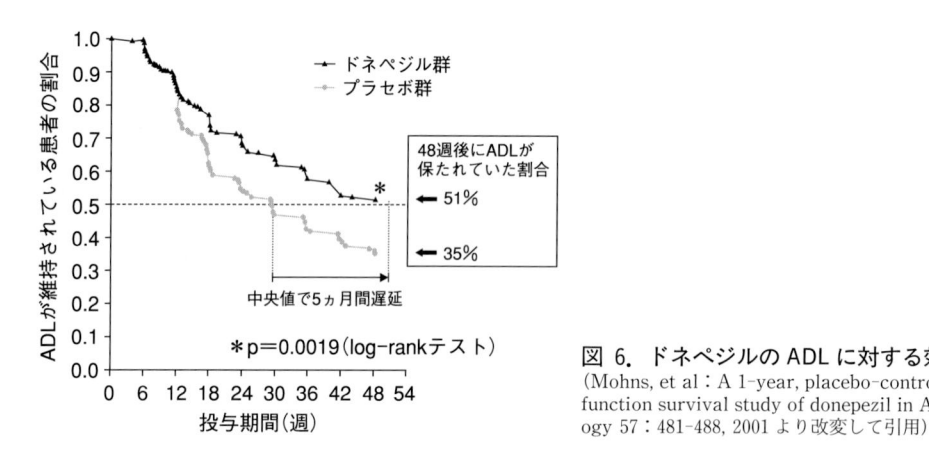

図 6. ドネペジルの ADL に対する効果
(Mohns, et al：A 1-year, placebo-controlled prevention of function survival study of donepezil in AD patient. Neurology 57：481-488, 2001 より改変して引用)

がわかる。同様に「この薬によって2年で進行する症状を3年程度に、3年で進行する症状を5年程度に引き伸ばすことができます」と説明することができる。

(3) ADL への効果

本剤の効果について認知機能以外の評価尺度による評価もなされている。ADL(activity of daily living：日常生活動作)のスケールである ADFACS(Alzheimer's disease functional assessment and change scale)の推移をプラセボ群とドネペジル群とで比較したデータ[7]では、48週後に ADL が保たれていたのはプラセボ群で1/3程度であったのに対し、ドネペジル群は半数以上であった(図6)。ADL のスケールにおいて1段階悪化した期間は、プラセボ群で約7ヵ月

であったのに対し、ドネペジル群では約1年であった。ここからドネペジルがADLの低下を遅らせる効果があることがわかる。介護者へは「痴呆の進行を遅らせることで、患者さんの日常生活を維持し、身の周りのことができなくなるのを遅らせることが可能です」と説明できる。

3 投与方法

ドネペジルは血中半減期が70時間と長いため、1日1回の経口投与でよい。服薬時間は朝でも夕でもよいが、飲み忘れのない時間を決めるとよい。剤型には3mg錠と5mg錠、そして細粒とがある。実際に効果が期待できる5mgを投与する前に、3mgを1〜2週間使用する。これはAChEIによる末梢のコリン作動性の副作用（後述）を抑えるためである。副作用がみられなければ5mgへ増量する。介護者へは「副作用を抑えるため弱い薬を1〜2週間服用してください。その後薬に慣れたところで量を増やします」と伝える。なお3mgの投与期間について、1週間と2週間とでは副作用の出現に差があるというデータはなく、増量のタイミングは介護者の通院などの事情に合わせて決めてよい。

使用上の注意で3mgは有効用量ではないとされ、その投与は1〜2週間に限られている。その後は5mgに増やさねばならないとされている。しかし実際の臨床場面では、5mgでは副作用が認められるため3mgに減量したところ副作用はなくなり効果も認められたことがある。あるいは、5mgを1日おきに投与したら副作用も減り、さらに効果も得られた経験もある。現時点では用法として認められていないが、実地臨床の立場からは、より柔軟な用法・用量の設定が希望される。

一方、本邦における用量は5mgが上限であるが、米国では10mgの投与も認められている。5mgでは効果も副作用もみられない例で、より高用量の投与を試みたい患者も少なからず存在する。

4 副作用について

ドネペジルは比較的安全なAD治療薬であり、本邦での二重盲検比較試験[8]ではプラセボとの間に副作用について有意差は認められなかった。表3に副作用の一覧を示したが、臨床場面で時折経験する副作用として嘔気、嘔吐、下痢、食欲不振などの消化器症状が挙げられる。投与を中止せざるを得ないこともあるが、多少の消化器症状であれば使用しているうちに徐々に慣れてくることも多い。介護者にも、「嘔気や食欲不振などが出ることがあります。症状が軽い場合には様子をみてもよいですが、食事量が低下するような場合は、投薬を一旦中止して相談に来てください」と伝える。

また、精神症状が賦活され、意欲や自発性の低下が目立って改善して投与継続の検討が必要となってしまう場合がある。海外や本邦でもドネペジル投与後の行動面での副作用を集めた報告がある[9,10]。介護者にも前もって「薬の効果の一部ですが、稀に元気が出過ぎることがあります。家事などに積極的になったり、活発になったりするあまりに、介護負担が増える場合があります」と伝える方がよい。そのような行動面での変化が出た場合は、薬物を減量するか中止するかし、症状の消退を待ってから徐々に再開するのが望ましい。減量や中止での対処が難しい場合、あるいはドネペジルの使用を敢えて継続する場合は、少量の非定型抗精神病薬の使用を考慮する場合もある。

禁忌は本剤に過敏症のある患者であり、また本剤がピペリジン誘導体であるため、ハロペリドー

表 3. ドネペジルの副作用

	3%以上	1〜3%未満	1%未満	頻度不明
過敏症			発疹	掻痒感
消化器		食欲不振、嘔気	嘔吐、下痢、便秘、腹痛、流涎	嚥下障害、便失禁
精神神経系			興奮、不穏、不眠、眠気	易怒性、幻覚、攻撃性、せん妄、妄想
中枢・末梢神経系			徘徊、振戦、頭痛、めまい	昏迷
肝臓	LDHの上昇	AST(GOT)、ALT(GPT)、γ-GTP、Al-Pの上昇		
循環器			動悸	血圧上昇、血圧低下
泌尿器		BUNの上昇		尿失禁、頻尿
血液		ヘマトクリット値減少	白血球減少	貧血
その他	CK(CPK)の上昇	総コレステロール、トリグリセライド、アミラーゼ、尿アミラーゼの上昇	顔面紅潮、倦怠(感)、脱力(感)	発汗、胸痛、筋痛

457例中、48例(10.5%)の副作用が報告されている。
また、承認時98例(21.4%)の臨床検査値異常変動が報告されている。

表 4. ドネペジルの薬剤相互作用

- スキサメトニウムとの併用で脱分極性筋弛緩作用を増強する可能性がある
- コリン系賦活薬との併用でコリン刺激作用が増強される可能性がある
- ドネペジルの主要代謝酵素であるチトクロームP 450のうちCPY 3 A 4およびCYP 2 D 6で代謝される薬物あるいはこれらの酵素活性を誘導あるいは阻害する薬物との併用で相互に作用を減弱あるいは増強させる可能性がある
- 抗コリン薬との併用で互いに拮抗しそれぞれの効果を減弱させる可能性がある
- 非ステロイド性消炎鎮痛薬との併用でコリン賦活作用により胃酸分泌が促進され、消化性潰瘍を起こす可能性がある

(エーザイ資料より引用)

ルやリスペリドン、ブロムペリドールといったピペリジン骨格を有する薬物に対し過敏症のある患者である。また本剤はコリン作動薬であるため、コリン作動性作用によって症状が誘発または増悪する可能性のある患者には慎重投与となる。具体的には洞不全症候群、心房内および房室接合部伝導障害などの心疾患を有する患者、消化性潰瘍の既往のある患者、非ステロイド性消炎鎮痛剤服用中の患者、気管支喘息または閉塞性肺疾患の既往歴のある患者、錐体外路障害のある患者などである。実際、不整脈などの心疾患があるケースでは定期的に心電図などを測定しながら投与するのが望ましい。薬剤相互作用で注意すべき点を表4に挙げる。

5 効果の判定

表5はドネペジルによって改善がみられた日常生活上の行動であり、記憶、会話の了解、時間や人の見当識、実行機能、空間認知などさまざまな側面で改善がみられる[11]。治療効果の判定にはいろいろなスケールやテストが用いられているが、ここに挙げられたような日常生活上の改善が、介護者が最も治療効果を実感できる場面である。

しかし臨床的な状態像の変化を調べたデータ[12]では、全体的に改善傾向は認められるものの、劇的な変化ではない(図7)。それまでまったくできなかったことができるようになることはほとんどなく、介護負担も大幅に減少するというほどではない。介護者にこの点を理解してもらうことが大切である。

中にはドネペジルで効果が認められない、いわゆる non responder も存在する。その割合についてのデータは少ないが、1/3 程度であるという報告もある[13]。このような症状改善を認めない例に対し、介護者が内服中止を申し出てくることもある。そのような例が実際 non responder なのか、それとも実際は症状の進行を抑制しているのかの判断に苦慮する場合もある。そのような場合、一旦薬剤を中止して効果を確認してもよい。薬剤を中止して急に認知機能が悪化するようなら、薬剤を再開すればよい。但し、休薬期間が長くなってしまうと、休薬前の状態に戻すことができない点に注意を要する。米国で行われた二重盲検試験の結果[14]によると、6週間の休薬を行うと認知機能が低下し、再開後も休薬前の状態には戻れなくなってしまう(図8)。3週間の休薬であれば認知機能は一時的に低下するが再開によって休薬前のレベルに戻っている。筆者らは「実際に効果があるかどうか、2〜3週間くらい薬を中断して様子をみてもいいでしょう。悪くなるようなら薬が効いていたことになりますから、薬を再開しましょう。但し、中断する期間は長くても1ヵ月以内がいいでしょう」と伝えている。

表 5. ドネペジルで変化がみられた日常生活上の行動

- 置き忘れが減った
- 会話の疎通性がよくなった
- 簡単な食事の準備ができるようになった
- 買い物に行ってもきちんと帰れるようになった
- 時間や日付が言えるようになった
- 思い出すまでの時間が短くなった
- 家族と他人を間違えることが減った
- 食べたいものを言うことができるようになった
- 自分から散歩や買い物に行くようになった
- トイレの電気を消すようになった
- ベルが鳴って電話機を取るようになった

(文献11)より引用)

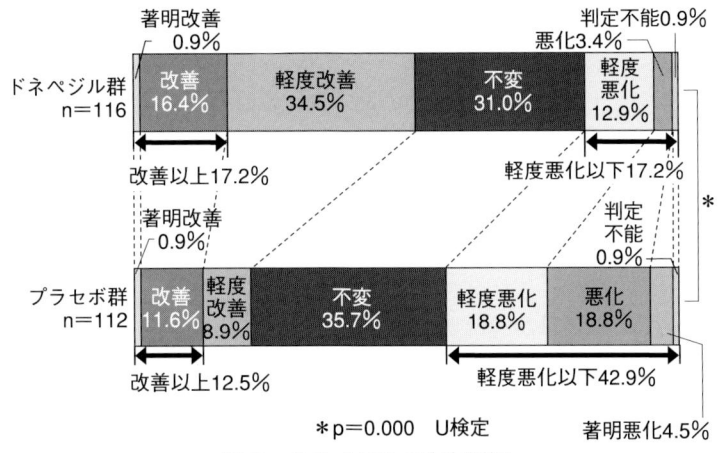

図 7. ドネペジルの臨床評価
(Homma A, et al : Clinical efficacy and safety of donepezil on cognitive and global function in patient with Alzheimer's disease ; 24-week, multicenter, double-blind, placebo-controlled study in Japan. Dement Geriatr Cogn Disord 11 : 299-313, 2000 より改変して引用)

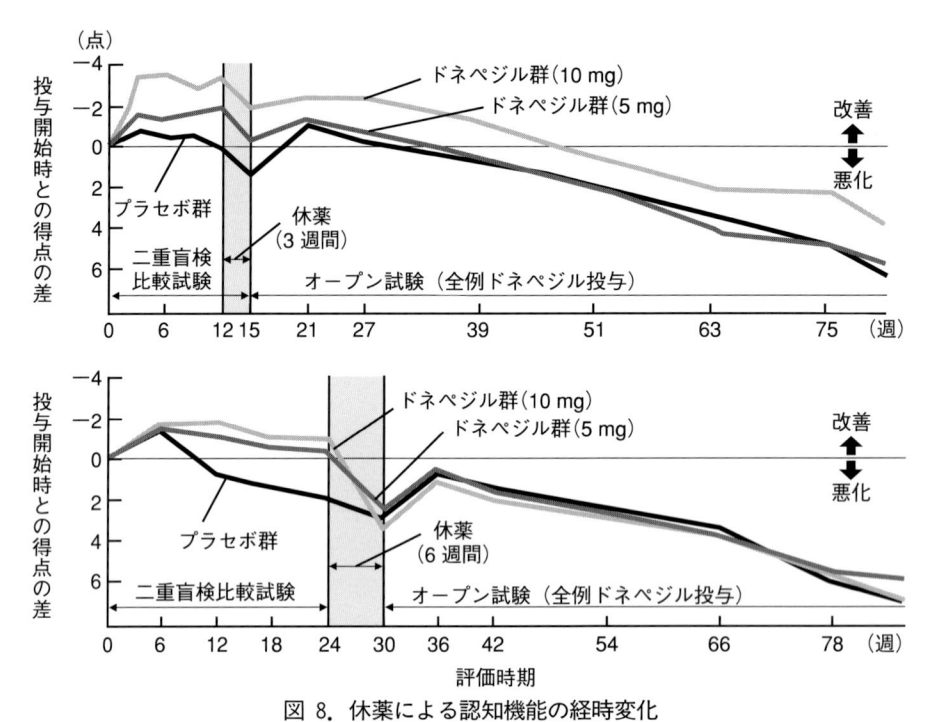

図 8. 休薬による認知機能の経時変化
(Doody RS, et al：Open-label, multicenter, phase 3 extension study of the safety and efficacy of Donepezil in patients with Alzheimer disease. Arch Neurol 58：427-433, 2001 より改変して引用)

6 継続投与

　専門機関で診断と薬剤の投与開始を行った後、状態が落ち着いた時点で治療の主体は地域に移る。病診連携がこれまで以上に求められ、地域の実地医家においての投与継続と症状観察、介護支援が必要となる。

　本邦では 2002 年 4 月より薬剤の長期投与が可能となり、本剤も例外ではない。しかしながら定期的な通院によって薬剤のコンプライアンスを確認し、そのほかの精神症状も確認しながら、実際の生活指導を行うといったマネージメントが AD の治療では重要である。その観点から筆者らは症状の安定した時期であっても 4 週間前後の通院間隔が望ましいと考えている。

　前述のように、本剤の重症例への適応は現時点では得られていない。そのため、ある程度継続投与した後、いつまで投与を続けるかは難しい問題である。実際、軽症および中等症が本剤の適応となっているが、何をもって重症度を評価するかについては特定されていない。

　臨床場面において、AD が進行して重症化しても薬剤を中止すると症状が悪化し、投与継続の必要性を認識することがしばしばある。今のところ本邦では AD の治療薬は本剤しかなく、投与の中止は家族などの介護者にとっても希望を失わせることになる可能性もある。実際の臨床場面では患者の重症度、介護者の意見・要望、随伴する周辺症状、副作用の有無とその程度などを総合的に検討し、個々のケースごとに判断していくことになるだろう。本剤の重症例に対する適応拡大のための臨床試験も既に始まっており、認可が待たれるところである。

4・その他の薬剤

　ここで本邦では未承認であるが、欧米では使用され、治験の進んでいるADの中核症状の治療薬をいくつか紹介する。

　ガランタミンは元来ヒガンバナ科の植物から抽出された天然成分であった(現在欧米で販売、本邦で開発されている成分は合成)。AChEIの作用と、アセチルコリンの産生を促すニコチン受容体に対する作用を併せ持つため、これがほかのAChEIよりも認知機能の改善に有効であるといわれる。欧米でタクリン、ドネペジル、リバスチグミンに次ぐ4番目の治療薬として認可され、本邦でも第三相試験が進行中である。

　メマンチンは従来のAChEIとは異なり、グルタミン酸受容体であるNMDA(N-メチル-D-アスパラギン酸)受容体への拮抗作用をもつのが特徴である。また従来の薬剤が軽症から中等症のADを対象としていたのに対し、本剤は中等症から重症のADを対象としている。EUで承認が得られ、欧州中心に十数ヵ国での発売が決定している。重症ADを対象とした治験は本邦でも現在進められおり、軽度〜中等度のADを対象とした治験も予定されている。

　リバスチグミンはアセチルコリンエステラーゼと一旦結合すると分離に長く時間がかかるため、"偽"非可逆性のAChEIといわれる。大脳皮質や海馬に対する選択性が高く、消化器系の副作用の出現頻度が低いことが期待されている。米国で認可される前に既に欧州を中心に30ヵ国以上で発売されていたが、本邦では第二相試験で良好な結果が得られなかった。

　セレギリン(デプレニール)はL-dopaと併用してパーキンソン病の治療に用いられる選択的非可逆的MAO-B阻害剤である。現在臨床利用されている唯一のMAO-B阻害剤であり、モノアミン系の増強作用とともに神経保護作用があることからADへの効果が期待された。しかし本剤の臨床試験のメタ分析の報告では、ルーチンの治療として臨床的に推奨されるに至らなかったと結論されている[15)16)]。

　ドネペジルもすべての患者に効果があるわけではない。1日も早く上記の薬剤が認可され、治療薬の選択肢が増えることが期待される。

　さらに欧米では、抗炎症薬や女性ホルモン、ビタミンE、イチョウ葉エキスなどを臨床的に使用している報告も多い。しかしながら、その効果についての評価は定まっていない。実際の診療において、家族などの介護者が、こうした薬剤の使用を希望することも稀でない。こうした場合、筆者らは「医学的に有効であるという証拠は十分に揃っていません」と説明したうえで使ってもらうこともある。副作用を含めて状態の変化を報告してもらいながら効果を判断し、継続の必要性を家族と相談することになる。これは、介護者や本人が積極的に治療に参加することにもつながる。治療者から勧めることはないが、直ちに使用を禁止することもしていない。

5・薬剤の投与意義

　AD患者は疾患が進行するにつれ、多くの援助を必要とするようになる。介護保険が導入されて以来、医療や家族の負担は多少なりとも抑えられるようになってきたとはいえ、依然、社会全体の大きな負担であることには変わりない。

　しかし本邦で数十万人と推定されるAD患者のうちの一部でもドネペジルを服用し、施設入所を遅らせることができれば、その経済的効果は莫大なものになる。ドネペジルの使用の結果、症状の進行が抑えられ、患者の心身の状態が向上し、医療・介護費用が節減されたという報告もある[17]。本邦の医療経済においてもドネペジルの使用には大きな意義があるといえる。

　一方、家族などの介護者にとっての意義も大きい。痴呆症を疑い、受診を決断して病院へ足を運び、診断の説明を受け治療に同意するという介護者の不安はスタッフの想像を超えるものである。薬剤がなかった段階では、介護者が患者の病状や生活状態を受け入れるより先に病気が進行し、介護者は常に追い詰められる状況であった。現在は薬剤によってつくり出される多少の時間的猶予が、介護者が今後のことを検討できる機会をつくり出すことにもなる。認知機能障害そのものの改善は軽度であっても、介護者にとってのメリットには計り知れないものがある。

　さらに個々の患者にとっても薬剤服用の意義は大きい。発症間もない初期に、患者が困惑し混乱をきたす時期がある。それは患者にとっては大きな苦痛である。しかし共感的・支持的な対応とともに、ドネペジルなどを使用することによってこれは軽減させることができる。苦痛の軽減が、医療本来の最も重要な目標であることを考えれば、ここにも大きな薬剤の価値があると考えられる。

　ADの治療薬の出現によって、ADの診療形態にも大きな変化が生じた。従来、ADと診断されても治療薬が存在しないため、介護者が通院に積極的でないことも多かった。そのうちにさまざまな精神症状が出現したり身体疾患を合併したりすることが少なくなかった。しかし、処方を受けるためにも一定間隔で通院する患者が増えた。目立った変化でなくても、折に触れて患者の状態をかかりつけ医に報告し相談することにより、目立った悪化や状態の変化を未然に防ぐことができるようになったと筆者らは感じている。ここにも治療薬を手にした意義があると思われる。

　前述のように薬剤の効果には残念ながら限度がある。担当医と介護者が薬剤の効果と副作用、生活上の恩恵を確認し合いながら、実際の治療にフィードバックさせ、治療と介護の方向を決定していくことがAD治療の根幹となる。適切なケアプランの作成や患者の生活環境を整えること、介護者のストレスを減らすことなども重視されなければならない。薬物療法は疾患全体のマネージメントの一環として行われることによってその効果を最大限に発揮することができることを最後に強調しておきたい。

6・まとめ

現在本邦では、ADの中核症状に対する治療薬はAChEIであるドネペジルのみである。この薬剤を適切に使用することで中核症状は数ヵ月間改善され、その後も長期的に症状の進行を抑制することが可能となる。しかし使用の前提として、疾患の特徴と経過および薬の有用性と限界を介護者に理解してもらうことが大切である。

(品川俊一郎、繁田雅弘)

● 文　献

1) 品川俊一郎, ほか：アルツハイマー型痴呆の薬物療法. 診断と治療 91(2)：297-303, 2003.
2) Whitehouse P J, et al：Alzheimer disease；evidence for selective loss of cholinergic neurons in the nucleus basals. Ann Neurol 10：122-126, 1981.
3) Shigeta M, et al：Donepezil for Alzheimer's disease；pharmacodynamic, pharmacokinetic, and clinical profiles. CNS Drug Rev 7(4)：353-68, 2001.
4) 東儀英夫, ほか：アルツハイマー型痴呆におけるアセチルコリンエステラーゼ阻害薬E 2020錠の長期安全性および有用性. 臨床評価 28：97-126, 2000.
5) Winblad, et al：A 1-year, randomized placebo-controlled study of donepezil in patients with mild to moderate AD. Neurology 57：489-495, 2001.
6) ogers S L, et al：Long term efficacy and safety of donepezil in the treatment of Alzheimer's disease；final analysis of a US multicentre open-label study. Euro Neuropsychopharmacol May 10(3)：195-203, 2000.
7) Mohns, et al：A 1-year, placebo-controlled prevention of function survival study of donepezil in AD patient. Neurology 57：481-488, 2001.
8) 日本薬剤師研修センター：国内161試験, 有害事象. 新薬承認情報集；塩酸ドネペジル15, 財団法人日本薬剤師研修センター, pp 356-358, 1999.
9) Wengel S P, et al：Behavioral complication associated with donepezil. Am J Psychiatry 155(11)：1632-1633, 1998.
10) 増元康紀, ほか：ドネペジル服用開始後に出現した異常行動. 老年精神医学雑誌 12(1)：65-70, 2001.
11) 本間　昭：アルツハイマー型痴呆の治療とその実際. アルツハイマー型痴呆診断・治療マニュアル, 日本老年精神医学会(編), pp 129-162, ワールドプランニング, 東京, 2000.
12) Homma A, et al：Clinical efficacy and safety of donepezil on cognitive and global function in patient with Alzheimer's disease；24-week, multicenter, double-blind, placebo-controlled study in Japan. Dement Geriatr Cogn Disord 11：299-313, 2000.
13) 丸木雄一, ほか：塩酸ドネペジルの日常臨床における課題；不変例をどう評価するか. 老年精神医学雑誌 13(増刊号)：56-60, 2002.
14) Doody R S, et al：Open-label, multicenter, phase 3 extension study of the safety and efficacy of Donepezil in patients with Alzheimer disease. Arch Neurol 58：427-433, 2001.
15) Birks J, et al：Selegiline for Alzheimer's disease. Cochrane Database Syst Rev：CD 000442, 2000.
16) Wilcock G K, et al：The effect of selegiline in the treatment of people with Alzheimer's disease；a meta-analysis of published trials. Int J Geriatr Psychiatry 17：175-83, 2002.
17) 池田俊也, ほか：抗痴呆薬ドネペジルの経済評価. 医療と経済 10(3)：1-12, 2000.

2 アルツハイマー病の治療
―周辺症状に対して

はじめに　アルツハイマー病（AD）では、必要条件である認知機能障害に一義的に起因する基本ないし中核症状に対して、必須ではないが惹起しやすい現象である精神症状や問題行動などは周辺症状ないし随伴症状として包括されている。周辺症状（以下：本症状）は痴呆性障害から派生した症状や行動として、中核症状に対して二義的とみなされ、診断や治療の主体としてよりも実際的な課題として認識されてきた。また、本症状は、通常、心理的・行動的に表現され、主観的および状況的要因の影響を受けやすく、個別的で多様化しやすいので、実際の症状や行動に対する分類、病的境界、強度、解釈などの客観化を困難にしてきた。そのためもあり、本症状の概念はこれまで一般的には任意に取り扱われてきたが、一方で、痴呆性症状全体の把握や理解ならびに対応や治療のため、本症状の標準化や客観化の必要性が指摘されてきた。その方向性として、本症状を中核症状である認知機能障害に対し、非認知機能障害による行動心理学的症候と位置づけ、研究および治療のための概念や評価法が提唱されている。既に、具体的な症状を分類し標準化した評価尺度も考案され、臨床症状の把握、薬物を含む治療効果の判定などに使用されている。但し、本症状には、誤認・誤見当による言動、錯覚、替え玉妄想など、認知機能障害が起因になったり、影響して惹起する症状や行動もある。

　本稿では、ADにおける周辺症状に対する治療を主題としており、周辺症状に関する概念、症候論、評価法についての考察は、成書、著書、論文に譲り[1)-7)]、代表的な症状に対する治療過程を中心に述べる。

1・周辺症状の視点

　本症状は、ADの診断基準によれば、NINCDS-ADRDA（national institute of neurological and communicative disorders and stroke-Alzheimer's disease and related disorders association）では、probable ADの診断と矛盾しないほかの臨床的特徴の中に、抑うつ、妄想、錯覚、幻覚、激しい精神運動興奮、性的異常のみが挙げられている。DSM-IV（diagnostic and statistical manual of mental disorders）では、優勢な特徴として、せん妄、妄想、抑うつ気分を伴うもの、ICD-10（international statistical classification of disease and related health problems）では、妄想、幻覚、抑うつ（うつ病エピソードの基準を満たさない場合）を主症状とするもの、が付記されているに過ぎない。但し、ADにおける精神症状は、機能性精神障害の診断基準を満たさず、部分症状や不全症状を呈するものは多く、同症状の分別のためにDSM-IVやICD-10の分類を参照することは有用である。特に、老年期には非痴呆性精神症状も少なからず起

こり、同症状はADの前駆症状の可能性もあるので、機能性精神障害に関する知識はADに伴う精神症状に対する治療や対応の選択の一助ともなる。ADの精神症状と機能性精神障害における病態機序の異同は明らかでないが、治療的には共通性が少なくない。一方、ADでは認知機能障害と進行性過程により精神症状の非定型化をきたしやすく、症状の特定や言語を介した治療技法などは困難になる。

　本症状を、ADが器質性脳疾患であるという視点から、器質性脳症状として把握することもできる[8]。同症状には、非痴呆性の認知機能障害の要素や精神病的症状の側面もあり、ADにおいてもこれらの症状が混在し得る。器質性精神症状として、せん妄、幻覚、妄想のほか、情意面では、不安、抑うつ、不機嫌、易怒性、自発性低下、不活発になりやすく、人格面では、不安定、脱抑制、攻撃性、無欲性、妄想性などを示す傾向がある。また、脳病変の部位に特有な精神症候群を示すこともよく知られており、ADでは必ずしも顕著ではないが、病変部位や進行過程に対応する神経症状、神経心理症状、精神症候群を呈することがある。

2・周辺症状の疫学

　本症状の疫学研究では、東京都老人総合研究所が行った在宅痴呆性高齢者の訪問調査[9]によれば、老年痴呆では妄想14.9％、幻覚14.9％、感情障害8.5％、不安、焦燥、心気症、うつ状態、精神興奮各4.3％、強迫症状、意識障害各2.1％、その他4.3％で、不安、焦燥、心気症、うつ状態は中等度障害に多くなり、精神興奮、妄想、幻覚、意識障害、感情障害は高度障害で多くなっている。同研究所および東京都福祉局による、1980年と1987年の経年的調査[10][11]では、1980年は、被害的念慮40％、睡眠障害18％、せん妄24％、抑うつ、興奮各20％、幻覚16％、心気8％、妄想、不安、強迫各4％で、1987年の結果もほぼ同様にて在宅老年痴呆患者の73％が本症状を有していた。また、老年痴呆では、血管性痴呆に対比して、幻覚、被害的念慮、抑うつ、興奮、睡眠障害が多く、不安、焦燥、心気、意識障害が少なかった。在宅と入所処遇ではその事項の頻度や強度に差異があることも指摘されている[12]。室伏は、入院患者の知見から、異常行動として、徘徊、勘違い行動、不潔行為、異食、性的問題、夜間せん妄、精神症状として、物盗られ・いじめられ・捨てられ妄想、不眠不安、を取りあげ、分析と実践に基づいた治療的対応の可能性を提言している[13]。介護者や家族の立場では、問題行動の中では、異所性排泄、夜間不眠、異常行動、猜疑心、拒否などが心理的・身体的な介護負担になっている[14]。このほかに、本症状として、性格変化、夕暮れあるいは日没症候群、過食・拒食、弄便、多動・寡動、攻撃的行為などが挙げられている。

　精神症状の中で気分障害はADに起こりやすく、大うつ病の発現は15～20％と報告され、発症初期に多くその後の生活・生命予後を不良にする要因にもなる。不安障害は診断基準を満たすようなものは少ないが、単純な不安や焦燥感、心気的訴えは起こりやすい。妄想も発現率が高く、経過中の出現は40％に及ぶという報告もある。内容では、物盗られ妄想が最も多く、迫害妄想、被毒妄想、嫉妬妄想などが続く。幻覚も25％程度に出現し、幻視が主体で疾患予後が不良とされている[15]。但し、妄想や幻覚には、認知機能障害に基づくものも少なくない。

3・周辺症状の評価

　国際老年精神医学会では、本症状を行動障害のみならず精神症状の視点も並置して把握する概念として、「痴呆患者にしばしば出現する知覚や思考内容、気分あるいは行動の障害」に対し、行動心理学的症候（BPSD：behavioral and psychological symptoms of dementia）を共通の用語とする合意がなされている[1]。同症候には、患者の面接による、不安、うつ気分、幻覚、妄想などの評価、患者の行動観察による、落ち着きのなさや焦燥、徘徊、不適切な行動などを評価する2つの範疇がある。この概念に従って具体的な評価のための尺度ないし測度が提案され、症状評価、治療効果判定、生活相談や指導などに使用されている。これらの詳細な紹介や説明は本間らによって行われており[16]、その中で、日本語版 Behave-AD[7)16]（**表1**）、痴呆行動障害（DBD）スケール[5]（**表2**）、問題行動評価尺度（TBS）[6]（**表3**）の項目のみを表記する。

表1. 日本語版 Behave-AD
最近2週間程度の精神症状について、介護者との面接に基づき、7類型25項目の程度について、0、1、2、3の4件法で評価する。

A．妄想観念
　1．誰かが物を盗んでいるという妄想　　2．ここは自分の家でないという妄想
　3．配偶者（介護者）はにせものだという妄想　　4．見捨てられ妄想
　5．不義妄想　　6．猜疑心、妄想　　7．妄想（上記以外）

B．幻覚
　8．幻視　　9．幻聴　　10．幻嗅　　11．幻触　　12．その他の幻覚

C．行動障害
　13．徘徊　　14．無目的な行動　　15．不適切な行動

D．攻撃性
　16．暴言　　17．威嚇や暴力　　18．不穏

E．日内リズム障害
　19．睡眠・覚醒の障害

F．感情障害
　20．悲哀　　21．抑うつ

G．不安および恐怖
　22．間近な約束や予定に関する不安　　23．その他の不安
　24．独りぼっちにされる恐怖　　25．その他の恐怖

全般評価
　0：介護者にまったく負担はなく、患者自身にも危険性はない
　1：介護者への負担と患者自身の危険性は軽度である
　2：介護者への負担と患者自身の危険性は中等度である
　3：介護者への負担は耐えがたく、患者自身も非常に危険性が高い

（文献7)16）より改変して引用）

表 2. 痴呆行動障害(DBD)スケール

1週間における28項目について行動異常の出現頻度を、5件法で評価する。

1. 同じことを何度も何度も聞く
2. よく物をなくしたり、置き場所を間違えたり、隠したりする
3. 日常的な物事に関心を示さない
4. 特別な理由がないのに夜中に起き出す
5. 根拠なしに人に言いがかりをつける
6. 昼間、寝てばかりいる
7. やたらに歩き回る
8. 同じ動作をいつまでも繰り返す
9. 口汚く罵る
10. 場違いあるいは季節に合わない不適切な服装をする
11. 不適切に泣いたり笑ったりする
12. 世話をされるのを拒否する
13. 明らかな理由なしに物をため込む
14. 落ち着きがなくあるいは興奮してやたらに手足を動かす
15. 引き出しやたんすの中身をすべて出してしまう
16. 夜中に家の中を歩き回る
17. 家の外へ出て行ってしまう
18. 食事を拒否する
19. 食べ過ぎる
20. 尿失禁する
21. 日中、目的なく屋外や屋内を歩き回る
22. 暴力を振るう(殴る、かみつく、引っかく、蹴る、つばを吐きかける)
23. 理由なく金切り声をあげる
24. 不適当な性的関係をもとうとする
25. 陰部を露出する
26. 衣類や器物を破ったりする
27. 大便を失禁する
28. 食物を投げる

(文献5)より改変して引用)

表 3. 問題行動評価尺度(TBS)

過去1ヵ月以内の患者の行動15項目に関して、5件法で評価する。

1. 住所の内外をしきりと歩きまわる、住居を出て行こうとする
2. 食物ではないのものを口に入れる
3. 運転やガス・電気器具の危険な操作(在宅)
4. 金品を盗られたと責める
5. 言いがかりや、説明に対する否定・歪んだ解決
6. むやみに物を隠す
7. 無意味な作業(例:衣類・たんす・トイレなどのいたずら)
8. (在宅)家族の団欒・会話の妨害、(病院・施設)職員の仕事・休憩の妨害
9. 他人とのトラブル
10. つまらない物を集める(病院・施設)
11. 夜半に騒いだり、人を起こす
12. トイレ以外での排泄、便こね(弄便行為)
13. 暴力・破損行為や暴言
14. まとわりついたり、同じ質問を繰り返す
15. 大声で叫ぶ・金切り声をあげる

(文献6)より改変して引用)

得点(日に1回以上:4、週に数回:3、月に数回:2、月に1回:1、なし:0)

4・周辺症状の治療

1 薬物療法

本症状に対する治療は、非薬物療法が第一選択とされているが、患者と介護者のQOLに中等度以上の影響が認められれば薬物療法も適応になる。薬物療法は、せん妄、攻撃性、幻覚、妄想、不安、うつ症状、睡眠障害などの治療に用いられている。高齢者では、低アルブミン血症、肝腎機能低下、腎機能低下、薬物代謝遅延などによる副作用および薬物交互作用を生じやすいので、最小限の容量に調整する。使用中は効果や副作用、他剤との交互作用などの監視を行い、8～12週間以上の長期使用を避けるように勧められている[17)-19)]。

本邦では、向精神薬としては、チアプリド、スルピリド、チオリダジン、クロルプロマジン、ハロペリドール、オキシペルチン、リスペリドン、オランザピンなどが使用されている。副作用にはドパミン阻害性と抗コリン作用性のものがあり、脱力、錐体外路症状、尿閉、起立性低血圧、易転倒性、静座不能症、遅発性ジスキネジア、悪性症候群などが起こり、日常生活動作(ADL)や認知

機能の低下にも留意しなければならない。カルバマゼピンやバルプロ酸などの抗痙攣薬も攻撃性や軽躁状態の治療に選択される。抗痴呆薬も単独ないし向精神薬と併用して試みられている。抗不安薬は、不安、緊張、焦燥感、不眠などに適応となるが、過鎮静、失調、健忘、せん妄、依存性などの副作用のため短時間作用型が優先される。睡眠薬は、睡眠障害のパターンに応じて作用時間別に選択される。うつ症状に対しては、三環系抗うつ薬（イミプラミン、アミトリプチリン、ノルトリプチリンなど）やアモキサピンよりも、抗コリン性副作用の少ない四環系抗うつ薬（マプロチリン、ミアンセリン、セチプチリンなど）が多用され、セロトニン作動薬のトラゾドンと同様に睡眠障害やせん妄の治療にも用いられる。最近は、フルボキサミンやパロキセチンなどの選択的セロトニン再取込み阻害薬（SSRI）やミルナシプランなどの選択的ノルアドレナリン-セロトニン再取込み阻害薬（SNRI）が第一選択になりつつある。

2 馴染みの治癒効果

本症状に対しては、非認知療法が優先とされ精神面や生活面での支持、援助、問題解決が図られ、時には危険な行動からの保護や防止も必要となる。なお、痴呆が中等度に進行したAD患者たちはお互い馴染みの関係を形成しやすい特性があり、その関係を頼りに集団での生活にも適応が可能になることが知られている[20]。数日から数週間に生じる集団への適応過程として、当初は違和感や不安があるが、同年代で同じ障害を有する患者たちの存在と、作話や仮性対話を交えた相互交流により、そこが安全で安心できるところと感じれば、非現実な共同体ではあるが馴染みの仲間と馴染みの場で安住していく。この馴染みの集団の中で、基本的な存在感を体験することにより癒され、心身状態の安定化、活動性や身体感の改善、個性の発揮などをもたらすことが認められている。この馴染みの関係と集団には本症状に対する治癒効果があり、同関係が生起されるような人的ならびに治療的状況のための操作的な集団編成も必要なことがある。

5・自験例の提示

症例はすべてDSM-IVおよびICD-10の診断基準に該当するAD患者であり、認知機能障害や脳病変に関する所見は簡略し、参考値として改訂長谷川式簡易知能評価スケール（HDS-R）得点を付記する。

●不安症状（72歳、女性）

70歳頃から、記憶障害とともに、抑うつや不安症状（心気的訴え、過換気症候群など）が出現した。仮性痴呆としてSSRI系抗うつ薬による治療を受けたが一進一退であった。その間、意欲低下は持続的で、記憶障害も進行し家事もできなくなったので当院受診。外来治療予定であったが、感冒罹患のため寝込み、倦怠感、呼吸苦、胸・腹痛などの訴え、不安感、言動の混乱が強度となり入院。当初、病棟や他患に怯えたり、起立・歩行困難となることもあった。ほかに、食欲不振、不眠、寒気などがあった。スタッフや同室患者とは普通に対話可能であったが、現実見当識は日々大きく変動した。

その後、入院初期の反応はなくなり、頼りの同室者の同伴で病棟の小集団に馴染み、自覚的訴えは残るが身体的表現はなくなった。アモキサピンとアルプラゾラムを使用し、臥床は多いものの不安は軽減していった。知的機能は入院時より改善（参考 HDS-R：9点→13点）したが、不安が再発すると困惑状態となり心気的訴えや支離滅裂な言動が出現した。5ヵ月後に自宅へ退院するもデイケア開始時に不安が増強し、6ヵ月後に本人の切望で再入院。初回入院時の同室者と再会を懐かしみ、2週間以内に不安と心気的訴えは軽快した。

本例は、病初期から不安症状があり、抑うつと意欲低下が共存し、診断や治療を困難にした。精神症状は認知機能や思考障害にも影響した。入院による安心と他患者との馴染みの成立が精神状態の安定化を生じ、認知機能の改善も認められた。一方、集団への依存心が家庭復帰の妨げにならないような配慮も必要である。

● うつ症状（87歳、女性）

85歳頃から、軽い記憶障害はあったが家庭生活に支障はなく、同居および非同居家族は何も問題にしていなかった。86歳時、感冒に罹患し服薬したところ起立不能となり入院した。そこで入院の認識ができず、非現実的言動が不規則に生じるなどせん妄を示唆する症状が出現した。退院時は平静になり日常生活もほぼ自立していたが、知人の訃報を受けた頃から元気がなくなり、希死念慮や（死に場所探しのため）無断外出があり、記憶障害が顕著となったので当院受診。現症では不安や抑うつ感は乏しく、無気力、無関心、不活発、食欲不振といった精神運動抑制が主徴であり、痴呆患者のための評価法（CSDD：cornell scale for depression in dementia）や成人用評価法（HDRS：hamilton depression rating scale）では現症を必ずしも反映し得なかった。

外来診療にて、SSRI系抗うつ薬（パキシル）を使用しながら精神療法を行ったところ、3週目には反応性や活動性の改善と気分の好転をみた。知的機能は、初診時と回復期では差異がなかった（参考 HDS-R：13点→12点）。以後、1年以上うつ病の再発はなく、生活面で健忘による言動はあるが、日常動作はほぼ自立し自宅での生活を継続している。

本例は、ADの経過中、合併症や知人の死去を誘因としてうつ病を発症した。うつ症状は不全型であったが抗うつ薬には反応し軽快した。その間、家族によれば日常の健忘は増強するも、簡単な検査では知的機能の差異は認められなかった。ADのうつ症状は、発症前、初期から中期に起こりやすく、診断や介護を困難にする。

● 夕暮れ症候群（76歳、女性）

74歳頃から健忘が始まり、長男の妻とその母親が着物や金を盗ったと訴え、本人が長男の妻に与えた着物を返してもらい和解したことがある。76歳時には通帳が紛失し長男が盗ったと訴え、学資として長男に渡した金額を返済してもらい収まった。その後、デイケアでも金を返さないと利用者に嫌疑をかけ出入り中止となった。また、「自宅2階に誰かいる、食事をさせたか」などの言動が一時期あった。その後、記憶障害は顕著となり、夫を兄と呼び、実家

に帰ると言い出しては荷物を持って外に飛び出すようになった。在宅のまま、スルピリド、リスペリドンによる緩和を試みたが不変であった。往診時も平静に応対していたが急に「帰らなければならない」と言って外出行動が起こった。数日後、夫の病気と疲労を繰り返し説明すると入院に同意(参考 HDS-R：13点)。

　入院後、帰宅衝動は毎日発現し、数分間は対話の余裕もなくして荷物を持ちドアの近くで外出を強く要求した。平常時、夫に対する嫉妬性発言はあったが、帰宅言動に対する自覚もありスタッフや他患とは友好的で落ち着いた入院生活であった。入院6ヵ月頃から帰宅要求は自制可能となり、外泊時も再発しなくなったので自宅に退院した。

　本例は、「夕暮れ症候群」として帰郷欲求が極度になり、精神運動興奮性の行動化をきたした。入院にて他患者とは馴染みの関係が形成されたが、当初は帰郷言動に対する抑止力にはならなかった。しかし、馴染みの同室者との生活により欲求は徐々に自制可能となり精神面・生活面においてもゆとりを回復した。

●徘徊(71歳、女性)

　64歳頃から記憶障害は気づかれていたが、日常生活は支障なく経過した。68歳時、自宅に子ども家族が同居するようになると、記憶障害による言動が目立ち、集金などに対する行為面の誤りが多くなった。病院や親戚訪問時、単独で帰宅し保護されたこともある。外来受診時(68歳)、外見や態度に対比して、知的機能障害は高度(参考 HDS-R：2点)で、頭部CTでは軽度の脳萎縮と硬膜下水腫が認められた。日常生活でも家事や更衣などは介助と代行が必要であった。デイサービスは当初数回のみ抵抗や帰宅言動があったが、慣れると楽しみになり、しばしば出発前や休日にも1人で出かけてしまい捜索されたことがある。その後、居所確認のために発信器を携帯するようになり、家族の不安は緩和された。

　70歳時、主介護者であった夫の病気のため老人保健施設に入所したが、当初は帰宅要求や無断外出を繰り返した。入所3ヵ月頃から施設や入所者への漠然とした馴染みが生じ、場所の認識はできないが自身の居場所として安住している。1年後の現在、面会の夫を認識し喜ぶものの別れ際の反応はない。施設での日課に従って生活しているが、知的機能のみならず活動性や身体機能も進行性に低下している(参考 HDS-R：0点)。

　本例は、見当識と判断障害による単独行動としての単純な徘徊であった。その状況や機会は予測される範囲で、発信器による位置確認のみで対処できた。しかし、徘徊の様態によっては速やかな保護が必要となり、重度痴呆にて事故の危険性がある場合、行動修正と家族の介護負担軽減のための入院治療も行う。

●物盗られ妄想(87歳、女性)

　80歳時、長男の自己破産による自宅の売却や離婚のため、独身の長女と同居することになった後、悲嘆反応と記憶障害を初発症状として発症。その後、「隣りから誰かが侵入し金や物を盗っていく」と知人や警察に訴えるようになった。83歳時から外来治療を開始(参考

HDS-R：12点）。チアプリドやスルピリド使用により良眠になると過去へのこだわりは薄れた。しかし、盗難の訴えは変わらず、帰宅した長女に執拗に確認するようになった。ハロペリドールやリスペリドン使用でも妄想は軽減せず入院した。

入院に対してはほとんど抵抗なくどこかに泊まりに来ているような認識であった。当日から所持品紛失の訴えがあり、驚きと怒りが顕著で他患を犯人と名指しし激しく責め立てることもあった。その後、訴え方は軽減し、「貴重品は病棟には持ち込めないこと、病棟外には持ち出せぬこと、家族が保管していること」を口頭やメモで説明されると納得し、訴え自体は日常事の1つのようになった。平常は馴染みになった他患らと一緒に過ごし、スタッフに対しても応対や会話はよく保たれており、知的機能低下も緩徐（参考 HDS-R：4年後6点）である。自宅では訴えが再燃し感情的となるため退院を困難にしている。

本例は、物盗られ妄想が主徴であったが、集団の中での馴染みの形成により症状や問題行動は緩和され、患者自身も他患者の症状緩和に寄与している。自宅では再燃現象が認められ、妄想が個人の記憶や状況に起因していることが示唆される。異常体験や妄想を有する患者に対しては、健全感の再体験が必要である。

●替え玉妄想（82歳、男性）

76歳頃から、妻を誤認し「金を盗った」と責めることがあり、記憶障害も進行した。知的機能全般の低下に従い日常生活にも支障をきたすようになった。79歳時、妻に対して本人ではないという「替え玉」妄想による暴言と不機嫌が強度となり外来受診。知的機能障害は高度（参考 HDS-R：0点）で、尿便失禁、着衣困難、失語や理解不良による意思疎通障害があった。通院による薬物治療（スルピリド、リスペリドン）にて同症状は一時的に軽減し、妻同伴にてデイケアを開始。しかし、数ヵ月すると再び自宅では妻の認識ができなくなり、介護に対し拒絶的で妻や関係者への暴言や暴力が出るようになったため入院した。

入院前半、ワンマンな言動、検査や介助に対する反抗、不眠、徘徊、室内での放尿などがあった。しかし、入院後半、穏やかで機嫌よく過ごし妻や家族の面会を楽しめるようになった。退院後、しばらくは妻の認識も可能でデイケアに参加していたが、再び不機嫌で介護に拒否的となり再入院。同入院は、見知りと馴染みのある病棟と人々により初回入院時のような反応はなく、速やかに入院生活に順応しマイペースを妨げなければ穏やかであった。その後も、在宅で妻の認知ができなくなると入院により再認識を図っている。

本例は、「替え玉」妄想により妻への撃退的言動が激しくなり同居困難となった。薬物治療とデイケアにより妻を認識するようになったものの効果は持続せず入院した。重度痴呆のため他患者との直接的な馴染みは成立しなかったが、病棟の雰囲気や人々の存在により精神的に安定し面会の妻を認識できるようになった。

●幻の同居人妄想（85歳、女性）

77歳時、団地建て替えのため別の団地に単身入居中、未知の人物が天井裏に棲みつき、動

向を監視して、品物を盗ったり、ほかにも悪さをすると訴えるようになった。旧団地に転居した後も、その人物は同行し天井裏に棲みつき悪事を繰り返していると訴えていた。81歳時に、交番への通報、団地内の相談所への訴え、隣人たちへの確認などの行動化が頻回となり、日常生活上の制約や困難が生じたので保健所の依頼で自宅を訪問した。82歳時に一過性脳虚血発作をきたし一般病院に入院したが、帰宅要求と無断外出があるため当院転院。

　当初、入院には躊躇するも、当日中に病院という認識はなくなり患者集団に溶け込み、その後も他患の話し相手になったり、心配をしたり、世話をするなどの気遣いやかかわりを保っていた。入院生活には支障なく現状に満足しており、尿失禁に対して自ら尿パッドを使用していた（参考HDS-R：10点）。入院中、入院前の妄想内容に対する訂正はしなかったが、同人物は入院後退散したと認識を変え、入院後半には妄想の記憶も曖昧になった。外泊も可能となったので退院したが、直後に重症の心筋梗塞による遷延性の意識障害をきたし知的機能と身体機能低下が急速に進行した。

　本例は、「幻の同居人」妄想による行動化があり、合併症による入院を経て自宅訪問した主治医を頼りに来院した。入院時は迷いや抵抗感があり躊躇したが、入院による安全な生活の保障のもと、痴呆性患者の小集団（テーブルメイト）に属し馴染みの関係が生じると入院生活に安住し、自宅での妄想の記憶も消退した。

●夜間せん妄（67歳、男性）

　62歳頃から記憶障害による物探しが頻回になった。その後、全般的な知的機能が徐々に低下した。64歳時、家族名も出にくく会話がちぐはぐになり簡単な行為ができなくなったので当院を受診。初診時、失語や失行を呈し知的機能障害は中等度以上（参考HDS-R：0点）と判定され、頭部CTでは軽度脳萎縮が認められた。平常は穏やかで昼間は単身在宅し、妻の助言にて基本的動作は可能であった。当院デイケアによく適応し指示に従った日課を送っていた。一時的に嫉妬性発言や物盗られなどの訴えはあったが自然に消退した。

　64歳の夏から、不眠が増強して毎晩2時に起き出し、たんすから衣類や物を取り出して並べる行為を2時間ほど行うようになった。表情険しく妻の声かけや注意に対し立腹や暴言があり、警察が来たなどの独言も聞かれたので3ヵ月後に当院入院。入院の不安や抵抗感もなく、用便や帰室には誘導を必要としたがすぐに病棟生活に同化した。特に、旧知が入院しており、仕事の話題では思い出すこともあり懐かしむ感情も認められた。リスペリドンを使用し入院後数日は夜間離床と行動化を生じたが、以後は良眠となり外泊時も夜間起床がなかったので自宅後退院。3ヵ月ごとの定期的短期入院による再発予防を図っている。

　本例は、夜間せん妄のため在宅困難となり入院した。外的・身体的な誘因は明らかではなく、現実見当識障害や妄想性考想などが混在した。ADにおけるせん妄の誘因として、異常体験や妄想など内的要因のみならず合併する血管性障害性因子も否定できない。安全と安心を保障しながら薬物治療を行い遷延化を防止する。

● 嫉妬妄想（69歳、男性）

　63歳頃から計算間違いや機械操作の誤りなどが多くなり、ADの診断を受け退職した。その後も記憶障害やほかの知的機能低下が徐々に進行し、65歳時には更衣介助が必要となった。入浴の仕方もわからないなど日常生活動作上の困難が多くなり当院受診。初診時、知的機能障害は既に高度（参考 HDS-R：1点）に相当し、発語も簡単な内容のみであった。当院老人デイケアを開始した初日は午前中入室を拒んでいたが、午後には機嫌が直り、その後はデイケア集団と活動に親和感をもって参加するようになり習慣化した。

　デイケア開始2年後、自宅の改築を契機に妻に対し嫉妬的言動があり不機嫌となった。夜間は不眠で落ち着かず、衣類を弄び、歩き回り、恐怖感のある幻覚が出現したため当院入院。入院後も表情険しく緘黙で静座できず、スタッフにつきまとい、他患を同行し往来を強行した。夜間も布団の移動やドア叩きなどの行為が活発で放尿や失禁もあった。スルピリド→リスペリドン→オランザピン、トリアゾラム→ブロチゾラム＋クアゼパムを使用しながら状態は6ヵ月で徐々に軽快した。睡眠の改善に伴い穏やかさと親近感が戻り落ち着いて、徘徊もなくなり自宅外泊も可能となった。

　本例は、機嫌よくデイケアを継続していたが、自宅改築を契機に嫉妬妄想を生じ連続的に不機嫌、自閉性、焦燥性徘徊、せん妄などをきたした。精神症状が優勢で対話の余裕がない時期には馴染みは成立しにくいが、精神症状が軽減するに従い疎通性が回復すると、集団の中での馴染みの関係も再生する。

● 急性精神病状態（68歳、男性）

　60歳以降、非常識な言動に時折気づかれていたが、生活面での問題はなかった。65歳頃には記憶障害が顕著となり着衣困難が加わった。66歳時からADの診断にてドネペジルの服用を開始。1年間は単独通院していたが予定外の日にも受診した。家庭では妻のかかわりに不機嫌で自室にひきこもりがちになった。来院拒否のため自宅訪問による面接を行ったが、不審感や警戒感はあるものの職歴を繰り返し自信をもって語った。1ヵ月後、突然、「ストーカーに狙われている、女性関係をデジタルカメラで撮影され、やくざに脅迫されている、大金を要求されている」などと妻に告白。恐怖感が強く、不安で落ち着かず、妻に同伴され来院し、自ら保護を求めて入院した。

　入院により安心感は得られたが、入院時の訴えが断片的に出現し、怯えて不穏となることもあった。チアプリドやリスペリドン使用にて妄想性言動は徐々に減弱し1ヵ月以内に消退した。一方、知的機能低下が顕著となったのでドネペジルを再開したが改善はなかった（参考 HDS-R：6ヵ月間で12点→8点）。その後、老人保健施設に入所し適応はしているが、稀に不眠、幻覚、不安、多動などの精神症状を生じることがある。

　本例は、経過中に急性精神病状態（DSM-IVの精神分裂病様障害に相当）をきたし、入院と向精神薬による治療で精神症状は軽快したが、その後の認知機能低下は抗痴呆薬や経過による

改善は認められなかった。ADでは激しい精神症状をきたし、回復後に一過性または不可逆性の認知機能低下をきたすことがある。

● 家庭内暴力（86歳、女性）

80歳頃から、不眠による昼夜逆転の生活となり収集癖が増強した。83歳時、記憶障害も顕著となり、高齢で失明の夫との2人暮らしが困難となったため、他県在住の次女家族と同居。当初、火の不始末や過去の被害や不幸の訴えはあったが、デイケアは楽しみに参加していた。85歳時、夜間起床して、放歌、怒りの発言、多動、興奮するようになり、夫への暴言と暴力（ふすまを蹴る、夫を叩くなど）が激しくなったので当院受診（参考HDS-R：11点）。スルピリドやリスペリドンを使用するも鎮静せず、歩行不安定となったため入院した。

入院には同意するも家族がいなくなると帰宅要求が始まった。行く先は旧住所を挙げ病院も同県にある会社のような発言であった。主治医との応対は丁寧で、身の上話や的確な発言もあるが、意に沿わぬと主治医を経営者として抗議した。一方、同年代の女性患者と一緒に過ごし親しくなり味方につけ、入院生活動作にも支障はなかった。5ヵ月間の入院中、主治医以外は判別できず、面会の家族もわからないときがあり、次女は妹としていた。また、居所はやはり他県のままで転居の認識はなかった。自宅では、不眠や夫への暴言が出やすいため、馴染みの患者とともにグループホームに入所した。

本例は、不眠や問題行動が記憶障害に先行し、配偶者に対する激しい攻撃性（暴言・暴力）のため同居困難となった。入院中、問題行動はなかったが、他患者に対し批判的な発言があり自発的に馴染みの関係になることもなかった。過去へのこだわりのために現実を否認する心理規制も否定できない。

● 在宅継続（79歳、女性）

74歳頃から、預金通帳や印鑑を紛失したり、約束を忘れたり、取引銀行がわからなくなった。無資格の年金を要求したり、現金を紛失して騒いだり、茶道具を（数十年前出入りしていた）大工が持っていったと訴えるなど被害的言動が多発するようになった。生活面でも火の不始末や夜間の時間がわからないなどの問題が生じ75歳時に当院受診。初診時、最近の出来事についての記憶と見当識障害が主体で、生活歴や既往歴に関する記憶は保存されていたが、対比して日常生活面での問題が少なくなかった。初診時HDS-Rは20点で、脳波、頭部CTなど関連検査では明らかな異常は認められなかった。

その後、外来にてドネペジル、ビタミンEを使用し、精神症状出現時のみスルピリドを追加しながら現在まで老人保健施設のデイケアを利用している。デイケア参加は楽しみにしており予定日を間違えることもなくなった。この間、被害的発言は数回再発したが、初期のような不安や行動化はなく単身生活を継続している。5年経過後、記憶や見当識障害の程度は増強したが以前のような火の不始末や外出問題はなくなり、家族の援助はむしろ減少した（参考HDS-R：16点）。

本例は、緩徐進行性の経過中、認知機能障害や妄想による問題行動が発生したが、抗痴呆薬と対症的な向精神薬の使用により、在宅介護を長期間継続している。デイケアは生活の単調化を防止し、ほかの利用者との馴染みの関係は生活の質（QOL）を向上する実質的役割を果たしている。

● **施設移行（83歳、女性）**

　76歳頃から記憶障害を主症状として発症したが、81歳時に肺炎で1ヵ月間入院した後、記憶のみならず全般的知的機能低下が進行し生活援助が必要となった。他県在住の長女家族の判別が混同し、死去している夫や同胞を探したり、自宅にいるのにどこかわからなくなり82歳時に入院（参考 HDS-R：5点）。当初、病院やスタッフの認識はなく、「教室がある、両親がいるから帰らなければならない、家まで送って、お金を貸して」などの要求が多かった。一面、既に入院している他患らと一緒に会話もしており、入院1ヵ月以内には集団に馴染み帰宅要求は軽減した。スタッフとはわからないまま当然の存在のような認識となり、「ここは自宅の近くにあり通って来ている」という供述に変化した。他患との個人的関係は昔馴染みにまで進展した。スタッフも気安く「お兄さん、お姉さん」と呼び、入院生活を楽しむかのような言動が多くなった。

　面会の家族を身内とは認識するが、判別するのに時間がかかり、時にわからないこともあった。入院5ヵ月後に肺炎のため一時転院したが、再入院後も他患らとの交友はすぐに復活した。10ヵ月後にグループホームに入所したが、そこでも他入所者と馴染みの関係を形成した。

　本例は、認知機能障害による問題言動をきたして入院したが、痴呆性患者集団の中での馴染みの形成により精神的には安定した。その過程には他患者が旧知や友人となるなどの既知化が有利に作用した。一方で、馴染みの過程には、虚構化、非現実化なども生じるため現実見当識訓練や生活面での配慮が必要となる。

おわりに　ADにおける周辺症状の存在は、家族や介護、看護にとって中核症状に劣らず、対応を困難にさせ心理・身体・生活面での負担を増大する。本症状は、標準化や客観化が容易でなく、研究対象にはなりにくいが、現実的にはADに対する治療にとって重要な課題であり、現行の治療や対応でも有用なものが少なくない。しかし、本人および家族の専門科受診への抵抗感や本症状に関する知識と理解の不足のため、治療の機会が見過ごされている。本症状の治療には薬物療法と非薬物療法があり、単独あるいは併用して行われる。本稿では、非薬物療法として、本症状に対する馴染みの関係の治癒効果について自験例を呈示して紹介した。

（高松淳一）

● 文　献
1) 本間　昭：痴呆における精神症状と行動障害の特徴．老年精神医学雑誌 9：1019-1024, 1998.
2) 髙内　茂：アルツハイマー病の非認知機能障害；アルツハイマー病．臨床精神医学講座 S9, 松下正明（編），

pp 102-115, 中山書店, 東京, 2000.
3) 宇野正威：行動面の症状；アルツハイマー病. 臨床精神医学講座 S 9, 松下正明(編), pp 116-128, 中山書店, 東京, 2000.
4) 中村　祐, 武田雅俊：非認知機能障害による症状(周辺症状). アルツハイマー型痴呆の診断・治療マニュアル, 日本老年精神医学会(編), pp 27-41, 外為印刷, 東京, 2001.
5) 溝口　環, 飯島　節, 江藤文夫, ほか：DBD スケール(Dementia Behavioral Disturbance Scale)による老年期痴呆患者の行動異常評価に関する研究. 老年医誌 30：835-840, 1993.
6) 朝田　隆, 吉岡　充, 森川三郎, ほか：痴呆患者の問題行動評価票(TBS)の作成. 日公衛誌 41：518-527, 1994.
7) 朝田　隆, 本間　昭, 木村通宏, ほか：日本語版 BEHAVE-AD の信頼性について. 老年精神医学雑誌 10：825-834, 1999.
8) 三好功峰：器質・症状性精神障害の特徴；器質・症状性精神障害. 臨床精神医学講座 10, 松下正明(編), pp 3-9, 中山書店, 東京, 2000.
9) 柄澤昭秀, 長谷川一夫, 川島寛司, ほか：老人の生活実態及び健康に関する調査報告. 東京都老人総合研究所, 1973.
10) 柄澤昭秀, 川島寛司, 笠原洋勇, ほか：東京都における在宅ボケ老人の社会精神医学的実態. 東京都老人総合研究所医学研究室, 1980.
11) 東京都福祉局：高齢者の生活実態及び健康に関する調査. 東京都福祉局, 1987.
12) 東京都福祉局：老人福祉施設における入所者の健康実態調査報告書. 東京都福祉局, 1996.
13) 室伏君士：老人介護で困る問題行動や精神症状への対応. 痴呆老人への対応と介護, pp 158-179, 金剛出版, 東京, 1998.
14) 今井幸充：家庭介護者の精神保健. 老年精医誌 3：1117-1124, 1992.
15) 笠原洋勇：痴呆に伴う精神症状と行動異常. よくわかる痴呆症のすべて, 平井俊策(編), pp 35-48, 永井書店, 大阪, 2000.
16) 本間　昭：痴呆における行動障害とその評価. 老年精神医学雑誌 11：361-370, 2000.
17) 米国精神医学会治療ガイドライン：精神病状態と焦燥性興奮の治療. 抑うつ症候の治療. 睡眠障害に対する治療. アルツハイマー病と老年期の痴呆, 日本精神神経学会(監訳), pp 61-81, 医学書院, 東京, 1999.
18) 須貝祐一：対症的薬物療法の実際. よくわかる痴呆症のすべて, 平井俊策(編), pp 173-182, 永井書店, 大阪, 2000.
19) 本間　昭：アルツハイマー型痴呆の周辺症状に対する薬物療法；アルツハイマー型痴呆の治療とその実際. アルツハイマー型痴呆の診断・治療マニュアル, pp 146-162, 外為印刷, 東京, 2001.
20) 室伏君士：老人へのメンタルケアの命題. 痴呆老人への対応と介護, pp 182-196, 金剛出版, 東京, 1998.

3 痴呆疾患におけるリハビリテーション

はじめに　高齢化社会の進展に伴い、痴呆性高齢者の数は増加し、その治療やケアが重要な問題となっている。痴呆疾患の中核症状は、「物忘れ」や「時間や今いる場所がわからない」などの記憶・見当識障害であり、周辺症状には、うつ状態、夜間せん妄、徘徊、尿・便失禁、易怒などの行動がある。中核症状に対して、薬物療法が症状の進行を遅らせる効果が期待されている。また周辺症状の問題行動には、介護者を殴る、蹴る、かみつくなどの身体的行動、不適切な行動、同じ言葉を繰り返したり、同じような要求をする、大きな声を出したり、悪口雑言を言ったりすることが含まれる（表1）。問題行動は、痴呆を有する患者の80％で起きるとされている。大声は、ナーシングホームで60％の発生率である[1]。問題行動は、痴呆患者ではよくみられ、介護者にとっては非常に大きな負担となっている。過去では、問題行動に対しては、抗精神薬、身体拘束、または無視することで対応してきたが、これらは痴呆性高齢者にとって人道上からも、QOLの観点からも好ましい対応ではなかった。痴呆性高齢者を介護していくうえでの目標は、痴呆性高齢者の生活の快適さを向上させること、そして人間として尊厳のある生活を維持していくことが大切である。つまり、問題行動を抗精神薬で穏やかにコントロールされた状態ではなく、むしろ少々落ち着きがなく騒がしくとも家族や他人と会話したり、時に逸脱行動があっても表情豊かで元気な状態を求めることにある。このような中で現在非薬物療法は、痴呆性高齢者の問題行動の第一の対処法として考えられている。

痴呆性高齢者に対する非薬物療法としては、具体的には、回想法、リアリティ・オリエンテーション、行動療法、sensory stimulation、音楽療法、運動療法（筋力強化、バランス訓練、関節可動域訓練）、作業療法（家事・家庭内役割作業、手工芸・工作）、レクリエーション、園芸療法、演芸療法、社会心理療法、散歩、ラジオ体操、リズム体操、民謡体操、ストレッチ体操、肩こり体操、ダンスなどがあり、環境の整備、介護者への教育・指導など多岐にわたる（表2）。

痴呆疾患に対する非薬物療法の目的[2]としては、第一に生活の活動性を高め、規則正しい生活を行うことによって睡眠障害や問題行動を改善する。身体活動は精神活動に影響を与えるといわれている。寝てばかりいては、廃用性の精神機能の低下をきたし、痴呆が進行することがあるが、適度の運動によりこの廃用性の精神活動の低下を防ぐことも可能である。昼夜が逆転し、昼間寝てばかりいる痴呆性高齢者では、運動により昼間起きている時間が増え、それとともに不眠、夜間せん妄も減少していく。適度の運動は生活にリズムを生み出し、徘徊、抑うつ傾向の是正がみられる。

表 1. 痴呆性高齢者の問題行動

夜間の不穏行動	うつ状態
興奮・せん妄	無気力
徘徊	自発性低下
幻覚、幻想	過食・拒食・異食
被害念慮	放尿・弄便
攻撃的行動	譫言
（暴言・暴力）	睡眠障害
多動・多弁	性的異常行動

表 2. 非薬物的療法

1. 身体活動を行うもの
   散歩
   運動療法(筋力強化、バランス訓練、関節可動域訓練、歩行訓練)
   作業療法(家事・家庭内役割作業、手工芸・工作)
   レクリエーション(ボーリング、ダンス、お手玉、ハンドゲーム)
   体操(ラジオ体操、リズム体操、民謡体操、ストレッチ体操)
   演芸療法
   園芸療法
   絵画療法
   コラージュ療法
   陶芸療法

2. 感覚に対する療法
   音楽療法(音楽鑑賞、楽団演奏)
   マッサージ
   アロマテラピー
   光源療法

3. 環境の改善
   静かな環境
   自宅に近い環境にする

4. 介護方法の改善
   介護者への教育・指導
   拘束の除去

5. 行動療法
   回想法
   リアリティ・オリエンテーション
   バリデーション

6. Social contact
   ペット療法
   ビデオテープで家族などの映像、声を呈示する

第二としては、さまざまな活動を通して、楽しい時間、感情体験をすることで、不安が軽減したり、イライラ感が減少したり、さまざまな不適応行動が減少する。第三としては、さまざまな活動を通して、コミュニケーション能力を促進する。ゲームや作業、創作活動を通じて普段の生活にはない感情の動き、心の動きを体験でき、自分自身の現在を表現し、ほかの人々とよく交流することができるようになる。また痴呆性高齢者の精神機能を活発化させ、自発性、集中力や意欲面を向上させるのに効果がある。第四として、言葉によるコミュニケーションが障害されていることが多い痴呆性高齢者では、活動を通じた表現により介護する側が直接にその人の心の在りようを理解できることなどが挙げられる。

1・痴呆疾患のリハビリテーション

痴呆疾患に対するリハビリテーションは、医療、介護、福祉を含めた多面的で包括的なアプローチであるが、知的機能の回復には限界があり、十分確立していない。しかしながら、知的機能に対する機能障害の改善は難しくとも、日常生活動作能力の改善や身体の活動性を維持もしくは改善することは可能であり、介護者への支援により在宅生活を可能にしたり、施設内での活動性を向上させ、QOLの向上に貢献できる。本稿では、具体的な活動について概略する。

表 3. 回想法プログラム

回数	テーマ	内容	使用した物
第1回	故郷の紹介（自己紹介）	子ども時代の遊び	お手玉
第2回	学校の出来事でいちばん嬉しかったこと	学校時代の思い出	教科書
第3回	秋の食べ物で1番好きな物	祭りの思い出	ちょうちん
第4回	若い頃のお手伝い	家事・手伝いの思い出	お釜、おひつ、七輪
第5回	昔食べた物でもう一度食べてみたい物	食料難の頃の思い出	すいとん
第6回	昔着た洋服や着物で覚えている物	昔の服装	マント
第7回	風邪のときの健康法	昔からの健康法	湯たんぽ
第8回	冬支度で思い出すこと	果実のなる植物の思い出	イチョウの盆栽、枝つきのミカン

（文献3）より引用)

1 回想法

　回想法は、従来否定的にとらえられてきた高齢者の回想に対し専門家が共感的受容姿勢をもって意図的に働きかけることによって高齢者に人生の再評価やアイデンティティーの強化を促し、心理的安定やQOLの向上を図る療法である。痴呆性高齢者は、短期記憶を失っても、過去のことを覚えている。そのような痴呆性高齢者の記憶を引き出し、共感しながら、また患者の心の安定を図りながら、懐かしい・楽しいといった思いを蘇らせることで、精神的に心地よい環境をつくり出し、痴呆の進行を遅らせようとするものである。回想法は1対1で行う個人回想法と、6～8人くらいのグループで行うグループ回想法に大きく分けられる。個人回想法は、1対1で行い、構造化された面接として行う方法と、構造化されない自由な枠組みで行う方法がある。構造化された面接として行う際は、決められた曜日・時間に、場所を設定して行い、通常のカウンセリングに準じ、1週間に1回、1回50分くらいの面接を行う。構造化されない方法では、日常生活におけるさまざまな機会をとらえて、さりげなく高齢者の思い出に触れながら、コミュニケーションを図っていく。回想のテーマとしては人生の発達段階や歴史上の出来事の時系列的な側面を活用するもの、具体的には「子ども時代」「ふるさと」「小学校時代」「中学校時代」「戦争・疎開」「出会い/結婚」「出産/子育て」「仕事」「孫の誕生」「定年」「今」「これから」などのライフステージを示すボードを準備し、キーワードを参考に話してもらうという方法である（表3）[3]。また、昔使用していた物や出版物、五感を刺激するものなどを用いて行うことも多い。回想法の効果については抑うつ感の改善、不安の軽減、人生満足度の向上、対人交流の促進などが報告されている[4]。またMossらは、アルツハイマー病患者15名に対して、回想法を行い、コミュニケーション能力に改善を示したと報告している[5]。

2 リアリティ・オリエンテーション

　リアリティ・オリエンテーションとは、時間や場所などがわからない見当識障害を解消するための訓練で、現実認識を深めることを目的とする。個人情報に関する質問に始まり、今いる場所・日付などの質問を繰り返し、また日常生活で当たりまえに行ってきた動作を通じ、対人関係・協調性を取り戻すことや、残存機能に働きかけることで痴呆の進行を遅らせることを期待する療法であ

表 4．クラスルームリアリティ・オリエンテーションのプログラム

1．あいさつ

2．基本プログラム
　　個人情報：名前、年齢、家族の名前(父母、兄弟、夫、妻、子ども)、職業、
　　　　　　　故郷、小学校
　　見当識：場所(現住所、食堂)
　　　　　　時間(年月日、季節、天気)
　　常　識：1 年は、1 時間は
　　　　　　名前は(鳥、県、硬貨と紙幣、花、動物、切手、国、スポーツ)
　　　　　　関東大震災、終戦、天皇誕生日、成人の日、5 月 5 日、今の首相、
　　　　　　前の首相
　　判断力：東西南北の方角
　　　　　　太陽の昇る道
　　　　　　緊急時の連絡方法(火事、急病人、泥棒)
　　　　　　信号、右側通行
　　　　　　血縁関係(伯父、叔母、従兄弟、甥、姪)
　　　　　　部屋が暗くなると…
　　　　　　お金を拾ったら…
　　　　　　包丁が切れなくなったら…
　　　　　　遠方の人に連絡するには…
　　　　　　その他

3．追加プログラム(このうちの1つを行う)
　　かるた、すごろく、ゲーム(2人1組で)、はめ絵、計算問題(足し算、引き算)、電話ごっこ、買い物ごっこ

4．お茶の時間

(文献 6)より引用)

る。リアリティ・オリエンテーションには 2 種類の方法があり、1 つは 24 時間リアリティ・オリエンテーションで、もう 1 つはクラスルームリアリティ・オリエンテーションである。クラスルームリアリティ・オリエンテーションでは、少人数の患者が会合しスタッフの進行のもと決められたプログラム(表 4)[6]に沿って個人および現在の基本的情報(名前、場所、時間、日時、人物など)が提供され訓練される。24 時間リアリティ・オリエンテーションでは、痴呆性高齢者とスタッフとの日常生活における基本的なコミュニケーションの中で、痴呆性高齢者に「自分は誰であるのか」「自分は現在どこにいるのか」「今はいったい何時か」といった事柄に対する現実認識の機会を提供する。例えば、着替えや排泄の介助など、日々のケアの中で、スタッフが意図的に、痴呆性高齢者の注意や関心を、天気、曜日、時間に向けたり、室内に飾られた季節の花、朝食のみそ汁の匂い、旬の魚を焼く香り、登校中の子どもたちの声などを用いて、見当識を補う手がかりを与える療法である。治療効果としては、Hanley らは、クラスで行うリアリティ・オリエンテーションと病棟内でのリアリティ・オリエンテーションとを比較検討した結果、クラスルームのリアリティ・オリエンテーションが、行動には変化が出なかったが、認知機能、特に言語の見当識を改善させたと報告している[7]。

3 音楽療法

　音楽療法の目的としては、リラクゼーションの促進と不安やストレスの軽減、不適応な行動の減少、自発性の向上、協調性の改善、思い出の掘り起こし、長期・短期記憶力への刺激、現実認識の

改善、人との交流の改善、体力の強化、運動能力の改善などが期待される。実際の音楽療法には、受動的音楽療法と能動的音楽療法がある。受動的音楽療法では、懐かしい歌やクラシックなどの音楽を、食事時間や日常の介護場面でBGMとして聴かせる療法で、能動的音楽療法では、セラピストが意図的に相手に合わせて、童謡、唱歌、演歌、フォークソング、軍歌などの歌唱、鈴、タンバリン、ベルなどの楽器演奏、ストレッチ、深呼吸、歌体操などの身体活動を提供し、参加者自身が行う療法である。Bartonsらは、興奮などの問題行動がみられる痴呆性高齢者20名に対し、グループ音楽療法を週2回30分施行し、有意に施行前に対して興奮などの問題行動が減少したことを報告している[8]。また単に音楽を受動的に聴くことにより、精神的にリラックスして、食事中の興奮などの問題行動の減少を報告している[9]。Ragneskogらは、痴呆患者20名に対し、対象者が沈静化するような音楽を8日間、1920～30年代のスウェーデンの音楽を10日間、ポップミュージックを8日間夕食時に流し、コントロール期間として音楽のない9日間と比較した。音楽を用いると痴呆患者は問題行動が有意に減少、食事の摂取量、特にデザートの摂取量が有意に増加したと報告している[10]。

4 運動療法

　痴呆性高齢者に対してさまざまな形で運動療法が施行されており、身体面への有効性とともに、精神面への効用が注目されている。Ohlsonは、実際に運動を行っている高齢者と比較して運動をほとんど行わない高齢者では、注意力、精神作業能力、数の逆唱などの成績が悪いことを報告している[11]。Yoshitakeらは、久山町研究の中で65歳以上の痴呆のない高齢者を7年間観察した結果、定期的に運動をするか、中等度から強度の負荷量の肉体労働を行うことがアルツハイマー病の負の危険因子であることを報告している[12]。また、LaurinらによるCanadian Study of Health and Agingでは、身体運動にはアルツハイマー病を予防する効果があることが報告されている[13]。痴呆性高齢者の場合、安静にしていたり、刺激の乏しい家の中に閉じこもる生活になりやすく、ものを考えたり判断する精神機能が衰え、まずは活動意欲が低下し、進行すると痴呆症状の増悪を招く可能性がある。また運動をしないと、筋肉が萎縮し、歩く能力が低下したり、心臓や肺の機能が低下し、立ったり歩いたりするときに疲れやすかったり、息切れなどが出ることがある。また介護の観点から起居移動動作能力や四肢の関節可動域が保たれていることにより、介護の負担は軽くて済むし、介護される痴呆性高齢者にとっても身体的かつ心理的負担も少なくて済む。したがって運動療法は、運動により、運動機能の改善・維持、心肺機能の改善・維持、精神活動を賦活する意味でも有用性が高い。運動療法の適応としては、痴呆の初期もしくは早期における身体活動を促すことにより、興奮などの問題行動を軽減させるために導入される場合と、痴呆が進行し、既に寝たきり状態にある患者の日常生活動作能力を向上させる場合が考えられる。

　痴呆性高齢者に対して行われる運動療法は、具体的には関節可動域訓練、筋力増強訓練、持久力増強訓練、基本動作訓練からなる。ただ痴呆疾患に対する運動療法では、障害された大脳皮質部分や疾患の進行度合いにより、個々の能力障害の程度が異なるために、画一的な治療プログラムを設定するのは困難である。関節可動域訓練（range of motion；ROM訓練）は、他動的ROM訓練、

自動介助的ROM訓練、自動的ROM訓練、さらに徒手あるいは器械を用いるストレッチングに大別される。筋力増強訓練として、筋力を増強するためには、通常以上の負荷をかける抵抗運動が有効で、負荷のかけ方に徒手を用いる場合と器械・おもりを用いる場合がある。持久力増強訓練のうち全身持久力訓練としては、大きな筋群を用いたリズミカルな運動すなわち歩行、ランニング、水泳、自転車などが適している。基本動作訓練は、寝返り、起きあがり、ベッド上の移動、座位、椅子からの立ちあがりなどの起居動作訓練と車椅子やトイレへの移乗動作、歩行と散歩などの移動動作訓練からなる。痴呆が進行し、既に寝たきり状態にある患者へのアプローチとしては、「座った生活」を目標にする。座ることにより、バランス機能、心肺機能も臥床時と比べて向上する。継続により体力がついてくる。座位による効用は、褥瘡の予防、座位で食事ができること、ポータブルトイレで排泄ができること、車椅子での移動が可能になることが挙げられる。痴呆性高齢者では、筋力、利き手、運動制御などの基本的運動機能は維持されやすいので、運動課題を順を追って指導することにより、認知機能障害があってもいろいろな運動課題を実行することができる。これらは痴呆性高齢者に応じて適当な動作と可能性のある動作を選定し、転倒事故への配慮など安全性を確保し、緊張感の少ない静かな環境で行う。痴呆性高齢者が行うことが可能で、転倒、骨折などの安全面を配慮すると、歩行、体操などの運動となるが、要は運動の継続が大切で会話、もしくは十分に声かけをしながら運動を促したり、音楽、レクリエーションなどを用いることで運動への興味を維持することが大切である。痴呆性高齢者に対する運動療法の効果として、Cohen-Mansfieldらは、痴呆性高齢者に対して屋外の庭へ散歩する効果を検討し、徘徊でも出口を探索する行動が減少したと報告している[14]。Tappenらは、痴呆患者に会話と歩行を組み合わせたプログラムを週3回30分、26週にわたり施行した。その結果、会話と歩行を組み合わせたプログラムで、移動能力の低下は2.5%のみにみられ、最も少なく、これにより会話と歩行は移動能力を維持するのに重要であることが示された[15]。痴呆患者では、会話をしながら運動をすることが有効であることを示唆している。またDiesfeldtらは、記憶力障害、見当識障害、失禁などがある痴呆性高齢者に対し、4週間の体操を行い、対照群に比して有意に記憶力が改善したことを報告している[16]。

5 レクリエーション療法

レクリエーション療法は、音楽、体操、いろいろな種類のゲーム、体操などから構成されている。中には、回想法、リアリティ・オリエンテーションのプログラムが含まれることもある。Aronsteinは、ビーズなどの手作業、人形、パズル、レース刺繍、音楽演奏、そろばんなどからなるレクリエーション療法をアルツハイマー病の施設入所者に行い、興奮などの問題行動を減少させ、対人関係での交流を促進したことを報告している[17]。筆者の病院では、複数の疾患を併せ持つ高齢患者に対して多職種による包括的医療を行う高齢者包括医療病棟で、痴呆性高齢者や認知機能障害、精神問題がある患者に対してはレクリエーションを主体とした集団訓練を行ってきた。集団訓練は、リハビリ体操、風船バレーボール、ボーリング、ちぎり絵、ダンスなどからなり、月曜日から金曜日まで週5日、90分間を、作業療法士1名と看護師1名で行ってきた。そしてアルツハイマー病患者に対して集団訓練が知的機能の改善をもたらすかどうか検討した。対象は、1998

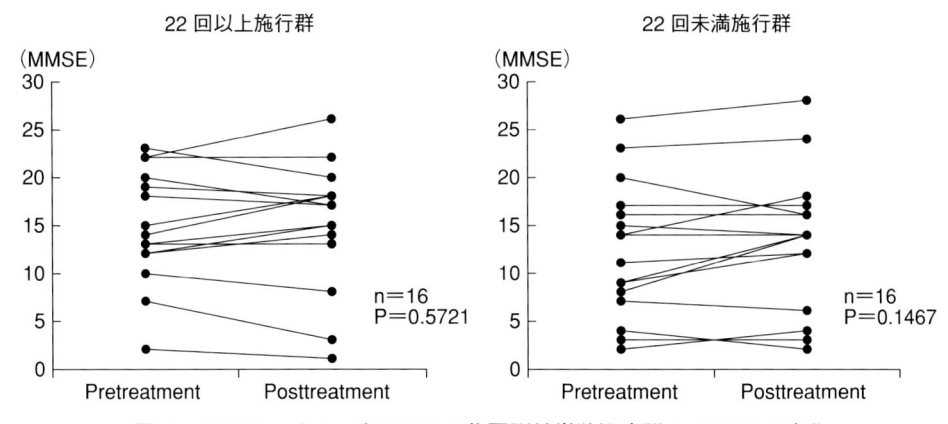

図 1. アルツハイマー病における集団訓練単独治療群の MMSE の変化

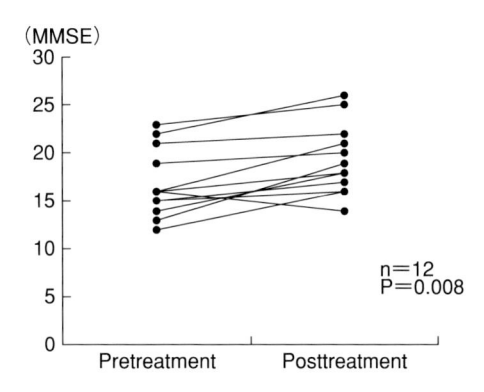

図 2. アルツハイマー病のドネペジル投与群における集団訓練前後の MMSE の変化

年8月1日より 2001 年3月 31 日までに高齢者包括医療病棟に入院し、レクリエーションを主体とした集団訓練を施行したアルツハイマー型痴呆患者 44 名(男性 15 名、女性 29 名)である。対象は、1999 年3月 31 日までのドネペジルを投与されていない集団訓練単独治療群と 1999 年4月1日以降のドネペジルと集団訓練との併用治療群の2つの群に分け、MMSE を用いて比較検討した。その結果、アルツハイマー病患者では、集団訓練を単独で行った場合、施行回数に関係なく、MMSE に有意な改善はみられなかったが、集団訓練と薬物療法を併用して治療した群では、MMSE に有意な改善を認めた(図1、図2)。アルツハイマー病患者では、集団訓練と薬物療法を併用した場合、MMSE で改善がみられることを示唆している。

6 マッサージ療法

痴呆性高齢者に対して、愛護的に接触を図るものから、十分に時間をかけてマッサージを行う療法まである。Rowe らは、アルツハイマー病患者 14 名に対して、ゆっくりとしたマッサージを施行し、徘徊や介護への抵抗が減少したが、大声などの言語の表現は変わらなかったと報告している[18]。Snyder らは、痴呆性高齢者に対し、マッサージ療法を施行したところ、リラックスした状

態になり、不安行動が減少した、しかしながら興奮行動には変化がみられなかったと報告している[19]。

7 バリデーション

バリデーションとは、痴呆性高齢者とコミュニケーションをとるための療法で、具体的には、共感と同意をもって話を聞く、事実に基づいた言葉を使う、痴呆症の人の言葉を繰り返す、アイコンタクトをとる、やさしく触れる、思い出話をするなどのテクニックを用いることで、痴呆性高齢者の理解、自尊心の回復、ほかの人とのコミュニケーションの促進、ストレスや不安の軽減、介護者との信頼関係の構築を図る療法である[20]。バリデーションのテクニックは、スタッフや家族が簡単に習得できる点が特徴であるが、有効性の検討はまだあまりなされていない。

8 ペット療法

イヌやネコなどの動物に触れたり、一緒に遊んだりすることにより、情緒の安定や問題行動の減少を図る治療である。施設によっては金魚、小鳥などの身近なペットばかりでなく、ポニー、フラミンゴなどを飼育しているところもある。ペット療法に近い形で、人形を抱かせるドールテラピーもある。治療の有効性に関しては28名のアルツハイマー病の入居者に対して、30分のイヌとの交流が興奮などの異常行動を減少させたと報告されている[21]。

9 絵画療法

レクリエーション療法のプログラムにも導入される治療法で、水彩画、油彩、クレパスなどで絵を描く療法である。絵を描くことを通じて、自分自身の現在を表現し、ほかの人々とよく交流することができるようになる。また痴呆性高齢者の精神機能を活発化させ、自発性、集中力や意欲面を向上させるのに効果がある。

10 コラージュ療法

コラージュ療法は、主として初期の痴呆性高齢者に有効な方法である。痴呆性高齢者は、抽象的思考力が障害されるので、白い紙に自由に絵を描くことは段々困難となるが、コラージュは「貼り絵」のようなもので、既存の写真の切り抜きやキャッチコピーを、白い画用紙に思い思いに貼るという点で、障害のある人にとって、負担の少ない方法である。有効性に関する検討はまだほとんどなされていない。

11 陶芸療法

陶芸療法は、ロクロ形成、手捻り、釉薬掛けなどを行い、その中で他人とのコミュニケーションを図りながら、情緒の安定、問題行動の減少を図る療法である。

12 園芸療法

　花や野菜を育てて、それを栽培することで、精神の安定を得る治療法である。土や草花などに触れることで、精神が安定し、花や野菜を育てる過程で、本人に責任感や満足感が得られ、植物が生長する喜びを分かち合うことで、周囲の人とのコミュニケーションや会話が促される。

13 化粧療法

　顔を蒸しタオルで蒸した後に、ゆっくり時間をかけてマッサージをし、頬紅と口紅を使うなどの化粧をすることで、自信や安らぎなどを得る治療法である。効果としては、綺麗になることで、意欲が湧き、生活に張りが出てくる。化粧をしながら、他人とのコミュニケーションがもてるなどの効果がみられる。

おわりに　アルツハイマー病の認知機能の改善は最大の課題であるが、現在薬物療法によって限られた効果が得られているのみである。それに対してリハビリテーションなどの各種行動療法は、十分な客観的データが得られていないことがあり、今後認知機能への有効性を明らかにしていく必要がある。今後の痴呆患者の治療においては、初期から薬物療法と行動療法の併用が第一選択になると考えられる。

（長屋政博）

●文　献

1) Komara FA：Management of behavioral problems in elderly patients with dementia. JAOA 99：S9-S12, 1999.
2) 高齢者痴呆介護研究・研修センターテキスト編集委員会（編著）：高齢者痴呆介護実践講座Ⅱ．第一法規出版，東京，2001．
3) 野村豊子：回想法．老年精神医学雑誌 6(12)：1476-1484, 1995．
4) 黒川由起子，斉藤正彦，松田　修：老年期における精神療法の効果評価；回想法をめぐって．老年精神医学雑誌 6(3)：315-329, 1995．
5) Moss SE, Polignano E, White CL, et al：Reminiscence group activities and discourse interaction in Alzheimer's disease. J Gerontol Nurs 28(8)：36-44, 2002.
6) 下仲順子：老人のための心理的アプローチ．冷水　豊，浅野　仁，宮崎昭夫（編），老人福祉，第3版，p 250, 海声社，東京，1989．
7) Hanley IG, Mcguire RJ, Boyd WD：Reality orientation and dementia；A controlled trial of two approaches. Brit J Psychat 138：10-14, 1981.
8) Brotons M, Pickett-Copper PK：The effect of music therapy intervention on agitation behaviors of Alzheimer's disease patient. Journal of music therapy 33(1)：2-18, 1996.
9) Denney A：Quiet music：an intervention for mealtime agitation. J Gerontol Nurs Jul：16-23, 1997.
10) Ragneskog H, Brane G, Karlsson I, et al：Influence of dinner music on food intake and symptoms common in dementia. Scand J Caring Sci 10(1)：11-17, 1996.
11) Ohlson M：Information processing related to physical fitness in elderly. Reports from the Institute of Applied Psychology 71：1-12, 1976.
12) Yoshitake T, Kiyohara Y, Kato I, et al：Incidence and risk factors of vascular dementia and Alzheimer's disease in a defined elderly Japanese population；The Hisayama Study. Neurology 45：1161-1168, 1995.

13) Laurin D, Verreault R, Lindsay J, et al : Physical activity and risk of cognitive impairment and dementia in elderly persons. Arch Neurol 58 : 498-504, 2001.
14) Cohen-Mansfield J, Werner P : Visits to an outdoor garden ; Impact on behavior and mood of nursing home residents who pace. Research and practice in Alzheimer's Disease, pp 419-436, Springer publishing company, NY, 1998.
15) Ruth M Tappen, Kathryn E Roach, E Brooks Applegate, et al : Effect of a Combined Walking and Conversation Intervention on Functional Mobility of Nursing Home Residents With Alzheimer Disease. Alzheimer Dis Assoc Disord 14(4) : 196-201, 2000.
16) Diesfeldt H, Diesfeldt GH : Improving cognitive performance in psychogeriatric patients ; The influence of physical exercise. Age and Ageing 6 : 58-64, 1977.
17) Aronstein Z, Olsen R, Schulman E : The nursing assistants use of recreational interventions for behavioral management of residents with Alzheimer's disease. American Journals of Alzheimer's Disease May/June : 26-31, 1996.
18) Rowe M, Alfred D : The effectiveness of slow-stroke massage in diffusing agitated behaviors in individuals with Alzheimer's disease. J Gerontol Nurs June : 22-34, 1999.
19) Snyder M, Egan EC, Burns KR : Interventions for decreasing agitation behaviors in persons with dementia. J Gerontol Nurs 21(7) : 34-40, 1995.
20) Naomi Feil：バリデーション．痴呆症の人との超コミュニケーション法，第1版，筒井書房，東京，2001．
21) Churchill M, Safaoui J, McCabe B, et al : Using a therapy dog to alleviate the agitation and desocialization of people with Alzheimer's disease. J Psychosoc Nurs Ment Health Serv 37 : 16-24, 1999.

4 | アルツハイマー病の新しい治療法

はじめに アルツハイマー病(AD)患者の剖検脳でアセチルコリンを合成する酵素の活性が低下しているという報告が1976年になされた。それ以来、アセチルコリンを増加させる治療法が世界各地で試みられてきた。アセチルコリンはアセチルコリンエステラーゼ(AChE)によって分解される。そのため、アセチルコリンエステラーゼの活性を阻害する薬物はアセチルコリンの作用を増強する。この治療法は古くから重症筋無力症などの疾患に使われ、その効果が認められていた。

アルツハイマー病の治療薬としてアセチルコリンエステラーゼ阻害薬を使用する場合はその薬物が脳内に十分入る必要がある。脳に十分入るアセチルコリンエステラーゼ阻害薬として、ドネペジル(アリセプト®)という薬物が我が国で開発された。その後、ドネペジルの効果が我が国を含めた多くの治験により証明された[1)2)]。現在、我が国で唯一のアルツハイマー病治療薬として認可され、使用されている。

しかし、その効果はまだ十分とはいえず、アルツハイマー病の進行を止める働きも証明されていない。そのため、アルツハイマー病を治療する新しい薬物などの治療法を導入することが強く望まれている。それらの治療法によりアルツハイマー病が治療できれば、患者や家族のみならず、社会・経済の面でも大きな福音となるであろう。

本稿では現在治験中の薬物、新しい方法によるアルツハイマー病の治療の試みについて紹介する。さらに、薬物以外のケアなどによる非薬物療法については別の文献[1)2)]を参考にされたい。アルツハイマー病の治療は始まったばかりであるので、今後の発展が期待される分野である。

1・アセチルコリンエステラーゼ阻害薬によるアルツハイマー病治療の発展

1 ドネペジル

ドネペジル(アリセプト®、3 mgまたは5 mg)は我が国で認可され、使用されている唯一の軽度または中等度アルツハイマー病患者の認知機能改善に適応のある薬物である。

海外では認知機能障害に加えて日常生活機能障害、諸機能の保持、精神症状、視空間失認にもドネペジルの効果が認められることが報告されている[1)2)]。Mini-mental state examination (MMSE)という知能検査で10～17点の中等度アルツハイマー病患者を対象にしたドネペジルの効果が検討された。ドネペジル5 mg/日(28日間)を投与し、その後102名の患者に10 mg/日あるいは105名の患者にプラセボを投与した。24週までの医師の面談および介護者の情報をもとに

した症状の改善に関する印象をみるために CIBIC-plus という検査が行われた。CIBIC-plus によるアルツハイマー病患者の症状の改善度は 8、12、18、24 週でプラセボより有意に改善していた（24 週での平均得点変化＝0.53、p＝0.0002）。知能検査 MMSE 得点（24 週での平均変化＝2.06、p＝0.0003）や重症障害指数 severe impairment battery（SIB）（24 週での平均変化＝−4.44、p＝0.0026）も同様に有意に改善していた。さらに、痴呆患者の機能が減退する程度を評価する尺度である disability assessment for dementia scale（DAD）でも機能障害に有意な改善が認められた（24 週での平均変化＝−9.25、p＜0.0001）。精神症状の改善を評価するための神経精神症状情報詳細 neuropsychiatric inventry（NPI）の 12 項目でも同じく有意な改善が認められた（24 週での平均変化＝5.92、p＝0.0022）。本試験の結果は以前の報告と同様、中等度のアルツハイマー病患者に対してドネペジルの有効性を追認したものである。

さらに、重度のアルツハイマー病患者にもドネペジルが投与され、外国では全般的改善が認められている[1)2)]。すなわち、144 名の重度・中等度のアルツハイマー病患者にドネペジル 10 mg を 24 週間投与して、プラセボ投与群（146 名）と比較した。その結果、医師の面談および介護者の情報をもとにした症状の改善に関する印象を評価する CIBIC-plus という検査が有意に改善した。我が国でも現在、重度アルツハイマー病患者に対するドネペジル 10 mg の二重盲検試験により薬物の有効性についての検討がなされている。

1,920 例という多数のアルツハイマー病患者に対して薬物の副作用が検索された。5〜10 mg のドネペジルを投与された 1,291 名の患者のうち、142 例（11％）が副作用のため服用を中止したが、プラセボ群の中止例は 7％であった。多い副作用としては悪心、下痢、頭痛、不眠、めまい、鼻炎、嘔吐、疲労、食欲低下であった。これらの副作用にはコリン作動系機能の過剰に発現したものが多いので、血液脳関門を通過しないブチルスコポラミンなどの末梢性抗コリン薬によって改善し得る。また、臨床検査値や肝障害を示唆する異常はドネペジルではみられなかった。以上より、ドネペジルは安全な薬物であることが明らかにされた。

ドネペジルは血管性痴呆に対しても有効性が検討されている。脳血管障害を有するアルツハイマー病患者と脳血管障害を有しないアルツハイマー病患者についてドネペジルの効果が検討されている。913 名のアルツハイマー病患者のうち 29.6％が脳血管障害を伴っていた（CVD＋）。3ヵ月にわたるドネペジルの効果が CVD＋群と脳血管障害を伴わない CVD−群との間で比較された。全般改善度、知能検査（MMSE）、患者の生活の質（QOL）、副作用を比較の指標にした。3ヵ月後の MMSE 得点の変化は CVD＋：2.4 点、CVD−：2.1 点、QOL 改善は CVD＋：72.5％、CVD−：69.6％、副作用は CVD＋：11.2％、CVD−：7.9％であり、両者に差は認められなかった。ドネペジルは脳血管障害の有無にかかわらず、認知機能改善などに効果があり、副作用はいずれの群においても軽度であった。

軽度から中等度のアルツハイマー病患者にドネペジルを 5〜10 mg 投与した場合の経済的な効果もスウェーデンで評価されている[3)]。ドネペジルとプラセボ投与のアルツハイマー病患者を 1 年間追跡して必要経費を検討した。

ドネペジル投与群では進行性の悪化尺度 progressive deterioration scale（PDS）や道具使用に

関する日常生活動作(iADL)の両者で有意な改善が52週後に認められた(p=0.042およびp=0.025)。ドネペジル投与群の介護にかかる時間はプラセボ群と比較して年間400時間短かった。年間の医療費はドネペジル投与群が137,752 SEK(スウェーデン・クローネ、約200万円)、プラセボ群が135,314 SEKであり、ドネペジルの薬剤経費は10,723 SEKで、差額は2,438 SEKであった。介護に要する費用を加えると、ドネペジル群では年間209,244 SEK(約300万円)、プラセボ群では218,434 SEKで、ドネペジル投与群では9,190 SEK(約13万円)の経費節減になる(95%CI：-43,959～25,581 SEK、p=0.6)。社会的観点からもドネペジルは経済効果のある治療法であると考えられる。

ほかのアセチルコリンエステラーゼ阻害薬リバスチグミン、ガランタミンを含めて、経済効果に関する16の研究についてのメタ解析が行われている[4]。アセチルコリンエステラーゼ阻害薬には何がしかの効果は認められるが、経済効果を論ずるにはまだ十分な結果の蓄積がないとしている。

2 ガランタミン

ガランタミンはマツユキソウの球茎より抽出された薬物である。アセチルコリンエステラーゼを阻害する作用のほかに、ニコチン性アセチルコリン受容体(nAChR)にも結合し、独特の効果を発揮することが明らかにされた[5]。ガランタミンはnAChRのアセチルコリン結合部位とは別の部位に異所性結合をする薬物であり、アセチルコリンの効果を増強する。

16羽の若齢家兎と16羽の老齢家兎にガランタミン(3.0 mg/kg)を15日間投与し、条件づけをしたところ、学習能がガランタミンにより増強した。同時にアセチルコリンエステラーゼ活性は低下し、nAChRに対する結合能は増加した。また、53羽の老齢家兎を4群に分けて、それぞれ①プラセボ、②ガランタミン1.0または、③3.0 mg/kgを15週間投与および、④3.0 mg/kgガランタミンを15日間投与し、それ以後プラセボを投与した。15日間条件づけをし、その後追想、学習テストを1ヵ月間隔で行った。ガランタミン3.0 mg/kgを継続して投与した群では学習能が増強した。nAChR結合能はガランタミン3.0 mg/kgを15日間投与した群では上昇しており、ガランタミンを投与したすべての群で脳内アセチルコリンエステラーゼ活性は低下していた。

単離したラット海馬錐体細胞を用いたパッチクランプ法により、神経細胞への電流の出入りを測定し、ガランタミンによる影響が検討された。ガランタミンはnAChRを介するイオンの流入・流出の濃度依存性に影響した。

これらの基礎的研究より、ガランタミンにはアセチルコリンエステラーゼ阻害とnAChR結合能上昇という二重の効果があり、ほかのアセチルコリンエステラーゼ阻害薬とは異なった側面を有することが明らかとなった[1,2,6]。

また、アルツハイマー病患者の認知機能障害、精神症状、日常生活動作(ADL)機能障害、介護者への負担という面での改善が海外で示されている。さらに、血管性痴呆に対する適応の可能性も高いと思われる。ただ、nAChRへの作用が強いため、心臓の房室ブロックや喘息などの気管支スパズムを合併するアルツハイマー病患者に対しては禁忌である[6]。

現在、我が国でも軽度・中等度のアルツハイマー病患者に対して、ガランタミン16 mg、24 mg

の有効性が二重盲検試験にて検討されている。

3 リバスチグミン

アセチルコリンエステラーゼ阻害薬であるリバスチグミンの効果についても多くの報告がある[1)2)7)]。認知機能障害、介護者への負担、ADL、行動異常、機能低下などに対する効果が認められ、社会・経済的効果も想定されている。

アルツハイマー病患者における大脳皮質運動野のムスカリン性神経回路網機能が経頭蓋磁気刺激にて検討された。求心性抑制はアルツハイマー病患者(85.7±15.8%)では対照群(45.3±16.2%)と比較して有意に($p<0.001$)改善していた。また、6例のアルツハイマー病患者にリバスチグミンを投与すると臨床的にも抑制が改善したと報告されている。

一方、痴呆を伴ったパーキンソン病患者にリバスチグミンを投与すると運動機能が増悪するという報告もあり、運動機能に関する今後の検討が必要である。

海外では、リバスチグミンの有効性は多くの試験によって証明され、多くの国で認可され、市販されている[1)2)]。しかし、我が国では治験が中止されている。

4 その他のアセチルコリンエステラーゼ阻害薬

アセチルコリンエステラーゼ阻害薬としてフペラジン A (huperzine A)類縁体やモノアミン酸化酵素(MAO)阻害作用を併せ持つヒドロキシアミノダン(hydroxyaminodan)やフェネチルアミン(phenethylamine)類縁体が新しく開発され、アルツハイマー病への効果も検討されている。今後の発展が期待される。

2・ニコチン受容体を介するアルツハイマー病の治療

ニコチンはタバコに含まれる物質で、大量であれば毒性を示すが、少量ではアセチルコリンと同じような働きをする。アセチルコリンの作用はニコチンと結合する受容体 nAChR とムスカリンと結合する受容体 mAChR によって発揮される。

nAChR は 5 個のサブユニットから成る受容体で、アセチルコリンが結合するとナトリウム、カリウム、カルシウムといったイオンが細胞の中に流入する。最近、nAChR とアミロイド β 蛋白($A\beta$)との関係が精力的に検索され、アルツハイマー病の治療・予防のうえで注目すべき研究が進められている。

1997年、木原ら[8)]は nAChR への刺激が $A\beta$ による細胞毒性を防御することを培養神経細胞を使って明らかにした。特に、nAChR サブユニットのうちで α-7 受容体というものと関係が深いと考えられる。さらに、42アミノ酸より成る $A\beta_{1-42}$ が α-7 に強く結合し、細胞内の $A\beta_{1-42}$ の蓄積を招くことが明らかになった。

$A\beta$ による細胞毒性に対する α-7 を介する防御にはホスファチジールイノシトール 3-キナーゼや mitogen-activated protein kinase (MAPK) カスケード、Janus kinase 2 (JAK 2) などの細

胞内情報伝達機構が関与することも示された。

逆に、$A\beta$ は α-7 受容体を刺激することが培養神経芽腫細胞を用いて明らかにされた。この現象は $A\beta_{1-40}$ ではみられず、α-7 サブユニットの拮抗物質である α-ブンガロトキシン(bungarotoxin)で阻害され、内在化(internalization)が起こると考えられる。

$A\beta$ の産生に関係するヒト・プレセニリン 1 と $A\beta$ の材料になるアミロイド前駆体蛋白(APP)両方に点変異をもつトランスジェニックマウスでは $A\beta$ 蓄積が海馬に認められる。そのような動物では学習能が低下することに加えて、海馬歯状回での α-7 nAChR 蛋白が増加していたと報告されている。

スウェーデンで発見された APP に 2 つの変異を有する変異マウスにニコチンを 200 μg/ml の濃度で飲水に混ぜて投与した。その結果、大脳皮質における 40 個のアミノ酸を含む $A\beta_{1-40}$ および 42 個のアミノ酸から成る $A\beta_{1-42}$ がそれぞれ 48％、60％と有意に($p<0.005$)減少した。また、APP より $A\beta$ が切り離された残り部分($sAPP\gamma$)の髄液中濃度がニコチン投与によって減少したことも報告されている。

発育過程の毛様体神経節ニューロンに対する刺激を減少させると nAChR の α-7 サブユニットの mRNA 発現やサブユニット蛋白量が減少することが明らかにされた。また、マウスの反復する spreading depression によって大脳皮質の条件づけをすると、nAChR の α-7 サブユニット発現が 12～15 倍と有意に($p<0.001$)増加するが、グルタミン酸 NMDA 受容体や NR 1、NR 2 A、NR 2 B には変化が認められなかった。

これら基礎研究の結果はアルツハイマー病の治療における nAChR α-7 サブユニットの重要性を示唆するものである。今後、ニコチン受容体を介するアルツハイマー病の治療やアミロイド産生を抑制することによって、アルツハイマー病を治療する試みが進められるであろう。

3・ムスカリン受容体を介するアルツハイマー病の治療

ムスカリン性アセチルコリン受容体(mAChR)によるアルツハイマー病の治療効果は nAChR を介するものと比較すると華々しくはない。アルツハイマー病脳から抽出した内因性低分子物質による酸化的傷害による mAChR の不活性化はピロリン酸類縁体、ビオフラボノイドやほかの抗酸化物質により防止される。mAChR の傷害が知能の低下を起こすというエビデンスは nAChR の傷害に起因する知能低下のエビデンスより少ないと考えられている。

また、アセチルコリンエステラーゼ阻害薬に対する反応性に関するアルツハイマー病患者の mAChR 画像の差が SPECT にて検討された[9]。^{123}I によってラベルされたヨード・キヌクリジニール・ベンジレート ^{123}I-quinuclidinyl benzilate(QNB)をトレーサーとして、ドネペジル治療をした 20 例のアルツハイマー病患者と 10 例の年齢を一致させた対照患者の SPECT が比較された。^{123}I-QNB の尾側前帯状回への結合がアルツハイマー病患者では低下していたが、被殻や吻側前帯状回では比較的保たれていた。しかし、ドネペジルに反応した患者と効果のなかった患者では SPECT 画像での差は認められなかった。

WAY-132983やタルサクリジン(tarsaclidine)は新しいムスカリン性M1類縁体で、アルツハイマー病に対する効果が検討されている。老齢サルに薬物を投与して、コンピュータによるマッチング・テストを行うと、両薬物ともある程度の学習能を高める効果が認められた。今後、十分な効果や信頼性を検証し、副作用について明らかにしていく必要がある。

4・アセチルコリン以外の神経伝達物質を介するアルツハイマー病の治療

1 モノアミン酸化酵素-B阻害薬

　モノアミン酸化酵素-Bはドパミンおよびフェニルエチルアミンを酸化して分解するが、その際にフリーラジカルを発生させる。モノアミン酸化酵素阻害薬は分解を抑制することによって、ドパミンやフェニルエチルアミンを増加させると同時に、フリーラジカルの発生を減少させる。

　既に、モノアミン酸化酵素阻害薬はドパミンを増加させることにより、パーキンソン病治療薬として承認され、現在我が国でも使用されている。しかし、パーキンソン病以外にもアルツハイマー病の進行予防に効果があるとして、使用されている国がある[10]。

　モノアミン酸化酵素阻害薬によって増加したフェニルエチルアミンは、電気刺激によるノルアドレナリン、ドパミン、セロトニンの分泌を促進する。また、モノアミン酸化酵素-B阻害薬とアセチルコリンエステラーゼ阻害薬を併用すると動物実験にて、脳波や行動面で改善がみられる。

　そのような基礎的実験に基づいて、モノアミン酸化酵素阻害薬をアセチルコリンエステラーゼ阻害薬と併用する治験がアメリカで行われた。モノアミン酸化酵素-B阻害薬デプレニール(10～20 mg/日)とアセチルコリンエステラーゼ阻害薬を10例のアルツハイマー病患者に投与した。ADAS-cogという検査による二重盲検試験の結果では認知機能障害の得点を改善する効果がみられた[11]。今後、多数例についてデプレニールおよびアセチルコリンエステラーゼ阻害薬併用の効果が検討されることを期待する。

2 モノアミン受容体拮抗薬(非定型的神経遮断薬)

　ドパミンやセロトニン受容体を拮抗的に阻害する非定型的神経遮断薬の統合失調症に対する適応が認められ、頻繁に使用されている。アルツハイマー病にも認知機能障害のほかに、妄想、幻覚、焦燥、異常行動などの精神症状が認められる。これらの症状はアルツハイマー病患者本人のみならず、家族など周囲の人たちに迷惑をかける。

　従来、痴呆の行動・心理症状に対してはハロペリドールなどの定型的神経遮断薬が使用されていた。しかし、定型的神経遮断薬は行動・心理症状に対する効果がわずかであり、パーキンソニズムなどの錐体外路系障害が副作用として強く、多くの問題があった。これに対して非定型的神経遮断薬は効果がほぼ同じでも、副作用が軽度であるため、外国では推奨されている。

　現在、我が国ではリスペリドンやクエチアピンが統合失調症に用いられ、その効果が認められている。今後、アルツハイマー病の行動・心理症状に対しても治験の行われることが望まれる。

3 セロトニン再取込み阻害薬

アルツハイマー病に抑うつ症状や自発性低下を伴ったものが多い。特に、何もしないで、呆然としている患者をよく診る。このような症状のある症例に抗うつ薬が有効なことがある。従来、三環系抗うつ薬(イミプラミンなど)や四環系抗うつ薬(塩酸マプロチリンなど)が使用された。

三環系や四環系抗うつ薬には心室性頻脈、心不全、幻覚、せん妄などの副作用のほか、認知機能低下を示すこともある。しかし、セロトニン再取込み阻害薬やノルアドレナリン再取込み阻害薬は重篤な副作用が少ない。セロトニン再取込み阻害薬と三環系抗うつ薬の二重盲検比較試験により、前者が優れていたため、外国では推奨されている。しかし、我が国でのアルツハイマー病に伴う抑うつ症状・自発性低下に関する治験はまだ行われていない。今後、科学的根拠に基づいた抗うつ薬がアルツハイマー病患者に有効に使用されることが望まれる。

5・Aβを介するアルツハイマー病の治療

1 Aβ の合成を阻害する治療法

Aβ が前駆体蛋白より合成されるとき、蛋白分解酵素(セクレターゼ)により切断される。Aβ の生成には β および γ セクレターゼが必要であり、α セクレターゼは逆に Aβ を分解するように働く。

家族性アルツハイマー病患者の多くは γ セクレターゼ複合体のアミノ酸に点変異があり、Aβ の分泌が増加する。そこで、γ セクレターゼを阻害して、Aβ をつくらせないようにすればアルツハイマー病が防げるのではないかと考えられた。しかし、蛋白分解酵素阻害薬は γ セクレターゼのみに作用して、Aβ の産生のみを抑制するわけではない。また、脳の細胞の中に入って作用する必要があるので、そのような効果にふさわしい薬物が望まれる。

γ セクレターゼの特異的な分解阻害薬の多くはペプチドと呼ばれる高分子化合物であるが、ペプチドを有効に細胞内に導入することは困難である。現在、分子量が小さくて脳の細胞に入りやすい阻害薬として JLK 6[12]、スリンダク[13]、DAPT などがある。JLK 6 は Aβ と同じように γ セクレターゼで切断されるノッチ(notch)という蛋白には作用せず、Aβ の産生を抑制する薬物である。

スリンダクは非ステロイド系抗炎症薬(NSAIDs)の一種であるが、NSAID の作用機転といわれている、アラキドン酸の経路とは関係なく、Aβ の産生を阻害する[13]。この作用はスリンダクだけでなく、イブプロフェンやインドメタシンなどの NSAIDs にも同様の効果がみられる。また前記のトランスジェニックマウスに投与すると脳のアミロイド沈着が阻害される。

DAPT も γ セクレターゼ阻害薬である。体内に投与すると、トランスジェニックマウスの Aβ 量が低下し、アミロイド斑の出現が有意に抑制される。

さらに、生体内で分泌される線維化されていない低分子の Aβ はラットの記憶モデルである海

馬の長期増強効果を抑制する[14]。免疫的機序にて Aβ を除去すると海馬の長期増強効果は抑制されなかった。次に、γセクレターゼ阻害薬によって Aβ 産生を減少させると、長期増強効果の抑制はみられなかった。

　以上の基礎的実験結果はアルツハイマー病の根治的治療につながる可能性がある。しかし、これら蛋白分解阻害物質の特異性や副作用についてはまだ十分検討されていない。これらは今後の課題であり、アルツハイマー病患者への投与による良好な効果が期待される。

　Aβ の細胞外の部分を前駆体より切り離す β セクレターゼ（β 部位アミロイド前駆体分解酵素；BACE）の阻害薬も開発されている。現在のところ、P_{10}-P_4、statV や OM 99-2 が本酵素の阻害物質として知られている。これらはペプチド性の阻害物質であるので、投与しても作用部位にまで到達しにくい。そのため、低分子で作用が十分発揮できる薬物の開発が望まれる。

2 Aβ の分解を促進する治療法

　Aβ を分解する主要な酵素として、ネプリライシンがある。ネプリライシン遺伝子を破壊したマウスでは脳内の Aβ 量が約2倍に上昇する[15]。培養神経細胞にネプリライシンを発現させることによって、細胞内外の Aβ レベルを低下させることが可能になった。さらに、ネプリライシンの発現制御にかかわる受容体に対するアゴニストやアンタゴニストに関するスクリーニングも行われている。

3 アルツハイマー病に対する Aβ ワクチン療法

　前述のトランスジェニックマウスに Aβ 42 に対するワクチンにて免疫すると脳内 Aβ 沈着量の減少が明らかにされた[16]。Aβ の免疫を行うと、脳の老人斑が著明に減少し、学習記憶障害も有意に改善する[17]。その機序の1つは Aβ の抗体を投与すると、脳の老人斑と抗体が反応して、ミクログリアが活性化されて沈着した Aβ が消化されると考えられる。さらに、脳内から脳脊髄液や血液中への Aβ の移行も高まる。

　このような基礎的研究をもとに、アルツハイマー病患者に対する治験が始められた。2001年7月、アメリカの Elan 社と Wyeth-Ayerst 社により第一相試験が100例のアルツハイマー病患者に対して行われ、重要な副作用もなく、安全性が認められた。

　そこで、2001年9月〜2003年9月までアメリカ各地とフランス、スイス、スペインおよび英国において第二相試験が行われた。50〜85歳までの軽度〜中等度のアルツハイマー病患者375例に対して、合成 Aβ 42 によるワクチン療法が行われた。Aβ に対する免疫応答、認知機能改善と生物学的マーカーの変化が評価される計画であった。

　2002年1月17日、フランスで4例のアルツハイマー病患者が重症の脳炎症状を呈した。2月23日には、さらに8例で同様の脳炎症状が認められ、このワクチン療法の継続が危惧された。3月1日、Elan 社と Wyeth-Ayerst 社は本治験を中止することを正式に発表した。その発表の中で、脳炎患者はフランス以外にも拡大しており、3例がさらに増えて全体で15例に及んだ。ワクチンを投与された約300例に関しても、それ以後の経過が観察された。

ワクチン療法は大きな期待をもって世界中から見守られていただけに、残念な結果であった。しかし、Aβの一部に対する抗体を用いた試みなど、今後の軌道修正が望まれる。ただ、種痘やソークワクチンとは異なり、Aβはすべてのヒト脳内に多少とも存在するものであるため、一層の慎重な態度が望ましい。

6・その他のアルツハイマー病の治療

抗酸化薬、抗炎症薬、女性ホルモン(エストロゲン)、イチョウ葉エキス、メシル酸ジヒドロエルゴロトキシン(ヒデルギン®)、メラトニン、イコサペント酸(エパデール®)などが候補として検討されている。

抗酸化薬としてαトコフェロールにはアルツハイマー病の進行を防止する作用があると報告されていた[10]。最近、ビタミンE含量の多い食物を摂取する人はアルツハイマー病になりにくいと報告されている[18]。しかし、薬物としてのαトコフェロールは効果がなく、γトコフェロールが重要であると考えられている。

また、抗炎症薬についての検討がされているが、短期間での検討では効果が認められていない。抗炎症薬には前述のようにγセクレターゼ阻害作用があり[13]、アルツハイマー病予防の面からの検討も必要である。

おわりに アルツハイマー病の治療はアセチルコリンエステラーゼ阻害薬——特に、ドネペジルを端緒として始まった。ニコチン受容体を介する治療、Aβの合成や分解を介する治療、ワクチン療法など、今後さらに新しい展開がみられると思われる。海外では治験などを通じて、よりよいアルツハイマー病の治療法が強力に開発されている。我が国でも、さらに新しい治療法を追及する姿勢が望まれる。

(中村重信)

●文　献

1) 中村重信, 岡本幸市, 加藤丈夫, ほか：痴呆疾患治療ガイドライン. 臨床神経 42：781-790, 2002.
2) 中村重信(編)：痴呆疾患の治療ガイドライン. ワールドプランニング, 東京, 2003.
3) Wimo A, Winblad B, Engedal K, et al：An economic evaluation of donepezil in mild to moderate Alzheimer's disease ; results of a 1-year, double-blind, randomized trial. Dement Geriatr Cogn Disord 15：44-54, 2003.
4) Clegg A, Bryant J, Nicholson T, et al：Clinical and cost-effectiveness of donepezil, rivastigmine, and galantamine for Alzheimer's disease ; A systematic review. Int J Technol Assess Health Care 18：497-507, 2002.
5) Woodruff-Pak DS, Vogel RW 3rd, Wenk GL：Galantamine ; effect on nicotinic receptor binding, acetylcholinesterase inhibition, and learning. Proc Natl Acad Sci USA 98：2089-2094, 2001.
6) Olazaran J, Garcia G：Galantamine ; a novel cholinergic agent for Alzheimer's disease. Neurologia 17：429-436, 2002.
7) Robert P：Understanding and managing behavioural symptoms in Alzheimer's disease and related dementias ; focus on rivastigmine. Curr Med Res Opin 18：156-171, 2002.
8) Kihara T, Shimohama S, Sawada H, et al：Alpha 7 nicotinic receptor transduces signals to phosphatidylinositol 3-kinase to block A beta-amyloid-induced neurotoxicity. J Biol Chem 276：13541-13546, 2001.

9) Brown D, Chisholm JA, Owens J, et al : Acetylcholine muscarinic receptors and response to anti-cholinesterase therapy in patients with Alzheimer's disease. Eur J Nucl Med Mol Imaging 30 : 296-300, 2003.
10) Sano M, Ernesto C, Thomas RG, et al : A controlled trial of selegiline, alpha-tocopherol, or both as treatment for Alzheimer's disease ; The Alzheimer's Disease Cooperative Study. N Engl J Med 336 : 1216-1222, 1997.
11) Schneider L, Olin JT, Pawluczyk S : A double-blind crossover pilot study of l-deprenyl(Selegiline)combined with cholinesterase inhibitor in Alzheimer's disease. Am J Psychiatry 150 : 321-323, 1993.
12) Petit A, Bihel F, daCosta CA, et al : New protease inhibitors prevent γ-secteratase-mediated production of Aβ 40/42 without affecting Notch cleavage. Nature Cell Biol 3 : 507-511, 2001.
13) Weggen S, Eriksen JL, Das P, et al : A subset of NSAIDs lower amyloidogenic Aβ independently of cyclooxygenase. Nature 414 : 212-216, 2001.
14) Walsh DM, Klyubin I, Fadeeva JV, et al : Naturally secreted oligomers of amyloid beta protein potently inhibit hippocampal long-term potentiation *in vivo*. Nature 416 : 535-539, 2002.
15) Iwata N, Tsubuki S, Takaki Y, et al : Metabolic regulation of brain Aβ by neprilysin. Science 292 : 1550-1552, 2001.
16) Schenk D, Barbour R, Dunn W, et al : Immunization with amyloid-beta attenuates Alzheimer-disease-like pathology in the PDAPP mouse. Nature 400 : 173-177, 1999.
17) Janus C, Pearson J, McLaurin J, et al : A beta peptide immunization reduces behavioural impairment and plaques in a model of Alzheimer's disease. Nature 408 : 979-982, 2000.
18) Morris MC, Evans DA, Bienias JL, et al : Dietary intake of antioxidant nutrients and the risk of incident Alzheimer disease in a biracial community study. JAMA 287 : 3230-3237, 2002.

ALZHEIMER'S DISEASE
CHAPTER

7

アルツハイマー病のケアと社会的対応

1 | アルツハイマー病診療の現場から —医師の視点から

はじめに 高齢化社会に突入した現在、今後ますます増加してくるといわれる痴呆患者とその介護者を地域で支えるために、2000年4月から開始された介護保険制度のもとで、介護老人福祉施設、介護老人保健施設、短期入所(ショートステイ)、通所介護(デイサービス)、通所リハビリテーション(デイケア)、訪問介護(ホームヘルプサービス)などの供給量の増加、宅老所・痴呆対応型共同生活介護(グループホーム)の新設など、多くの介護サービスの基盤整備が加速され、ケアマネジャーが作成するケアプランによって、これらの介護サービスの有効的かつ効率的な連携が図られようとしている。

ところが、在宅介護を支援するために導入された介護保険開始後、痴呆患者の在宅生活が必ずしも継続しやすくなったわけではない。その理由の1つとして、痴呆ケアシステムの中での医療の位置づけが不明確なことが挙げられる。

本稿では、1990年5月に県立病院に開設された「物忘れチェック外来」とその地域版として1999年4月に開設された「物忘れクリニック」[1)2)]での診療経験から、痴呆患者における医療の役割について考えてみたい。

1・痴呆患者に対して医療は何ができるか？[3)]

医療が痴呆患者に対して十分にその役割を果たせていない理由は、従来、医療が「治癒」を目的としてきたため、痴呆のように原因不明で慢性進行性で治療法のない疾患に対する「ケア」を支えるための方法論が確立されていなかったことと、高齢者の身体的・心理的・社会的特性に考慮し、生活機能の維持を重視した高齢者医療の方法論が確立されていなかったことによる。そのため、痴呆患者や介護者が安心して診療を受けられる診察室や病棟といったハード面でも、治療やリハビリテーション(以下:リハビリ)の方法といったソフト面でも、保健・介護サービスや家族会との連携といったシステム面でも立ち遅れていたのである。

では、アルツハイマー型痴呆患者などに対する治療的なアプローチとは何であろうか？ ここで、急性期の病院リハビリの後、片麻痺を残して退院した高齢の脳血管障害患者のことを考えてみよう。自力歩行が可能になって自宅に帰ったが、そのうち風呂場で転んで腰を痛めて歩けなくなってしまった。ところが、近くの保健センターの理学療法士(PT)がこう言って元気づけてくれた。「麻痺を完全に治すことはできないとしても、意欲さえあれば、本来の歩行能力を取り戻せます。そして、仲間と一緒に定期的にリハビリをして、その能力をできるだけ維持しましょう。住宅を改造して、杖や車椅子を持つこともあなたの能力を補うために役に立ちます。加齢とともに歩行能力

表 1. 急性期医療と慢性期医療

急性期医療	慢性期医療
急性疾患	慢性疾患
診断、(狭義の)治療	診断、(広義の)治療
高度先進医療(救急医療、遺伝子治療、臓器移植)	利用者ニーズにかなう医療(新しい医療サービス)
医師主導型	多職種連携型
医療完結型	他分野連携型

が低下することがあっても、リハビリの仲間の中に入って社会参加することで、生きる意欲が保てるでしょう。そこで、かかりつけ医や私が、あなたの歩行能力だけでなく、内臓機能・心理状態・家族関係・住宅環境などを、時々総合的に評価します。糖尿病などの身体の病気の治療も大切ですね。救急に対応できる体制はありますから安心してください」。

この高齢の脳血管障害後遺症患者は「定期的な総合評価と、機能維持のためのリハビリ」を受けることによって歩行機能の維持に努めながら住宅改造や福祉機器を利用し、加齢による歩行機能低下があったとしても、リハビリに参加することで生きる意欲を保てるのである。そこで、先ほどのPTの発言の「麻痺」を「痴呆」に、「歩行能力」を「精神機能」にそれぞれ置き換えてほしい。痴呆患者に対する総合的な視点をもって行う「定期的な総合評価、機能維持のためのリハビリ、身体疾患の治療、社会参加、生きる意欲の獲得」と「救急体制」は、まさしく痴呆患者が、診断後に必要としている治療的なアプローチにほかならない。そして、この「患者支援」に「介護者支援」と「地域連携」を加えたものが、長期に続く「ケアを支える医療」なのである。

また、痴呆のような慢性進行性の疾患に対する「ケアを支える医療」を行うためには、急性期疾患を対象とした従来の「医師主導型」の医療ではなく、医師、看護師、心理職、医療ソーシャルワーカー、PT、作業療法士、言語聴覚士、栄養士などのさまざまな職種がそれぞれの医療サービスをもち寄る「多職種連携型」の医療が必要である。また、急性期疾患の場合と異なり、治療が病院や診療所の中だけで完結する「医療完結型」の医療とはならず、ショートステイ、ホームヘルパー、デイサービスなど在宅ケアを維持するための介護サービスや、訪問看護ステーションの訪問看護などと緊密な協力体制をとる「他分野連携型」の医療でなければならない(表1)。

2・かかりつけ医の役割[4]

1 診断

(1) かかりつけ医は痴呆早期発見・早期対応の窓口である[5]

物忘れ患者やその家族が最初に相談する医療機関は通常は通い慣れたかかりつけ医である。ところが、これまでかかりつけ医は、診察室での会話が普通にできるからといって、かなり進行した痴呆患者に対しても「物忘れは年のせい」と判断してしまうことが多かった。同様に、地域で老人検診、保健相談をしている保健師が痴呆の可能性のある高齢者をみつけたときに困るのがかかりつけ医の対応である。筆者のクリニックに保健師から紹介されてくる中等度の痴呆患者ですら、地域のかかりつけ医には痴呆ではないと診断されていた場合が少なくない。そして、信頼しているかかりつけ医に痴呆である可能性を否定されると、その後長期間専門医の診断を受けることがなくなり、

早期診断・早期対応の機会を逃してしまうことになる。かかりつけ医は、痴呆症状についての基本的理解を深め、患者本人、家族、保健師などに痴呆であることの心配を相談された場合、自らの判断だけで痴呆である可能性を否定しないで、専門医に紹介するべきである。

(2) かかりつけ医が痴呆患者を見逃さないためのコツ

かかりつけ医が痴呆症状を見逃さないようにしなければならないのは、①通院患者の受診行動の変化に気づいた場合、②家族が生活上の異変を訴えてきた場合、③本人が物忘れの悩みを訴えてきた場合、が考えられる。

痴呆症状は、生活障害として顕在化するものであり、かかりつけ医が生活の場ではない診察室の中での通常の会話だけを手がかりに痴呆症状に気づくのは本来困難なことである。なぜなら、そのような社会的な場面では痴呆患者に残存する機能(表2)によって痴呆症状が「ごまかされてしまう」からである。例えばある程度病状が進行した痴呆患者でも昔の仕事のことを懐かしそうにしゃべったり(長期記憶の残存)、大工仕事が上手にできる(手続記憶の残存)ことを笑いながら(感情反応の残存)自慢したり、「元気ですか」という問いに、「気を遣ってもらってありがとう。先生もお体大切に」と普通どおりの挨拶(社会性の残存)ができるため、かかりつけ医は何ら違和感なく診療を終えることができる。しかし、診療の最中に短期記憶や見当識を意識的に試す質問をすると異常が明らかになる。本人の同意が得られ、時間的な余裕があればHDS-RやMMSEなどを施行する。

診療所で痴呆症状をみつける最も有効な手段は、痴呆患者の受診パターンや窓口対応での異常行動を見逃さないことである。「受診日を間違える頻度が増えた」「薬を紛失したといって何度も処方箋を求めに来る」「以前と違って生活指導がまったく守れない」「小銭を使えず大きな金額の札ばかりを使う」「身繕いができなくなった」「できていた他人への気遣いができなくなった」など、看護師や医療事務員が受診行動上「その人らしさ」がなくなってきたことに気づければ診断の大きな手がかりになる(表3)。

痴呆様の症状を示す患者では抑うつ状態とせん妄の鑑別診断が重要である。高齢者の抑うつ患者は、身体的な愁訴のために、まず一般臨床医を受診することが多い。そこで、痴呆様症状を示す患者の鑑別診断の際に、抑うつ状態である可能性を必ず思い浮かべることが必要である。高齢者の抑うつ患者は、場合によっては非定型的な症状を示すことがある。すなわち、会話や活動の制止が少

表 2. 痴呆で残存する機能
(診察室で痴呆に気づけない理由)

1. 長期記憶
2. 手続記憶
3. 感情反応
4. 運動機能
5. 社会性

表 3. 日常診療で痴呆に気づくために

1. 受診時の行動変化のチェック
   (以前の状態と違うかどうかがチェックポイント)
   繰り返される予約忘れ、頻回な受診
   服薬管理ができない、生活指導が守れない
   支払窓口で小銭が使えない
   身繕いの変化など
2. 診察室での質問
   住所、年齢、つき添いの人物、同居家族、受診手段、体調、受診目的、エピソードの確認(食事、前回受診日など)、日付、曜日など

なく、緩慢にもならず、不安・焦燥感が強いにもかかわらず外見上ははっきりせず、心気的訴え（身体についての不定愁訴）が多くなり、妄想傾向が強い。例えば、会話の中に「生きていても仕方がない」「迷惑ばかりかけている」などの悲観的な言葉を頻回に繰り返すわりには、表面上はニコニコと笑顔をみせ、会話量も多いため、抑うつ状態であることに気づかれないことがある。また、不安・焦燥感が強い場合でも、外見上は落ち着いてみえ、質問して初めて「何かイライラするのですよ」と焦燥感が明らかになることもある。また、「頭がもやもやする・手が痺れる・口の中が臭い・お腹が張る」など、四六時中心気的な症状を訴え、毎日のように近くの診療所への受診を繰り返すことがある。そこで、鑑別が困難な場合は、高齢患者の診療経験が豊富な精神科医に紹介することが重要である。抑うつ状態の可能性に思い至らず、医療のかかわりが中断してしまうと、高齢者の身体的予備能力の低さから、食欲不振による栄養状態の悪化や免疫機能の低下によって、重篤な身体状況に陥り、一般診療科の外来を再度受診するのは、生命の危機に陥ったときとなる場合もある。

　せん妄は、高齢者によくみられる意識障害で、注意力・集中力・持続力が障害され、見当識障害・記憶障害・理解力障害・思考のまとまりのなさなどが出現ないし増悪する。せん妄は症状の易変動性が特徴で、数時間の周期（午前と午後で症状が異なる）から数分間の周期（話しているうちにボーっとしてきたが、名前を呼ぶと普通に会話できる）とさまざまである。また、痴呆が抽象概念の理解などの高次な認知機能障害があっても日常会話は十分可能であるのに比べて、せん妄状態のときは、挨拶すらできなくなってしまう。せん妄は、早目に対応することによって改善可能な状態なので、比較的急激に発症ないし悪化した"痴呆様症状"の高齢者に対しては、せん妄である可能性を疑い、早急に精神科医ないし神経内科医に紹介するべきである。

2 治療

　かかりつけ医は、長期にわたるケアの間に起こる身体合併症の治療を担当するが、場合によっては精神症状の治療を行うことも必要になる。

(1) 身体合併症の治療

　便秘、下痢、膀胱炎などの通常ならあまり問題にならない身体合併症がせん妄などの問題行動を悪化させることがある。ところが、痴呆患者の場合、体調の悪さを訴えられず、「単に痴呆が進行しただけ」とみなされていることも少なくない。痴呆症状が理由もなく急激に悪化したときには、「感染症、脱水、便秘」などを疑って精査・治療するべきである。脱水が原因であれば、輸液のみで、見違えるほど精神症状が落ち着くこともある。外来治療可能な身体合併症の治療はかかりつけ医が担当するべきである。

> ●症例1（78歳、女性）
> 　アルツハイマー型老年痴呆患者に、特養でのショートステイ利用後、自宅であることがわからない、夫の顔がわからないなどの痴呆症状の悪化と食思不振が出現した。往診で脱水と判断し、自宅での点滴を続けたところ、2日後に痴呆症状と体調の改善をみた。福祉施設でのショートステイ中に体調を悪化させ、その結果痴呆症状を増悪させることがある。水分摂取が

不十分で脱水になったり、排便の確認が確実ではなく便秘が続いたりすることが痴呆症状悪化の原因であることが多い。

● **症例2(86歳、女性)**

アルツハイマー型老年痴呆でデイケア参加中であったが、突然、塞ぎ込むようになり、食欲も低下した。訪問したケアマネジャーに対して「尿が漏れた」ことを訴えたため、かかりつけ医が泌尿器科診療所に紹介したところ、トイレに行くまでに漏れてしまう機能性尿失禁と診断された。早目にトイレに行くように指導を受け、膀胱の刺激を軽減するような薬物を一時的に服用したところ尿失禁は消失した。日常生活がほとんど自立している痴呆患者に尿失禁が出現した場合、まず泌尿器科的な異常を考えなければならない。

(2) 精神症状の治療

少量のチアプリド、ハロペリドール、リスペリドンなどを投与する。

3 訪問診療

(1) 往診

かかりつけ医の役割として重要なのは、さまざまな理由で受診が困難な痴呆患者への往診である。具体的には、独居や高齢者の2人暮らしなどで通院困難な症例、多忙な介護のため家族のつき添いが困難な症例、痴呆症状の悪化やADLの低下により受診が困難な症例などである(表4)。訪問看護師、ホームヘルパー、ケアマネジャーなどとの情報交換が必要なのはいうまでもない。また、在宅ターミナルケアでの役割も増えてくることが予想される。

● **症例3(60歳、男性)**

4ヵ月前から性格変化が起こり些細なことにも怒りっぽくなった。2ヵ月前から、入浴を嫌がり、身だしなみにも気を遣わなくなっていたが、突然、炊飯器の湯気を見て火事であると騒いだり、誰かが家の中にいるなどの幻覚が出現したため、家族の依頼でかかりつけ医が往診を行った。往診時、見当識障害や記銘力障害は軽度であったが、多弁・多動で絶えず歩き回り、まとまりのある行動はとれなかった。向精神薬の使用で精神活動はやや落ち着いたが、被毒妄想による拒食が強くなったため精神科入院となった。入院後の精査で神経梅毒と診断され駆梅療法が行われた。数ヵ月間で進行した人格変化の後、急性に発症したせん妄状態であったが、受診を拒否していたため、往診を行う以外に診断の方法はなかった。

表 4. 藤本クリニック往診患者

往診	46 名
身体症状	4 名
受診困難	42 名
1人暮らし	9 名
夫婦2人暮らし	17 名
受診拒否	16 名

＊平成11年4月〜平成12年7月

表 5. 藤本クリニック訪問看護

アクティビティ	11 名
デイケアへの導入	11 名
介護者援助	11 名
服薬管理	5 名

＊平成11年4月〜平成12年7月

表 6. 若年痴呆デイケア参加患者

50歳〜54歳	3名
55歳〜60歳	3名
61歳〜65歳	6名
66歳〜69歳	11名

＊平成11年4月〜平成12年7月
　23名（男11名、女12名）
　平均年齢63.1歳（50〜69歳）
＊いずれも発症時期は65歳未満、滋賀県12名、京都府7名、兵庫県3名、岡山県1名。

(2) 訪問看護

　デイサービスやデイケアへの参加に拒否的な症例では、訪問系のサービスを利用することになる。その場合、訪問介護か訪問看護のどちらかを選ぶことになるが、我々のクリニックでは、短期間の訪問看護によって、対人交流能力の改善、アクティビティ活動、家族との人間関係障害の調整を行い、福祉サイドと連携をとりながらデイサービスやデイケアへ誘導することができた(表5)。今後、痴呆患者の在宅サービスの中での訪問看護の重要性が増すと考えられる。

4 デイサービス・デイケア

　介護保険開始後、デイサービスやデイケアを行う診療所が増えている。発症初期の軽度痴呆患者と若年痴呆患者は入浴サービスなども必要はなく、福祉系よりも医療系の通所サービスを利用する方が抵抗感が少ないようである(表6)。

5 介護者支援

　介護者の身体的・心理的安定は、痴呆患者の心理的な安定につながり、いわゆる問題行動の軽減に結びつく。介護者の支援としてかかりつけ医ができることは、①痴呆症状の訴えを「年のせい」にして無視しないこと、②痴呆だから仕方がないと言わないこと、③介護者に起こった不眠や抑うつ症状の治療を行うこと、④何よりも介護の負担を抱えていることを認識すること、などである。介護者が被害妄想の対象になったことを「嫁姑の関係」に結びつけたり、痴呆患者が療養上の指示を守れないことを怒ったりなど、介護者の負担を増やすような間違った対応を行ってはならない。

［ 3・物忘れ外来の役割[2) ］

1 物忘れ外来の目的とは何か？

　自覚的な物忘れに悩む患者、生理的な記憶力減退か軽度痴呆かの鑑別が困難なくらいの患者、年齢の若い患者が受診しやすいように、物忘れ専門外来の名称は「物忘れ外来」「物忘れクリニック」などにするべきである。我々の「物忘れクリニック」へは現役の企業経営者や大学教授、最年少22歳の受診者などが物忘れを主訴に受診している(表7)。

表 7. 藤本クリニック物忘れ患者内訳

アルツハイマー型痴呆	483名
血管性痴呆	14名
抑うつ病	13名
異常なし	9名
ピック病	1名
合計	520名

＊平成11年4月〜平成12年7月

　物忘れ外来の役割は診断することにあるが、決して痴呆患者をみつけるための外来ではない。あくまでも物忘れに悩む患者の訴えを改善するための外来であり、診断の結果、物忘れの原因がうつ病や職場への不適応などに

あることが判明した場合、患者の背景にある疾患や状況を治療ないし改善させて、物忘れの訴えを改善させなければならない。また、痴呆患者への診断後の役割は、「身体合併症や精神症状の治療」「介護者への援助」「ケアマネジャーやケアスタッフとの連携」である。

2 診断

初診時から 3〜4 回の受診の間に、①〜④の手順を行う。また、診断がついている場合や長期に経過を観察する際に、定期的に③と④を繰り返す。

①痴呆かどうか？ ②痴呆の原因疾患は何か？ ③痴呆症状の総合評価 ④介護者の総合評価

(1) 痴呆かどうか？

●a．問診

診察の場面では明らかにならないような軽度な痴呆症状も、日常生活の中ではさまざまな生活障害として顕在化するため、生活の様子を詳しく聞き取ることが必要である。その際、介護者が患者に遠慮することなく情報提供ができるように、患者本人とは別に面談の機会をつくる。

問診は、介護者に自由に口述させるほか、症状の聞き落としを防ぎ、経過を経時的に追跡できるように、「Ｎ式老年者日常生活動作能力評価尺度（N-ADL）[6]」「Ｎ式老年者用精神状態尺度（NM スケール）[6]」「Functional Assessment Staging（FAST）[7]」などの観察式スケールの中から、使い慣れたものを利用する。

●b．認知機能の評価

認知機能の低下を客観的に証明するために、比較的短時間で施行できる改訂長谷川式簡易知能評価スケール（HDS-R）[8]や Mini-Mental State Examination（MMSE）[9]などがよく用いられる。習熟すれば、看護師が施行可能である。

(2) 痴呆の原因疾患は何か？

まず治療可能な疾患、すなわち、うつ病などのように痴呆のようにみえるが痴呆でない疾患（仮性痴呆）や慢性硬膜下血腫、脳腫瘍などの多くの treatable dementia を見落さないために、診察初期に必ず CT ないし MRI を施行すべきである。また、変性型痴呆の場合でも、アルツハイマー型痴呆、脳血管性痴呆、レビー小体病、前頭側頭型痴呆などでは、それぞれケアの仕方や予後が異なるので、正確な鑑別診断を行い、予想される症状を介護者に指導しておくことが重要である。

(3) 痴呆症状の総合評価

痴呆は、認知機能、心理状態に考慮し、問題行動に上手に対応できれば、痴呆症状の進行を遅らせたり、一時的に症状を落ち着かせることが可能である。痴呆患者の認知機能、身体機能、心理状態、ADL、問題行動の総合的な把握は、物忘れ外来の重要な役割である。

●a．認知機能

長期間の痴呆ケアの間に出現するいわゆる問題行動の原因が、痴呆そのものの進行に基づくもの

か、一時的な修飾因子によるものかを区別するためにも、認知機能を定期的に評価することが重要である。

●b．身体機能

運動能力だけでなく、視力、聴力、味覚などの感覚器についての評価が必要である。被害妄想の原因が、難聴のため、嫁と隣家の主婦との立ち話を悪口と勘違いしたためであったりする。また、痴呆症状を悪化させる感染症や脱水などの合併症の早期発見には、定期的な血液データのチェックが役立つ。

●c．心理状態

専門職がゆっくりと面談することによって、微妙に変化する痴呆患者の心理を把握するが、必要な場合には介護者に伝え介護の参考にすることもある。

●d．ADL

移動能力、生活範囲、衣服の着脱、入浴、身だしなみ、食事などといった全般的なADLはN-ADLなどを用いて、電話の使い方、買い物、洗濯、金銭管理など道具を使う生活能力は、instrumental activities of daily living(iADL)[10]などのスケールを用いて評価する。

●e．問題行動

最も介護の負担となる徘徊、妄想といった周辺症状の有無を経時的に追跡する。介護保険におけるかかりつけ医の意見書にも、問題行動の有無のチェック項目がある。

(4) 介護者の総合評価

介護者の人数と健康状態、発病前の患者との人間関係、介護意欲、心理状態などを調べておく。介護者のストレスの原因(ストレッサー)は、「量的過剰負荷(介護の量が多い)」「質的過剰負荷(介護のやり方がわからない)」「対人的負荷」に分類され、介護量が多い介護者には、介護サービスの利用を増やし、介護のやり方がわからない介護者には、専門職や介護経験者から介護のアドバイスを行う。また、「誰も私の苦労をわかってくれない」と「対人的負荷」が多い人には、その人の介護を肯定・評価することで、介護負担を減らすことができる[11,12]。

3 治療

(1) 仮性痴呆や treatable dementia の治療

うつ病やせん妄などの仮性痴呆では抗うつ剤や向精神薬の投与が行われる。また、treatable dementia に対しては、外科的手術(脳腫瘍、慢性硬膜下血腫)や甲状腺機能低下症の治療など、それぞれの原因疾患に対する治療が行われる。

●症例4(52歳、女性)

2年前に夫が事業を拡大した頃から、頭が重くイライラし、何をするのも億劫になり、物忘れを自覚するようになったため、近くのかかりつけ医から当クリニックに紹介となった。初診時、抑うつ気分、不安、焦燥感が強く、MMSEは25点、Zung抑うつスケールは52点(うつ水準)であった。面談を重ねた結果、夫の事業拡大に協力してきたのに評価されず、苦労が

報われないと悲嘆していた。抗不安薬、抗うつ剤を投与し、夫との話し合いを促したところ、抑うつ気分は改善し、物忘れの自覚も消失した。

症例5（45歳、女性）

1年前に転居した頃から物忘れの自覚が強くなったため、当院受診となった。身体的、神経学的には異常がなく、時間に関する軽度の見当識障害、記銘力障害が認められた。CTスキャンでは、右基底核に脳梗塞が認められ、MMSEは20点であった。脳血管撮影を行ったところ両側内頸動脈閉塞が認められ、もやもや病と診断された。そこで、脳神経外科で両側浅側頭動脈—中大脳動脈吻合術を受けたが、術後のMMSEは27点と著明な改善を認め、自覚的な物忘れは消失した。

（2）中枢神経変性痴呆や血管性痴呆などの治療

a．薬物治療

アルツハイマー型痴呆に対するドネペジルの投与は一時的に見当識、会話能力、家族や介護者との協調性、仕事や社会的活動・役割に改善が認められる[13)14)]。

抑うつ状態とせん妄は、痴呆との鑑別が問題になる代表的なものだが、両者ともに痴呆患者に合併することがあるため治療の対象となる。特に、軽症痴呆患者は、自らの精神機能低下に対する不安感から、将来を悲観し、社会的な交流を避けるようになり、程度の差こそあれ、ほとんど例外なく抑うつ症状に陥る。このような症例の治療には、支持療法的に個人面接を行ったり、集団精神療法の場としてデイサービスやデイケアへの参加を勧める。

また、中等度以上の痴呆患者に起こった抑うつ状態のうち、不安や焦燥感が強い場合は、介護者に非常に依存的になったり（例：どこへ行くにも介護者の側を離れない）、衝動的な行動をとったり（例：入院中に突然タクシーに乗って帰宅した）と、介護者の介護負担が大きくなってしまうため、抗うつ剤の投与を考慮する。但し、抗コリン作用による知的機能の悪化の可能性があるため、抗コリン作用の少ないSSRIの投与を試みる。

せん妄によって起こる幻覚、妄想、興奮、暴力行為などの精神症状が痴呆患者の在宅ケアだけでなく施設ケアの継続を不可能にすることが多い。せん妄は適切なケアや薬物治療により、ある程度予防できたり改善し得る症状であるとされるが、病態に関する理解不足、ケアや治療技術の未熟さ、何よりも福祉と医療の連携不足のために、せん妄の問題を実際以上に困難にしている。

せん妄は不適切なケアや環境といった心理的・社会的ストレスによってその発症が促進されるため、従来の大規模施設に比べて、より個別性に配慮したケアを行おうとしているグループホームの方が起こりにくいといわれる。ところが、適切なケアをすればすべてのせん妄が改善するわけではなく、さまざまな身体疾患の急性期、青壮年者では問題にならないような軽度の脱水、薬物などによって引き起こされることも多い。そこで、CTによる器質性脳疾患の検索、疑わしい薬物の中止、脱水や電解質異常の補正などの引き金因子の精査・治療などが必要である。しかし、直接原因を取り除き、適切なケアを心がけても改善しない精神症状が、少量の向精神薬の適切な投与で改善することがある。

----●症例6(85歳、女性)

　　敷地内の離れで1人暮らしであったが、夜間になると「通帳や印鑑を盗まれた。家の中に誰かがいる」と訴えて姪の家へ飛び込むようになった。往診時、自宅の中はゴミだらけで足の踏み場もなく、腐った食べ物が散乱していた。ハロペリドール(0.75 mg)を1錠投与したところ夜間せん妄は改善した。

●b．アクティビティ

　痴呆患者は社会との交流をなくし、家の中にひきこもり、何もしないで1日を過ごすために精神機能廃用症候群の状態にあり、残存機能すら発揮できずにいる。そこで、認知機能の悪化防止や活性化という動機づけの後に、デイサービスやデイケアの場で、園芸や編み物などの慣れ親しんだ作業の手順を覚えていたり(手続記憶の残存)、昔の思い出を楽しそうに話すことができること(長期記憶の残存)など、残存機能を利用しながら、主体性を尊重し、自己効力感(達成感)を促進できるようなプログラムを行う[15)-18)]。

　長時間で大人数のグループ活動へは参加しづらい軽症痴呆患者でも、小グループで短時間のグループ活動へは参加できる。筆者らは以前、外来通院中の軽症痴呆患者に対して、回想法を利用した「軽症痴呆リハビリ」を、約2時間、1ヵ月2回の頻度で、6ヵ月間施行したが、46名の分析によると、MMSEや精神機能の評価尺度である Mental Function Impairment Scale(MENFIS)の下位項目のうち、「自発性の障害」「興味・関心の障害」「気力の障害」などの点数に改善の傾向が認められた。小グループ、短時間のグループ活動は、病院での外来リハビリなどの場で行う[19)20)]。

●c．支持療法[21)]

　痴呆患者にはできるだけ早期から周囲の環境を痴呆患者に合わせることで再適応に導こうとする支持療法的なアプローチが必要である。この支持療法には、患者の不安を鎮め、患者が自ら自信を取り戻すように支える「元気づけ」と、患者が適応障害を起こしているとき、その原因のうち、外的な環境要因を調整してその負担を軽減し、適応の改善を図る「環境の調整」とがある。役割のなかった痴呆患者が、幼稚園への送迎を依頼されて意欲が取り戻せたとき、孫に将棋を教えてくれと頼まれたことを喜んでいるとき、家族からの頻回の電話で独居の不安感が軽減したとき、同じことを何度尋ねても拒否されなくなり安心したとき等々、そこでは、痴呆患者に対する「元気づけ」と「環境の調整」が行われているのである。

----●症例7(50歳、女性)

　　1996年末頃、仕事上大きなミスを繰り返すようになったため、気分が落ち込むことが多かった。この頃より、得意だった料理をうまくつくれなくなった。1997年頃から同じ物を何度も買ってくるようになり、1998年春頃、嫁いでいる娘に夫が物忘れのひどさを訴えるようになった。受診時MMSE 20点とごく軽度の見当識障害、記銘力障害が認められた。診断の結果、アルツハイマー病と診断された。診察時は決して自らの記銘力低下を認めようとせず、仕事もできていると主張していたが、外来スタッフが支持療法的にかかわることで、苦悩する心情を徐々に吐露し、介護サービスを積極的に受けるようになった。

> ● 50歳、女性の言葉(原文のまま記載、プライバシー保護のため一部修正)
> 「私は今迄現在のじょうきょうになったのが考えられなくすごく残念で毎日泣きますが主人共色々力になって今回もここまできて御世話になってなんとか、前の私に戻りたいと思ってます。」
> 「○○より守山へ2人で検査にきました。よき薬が出来早く治療出来る日を祈ります。」

(3) 告知を行う

多くの痴呆患者は自らの症状についての何らかの認識をもっているため、診断後に医師が病状についてまったくごまかしてしまうことは決して患者の不安感を軽減しない。特に、発症早期に痴呆と診断したときには、前述したようにさまざまな治療的なアプローチがあること、成年後見制度の利用、将来のグループホームの選択などについて自己決定できることなどから、痴呆患者と介護者両者の生活や心理状態を十分に支えることができれば、告知を行うことが必要となってくる。「何が起こっているのかわからないまま、自分だけが情報からはじき出されて、腫れものにでも触るように扱われて、家族からも孤立して暮らす」よりも、「家族やケアスタッフに支えられながらあるがままに暮らす」方が、より人間らしい生活である。病名告知が難しい場合でも、痴呆患者とその介護者に認知機能検査の結果などを伝え、「将来病状が悪化する可能性がある」ため、その防止のために「薬物治療を行うこと」「デイサービスなどに参加すること」「支持療法的にいつでも相談に乗り、協力しようとする仲間がいること」「体調を維持することが大切であること」などを伝える。専門職(特に、今まであまりかかわりをもっていなかった医療職)が、病気と闘う意思表明をすることが何より患者や家族の支えとなる。

4・痴呆患者の入院診療について

1 一般病院

(1) せん妄、抑うつ状態に対する診断・治療・看護技術を高めること

高齢者が多い痴呆患者は、骨折・感染・悪性疾患・動脈硬化性疾患などの身体合併症のために、救急病棟を含めたほとんどの診療科で治療を受ける可能性がある。そして、やっかいなことに、初めから痴呆症状があることがわかっている症例ばかりではなく、家族のみならず、医療スタッフですら痴呆患者であることに気づいていない場合がある。実際、「食事指導をなかなか覚えられない」糖尿病患者、「安静の指示が守れない」大腿骨頸部骨折患者などが痴呆の合併に気づかれるのは、せん妄によってドレナージチューブを自己抜去したり、夜間に大声を上げたりと、診療行為が突然中断されるような事態が起こってからである。また、これら痴呆患者のみならず、認知機能が正常と思われる高齢者ですら、入院という環境の大きな変化の中で、脳血管障害などの急性疾患からの回復期、侵襲性の大きい手術や検査施行時などに、せん妄、抑うつ状態などを起こし、臨床上は痴呆患者と区別できない問題行動が出現することになる。高齢者に起こるこれらの精神機能障害

は、原疾患が何であれ、診療上必要な検査や手術前後の管理を困難にし、患者自身の不利益になるだけでなく、介護者や医療スタッフに負担を強いて治療の継続が困難になる。

そこで、一般病院が最優先で取り組まなくてはならないことは、それぞれが担当する身体疾患の診療をスムーズに行うために、高齢者のせん妄や抑うつ状態を早期に発見する診断技術とその症状を適切にコントロールする治療・看護技術を磨いておくとともに、それらの出現を未然に防ぐための方法（専門家に相談するタイミングも含めて）を熟知しておくことである。

さらに、痴呆患者が落ち着いて治療を受けられるように、外来・病棟・病室などの雰囲気を和らげる工夫など、アメニティーに対する考慮が必要である。入院中の痴呆患者が夜間覚醒した際に、見当識障害のためどこにいるかわからず不穏状態が続き、その解決が家族の姿を見ることにしかないとしたら、家族が快適に泊まり込めるように病室を改造して患者を安心させ、薬物での鎮静を控える方が、せん妄の治療としては望ましい。

(2) 地域との連携を行うこと

適切な治療によってせん妄、抑うつ状態が予防ないし治療できたとしても、長期入院することで廃用症候群が起こり精神機能はさらに低下していく。したがって、痴呆患者の精神機能の維持のためには、身体疾患や精神症状の治療後は速やかに「生活の場」に戻さなければならない。しかし、十分な介護体制が整っていない場合は、半ば強制的な退院によって悲惨な在宅ケアの中へ戻っていくか、社会的入院として入院が継続されるかのどちらかとなる。

痴呆患者では服薬や食事療法などの自己管理はもとより、家族による管理すら困難なことがあり、糖尿病、心不全など長期間の生活管理が必要な疾患の治療には、かかりつけ医、訪問看護師など地域の医療職との連携が不可欠である。また、病状急変時の対応を、病院と診療所の主治医間であらかじめ役割分担しておくと患者と介護者は安心して在宅ケアへ戻りやすくなる。

2 老人性痴呆疾患治療病棟

適切な環境整備やケアの提供の努力にもかかわらず、幻覚・妄想・暴力行為などの症状が改善しない場合に、向精神薬の投与や痴呆疾患治療病棟への入院によって改善することがある。グループホーム入所中に改善しなかったせん妄が、老人性痴呆疾患治療病棟での少量の向精神薬の投与や薬物投与をしないで病棟の医師や看護スタッフの「ケア」の取り組みのみで改善することがある[22]。可能な限り治療のタイミングを外さないために福祉施設との連携が重要である。

5・痴呆患者の在宅医療における課題

1 かかりつけ医と専門医との連携[4)23)]

かかりつけ医が痴呆患者の在宅医療を担う場合、痴呆の診断や難治性の精神症状の治療のために紹介できる専門医を確保しておく必要がある。一方、専門医への受診をどうしても拒否する痴呆患

者では、日頃通院しているかかりつけ医の指示でCTや血液生化学的検査などを行い専門医と相談する。

2 かかりつけ医と一般病院との連携

　痴呆患者に入院治療が必要となるのは、脳血管障害や虚血性心疾患などの急性期、手術適応のある悪性腫瘍、重症の肺炎、脱水、腸閉塞など一時的に濃厚な治療が必要な疾患である。しかし、痴呆患者の入院治療時に避け難く起こるせん妄のために十分な治療が行われなかったり、物理的ないし薬物拘束が続けられることがある。そこで、急性期治療が終了した段階で、その後の輸液や創処置などをかかりつけ医が受けもつことによって、入院期間をできるだけ短くする。

3 かかりつけ医と福祉との連携[24]

　痴呆患者は複数の介護サービスを利用することが多いので、診療情報はケアマネジャーを通じて各サービス事業所に提供する。しかし、ケアマネジャーは、必ずしも看護師であるとは限らないので、治療薬の種類・投与方法などをわかりやすく伝える配慮が必要である。また、痴呆患者への投薬は必要最小限にとどめ、投与方法もできるだけ簡単にする。デイサービスでの入浴時の血圧上昇時の指示も伝えておかないと、許容範囲の血圧上昇であっても、デイサービスからすぐに帰宅させられてしまうことになる。

　新しい痴呆ケアを行う場として新設されたグループホームでは、今後痴呆症状の重度化だけでなく、身体疾患の発症やその悪化、運動機能の低下などのため、医療ニーズが大きくなることが予想されることから、かかりつけ医の役割が非常に重要となるであろう。

　医療と福祉という、従来は交流することが少なかった分野の連携は難しいため、医師会の例会などに保健師やケアマネジャーなどに出席してもらって、顔の見える相互交流を図ることが重要である。そうすることで、ケアマネジャーが診療中に突然問い合わせの電話をかけたり、約束なしに訪問することはなくなるであろう。

　ケアカンファレンスにかかりつけ医が出席できるようにするには、かかりつけ医の診療時間外に、かかりつけ医の近くの場所で、要点の整理された短時間のカンファレンスを行わなければならない。

　せん妄の治療において、福祉職がもっている向精神薬や精神病院に対するぬぐい難い抵抗感のために、適切な薬物治療のタイミングを失ってしまうことも少なくない。適切なケアを心がけようとしている福祉職員とケアの現状に精通し向精神薬の適切な投与に熟練した医師が連携をとることがせん妄の治療で最も大事なことである。

おわりに　原因不明で治療法のない疾患は、痴呆だけではないにもかかわらず、痴呆に対する偏見や恐れがどの疾患にも増して強いのは、医療―特に医師―が「痴呆」に対して真正面から向き合ってこなかったからである。医師に求められていることは決して特別なことではなく、診断、身体合併症や精神症状の治療、在宅医療といった従来から行ってきた診療を、かかりつけ

医、専門医、一般病院や老人性痴呆治療病棟勤務医がそれぞれに役割分担し、緊密に連携をとりながら行うことである。しかし、痴呆ケアは医療だけでは完結しないが故に、医師は、介護者、ケアマネジャー、ケアスタッフとの連携を密にしながら、何よりも痴呆患者自身のニーズと向き合いながら、よりよい医療サービスを目指さなくてはならない。医師が「痴呆」に真正面から向き合うことで、痴呆患者や介護者、そしてケアスタッフを苦しめる事柄の多くは軽減できるはずである。

(藤本直規)

●文　献

1) 藤本直規：痴呆患者に対する治療とケア；介護者支援の視点を入れて．日本老年医学会雑誌 37：575-583, 2000.
2) 藤本直規："もの忘れ外来"の役割とは何か？；「もの忘れチェック外来」12 年の経験から．精神科治療学 17：335-342, 2002.
3) 藤本直規：疾病診断から「機能」をベースにした評価へ．精神面の高齢者総合評価，高齢者医療福祉の新しい方法論，医学書院，東京，pp 69-142, 1998.
4) 藤本直規：痴呆患者の在宅医療；かかりつけ医の視点から．Geriatric Medicine 41：1229-1234, 2003.
5) 藤本直規：地域における痴呆の早期発見・早期対応．日本痴呆ケア学会誌 2：204-215, 2003.
6) 小林敏子，播口史朗，西村　健，ほか：行動観察による痴呆患者の精神状態評価尺度(NM スケール)および日常生活動作能力評価尺度(N-ADL)の作成．臨床精神医学 17：1653-1668, 1988.
7) B Reisberg, et al：Functional Staging of dementia of the Alzheimertype. Ann NY Acad Scad Sci 435：481-483, 1984.
8) 加藤伸司，長谷川和夫，下垣　光，ほか：改訂長谷川式簡易知能評価スケール(HDS-R)の作成．老年精神医学雑誌 2：1339-1347, 1991.
9) 森　悦郎，三谷洋子，山鳥　重：神経疾患における日本語版 Mini-Mental State テストの有用性．神経心理学 1：2-10, 1985.
10) MP Lawton, EM Brody：Assessment of older people；Self-maintaining and instrumental activities of daily living. Gerontologist 9：179-186, 1969.
11) 新名理恵：痴呆患者の家族介護者のストレス評価．別冊総合ケア，介護の展開とその評価，村井　淳，塩　栄夫(編)，pp 33-38, 医歯薬出版，東京，1995.
12) 藤本直規：痴呆患者の介護とその評価の実際．別冊総合ケア，介護の展開とその評価，村井　淳，塩　栄夫(編)，pp 39-49, 医歯薬出版，東京，1995.
13) Homma A, et al：Clinical Efficiancy and Safety of Donepezil on Cognitive and Global Function in Patients with Alzheimer's Disease；A 24-Week, Multicenter, Double-Blind, Placebo, -Controlled Study in Japan. Dement Geriatr Cogn Disord 11：299-313, 2002.
14) 長谷川和夫，本間　昭，ほか：アルツハイマー型痴呆患者に対してドネペジルを使用した際の家族または介護者の印象評価；ドネペジルは患者と介護者のコミュニケーションの一助になるか？ Geriatric Medicine 41：733-743, 2003.
15) 藤本直規：痴呆の集団療法の種類と効果とは？．高齢者を知る事典　気づいてわかるケアの根拠，介護・医療・予防研究会(編)，pp 280-283, 厚生科学研究所，東京，2000.
16) 藤本直規，成田　実，奥村由美子：軽症痴呆のリハビリテーション．J Clin Rehabilitation 7：595-606, 1998.
17) 豊島区長崎地区における痴呆予防活動に関する研究．(財)東京都老人総合研究所，平成 12 年度研究報告書．
18) 矢冨直美：早期の痴呆あるいは前駆状態を対象とした介入プログラムのあり方．老年精神医学雑誌 14：20-25, 2003.
19) 奥村由美子，藤本直規，成田　実：軽度アルツハイマー型痴呆患者のためのリハビリテーション・プログラムの試み．老年精神医学 8(9)：951-963, 1997.
20) 藤本直規：痴呆患者の介護・リハビリテーションと介護保険；痴呆ケアシステムにおけるかかりつけ医の役割．老年期の痴呆；医療と介護の現況と発生機構研究の到達点．日本内科学雑誌　臨時増刊号：91, 152-157, 2002.
21) 大熊輝雄：小精神療法；医学心理学．現代臨床精神医学，改訂第 6 版，pp 64-65, 金原出版，東京，1995.
22) 松田桜子，内村直人，草刈美保子，ほか：痴呆性老人の精神症状・問題行動の治療．第 4 回日本痴呆ケア学会抄録集，p 142, 2003.
23) 藤本直規：かかりつけ医と専門医の連携システムについて．Gerontology 15：41-48, 2003.
24) 藤本直規：ホームドクターのための痴呆診断のコツ；保健・福祉関係者との連携のとり方．老年精神医学雑誌 13：48-57, 2002.

2 アルツハイマー病の人のケア

[1・病みつつ生きていく本人を支える「新しいケア」]

■1 利用者本位に尊厳を支える「新しいケア」への大変革

　アルツハイマー病の人への理解とケアは、国内外で時代とともに大きく変化してきており[1)-5)]、日本国内ではこの30年あまりの間に表1のような変遷をたどってきている。これまで、在宅や施設、病院、そしてグループホームなどで先駆者が取り組んできたケアの成果を基盤に、2003年6月、国全体として利用者本位に尊厳を支えるケアを目指す方針が明確に示された[5)](図1～3)。

　アルツハイマー病の人へのケアに取り組んでいく場合、ケアを必要としている本人をめぐって関係者(家族、親族、近隣、多様な保健・医療・福祉のケア関係者、行政関係者など)が、本人に関する理解とケア方針を共有していくことが、ケアの出発点である。理解や方針がずれていると、ケアの成果があがらず、それのみならず、関係者のズレが本人の状態の増悪と家族やケア従事者の混乱を増幅し合う特徴が、ストレスに弱いアルツハイマー病のケースの場合、顕著だからである。

　利用者本位に尊厳を支える「新しいケア」を、日常的に組織ぐるみで実践し始めている事業所や自治体が、国内各地で確実に増えてきている。一方、30年前段階と同じ、旧式の考え方や取り組み方のために、本人や家族、そして関係者が疲弊し合っている事態が少なくないのは深刻である。

　利用者本位を目指すケアは、日進月歩で進んでいる[5)]。日々の暮らしやケアに追われがちな目線

表 1. 痴呆ケアの進化の歴史

1970年代	ケアの失敗の時代→ケア者が侵害者にもなる ケアなきケア(理念や方法論が不在) 魔の3ロック(収容や身体拘束、薬や言葉で抑え込む)
1980年代	専門家本位のケアの模索の時代 さまざまなサービス、ケア方法、療法 誰の、何のためのケアサービスか？ 本人と家族がいきいきと幸せそうか？
1990年代	利用者本位の新しい痴呆ケアの挑戦 痴呆の人の権利重視、全人的なケアの実践の場としてグループホームが登場
2000年代	＜介護保険の導入＞ グループホームケアが特殊から地域での一般的ケアへ
2003年	高齢者介護研究会報告「2015年の高齢者介護のビジョン」 痴呆ケアが高齢者ケアの標準に

課題	○介護保険施行後みえてきた課題 （要介護認定者の増、在宅サービスの脆弱性、痴呆性高齢者の顕在化、新たなサービスの動きなど） ○制度の持続可能性の確保（課題解決の前提）
目標	高齢者の尊厳を支えるケアの確立

ケアモデルの転換：新しいケアモデルの確立 痴呆性高齢者ケア（要介護高齢者の約半数 施設入所者の8割に痴呆の影響あり）

↓

生活の継続性を維持するための新しい介護サービス体系（痴呆性高齢者にも対応した体系）

新しいサービス体系の確立
・生活の継続性を維持し、可能な限り在宅で暮らすことを目指す

- 在宅で365日・24時間の安心を提供する
  ・切れ目のない在宅サービスの提供（小規模機能サービス拠点の整備）
- 新しい「住まい」
  ・自宅、施設以外の多様な「住まい方」の実現
- 高齢者の在宅生活を支える施設の新たな役割
  ・施設機能の地域展開、ユニットケアの普及、施設の機能の再整理

　⇒ 地域包括ケアシステムの確立

その実現に向けて：サービスの質の確保と向上

↑

活力ある高齢社会づくりの基盤：介護予防・リハビリテーションの充実

実施期間	早期に着手し、2015年までに着実に実施 （戦後のベビーブーム世代が高齢期に達する2015年までに実現）

図 1．2015年の高齢者介護～高齢者の尊厳を支えるケアの確立に向けて～
(老人保健福祉法制研究会(編)：高齢者の尊厳を支える介護．p 154，法研，東京，2003 より引用)

を少し広げて、同じ時代、同じ地域あるいは全国で取り組まれている現場のケアに学びながら、よりよいものを取り入れ変えていく進取性が求められている[5)-8)]。

2 アルツハイマー病の人のケア

現状
- 身体ケアと比べ、遅れている痴呆性高齢者ケア
- 要介護高齢者の相当部分が痴呆性高齢者
  ：要介護高齢者のほぼ半数、施設入所者の8割が、何らかの介護・支援を必要とする痴呆がある高齢者（痴呆性老人自立度Ⅱ以上）

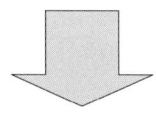

⬇ 身体ケアのみでなく、痴呆性高齢者に対応したケアを高齢者介護の標準とするべき

痴呆性高齢者ケアの普遍化

痴呆性高齢者ケアの基本＝「尊厳の保持」

痴呆性高齢者の特性
- 記憶障害の進行と感情などの残存
- 不安、焦燥感など→徘徊など行動障害
- 環境変化への適応困難

➡ **生活そのものをケアとして組み立てる**
- 環境の変化を避け、生活の継続性を尊重
- 高齢者のペースでゆったりと安心して
- 心身の力を最大限に発揮した充実した暮らし

日常の生活圏域を基本としたサービス体系

- 小規模な住居空間
- 家庭的な雰囲気
- 馴染みの人間関係
- 住み慣れた地域での生活の継続

➡ グループホーム
小規模・多機能サービス拠点
施設機能の地域展開
ユニットケアの普及

（事業者・従事者 専門性と資質の確保・向上）

ケアの標準化、方法論の確立

痴呆症状などに効果的に応えることのできる介護サービスに関し、
- 系統的なエビデンスの収集と評価
- サービスのパッケージの開発　など

痴呆性高齢者と家族を支える地域の仕組み

- 家族や地域住民に対する痴呆についての正しい知識と理解の啓発
- 住民による主体的な健康づくりと痴呆介護予防活動
- 早期発見、相談機能の強化、専門的人材の育成
- 地域の関係者のネットワークによる支援

図 2. 新しいケアモデルの確立―痴呆性高齢者のケア―
(老人保健福祉法制研究会(編)：高齢者の尊厳を支える介護. p156, 法研, 東京, 2003 より引用)

痴呆ケアモデルの構築

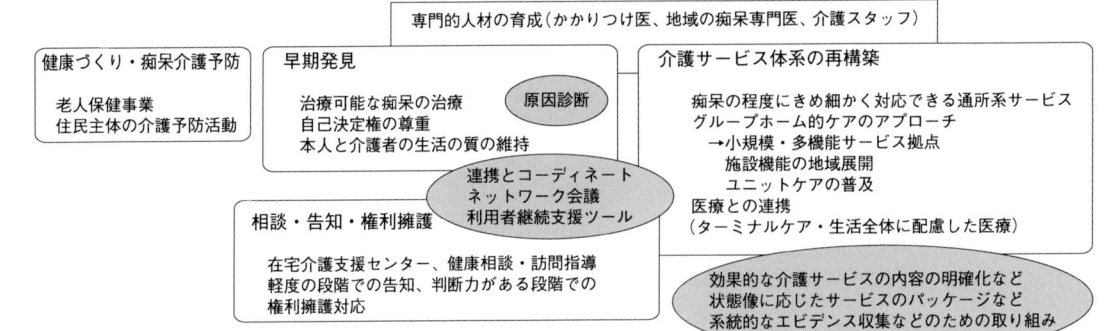

```
                    専門的人材の育成（かかりつけ医、地域の痴呆専門医、介護スタッフ）

健康づくり・痴呆介護予防   早期発見                              介護サービス体系の再構築
  老人保健事業           治療可能な痴呆の治療                    痴呆の程度にきめ細かく対応できる通所系サービス
  住民主体の介護予防活動   自己決定権の尊重      原因診断          グループホーム的ケアのアプローチ
                        本人と介護者の生活の質の維持             →小規模・多機能サービス拠点
                                                                  施設機能の地域展開
                                 連携とコーディネート                 ユニットケアの普及
                                 ネットワーク会議                  医療との連携
                        相談・告知・権利擁護  利用者継続支援ツール   （ターミナルケア・生活全体に配慮した医療）

                          在宅介護支援センター、健康相談・訪問指導
                          軽度の段階での告知、判断力がある段階での      効果的な介護サービスの内容の明確化など
                          権利擁護対応                              状態像に応じたサービスのパッケージなど
                                                                  系統的なエビデンス収集などのための取り組み
```

痴呆ケアモデルの存立基盤

家族・地域住民の痴呆についての正しい知識と理解、痴呆性高齢者との適切なかかわり
→「時として痴呆性高齢者を追い詰めてしまう存在」から「痴呆性高齢者を地域で支援する担い手」へ転換

図 3．痴呆症高齢者ケアについて
（老人保健福祉法制研究会（編）：高齢者の尊厳を支える介護．p 157，法研，東京，2003 より引用）

表 2．新しい痴呆ケア

旧来の痴呆ケア	キー項目	新しい痴呆ケア
不明確一ズレ	対象理解	病気をもちつつ生きていく個人 （病気、人間性）
なし、現場にいかされていない	理念	明確、現場にいきている（尊厳、利用者本位、継続性、力の発揮など）
断片的、不連続	アプローチ	・継続性 ・多職種協働 ・共通（福祉・保健・医療・心理・栄養・建築・法律ほか） ・地域包括
軽視	人権	・重視 ・ケアによる人権擁護
軽視	環境づくり	・重視 ・建物、物、地域
軽視	人材育成	・重視 ・フォローアップ ・キャリアアップ
なし、問題指向	ケア方法論	・可能性 ・人間性重視 ・系統的、総合的

2 「新しいケア」の視点：ケアの質の確保の最重要課題

　現在、国内外で起きているケアの変革の主な点を整理したのが、**表2**である。漠然とした項目としてではなく、アルツハイマー病とともに暮らしている本人を目の前に思い浮かべながら、各項目が現実にはどうとらえられ、取り組まれているか、振り返ってみよう。
　確実な治療法がなく、また外見からは理解されにくいまま、本人も家族も、そしてケア関係者も

希望をなくし本人の秘めている心身の力や願いを見失い、おろそかにしがちだったのが旧来のケアである。「新しいケア」の大きな特徴は、表面的に目立ちやすい問題点に目を奪われず、実態の中から可能性を見い出す視点をもつこと、どんな状況でも否定的ではなく、肯定的な見方や態度を大切に、当事者と向き合い打開策をつくり出していく取り組みである。

当たりまえのようでいて、現場で徹底されていない視点であり、ケアに携わる一人ひとり、そして組織として、「新しいケア」の視点を確実にしていくことが、ケアの質の確保の最重要課題の1つである[1)3)4)]。

2・利用者本位：暮らしの中で本人が体験していること、求めていること

「あたまの中に靄がかかったよう………。
ひっかかってでてこない……………！
昔みたいにさっと動きたいんですけど………まっしろ……。
料理とかすきだったけど、もう……いい。
じっと考えてみないとどうしていいか………。
ばかみたいでしょ。じーっと止まってて………。」

(アルツハイマー病初期の女性の語り)

1 アルツハイマー病になると暮らしの中でどんな体験をするのか？[2)3)9)]

記憶障害、見当識障害、判断の障害、実行機能の障害……。これらは、アルツハイマー病の人の中核的な症状とされ、適切な支援を行っていくうえでその状態の見極めは大切である。

と同時にケアの立場からより重要なのが、「それらの障害が起こってくると、本人の暮らしがどんなふうに変わってくるのか、どんな体験をするのか」、本人の視点に立って体験の在り様を知ることである。本人の表情、言葉、ふるまいを通して示されるサインから、本人の内面を探っていく日常の在り方が、ケアをする者の重要な仕事である。

記憶障害1つをとっても、本人にしてみれば過酷な体験だ。

さっきのことが思い出せない、聞かれても出てこない、自分が何をしようとしていたのかふっとわからなくなるとしたら……。

時間、場所、人の見当識障害も、アルツハイマー病の人に「よくあること」とみなされやすいが、本人からすると驚きとストレスの連続だという。一瞬今がいつかわからなくなる、ここがどこなのかふっと見当がつかない、自分の家の中にいる人（家人）がまったく知らない人のような気がする……。私たちが当たりまえに過ごしている日々の暮らしは、これら「時間」「場所」「人」の見当がしっかりとつくことで、初めて成り立っている。「時間」「場所」「人」のいずれかが少しでもあやふやになると、生活ががたがたと崩れ始める。

判断や実行機能の障害も、暮らしの中では深刻だ。朝起きてから寝るまで、私たちの暮らしの中の行為は、小さな判断の連続だ。朝目覚めてすること、お便所に行くこと、洗面をすること、着替えること、朝ご飯を食べること、家の用事を片づけること、買い物などで外出すること…等々、そ

れまでは無意識のようにやっていた暮らしの所作の一つひとつの場面でつかえ、あやふやになるとしたら……。

　何をどうしたらいいのか、自分なりに何をしてどう動けばいいのか、些細な判断の難しさが積もり積もっていく体験は、「着替えが要介護」「食事は一部介護」という状態とは、まったく異なる世界である。

2 心と身体、自分の存在全体が震動する、消耗する

　中核症状は、単に精神機能の障害という括りでは収まらないさまざまな感情や体感を伴う体験でもある[2,3,9]。

　記憶障害や見当識障害などに日々さいなまれながら、アルツハイマー病の人は自分がどうすればいいのか、これからどうなるのかといったさまざまな不安、思うように事が進まなくなる心もとなさ、苦しさ、苛立ち、悔しさ、どこに向けようもない怒り、恥かしさ、他人の視線の鋭さと屈辱、落ち込み、心細さ、孤独等々の感情を次々と体験している。

　また、わからないことが重なり緊張の連続で身体や表情がこわばったり、どっと疲れる消耗感、ぽっかり穴の空いた空虚感などを感じる。

　暮らしの中での緊張が高まっている場合には、ふるえや寒気、身体や地面がぐらぐら揺らぐ感じ、世界がすっぽり消えて自分の身体も消えてしまうような異和感なども体験する。

　これらの反応は、飲食、排泄、睡眠などの体調の崩れにも及んでいく。

　暮らしの中で本人は記憶障害などの痴呆症状を単発で体験するのではなく、心と身体、そして自分の存在感自体が揺さぶられ、それらの動揺がさざ波のように連動し合い強め合う体験をしている。

　過食や拒食、失禁、不眠、寡動や多動という、ある一面の様子が問題としてクローズアップして取りあげられ、対応策がとられがちであるが、問題の原因は、1日の過ごし方自体や、問題となる事柄が起きる前の暮らしの在り様が引き金になっていることが非常に多い。

3 暮らしの中で起きている夥しい危機、そして本人なりの乗り越え

　ストレスに弱く動揺しやすい特徴をもつアルツハイマー病の人にとって、暮らしの変化がもたらす影響は計り知れない。

　大きな変化でなくとも、暮らしの中の些細な変化、例えば、いつも眼鏡を置く場所を誰かが変えてしまった、それだけでも、アルツハイマー病の人にとっては、どうしたらいいかわからなくなる混乱状態からパニックにつながっていく。

　中核症状をもちながらの暮らしは、自分で自分をどうしたらいいのかわからなくなる不安、混乱、そして小さな危機の連続である。

　ストレスとなるものには、心理面のみでなく、自分ではうまく行動につなげられない身体状態（尿意や便意、喉の乾き、空腹、疲れ、だるさ、眠気、痛み、寒さ、暑さなど）も大きく関与しており、健康状態の維持と心理の安定を図るために、基本的な身体ケアを徹底させることが非常に重要

表 3．アルツハイマー病の人が暮らしの中で求めていること

1．いのちの質
- 脅威がない（怖い場でない、怖い人がいない）
- 苦痛がない（身体の拘束がない、痛み、痒み、空腹、喉の渇き、だるさ、疲れ、見苦しさなどがない）
- 心地よさがある（ぐっすり眠れる、すっきり目覚められる、おいしく食べられる、すっきり出せる、清潔で気持ちいい、はつらつと動ける、身体をほぐせる、ほか）

2．暮らしの質　※人としてあたりまえの暮らし
- 今までの暮らしを継続できる
- 自由、自分で選べる
- 自分の力、可能性を発揮できる
- 楽しみ、喜び、美しさ、心の潤いのある時を過ごせる
- これぞ自分と感じ取れる環境・暮らし方

3．人生の質
- かけがえのない過去をもち、人生の途上を歩んでいる
- 1人の人として存在できている（自分で実感できている、人からも大事にされている）
- 今、この時期を人生の終盤期として大切に過ごせている
- （死のときまで）自分が発達する可能性を大事にできている

(文献4)より引用)

となる。

　そのストレスや緊張を緩和できない暮らしが続くと、大混乱や逆にひきこもりといった大きな危機を体験することになる。本人が体験しているこれらの危機が、外見上、問題行動とみなされてしまいがちである。

　周囲にとって大変な言動のときこそ、本人自体が大変な危機のときであり、また本人なりに危機状態に何とか対応しよう、何とか乗り越えようともがいているときである[2,4,9]。

4 体験の中で本人が求めていること——これからのアセスメント

　こうした体験の中でアルツハイマー病の人が求めていることをまとめたのが表3である。

　一人ひとりのアルツハイマー病の人が求めていることが何か、それを実現するうえでの暮らしの課題が何か、を見極めるのが、ケアのアセスメントである。

　医療の場でも、福祉の場でも、ケア関係者の専門的な視点を持ち寄りながら、本人本位のニーズを探り出していくチームアプローチが求められている[1,4,10]。

3・アルツハイマー病の人の特徴からみたケアの原則と技術

　本人は中核症状を背景に、不安、心身のストレス、何もすることのない生活(無為)の中で、障害を憎悪させている(図4)。

　関係者全員で、安心と心身のリラックス、そして心身の力の触発を、24時間の暮らしの中で、徹底的に浸透させていくことが大原則である。この基盤なしには、高度の療法を取り入れても、本人本位の暮らしの拡充にはつながらず、継続的な成果も期待できない。

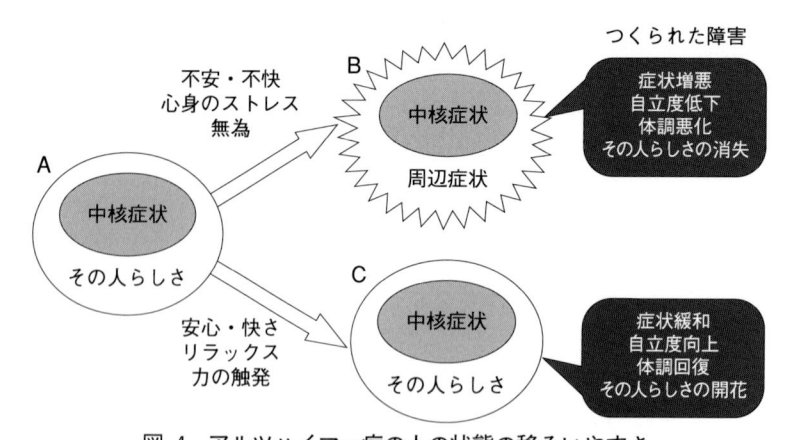

図 4. アルツハイマー病の人の状態の移ろいやすさ
(老人保健福祉法制研究会(編)：高齢者の尊厳を支える介護. p 256, 法研, 東京, 2003 より一部改変して引用)

1 混乱の中での心理的ダメージの連続──まずは心身の安らぎ、自信や自尊心の回復を

　本人は、日々混乱と失敗の連続であり、本人と家族はそれぞれがさまざまな心理的ダメージ(不安や緊張、自信の低下、自己への失望、周囲に理解されない憤りや孤独など)を増幅し合っている。
　かかわる際には常に、まず本人と家族の不安と緊張を解くことが不可欠なケアである。声かけやまなざし、態度、タッチなど、全身を使ってゆったりと安心感を生み出すケアが欠かせない。呼吸法やマッサージ、心地よい五感刺激(好みの歌や音楽、香り、色彩、温熱など)を用いて本人や家族のリラクゼーションを図る。本人と家族なりの奮闘を十分に評価し、自信や自尊心を回復できるよう働きかける。医療者が接点をもつ機会ごとに、声かけやまなざし、環境づくりに配慮することが、本人と家族にもたらす安心感は計り知れない。

2 ストレスに耐える力の低下により、環境が脅威──環境の調整、馴染みの環境の継続(表4)

　ストレスに耐える力が低下しているため、環境の中のありふれた刺激が本人にとって大きな脅威となり、不穏な行動や、逆にひきこもりを招く。
　暮らしの中の物や人が生み出している音、光や影、空間の広さ、スピード、温度、匂い、感触などが本人にストレスとなっていないかを丁寧に点検し、本人や家族と相談しながら、あるいは反応を丁寧にキャッチしながら調整することがとても重要である。
　本人が馴染んでいる環境を変化させることも大きなストレスにつながる。馴染んでいる環境を変化させないことが原則であるが、変えざるを得ないとき(家屋の改修や居所の移動時)は、関係者は仕方がないで済ませずに、徹底して本人の馴染みの物や暮らし方(衣、食、住まい方、過ごし方)、馴染みのかかわり方を引き継げるよう工夫をしていきたい。
　また、高齢者が移り住む場を、高齢者にとって馴染む生活環境として築き、手入れしていくグ

表 4. 環境を整える

> 痴呆の人の問題の多くは、環境がつくり出している。環境が整わない限り、痴呆の人の心身の安定は望めない。できるところから環境を整えることに全力をあげたい。

- 本人を緊張させている刺激を点検し取り除く
  音、強過ぎる光、空調の風の吹き出し、広過ぎる場など

- 安心していられる居場所の確保
  本人の行動パターンの把握、馴染みのものをいかした居場所づくり

- 心地よい五感刺激のある環境づくり
  色彩、音、いい香り、変化に富んだ味の食材、触れて心地よいクッション、抱けるもの、木や自然素材

- 身体で覚えている力を引き出すもの・場面づくり
  家事、育児、仕事などの習慣動作や楽しみごとを自然にやれる「もの(小道具)」の調達

- 見当識を強化する場所づくり
  本人にわかる目印(トイレ、居室、ベッドなど)、月日や季節がわかる暦・カレンダー、職員の名称・写真を示した名札

- 自分を取り戻せる場づくり
  本人や家族の写真、思い出のもの、本人の好むもの

- 自然や地域との交わり
  日常的に、自然光、風、緑、生き物に触れる場面をつくる
  家族はもちろん、まちの人々、子どもたちとふれあう場面づくり
  戸外に出る機会づくり(散歩、ドライブ、買い物、好む場探し)

※以上をまとめると、「(その人にとって)家庭的な環境づくりの大切さ」
→キーワードは「グループホーム的ケア」「ユニットケア」

(文献 11)より引用)

ループホーム、ユニットケアが急速に増加している。従来、大部屋であたりまえとされてきた医療依存度の高い人にこそ、心身の生命力を萎えさせないような家庭的で本人にとっての馴染みと感じ取れる環境づくりが重要であり、老人病院においても同室ユニットケアが登場する時代となった[8]。

3 身体や生活のリズムが崩れやすい──本人の自然なリズムを大切に、全体的調整を

痴呆の進行や薬剤の使用、家族との生活リズムのズレなどにより、本人は身体のリズム(覚醒と睡眠、食事と排泄など)や生活リズム(1日の過ごし方など)を崩しがちである。

薬剤や他律的なリズムづけの前に、リズムを崩す前後の本人の生活を点検し、リズムを崩す要因やその人本来のリズムをアセスメントすることが欠かせない。

本人や家族とともに、生活の全体について話し合い、自然なリズムを取り戻せるように特に本人の健康な部分への働きかけを大切にした総合的な計画(1日の過ごし方や食事、排泄などの時間帯や内容について)を立てる。リズムの崩れが重大な生活の危機に至らないよう、短期間(1週間前後)ごとに計画を評価しながら調整を図る。

在宅の場合、説明があれば観察と記録を見事に実践する家族や介護職員(ヘルパーなど)も少な

くない。睡眠や食事、薬剤の服用などに関して、家族や介護職員とともに観察記録をつけ、医師に正確な情報を集約しながら、薬剤をその人のそのときに合わせて細かく調整していくことが欠かせない。

4 変調や欲求、意思を適切に伝えられない──言動やサインの意味を読み解く

　本人は、自分の身体に起きている変調(発熱、痛み、息苦しさ、だるさ、吐き気、喉の渇き、痒みなど)を的確に表現できず、発見が遅れがちである。また、飲食や排泄、寒温調整、快やたのしみ、交流や外出などに関してさまざまな欲求や意思を抱いているが、やはり的確に表現できない。うろうろ歩きや奇妙な言動の繰り返し、興奮や大声など、家族からみて介護上の問題となっている状態のほとんどが、身体の変調や本人なりの欲求や意思の反映である。

　対応する家族の心労や努力を十分に受け止めつつ、本人の言動や全身からのサイン(顔つきや顔色、目つき、姿勢、体温など)が何を伝えているのか、家族や介護職員らとともに丁寧に観察しながら背景にある身体の変調や欲求や意思を読み解くことがケアの鍵である。

　その人に特徴的な言動やサインの意味がわかると、家族や介護職員が振り回されずに、納得してかかわり方を工夫できるようになっていく。

　見い出した特徴的な言動やサインを、関係者同士で共有したり、バトンタッチしていくことが、ケアの継続性を保ち、本人のリロケーションダメージを細小にするために、極めて重要である[10]。

5 ちぐはぐな能力の低下──潜在力を引き出し、力に応じたその人らしい暮らしを

　知的機能の低下が進んでいるのに身体機能は保持されていたり、知的機能の中でも障害が進んだ部分と正常な部分が入り混じっているなど、機能の低下が非常にアンバランスに進行している。本人に潜在している力を周囲の人が見落としたり、逆に既に無理になっていることを周りが無理強いしてしまうなどの過ちも多々みられ、本人と家族双方に困惑や苛立ちをもたらしたり、本人の機能低下の大きな一因にもなっている。

　日常会話の中でさりげなく質問を挟んだり、実際に一緒に家事動作や身辺動作をやってみながら、既に無理になった部分と、まだ秘めている能力を丁寧に見極めていく。

　アルツハイマー病の人に対して、暮らしをともにする形(グループホーム、ユニットケア、あるいはユニットケア的なデイケア・サービスなど)が効果的とされるのは、一緒に過ごすかかわり方の中で有している心身の力を見い出しいかすチャンスをつくっていきやすいからである。

　動作が一見困難なようでも、わかりやすい言葉の誘導があれば身体を動かせる場合や、言葉よりもモデリング(動きをやってみせること)があれば1人でできる場合が非常に多い。

　家族が介護している場合、わかっていても手を出したり口を出し、そのことが本人の混乱や自信喪失、場合によっては憤りなどを誘発している場合が非常に多く、本人の力を引き出せる可能性を、実際にモデルで示しながら家族に体得し受け入れていってもらうようなアプローチが必要である。

記憶も一律に損なわれるのではなく、身体に馴染んで覚えた記憶(手続記憶)や思い出の染み込んだエピソード記憶は、アルツハイマー病であってもたくさん保持されている。これらの記憶を引き出すことができると、その人らしい言動や表情が呼び覚まされ、本人と家族に心の豊かさや自信が蘇る。これらの記憶は瑞々しい情緒や五感の感覚とも強く結びついており、緊張しがちな生活の中に潤いをもたらす[1)9)]。

　アルツハイマー病が最重度に進んだ段階でも諦めず、馴染みの空間や品々(写真、家財道具、愛着物など)を手がかりに、その人の五感に働きかけ、本人らしい記憶を1つでも引き出しながら、QOLの向上に結びつけたい[1)4)]。

　ケアの現場は、忙しく余裕がない日常であるが、朝起きてから眠るまでの日常の会話の中で、また三度の食事や着替え、排泄、入浴といった基本的なケアは、本人の五感や快さに働きかけながら、動作や記憶を引き出す最良の場面である。関係者が日常生活場面の大切さ、かけがえのなさを見直して、いかしていく取り組みを徹底していきたい[7)8)12)13)]。

6 閉鎖的で孤立しがちな暮らし——地域や自然とのふれあいを暮らしの中に

　外出時のおかしな言動やおもらしなどの失敗、行方不明などを周囲の人が懸念して、外出を制限されているアルツハイマー病の人が非常に多くみられる。本人から目が離せないため、家族や介護職員自身も社会から孤立した状態で本人と長時間狭い家の中で過ごしているケースが少なくない。

　家の中、あるいは施設の中だけでどんなよいケアをしても、建物の中だけの関係性は、双方にとって非常に大きなストレスであり、関係の悪化と痴呆の状態の憎悪、介護負担の増加の悪循環に陥っていく[2)9)]。

　痴呆があっても気兼ねなく外出でき、まちの暮らしや人々に接したり、陽や風にあたりながら自由に過ごすことができると、本人も家族も、そして介護職員も心身の安らかさが大きく改善される。

　建物内では見ることができない本人のいきいきした言動が現れたり、睡眠リズムが整う、食欲が出て嚥下もスムーズなど、予想以上の波及効果にもつながる。

　戸外で過ごす対象を、旧来型の管理の視点で制限しないで、最重度であっても、また完全寝たきり状態であっても、外気浴や散歩、買い物、本人の馴染みの場、行きたいところ、まちの行事や資源の活用の機会などをつくり、可能な限り本人が外気に触れ、あたりまえのまちの暮らしを楽しめるような支援を試みていきたい[1)4)13)14)]。

　旧来は絶対に不可能とみなされていた重度の人が、自然やまちに触れながら、本来の生命力を蘇らせて生きようする姿を示されるケースが多数報告されるようになった。医療福祉の関係者が、これからアルツハイマー病の人々の初期からターミナルまでを通して、どのように本人の力を守り、いかしたケアをしていけるか、利用者本位の専門性とチーム連携の在り方がより一層求められる時代になっている[1)12)]。

〈永田久美子〉

●文　献

1) メーリン E，オールセン RB：デンマーク発痴呆介護ハンドブック；介護にユーモアとファンタジーを．ミネルヴァ書房，京都，2003．
2) クリスティーン・ボーデン：私は誰になっていくの？　アルツハイマー病者からみた世界．クリエイツかもがわ，千葉，2003．
3) Tom kitwood：Dementia Reconidered；The Person Comes First(Rethinking Ageing Series)．McGraw-Hill, New York, 1997．
4) 日比野正己，佐々木由恵，永田久美子：図解 痴呆バリアフリー百科．TBS ブリタニカ，東京，2002．
5) 老人保健福祉法制研究会(編)：高齢者の尊厳を支える介護．法研，東京，2003．
6) 全国痴呆性高齢者グループホーム協会：機関誌ゆったり．
7) 特別養護老人ホーム「風の村」(編)：演習を通して考えるユニットケアの実際．中央法規出版，東京，2003．
8) 福岡痴呆ケアネットワーク NPO 法人全国抑制廃止研究会(監修)：個室・ユニットケアの老人病院．法研，東京，2003．
9) 呆け老人を抱える家族の会：痴呆の人の思い家族の思い．中央法規出版，東京，2004．
10) 本間　昭，今井幸充，永田久美子，ほか：センター方式 03 版痴呆性高齢者用ケアマネジメントシートパック；1人ひとりの尊厳を支える継続的ケアに向けて．老年精神医学雑誌 15(1)：76-100，2004．
11) 永田久美子：アルツハイマー病ケアの要点．エーザイ，東京，2003．
12) 医療経済研究機構：初期から終末期に至るまでの地域に密着した望ましい痴呆性高齢者ケアのあり方に関する調査研究報告書．医療経済研究機構，2003．
13) 痴呆対応共同生活介護のサービスの質の評価・普及および啓発事業等に関する研究事業検討委員会：痴呆性高齢者グループホーム評価調査員研修テキスト；第三者評価に向けて．全国痴呆性高齢者グループホーム協会，2002．
14) 和田行男：大逆転の痴呆ケア．中央法規出版，東京，2003．

3 介護保険における痴呆

1・社会資源活用の重要性

　ほかのすべての精神疾患と同様、痴呆のケアにおいても、対象者の生活全体を支えることの重要性を認識する必要がある。そのためには医療の領域内でのみ対処することには限界があり、保健・福祉領域のさまざまなサービスと連携をとり積極的に活用することが求められる。本稿では痴呆高齢者への対応に関連するさまざまな社会資源の中で、特に介護保険に焦点を当て、痴呆に対する対策の現状および今後について解説したい。なお、これらの社会資源の活用においては、痴呆の原因がアルツハイマー病か、脳血管性疾患か、あるいはそのほかの疾患によるものかといった疾病による差異はあまりないと考えられる。よって本稿の内容は、アルツハイマー病に限らず、痴呆全般を対象としていることをご了承頂きたい。

2・介護保険における痴呆の現状

　介護保険では、要介護認定時に「痴呆老人の日常生活自立度」の調査が行われている(**表1**)。この指標による判断は、医師による疾病診断とは異なるが、生活環境における自立度の指標として、主に福祉領域において用いられてきたものである。介護保険の導入に際して、対象者の要介護認定における調査項目の1つとして採用された。厚生労働省は、この調査結果に基づいて、介護保険対象者における痴呆の実態と将来予測を発表している(**図1**)。要介護認定調査が行われるようになったことにより、これまで暗数であった在宅痴呆高齢者の実態がかなりはっきりとらえられるようになったといえる。その一方で、制度開始時には不明確であった痴呆高齢者の実態が浮き彫りになったことから、痴呆に対するサービスについても再構築が求められることとなった。従来痴呆は、精神科領域における治療対象という見方が強かったが、高齢者を対象とする介護保険は、痴呆に対するケアを抜きにしては語れないことが改めて確認されたといえる。

3・介護保険の仕組み

　介護を必要とする高齢者のための保険である介護保険は、2000年4月から開始された新しい公的保険制度である。介護サービスを給付対象とする保険制度は、ドイツ、オランダ、ルクセンブルクなどEU諸国の一部と、類似の制度としてイスラエルにみられるが、日本の介護保険制度は、

表 1. 痴呆老人の日常生活自立度

ランク	判断基準	みられる症状・行動の例	判断にあたっての留意事項および提供されるサービスの例
I	何らかの痴呆を有するが、日常生活は家庭内および社会的にほぼ自立している		・在宅生活が基本であり、1人暮らしも可能である。相談、指導などを実施することにより、症状の改善や進行の阻止を図る ・具体的なサービスの例としては、家族などへの指導を含む訪問指導や健康相談がある。また、本人の友人づくり、生きがいづくりなど心身の活動の機会づくりにも留意する
II	日常生活に支障をきたすような症状・行動や意思疎通の困難さが多少みられても、誰かが注意していれば自立できる		・在宅生活が基本であるが、1人暮らしは困難な場合もあるので、訪問指導を実施したり、日中の在宅サービスを利用することにより、在宅生活の支援と症状の改善および進行の阻止を図る ・具体的なサービスの例としては、訪問指導による療養方法などの指導、訪問リハビリテーション、デイケアなどを利用したリハビリテーション、毎日通所型をはじめとしたデイサービスや日常生活支援のためのホームヘルプサービスなどがある
II a	家庭外で上記IIの状態がみられる	たびたび道に迷うとか、買い物や事務、金銭管理などそれまでできたことにミスが目立つなど	
II b	家庭内でも上記IIの状態がみられる	服薬管理ができない、電話の応対や訪問者との対応など1人で留守番ができないなど	
III	日常生活に支障をきたすような症状・行動や意思疎通の困難さがみられ、介護を必要とする		・日常生活に支障をきたすような行動や意思疎通の困難さがランクIIより重度となり、介護が必要となる状態である。「ときどき」とはどのくらいの頻度を指すかについては、症状・行動の種類などにより異なるので一概には決められないが、一時も目を離せない状態ではない ・在宅生活が基本であるが、1人暮らしは困難であるので、訪問指導や、夜間の利用も含めた在宅サービスを利用しこれらのサービスを組み合わせることによる在宅での対応を図る ・具体的なサービスの例としては、訪問指導、訪問看護、訪問リハビリテーション、ホームヘルプサービス、デイケア・デイサービス、症状・行動が出現する時間帯を考慮したナイトケアなどを含むショートステイなどの在宅サービスがあり、これらのサービスを組み合わせて利用する
III a	日中を中心として上記IIIの状態がみられる	着替え、食事、排便、排尿が上手にできない、時間がかかる、やたらに物を口に入れる、物を拾い集める、徘徊、失禁、大声・奇声を上げる、火の不始末、不潔行為、性的異常行為など	
III b	夜間を中心として上記IIIの状態がみられる	ランクIII aに同じ	
IV	日常生活に支障をきたすような症状・行動や意思疎通の困難さが頻繁にみられ、常に介護を必要とする	ランクIIIに同じ	・常に目を離すことができない状態である。症状・行動はランクIIIと同じであるが、頻度の違いにより区分される ・家族の介護力などの在宅基盤の強弱により在宅サービスを利用しながら在宅生活を続けるか、または特別養護老人ホーム・老人保健施設などの施設サービスを利用するかを選択する。施設サービスを選択する場合には、施設の特徴を踏まえた選択を行う
V	著しい精神症状や問題行動あるいは重篤な身体疾患がみられ、専門医療を必要とする	せん妄、妄想、興奮、自傷・他害などの精神症状や精神症状に起因する問題行動が継続する状態など	・ランクI〜IVと制定されていた高齢者が、精神病院や痴呆専門棟を有する老人保健施設などでの治療が必要となったり、重篤な身体疾患がみられ老人病院などでの治療が必要となった状態である。専門医療機関を受診するよう勧める必要がある

(介護保険研究会：認定調査員ハンドブック. pp 241-242, 中央法規, 東京, 2003 より改変して引用)

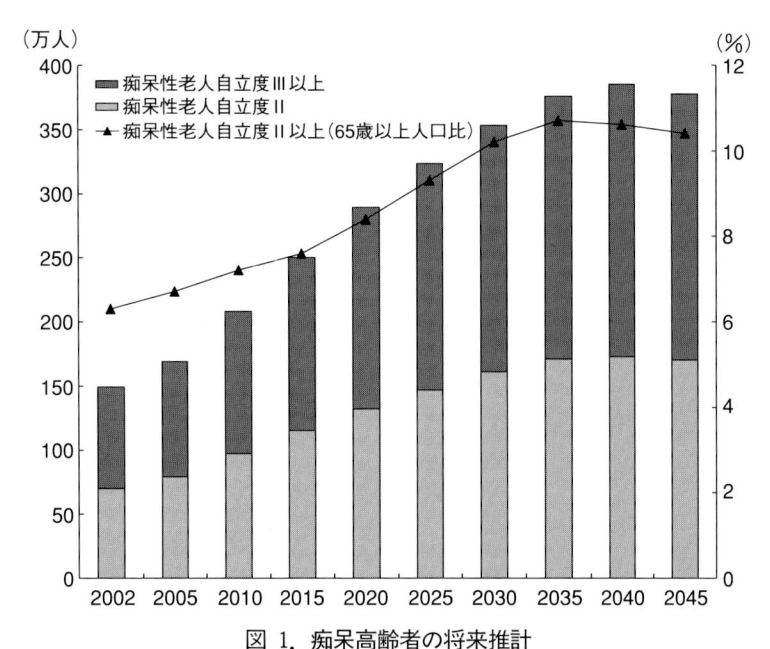

図 1. 痴呆高齢者の将来推計
(高齢者介護研究会:2015年の高齢者介護.高齢者の尊厳を支えるケアの確立に向けて,p 73, 2003 より作成)

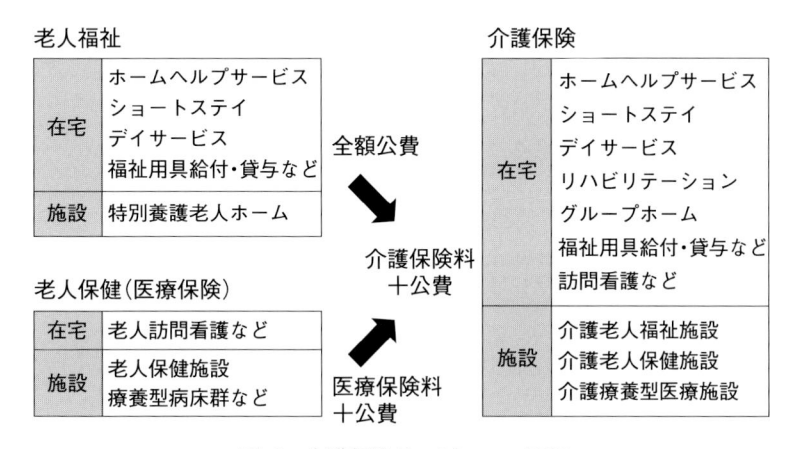

図 2. 介護保険サービスへの再編
(社会保険研究所:介護保険制度の解説.平成11年度版,p 7, 1999 より改変して引用)

対象を高齢者に限定していること、要介護認定などさまざまな新しい試みが導入されていることなどにおいて、独自の性格を備えているといえる。

　介護保険の設立にあたっては、高齢者に対する医療・保健・福祉制度の一元化という大きな目標が掲げられ、既存の高齢者を対象としたサービスは大きく再編された(図2)。一元化といっても、医療・保健・福祉のすべてを1つの制度とするわけではなく、それぞれの分野において行われていたサービスのうち、介護サービスとしてとらえられるものを改めて一括りにし、新たな保険給付制度の枠組みとすることを狙ったものである。介護保険の給付適応となるサービスは明確に規定され

ており、大きく在宅サービスと施設サービスに2分類される。施設サービスに区分されるのは指定介護療養型医療施設、介護老人保健施設、指定介護老人福祉施設の3施設のみ（**メモ1**）であり、それ以外のサービスはすべて在宅サービスに位置づけられる（**メモ2**）。

> **メモ1**
> 　指定介護療養型医療施設に該当するのは、一般科における療養病床と、精神科の老人性痴呆疾患療養病棟の2つである。これらの病床は医療保険、介護保険のいずれも適用可能であり、どちらを選ぶかは各医療機関が選択することとなっている。施設類型に「指定」がついているのはそのためである（「指定介護老人福祉施設」も同様）。これに対し、すべての施設が介護保険適用となる老人保健施設には「指定」の文字はない。
> 　なお、介護力強化病院の適用は制度開始時から3年間に限られており、2003年4月以降は適用除外となっている。

> **メモ2**
> 　施設サービスに区分されるのは本文記載の3施設への入院・入所サービスのみであるため、通所介護や短期入所などは、施設で行われている場合でも在宅サービスに区分される。さらに、特定施設入所者生活介護（有料老人ホームなどの入所者に対する給付）や、痴呆対応型共同生活介護（グループホーム）も在宅サービスに区分されるのは少々違和感のあるところかも知れないが、施設サービスをより厳密に「介護サービスの提供を主体とする施設」に限定した結果であると考えられる。

4・保険給付のプロセス

　介護保険における大きな特徴の1つに、給付までのプロセスがある。介護保険の被保険者は65歳以上の第一号被保険者と40〜64歳までの第二号被保険者であるが、被保険者の誰もが給付を受けられるわけではなく、給付の申請および要介護認定と介護サービス計画作成のプロセスを経なければならない。介護保険給付の手続きは原則として本人からの申請によって始まり、続いて要介護認定が行われる（図3）。要介護認定は、心身の状況調査から得られる結果をもとに認定ソフトが判定する一次判定、そして一次判定と主治医意見書とに基づき介護認定審査会が行う二次判定から成り、自立・要支援・要介護1〜5のいずれかに判定される。要介護認定の目的は、個々人に対し適切な保険給付額を設定することにあり、判定結果は各介護サービスの給付限度額に反映される（**メモ3**）。

　要介護認定結果を受けて介護サービス計画の作成が行われる（図4）。介護サービス計画は本人が作成してもよいが、介護支援専門員に作成を依頼することもできる。要介護認定により規定された限度額をもとに、受給者に対し最も適切なサービスの種類と提供量を定めるのが介護サービス計画

図 3. 要介護認定のプロセス

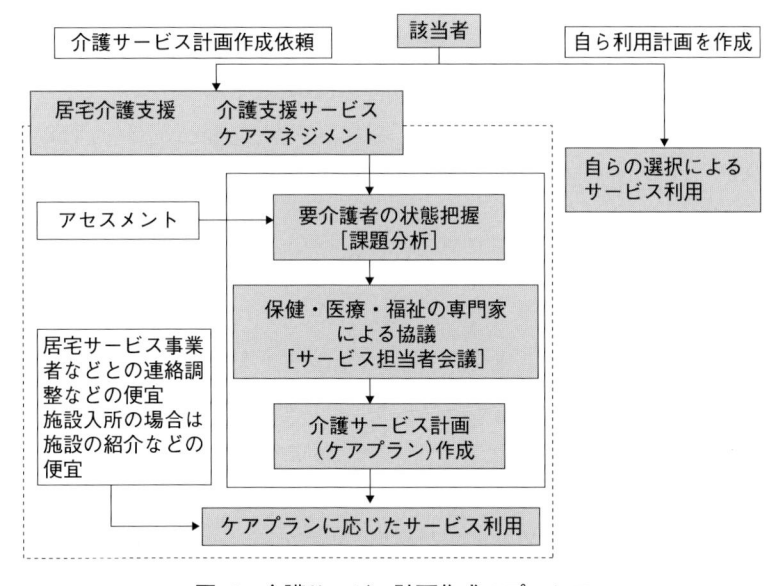

図 4. 介護サービス計画作成のプロセス

である。これらのプロセスは、要介護認定を医療における診断、介護サービス計画を治療計画に相当すると考えると理解しやすい。

メモ3

要支援、要介護度ごとに支給限度額が定められていることに加え、各サービスごとに区分支給限度額が決められている。さらに、いくつかのサービスについては、要介護度ごとに異なる単価が設定されている。なお、施設サービスにおいては、支給限度額ではなく、支給額が定められている。

5・指摘されている問題点

　さて、介護保険給付対象者が痴呆を有している場合、これらのプロセスにおいて問題として指摘されている点がいくつかある。

1 申請

　給付のプロセスは、原則として本人からの申請によって開始されるものであるが、痴呆高齢者においては本人からの申請が困難な場合があり得る。そのような介護ニーズがあるにもかかわらず申請に至らない、潜在事例が存在する可能性が指摘されている。

　本人に判断能力がない事例などに対して、制度上は居宅介護支援事業者や介護保険施設による手続きの代行が認められており、実際には多くの痴呆事例において代行申請が行われている。しかし、独居はもちろん、同居家族がいても、第三者による介護に対する拒否感があったり、痴呆であることを知られたくない、介護費用負担に抵抗があるなどの理由から、家族が高齢者を囲い込んでしまう事例があることが報告されている。このような「必要な介護を受けさせない」状態はもはや虐待であり、対策を考えていく必要があると考えられる。

2 要介護認定

　要介護認定一次判定において、痴呆が十分に反映されていないのではないか、という指摘は、制度開始以前の段階から繰り返しなされてきた。統計的に算出された介護時間と痴呆の程度とに乖離があると感じられる理由は、以下のように考えられる。

　①痴呆の程度を一元的に数量化することが困難であるため、統計的な結果として反映されにくい。介護の現場において手間を左右すると考えられるのは、介護への抵抗や周囲との不調和などである。これらの行動は必ずしも病理的な痴呆の程度のみによって規定されるのではなく、介護者との関係などの環境に左右されるところが大きい。記銘力や認知能力の障害度といった病理的な視点から痴呆の程度を測定することは既にさまざまな形で試みられてきているが、環境要因までも含めた痴呆の程度を数値化することは難しい。

　②痴呆などの精神症状に対する介護は、実際に手を出していなくても、常に気にかけている必要があるなど、精神的な負担が少なくない。しかし、介護負担感の測定は、現在研究開発の段階であり、認定に反映させることが困難である。

　③痴呆による行動に対しては、行動自体への対処ばかりでなく、行動が起きないよう予防的に対処することが介護の現場においては行われるが、後者の対処は介護の手間として測定されにくい。

　これらの問題を踏まえ、2003年に行われた一次判定システムの改訂では、特に身体機能が低下していない痴呆に配慮し、介護認定審査会による補正の判断を一次判定にフィードバックする形でシステムの改善が行われている。今後の検証が俟たれるところである。

3 介護サービス計画

　介護サービス計画が本人によって作成されることは少なく、介護支援専門員に委託されている事例がほとんどである。本人が痴呆のため、十分な意思表示ができない場合、介護サービス計画作成時の情報は介護している家族を中心に収集されることとなるが、サービスに対する家族の要望が、必ずしも本人の要望と一致しているとは限らないという問題がある。特に施設サービスでは、本人が在宅でのケアを望んでいるにもかかわらず、家族の要望から施設入所が決まる事例も少なくない。新たな資格である介護支援専門員は、このような事態になることを防ぎ、適切な介護サービスを提供するために、要望ではなく必要性に基づいた介護サービス計画の作成を期待されている。しかし実際には、給付管理業務が煩雑で介護サービス計画作成に十分な時間をとれないなどのことから、業務の簡素化などの必要性も指摘されている。

　保険給付へのプロセスは、制度とともに生まれた新機軸であり、上記に挙げられたような問題点を解消しつつ、よりよいプロセスへと発展することが期待されているものである。

6・痴呆に対する介護サービスの現状と今後

　介護保険のサービスが目指す方向性としては、「集団ケアから個別ケアへ」そして「施設から在宅へ」などが提言されている。これは要介護者全体を対象としたものであるが、特により生活空間に近い環境での対応が有効であると指摘されている痴呆高齢者にとって、特に望ましい方向であると考えられる。制度開始当初から、痴呆高齢者に対しより住居に近いケアを提供する在宅サービスとして、痴呆対応型共同生活介護(グループホーム)が規定されている。地域におけるグループホームのニーズは、制度開始年度である2000年10月には全国のグループホーム登録数は705件に過ぎなかったが、2003年10月には3,897件と大きく増加している(同時期の介護療養型医療施設数は3,932件→3,735件)ことでも明らかである。また施設ケアについても、より生活空間を重視する方向にあるといえる。2003年の介護報酬改定により、介護老人福祉施設については、原則として個室以外は認められないこととなり、個別＋共有の生活空間として、小規模生活単位型特別養護老人ホーム(ユニットケア型、**メモ4**)が推奨されるようになった。しかし2003年6月に出さ

メモ4

　ユニットケアとは、在宅に近い居住環境で、入居者一人ひとりの個性や生活のリズムに沿い、また他人との人間関係を築きながら日常生活を営めるように介護を行う手法である。数名程度の個室と、それに続く共有の生活空間を1つのユニットとして構築し、より自然な生活に近づける形のしつらえを備え、同時にそのユニットごとに配置されたスタッフによって、個々の個性や生活リズムに合ったケアの提供が行われることが求められる。

れた高齢者介護研究会の報告によれば、それでも痴呆に対する介護はまだ始まったばかりであり、今後の展開が必須であると指摘されている。その中では、グループホームのさらなる拡充のみならず、新たな生活ケアサービスとして、小規模・多機能サービス拠点（**メモ5**）などのサービスも提案されている。

> **メモ5**
> 日常生活における介護上の不安が施設入所を促進する要因であると考えられる。そこで、365日、24時間安心してサービスが受けられるような新しい在宅介護の仕組みが提案された。小規模・多機能サービス拠点とは、日中の通い、一時的な宿泊、緊急時や夜間の訪問サービス、そして居住サービスといった多機能なサービスを、同じスタッフが連続して提供することを目指したサービスである。

7・サービス提供の課題

　今後のサービス展開を考えるうえで重要な課題がある。それは、痴呆に対する生活介護の、技術としての未熟性である。疾病としての痴呆に対する医学的治療技術の進歩に比べて、生活する痴呆高齢者に対する介護技術の構築は遅れているといわざるを得ない。もちろん各専門施設やサービスの現場ではさまざまな工夫が行われている。しかしそれらを体系的に技術として構築するという点ではまだ十分であるとはいえない。これは我が国に限らず、国際的に取り組むべき課題であるといえる。一例を挙げると、オーストラリアなどで行われているケアの方法論として、Diversional Therapyと呼ばれる技術がある。本来は高齢者・障害者全般に対する生活療法を基礎としたものであるが、特に痴呆高齢者に対するきめ細やかな対応の工夫、個別の特性に合ったアプローチの仕方が、技術のレベルにまで集約されている。このような試みは、我が国にとっても参考になる点が大であると考えられる。今後、厚生労働省が全国に展開している痴呆介護研究センターなどを通じて、我が国の実態に合ったケアの方法論が構築されていくことを期待するものである。

　サービスの展開に関する課題としてもう1つ、提供されているサービスの質を、どのように確保していくかという問題がある。医療や介護サービスは、提供する側とされる側とに無意識の格差をつくり出しやすい。提供されているサービスの質に問題があっても、それを指摘し、改善を要求できる状況はそう多くない。まして痴呆高齢者の場合には、低質のケアを受けたとしてもそれを訴えることもできない状況も稀ではない。何らかの形でケア内容を評価し、一定の質を確保する仕組みがなければならない。2003年の介護報酬改定により、グループホームが提供するサービスとして新たに加えられた夜間ケア加算には、提供するサービス内容について、定期的に自己評価および外部評価を受け、その結果を利用者に開示しなければならないことが、加算条件として規定されている。このように、質の評価を報酬適用の条件とすることは我が国ではこれまでほとんどなされなかったが、今後施設基準の緩和などが進められる中で、グループホームに限らずほかの施設・在宅

サービスにも広めていく必要があると考えられる。

8・介護保険の活用

　医療関係者はともすると、日々の診療や院内業務の多忙さから、対象者を「来院した患者」の枠組みでとらえ、その枠内で表出される問題点にのみ焦点を当てがちである。しかし、痴呆高齢者はその生活全体をみていく必要があり、医療的な介入はそのサービスの一環として位置づけられるべきであろう。サービス提供側がより積極的に情報交換を行い、横の連携を強めていくことが、痴呆高齢者の生活改善のために不可欠なことであると考える。

（西村秋生）

4 アルツハイマー病における家族の役割

はじめに アルツハイマー病は、記憶、見当識、判断力、適応力、会話などの日常生活に必要な能力が障害され、それに伴い社会適応、セルフケア、自発性、趣味、関心、感情などのさまざまな周辺機能も侵される。さらに妄想・幻覚、不眠、徘徊、易怒・興奮、弄便行為などの精神症状や異常な行動が出現し、1人で生活することが困難となるばかりか、在宅での介護に大きな負担を強いられる。アルツハイマー病患者の医療や介護を論じる場合に、いまだ有効な治療法が確立されていない現状で彼らの QOL（quality of life）：「生活の質」の維持・向上が話題となる。これは痴呆に侵されても毎日が快適にそして幸せに送れることであるが、それには家族の世話や社会資源の有効活用は欠かせない。すなわちアルツハイマー病患者の QOL 維持には家族介護者の役割が大きいが、その反面在宅介護に伴う家族介護者の肉体的あるいは精神的な負担も大きく、それに伴い家族の QOL が侵害されるといったジレンマが生じる。

アルツハイマー病患者が可能な限り長く在宅で過ごすためには、家族介護者の適切な介護が重要な意味をもつことはいうまでもないが、家族が無理なく介護できる環境を整えることも重要である。ここでは、家族介護者の役割とそれを実行するための環境づくりに専門家がどのようにかかわったらよいのか述べてみる。

[1・家族介護者の実態]

1 介護者の特性と介護負担

我が国では、痴呆性高齢者の主たる介護者の 85% が女性であり、嫁やその妻に痴呆性高齢者の介護を託す場合が多い[1]。しかし、平成5年の神奈川県調査[2]では、多少にかかわらず介護が「困った、つらいと感じたことがある」介護者は 88.6% であり、そのうち「非常に介護が困った、つらい」と感じた介護者が 39.8% であった。具体的な内容としては、8割以上の介護者が「症状の経過がわからない」「介護者の自由な時間がほしい」「介護者自身の身の回りのことができない」など、将来への不安や介護者自身の時間が束縛されてしまうという訴えであった[3]。また、家族介護者自身の問題として何らかの身体症状を訴えた介護者は 85.1% とそのほとんどにみられ、そのうちの半数以上は肩凝りや腰痛を訴え、また易疲労感、不眠、眼が疲れる、頭重、頭痛などを訴えていた。さらに、腹が立つ、不安、怒りを感じる、憂うつなどの陰性感情や精神症状を訴える介護者は 72.4% に及んだ[2]。

このように痴呆性高齢者の家族介護者は、介護負担から心身の健康を害する機会が多いが、その

要因は介護者側にあるといわれ[4]、痴呆性高齢者の年齢、痴呆をきたす疾患別あるいは痴呆の重症度、罹病期間、問題行動などの痴呆性高齢者側の要因との関連は薄い。すなわち、要介護者がどのような状態であろうと、家族介護者にとっては身体的、精神的負担が大きく、さらに憂うつ感や精神症状を伴う家族介護者が多いことが指摘されている[5]。このように在宅介護はさまざまな身体疾患や精神症状を引き起こすことが予測でき[6]、著者らの調査[3]でも、主観的な不健康感を訴えていた介護者は、対人交流や経済的な負担を訴え、要介護者の入院・入所を考慮しているものが多かった。それ故、不健康感を訴える介護者は介護破綻の予備群といえる。

2 介護者の意識と態度

介護者の介護負担の軽減には、心身の健康、経済資源、社会援助の3つの要素がバランスよく保たれていることが必要であるが[7]、介護保険制度が施行される以前の平成5年の神奈川県調査[2]では、社会援助サービスの受給率が在宅痴呆高齢者の47.7%で、社会サービスの利用を「将来的にも考慮しない」介護者が半数以上に及んだ。介護保険施行後の平成14年度に江戸川区で実施した「介護保険サービス利用調査」[8]によると、調査対象となった1,484人の要介護認定者のうち、種々の介護保険サービスを利用している者は75%に及ぶが、未利用者も21.7%であった。個々のサービスの利用意向をみると、多くのサービスの利用意向は50%以下にとどまり（図1）、また未利用の理由として約20%が「家族介護で十分」と回答している（図2）。この結果は、対象者が痴呆性高齢者の家族介護者と限らないために単純に神奈川県調査と比較できないが、いずれにしても家族介護者の多くは、多少なりとも介護上困った、つらいと感じたことがあるにもかかわらず、在

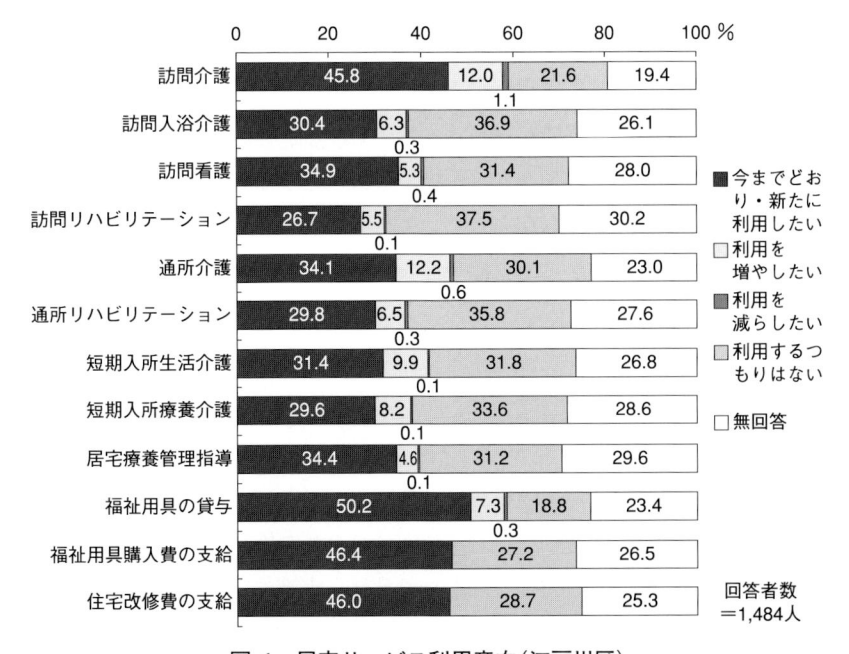

図1. 居宅サービス利用意向（江戸川区）
（江戸川区：江戸川区介護保険事業計画・熟年しあわせ計画改定基準調査報告書. 2002 より引用）

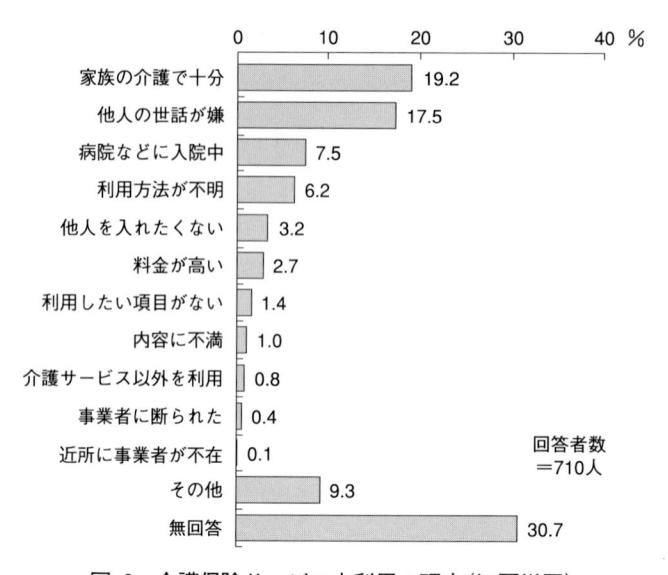

図 2. 介護保険サービス未利用の理由（江戸川区）
（江戸川区：江戸川区介護保険事業計画・熟年しあわせ計画改定基準調査報告書．2002 より引用）

理由	%
家族の介護で十分	19.2
他人の世話が嫌	17.5
病院などに入院中	7.5
利用方法が不明	6.2
他人を入れたくない	3.2
料金が高い	2.7
利用したい項目がない	1.4
内容に不満	1.0
介護サービス以外を利用	0.8
事業者に断られた	0.4
近所に事業者が不在	0.1
その他	9.3
無回答	30.7

回答者数＝710人

宅介護の継続を希望している介護者が多いことがうかがえる。しかし、菊池ら[9]の報告によると、介護者は、介護について「よく行っている」と自己評価している反面、高齢者の住居環境の整備、自立促進を図るための援助、安全確保や高齢者の心理社会的交流ニーズの充実、といった具体的な介護の質を高める手段を講じていない者が多く、また横山ら[10]の調査でも、社会援助資源の有効利用を拒み、家族だけで介護にあたりたいと希望する介護者が 67.9% であった。

このように、我が国の家族介護者の意識と態度は、たとえ介護が強制的に生じたものであっても、当初の介護を受け入れるが、異常行動の出現などで在宅介護の危機に遭遇すると[11]、何とかしなければと思う反面、拒否的な感情が生じる。しかし、家族介護者の多くは、身体的不調や介護環境の不適切など正当な理由がない限り介護を継続しようとする。このような背景には、家族と要介護者の間に特有の権利―義務関係が存在していて、それを家庭の中で貫徹しようとする介護者の意識・態度があり、これらが周囲からの支援や社会資源の有効利用を躊躇させているのではないか、と著者は分析する[1]。

2・家族の世話とは

家族介護者は、痴呆に侵された肉親を毎日世話するのであって、専門教育を受けた専門家のように、介護技術を家庭で実践しているわけではない。すなわち施設あるいは介護サービス事業所などで職員が実践している介護は専門的な「技術」であり、家族の日常の介護は「世話」であって専門家の介護とは異なる（**表1**）。

表 1. 専門家の介護と家族の世話

専門家の介護	家族の世話
生活の援助行為	生活の一部
科学的な根拠に基づく介護技術	生活の中の体験から生まれた工夫
全人的な対応	以前からの人間関係
計画性・継続性	場当たり的
客観的な評価	家族の満足感

1 「介護」は生活の援助行為、「世話」は生活の一部

　専門家の「介護」は、生活過程を整える生活援助行為であることから、その行為の目的は、痴呆性高齢者のもつ能力を最大限に発揮できるように援助し、その生活の自立と質を高めることである。しかし、家族の行う「世話」は、毎日の生活の一部であり、それはほかの家族への世話と何ら感情的に異なるものではない。また専門家の介護と異なり、報酬もなければ仕事とプライベートな時間の区分もなく、時には24時間の世話も必要となる。さらに、家族介護者は、介護者自身の生活も同時に営まなければならない。

2 「介護」は技術、「世話」は生活の中の営み

　「介護」は、十分な根拠や知識などをもとに、一定の方法論を打ち出した技術である。それ故、技術を習得するための学習や知識が必要であり、また多くのモデル介護を修得し、それが活用できる能力を必要とする。しかし、家族の「世話」は、これまで要介護者とともにしてきた環境や習慣が基盤となった生活の営みであって、決して専門技術や知識をもって行われるものではない。例えば、入浴を嫌がる要介護者を孫の提案で銭湯に連れて行ったら大変喜んだ事例などは、まさしく要介護者の昔の生活習慣から生み出された対応であり、このような対応を専門家が実行することはできない。

3 「介護」は全人的な対応が要求され、「世話」は家族との人間関係が基盤

　専門的な「介護」は、学際的な知識をもって要介護者の人権擁護に主眼をおいた介護が要求される。アルツハイマー病に侵された要介護者の人権を無視するような対応は決して許されるものではなく、むしろ専門家は要介護者のアドボケイトでなければならない。それに対して家族の「世話」は、以前からの人間関係がその対応に大きく左右されることが多い。よい関係が基盤にあれば、家族介護者の「世話」への意識は高まり、専門知識がなくともよい対応が可能になり、また逆によい関係になかった家族によい対応は望めないことが多い。

4 「介護」は計画性を有し、「世話」は家族の工夫

　専門家の「介護」は、要介護者の障害された機能や残存機能をできるだけ客観的に評価し、ケアプランを作成し実行することが求められる。このように「介護」は、評価・ケアプラン・実行・モ

ニタリング・再評価という計画的な介護と、介護者が変わっても同じような質の高い専門介護を提供できるような継続性のある介護が求められる。しかし家族の介護は、これまでの経験や家庭での習慣などが優先される。

5 「介護」は客観的評価が必要、「世話」は家族の満足感

　専門家は「介護」を実施するにあたり、要介護者の機能を客観的に評価することに加え、ケアプランを実行した後にもそのケアが有効であったか否か評価し、新たな課題を抽出することが求められる。このように、「介護」の実施には客観的な状況把握のための評価が必要であるが、家族は自分たちが行った行為に対して、要介護者の喜んだ、怒った、悲しんだ、などの感情に一喜一憂するのである。

　このように、アルツハイマー病患者の在宅介護は、家族の日々の生活行為の1つであって、決してプロが行う専門的な介護と同じではない。自宅で家族とともに生活しているアルツハイマー病患者は、何らかのサポートがないと1人では生活できないが、その際に、家族と専門家がそれぞれの立場での役割を理解し、それらが協働して支援することが必要である。

3・家族介護者の役割

　アルツハイマー病患者の家族の役割は、その続柄や生活環境など背景によっても異なるが、一般に家族としてできることは、日常生活の中で行う「世話」であり、専門的な介護ではない。そこで家族の役割は、痴呆を正しく認識し、その予防や早期発見・早期治療につなげることであり、さらに社会サービスとの協働で彼らの普通の生活をできるだけ長く維持することである。

1 痴呆の正しい知識

　痴呆の初期症状をいち早くとらえ、医療・保健・福祉が実施する各種介護支援サービスと家族の日常の「世話」とが協働する体制を整えることは、在宅介護の継続に欠かせない。痴呆を最初に発見するのは家族であるが、その家族にとって初期の痴呆症状を治療可能な痴呆様状態 treatable dementia あるいは正常の加齢に伴う記憶の衰えと区別することは難しい。さらに家族の痴呆に対する誤った知識は、将来への過度の不安、痴呆が治ると信じての過干渉や訓練をもたらし、これらが介護破綻の原因となる。それ故、家族が痴呆の正しい知識を習得することは、早期発見・早期治療に重要であるばかりか、在宅介護の環境整備に欠かせない。

　家族が痴呆に関心をもつのは、身近に痴呆症状をもつ者がいて介護の問題がもちあがったときで、通常はあまり関心をもたない。家族が痴呆の正しい知識を得る機会として最も身近なのは、自分自身が病気に罹ったときや家族のつき添いで地域のかかりつけ医を受診したときである。高血圧や糖尿病などの生活習慣病と血管性痴呆との関連やアルツハイマー病に関する説明を医師から受けることで痴呆の正しい知識を身につけることができる。

2 痴呆の予防

　家族の役割として痴呆の予防は重要である。特に高血圧、糖尿病、高脂血症などは、脳血管障害の危険因子として知られているが[12]、最近ではアルツハイマー病の発症にも関与すると考えられている[13]。それ故、これらの疾患をもつ者に対する生活指導や食事管理は、家族の大きな役割である。

　食生活に関連しては、ビタミンE含有の多い食物の摂取がアルツハイマー病の発症を抑制するが、そのサプリメントは予防効果がないとの報告[14]がある。また植木[13]は、ビタミンB群、ビタミンC、β-カロテン、カルシウム、亜鉛、鉄などのミネラルの摂取量が少ないこと、総脂肪、飽和脂肪酸、コレステロールなどの脂質が多いことが認知機能低下に影響することから、これらが痴呆予防に重要と示唆している。さらに生活習慣に関しては、福岡県久山町健康調査から身体活動がアルツハイマー病の予防因子であること[15]、またWilsonら[16]の研究では「新聞を読む」「雑誌を読む」「ゲームをする」「博物館へ行く」などの活動がアルツハイマー病の発症を抑制することがいわれている。さらに矢富が行った豊島スタディでは、痴呆予防を目的とした認知機能を活性化する活動プログラムを実施して介入研究を行ったところ、エピソード記憶や注意機能の改善が示され痴呆予防に大きな示唆を与えた[17]。そのほか、規則正しい食生活と睡眠スケジュール、毎日の軽い運動、朝起床後2時間以内に太陽の光を30分以上浴びることを提唱している[18]。

　アルツハイマー病の危険因子が明らかでない現状で、痴呆を予防する確実な手段はいまだ見い出されていない。しかし、上述したように少なくとも何らかの予防効果が示されている以上無視できない。

3 早期発見

　記憶や見当識などの認知機能が明らかに障害されて日常生活に支障をきたすようになると、痴呆の発見は比較的容易である。しかし、エピソード記憶の障害があっても日常生活の混乱をほとんどみない「物忘れ」のみの訴えの場合は、それが痴呆の初期なのか、あるいは老化に伴う生理的な状態なのかを診断することが難しい。このような状態に対してPetersenら[19]は、正常ではなくまた痴呆でもない認知機能が軽度に障害された状態をmild cognitive impairment (MCI) と称した (表2)。また、この診断基準に従い診断された高齢者の41%が平均2.5年後に痴呆を発症したことを報告した。いずれにしても、これらは、将来的にアルツハイマー病に移行する可能性がある痴呆予備軍であり、家庭での観察が早期発見につながる。そこで、家族の役割としていち早くアルツハイマー病の徴候をとらえることが重要である。

　家族が最初に気づく痴呆性高齢者の生活上の変化は、物忘れはもとより日常行動のさまざまな変化である。当然、これらの変化のすべてが痴呆につながるとは限らないが、日常臨床では

表2．MCIの診断基準

1. 記憶障害の訴え（できれば第三者によって確認されたもの）
2. 記憶障害の存在（年齢と教育程度を考慮）
3. 全般的な認知機能は保持されている
4. 日常生活に支障はない
5. 痴呆ではない

痴呆を疑う重要なサインである。そこで家族は、以下に挙げた日常での変化に注意する必要がある[20]。

①「人が変わった」と感じる：毎日の生活では気づかないことでも、1～2年前と比較すると「人が変わった」と家族が感じたときは注意が必要である。特にその人らしい行動、親しみのある態度や穏やかな表情が失われるなど対人接触の変化に注意する。

②物事に興味を示さない：家族や近所づきあい、社会活動、趣味や娯楽などに興味をもたなくなる。無関心になる。

③人を避けるようになる：友人との外出や人の集まり、会議あるいは親戚の集まりなど、普段接していない人間との接触を避けるようになる。

④話の内容が乏しくなる：会話では、受け答えのみのことが多くなり会話が続かなくなる。自分から話題を提供したりしない。他人の話を真剣に聞いていない印象を受ける。

⑤「あれ」「それ」といった代名詞が多くなる。

⑥失敗が多くなる：会社や家庭で、些細なことでも失敗が多くなる。

⑦言いわけをする：できなかったことや失敗したことに、辻褄の合わない言いわけをする。

⑧同じことを何度もする：数分前の会話や行動を必要もないのに繰り返すが、本人はその自覚がない。

⑨外出を嫌う：家に閉じこもることが多く、家族が外食や旅行に誘っても積極的に参加しようとしない。

⑩だらしなくなる：身なりに気を遣わなくなり、毎日同じ服装をしている。

4 早期治療

　家族が痴呆を疑ったときにできるだけ早い時期に医療機関に相談することで、以下のことが可能になる。第一に treatable dementia の早期発見とその治療が可能になる。多くの高齢者は高血圧や糖尿病などの慢性疾患を有し、それらの症状悪化に伴うせん妄やうつ病などの精神症状は、痴呆との鑑別が容易でない。それ故、急激に痴呆が出現したり、これまでの痴呆状態が急に悪化した場合は、treatable dementia を念頭においてその原因の検索と治療を試みることが痴呆様症状の発見、治療に重要である。

　第二に、アルツハイマー病の進行を多少抑制できる。痴呆の薬物療法は積極的な効果が期待できないが、我が国で認可されている唯一のアルツハイマー病治療薬である塩酸ドネペジルは、痴呆の進行を約9～12ヵ月遅延させる効果が認められている[21]。本剤は、痴呆の進行を止めたり脳機能をもとに戻す効果はないが、長期投与で行動障害の出現を抑制できる、との報告はある[22]。この塩酸ドネペジルの出現でアルツハイマー病に対する薬物療法が可能になったが、本剤に対する過度の期待は禁物で、家族は医師から薬効について十分な説明を受け、痴呆に侵されても安定した生活を維持できるような介護環境の構築も同時に必要である。

5 在宅での介護

　家族の最も重要な役割は、日常の「世話」であって一般にはこれを「介護」と称している。先に家族の世話と専門家が行っている介護とは異なることを述べた。アルツハイマー病をはじめとする痴呆疾患は進行性で、Activity of daily life(ADL)、Behavior(行動)、Cognition(認知)のABCが障害され、日常生活が1人では営めなくなり家族の介護が発生する。しかし、家族が毎日の大変な介護に疲れ専門機関に介護支援を求めるときは、むしろ在宅介護に限界を感じたときで、肉体的また精神的に極限の状況であることが多い。すなわち家族は、介護に対する専門技術を有しているわけでもなければ、毎日の介護に専念できるわけでもないので、家族自身ですべての問題を解決することは不可能で、専門家との協働は欠かせない。それ故、家族の役割として大切なのは、自分たちの役割を明確にし、専門介護を有効利用して、在宅介護をできるだけ長く継続させることである。

4・専門家の役割

　アルツハイマー病患者の在宅介護を支援する専門家は、医療・保健・福祉をはじめ多職種であるが、その支援の目標は、患者はもとより家族介護者の普段と変わらない生活であり、また介護破綻の回避である。そのためには家族介護者の訴えに傾聴し、介護の大変さへの共感と理解を示す情動的サポートが求められる。同時にFengler and Goodrich[23]がいうように家族は「The hidden patients(隠れた患者)」であるので、介護負担に伴うストレス症状の管理など介護者の精神衛生とエンパワーメント(empowerment)とアドボカシー(advocacy)を基本理念においた専門性の高い介護支援である。

　エンパワーメントは、ある状況におかれた者がその状況を自分自身で変化させていく力を強化することをいう。つまり、痴呆性高齢者の支援活動とは、専門家が本人あるいは家族に一方的な情報提供や助言さらには援助の押し売りをするのではなく、彼らが自立し、自ら問題を解決していくパワーを発揮できる能力を高める方向に導くことである。またエンパワーメントで重要なことは、高齢者や家族の考えや自己決定、自己責任を尊重し、それを擁護すること(アドボカシー)で、特に痴呆性高齢者の場合は、認知機能障害のために自分で基本的権利を擁護することが困難なので、専門家は本人やその家族のために、彼らの権利やニーズを守るアドボケイトでなければならない。

　以下に痴呆性高齢者介護に従事する介護専門職員が質の高い専門的なサービスを提供するための基本的な能力について、著者の考えを示す。

　①アドボケイトの宣言：介護専門職員は、クライエント(痴呆性高齢者あるいはその家族)の知る権利、自己決定権、プライバシーを守る権利、人格が尊重される権利、財産を守る権利などの権利を保障・擁護することを宣言することができる。

　②十分な説明とインフォームド・コンセント：すべての援助行為についてクライエントにわかりやすい言葉で説明し同意を得ることができる。

③生活能力の客観的評価：痴呆性高齢者の認知機能、行動、ADLの客観的評価から残存能力を明らかにし、介護プランを立て、実践し、再評価することができる。

④介護環境の調整：生活環境、居住環境、地域環境、家族関係、経済状態などクライエントを取り巻く環境に関する情報を収集し、日常介護の弊害となる要因を見い出し、家族と十分協議したうえで、できるだけ介護者にとって介護しやすい環境を介護者とつくりあげていくことができる。

⑤介護者の健康管理：介護は、心身のストレスをきたすことが多いので、常に介護者の健康状態に留意することができる。

⑥介護能力の評価と介護計画：介護者の介護能力を見極め、今どのような支援が必要かを把握し、介護計画を立てることができる。

⑦地域介護支援サービスとの連携：介護者の介護負担を軽減させるために、地域の介護支援サービスの有効利用は欠かせない。それ故、社会資源の内容、有効利用について十分な知識をもっている。

まとめ アルツハイマー病は、認知機能、行動そしてADLが障害される脳の非可逆的疾患であり、基本的な日常生活が営めなくなるために十分な介護が必要となる。そのために日常での家族の役割は大きいが、それは専門家が提供する支援とは異なる。専門家の援助は、アルツハイマー病の病態を十分に理解したうえで、障害の状況を客観的に評価し、ケアプランを作成し実行することはもちろんのこと、エンパワーメントとアドボケイトを基本理念に援助活動することである。また、家族介護者の介護の大変さを十分に理解し、共感することが重要で「隠れた患者」に対しての十分な支援を怠らない。

家族のアルツハイマー病患者に果たす役割は、痴呆を正しく理解し、早期発見・早期治療に結びつけることである。家族の介護は、家庭の延長であって決して専門家の行う「介護」ではない。家族介護者の役割を十分に理解し、専門的な「介護」と協働していくことが求められる。

(今井幸充)

● 文　献

1) 今井幸充：日本における痴呆性老人家族介護者の意識と態度．老年精神医学雑誌 9：151-157, 1998.
2) 神奈川県：神奈川県老人健康実態調査（専門調査）．1993.
3) 今井幸充：家庭看護者の精神保健．老年精神医学雑誌 3：1117-1124, 1992.
4) Zarit SH, Birkel RC, Malonebeach E：Spouses as caregivers；Stresses and interventions. Family involvement in treatment of the frail elderly, Goldstein MZ(ed), pp 23-62, American Psychiatric Press, Washington DC, 1989.
5) Pruchno RA, Resch NL：Aberrant behaviors and Alzheimer's disease；Mental health effects on spouse caregivers. J Gerontology 44：s177-182, 1989.
6) Cohen D, Eisdorfer C：Depression in family members caring for a relative with Alzheimer's disease. JAGS 36：885-889, 1988.
7) 新名理恵，矢富真美，本間　昭：痴呆性老人の在宅介護の負担感に対するソーシャル・サポートの緩衝効果．老年精神医学雑誌 5：655-663, 1991.
8) 江戸川区：江戸川区介護保険事業計画・熟年しあわせ計画改定基準調査報告書．2002.
9) 菊池和則，冷水　豊，中野いく子，ほか：在宅要介護高齢者に対する家族（在宅）介護の質の評価とその関連要

因. 老年社会科学 18：50-62, 1996.
10) 横山美江, 清水忠彦, 早川和生, ほか：要介護老人における在宅福祉サービス利用の実態および介護者の疲労状態との関連. 老年社会科学 15：136-148, 1994.
11) 今井幸充：痴呆性老人のもつ危機とその対応. 老年社会科学 14(Suppl)：23-30, 1992.
12) 都島基夫：高齢化社会における未病対策. 日本老年医学会雑誌 39：237-245, 2002.
13) 植木 彰：栄養学的介入によるアルツハイマー病の予防. Cognition and Dementia 2：109-115, 2003.
14) Morris MC, Evans DV, Bienias JL：Dietary intake of antioxidant nutrients and risk of incident Alzheimer's disease in a biracial community study. JAMA 287：3230-3237, 2002.
15) Yoshitake T, Kiyohara Y, Kato I, et al：Incidence and risk factor of vascular dementia and Alzheimer's disease in a defined elderly Japanese population ; Hisayama. Neurology 45：1161-1168, 1995.
16) Wilson RS, Mendes De Leon CF, Barnes LL, et al：Participation in cognitively stimulating activities and risk of incident Alzheimer disease. JAMA 287：742-748, 2002.
17) 矢富直美：認知的アプローチによるアルツハイマー病の予防. Cognition and Dementia 2：128-133, 2003.
18) 白川修一郎, 田中秀樹, 水野 康, ほか：アルツハイマー病の予防に係わる睡眠の役割と改善技術. Cognition and Dementia 2：116-122, 2003.
19) Petersen RC, Smith GE, Waring SC, et al：Mild cognitive impairment ; clinical characterization and outcome. Arch Neurol 56：303-308, 1999.
20) 今井幸充：脱介護地獄. ワールドプランニング, 東京, 1999.
21) Rogers SL, Friedhoff LT：Long-term efficacy and safety of donepezil in the treatment of Alzheimer's disease ; an interim analysis of the results of a US multicenter open label extension study. European Neuropsychopharmacology 8：67-75, 1998.
22) Cummings JL, Donobue JA, Brooks RL：The relationship between Donepezil and behavioral disturbances in patients with Alzheimer's Disease. Am J Geriatr Psychiatry 8：134-140, 2000.
23) Fengler A, Goodrich N：Wives of elderly disabled men ; The hidden patients. Gerontologist 19：175-183, 1979.

5 アルツハイマー病と法律相談

はじめに 与えられたテーマは「アルツハイマー病と法律相談」であるが、アルツハイマー病の関係者の相談は幅広く、いわば介護や日常生活上の問題から、司法的解決を必要とするものまで多様である。このため本稿では、「法律相談」を厳格に解するのではなく、法律との接点が何らかの程度ある相談と解して検討してみよう。また相談に関しては、アルツハイマー病患者固有の相談というものは多くはないために、以下では痴呆性高齢者という表現を用いている。

アルツハイマー病患者などの痴呆性高齢者の生活課題は、痴呆の程度、家族構成、施設か在宅かなどによって極めて多様である。そのうえに高齢者福祉を含めた社会福祉サービスは、介護保険制度の導入や社会福祉基礎構造改革に伴い、行政庁が職権でサービス内容とサービス提供機関を定める「措置」制度から、利用者とサービス提供者が直接契約を結び福祉サービスを利用する「契約による利用」制度へと大きく変わってきた。これに伴い、契約能力に疑問をもたれがちなアルツハイマー病患者などの痴呆性高齢者に関する相談の重要度はますます高まっている。

［1・相談の多様さ］

痴呆性高齢者に関する相談でも、一般の高齢者から多く寄せられる医療、年金、住宅、遺言、相続などに関する相談もある。しかしここでは、痴呆性高齢者の特性に着目して、相談を取りあげてみよう。

1 在宅の場合

在宅の痴呆性高齢者の場合、さまざまな権利侵害や生活に伴う諸問題が生じ、多様な相談が生じている。ここでは、①第三者から受ける権利侵害に関する相談、②第三者に対する迷惑・権利侵害に関する相談、③福祉サービスに関する相談、④家族・親族に関する相談、に区分して検討してみよう。

(1) 第三者から受ける権利侵害に関する相談

第三者から受ける権利侵害の典型的なものとしては、不要な物を買わされたり、悪徳商法の被害者となったことに関する相談がある。シロアリ駆除や床下換気などの不必要な住宅改修に伴うトラブルの相談も多い。1人暮らしでタバコなどの自動販売機所有者に対し、親切そうに近づきお金の勘定の手伝いをしながら、一定金額を窃取していた例に関する近隣者からの相談もあった。悪質なものでは、言葉巧みに騙して預貯金を窃取したり、極端になれば高齢者を殺して財産を窃取したりした例に関する相談もある。

(2) 第三者に対する迷惑・権利侵害に関する相談

　痴呆性高齢者が車を運転して交通事故を起こした後始末に関する相談や、運転させない工夫に関する相談がある。また、痴呆性高齢者が交通ルールを無視して、交通事故の被害者になったことに関しての相談もある。痴呆性高齢者が、通りがかりの人に「○○を盗んだ」と疑いをかけ、疑いをかけられた人がショックを受け、その対応に関する相談もある。さらには、見知らぬ家に上がり込んだり、見知らぬ人に暴力を振るった後始末に関する相談もある。他家や公共の場所での放便や放尿に関する相談もある。

(3) 福祉サービスに関する相談

　介護保険制度の導入に伴い、①要介護認定、②事業者との契約内容、③介護保険料の額、④サービス内容、に関する疑問や苦情が相談として多く寄せられている。事件・事故的な相談としては、ホームヘルパーが家財を壊した例や、金品を盗んだ例もある。逆に、盗んでいないヘルパーが疑いをかけられ問題になった例もみられる。入浴時などの介護上の過失によって、痴呆性高齢者が傷害を受けたことに関する相談もある。

　痴呆性高齢者の利用の多い、痴呆対応型共同生活介護（グループホーム）は介護保険では在宅サービスとして位置づけられている。グループホームは、記憶障害や見当識障害といった痴呆性高齢者の中核症状を治そうとするものではなく、適切な環境の中で周辺症状（徘徊、弄便など）の出現を抑えようとする努力であり、今後の発展が期待される。しかし、急激にその数を増やしたためにサービスの質に問題のあるグループホームが生じており、利用者の家族からの相談が増加している。利用者負担金に関しても相談が寄せられることがある。グループホームは小規模なだけに、外部からは内部の運営状況を知ることが難しい。さらに、閉鎖的処遇や虐待が行われる可能性がある。このため、グループホームの処遇をモニターする仕組みと、情報公開を進めていく必要があろう。

(4) 家族・親族に関する相談

　家族・親族との関係では、痴呆性高齢者が被害者になる場合と、加害者になる場合の双方の相談がある。高齢者が被害者となる家族・親族からの権利侵害も多様であるが、高齢者の不動産など財産の横取り、年金や預貯金の横取りなどの経済的虐待に関する相談が一定程度存在している。記憶力が低下してくるに伴い、被害に遭いやすく、社会的な保護が必要な課題である。

　痴呆性高齢者になると、適切な介護を受けることがなければ在宅生活は無理である。不適切な身上監護や介護放棄によって、異臭が漂う不潔な生活を余儀なくされていることに関する相談がある。これがさらに進んで、殴る・蹴る・監禁などの身体的虐待の被害者となった高齢者に関する相談がある。

　さらには、三世代同居世帯などで高齢者の心理的欲求に注意が払われずに、痴呆性高齢者が無視されたり、口汚くののしられたり、いじめられたりする心理的虐待の被害者となっていることに関する相談もある。

このほかに、介護している家族が前途を悲観して、心中を試みたり、安楽死を願い、高齢者の生命が危機にさらされていることに関する相談もある。

痴呆性高齢者が、介護にあたっている嫁などに対する盗害妄想によって、家族関係がギクシャクしたり、家庭が崩壊しそうになった関係者からの相談もある。家屋内での放尿・放便や、弄便、さらには徘徊などによって、疲労困憊している家族からの相談も多い。

1人暮らしの初期痴呆性高齢者にみられがちなものに自虐(self negligence)がある。親族や近隣者の忠告に耳を傾けず、不衛生で不潔な生活を送り、貧弱な食生活で過ごしている例がある。このようなケースに関して、親族や近隣者が相談に行く例がある。

2 施設入所の場合

痴呆性高齢者の入所施設としては、介護保険の介護老人福祉施設(特別養護老人ホーム)、介護老人保健施設、介護療養型医療施設が中心であるが、精神病院や養護老人ホーム、軽費老人ホームで処遇を受けている痴呆性高齢者も無視できない。

これらの入所施設で痴呆性高齢者が被害者になるケースとしては、職員からの虐待、入所者同士の虐待および家族や親族からの虐待がある。虐待には以下のようなものがある。

①身体的虐待：殴る、蹴るなどの暴力、ナイフなどを用いての脅迫、必要な程度を超えた抑制などが含まれる。抑制には、ベッドに括りつけるなどの物理的抑制だけでなく、向精神薬物による抑制も含まれる。

②身体的無視：ナースコールを押しても職員が無視したり、濡れたままのオムツを長時間にわたって交換しないなどの、老年者の身体的ニーズを無視した行動が含まれる。

③心理的虐待：老年者の言動に対し、叱る、金切り声で対応する、笑いものにするなどが含まれる。

④心理的無視：老年者の心理的・情緒的ニーズに注意が払われていない場合で、職員、ほかの入所者、家族などから無視されていると感じたり、孤独感にさいなまれている場合などが含まれる。

⑤金銭的虐待：老年者の金品の窃取、財産の不正利用などが含まれる。

⑥権利の侵害：①〜⑤に含まれないもので、法令や契約書で入所者に認められている権利の侵害である。

これらの虐待に関する家族・親族からの相談は多い。

痴呆性高齢者処遇の中心である老人ホームなどの施設では、上記の虐待の中でも、抑制や行動制限による人権侵害の問題が大きい。厚生労働省も身体拘束ゼロを目指しての取り組みを行っており、関係者からの相談を梃子に前進することを期待したい。

痴呆性高齢者の場合、金銭的虐待、搾取も大きな人権侵害である。新聞などで報道される老人ホームなどの施設での職員による入所者預り金の着服に関する刑事事件や、家族に対する寄附の強要などがある。このほかに、施設入所中の高齢者の預貯金や年金を家族・親族が勝手に使用したり、本人の了解を得ることなしに土地などの不動産を処分するといった例もある。

2・相談機関

　我が国では、痴呆性高齢者が有している法的権利は不明確なことが多く、さらに痴呆性高齢者の権利を擁護する制度も不十分であった。しかしながら、国は2000年の介護保険の導入に合わせて、従来の禁治産宣告・準禁治産宣告に比べて利用しやすく、ノーマライゼーションの理念にも近づける努力をした、新たな成年後見制度を導入した。さらに、地域福祉権利擁護事業や、福祉サービス利用者の苦情解決制度の導入を行うなど、痴呆性高齢者に関する相談に利用できる、法的・制度的仕組みは一定程度充実してきた。これら痴呆性高齢者の相談を担っている、主要な機関を紹介してみよう。

1 家庭裁判所の家事相談

　全国の家庭裁判所(本庁50庁、支部203庁)では、家事事件の審判、調停の申し立てなどのための手続きの相談を行っている。痴呆性高齢者と関連が多い、遺産分割や親族間調整は家事調停事件、財産管理のためによく利用される成年後見制度は審判事件で、家庭裁判所の所管であり相談に応じてくれる。重度の痴呆の場合に利用されることがある精神病院への入院には、精神保健福祉法に定める保護者の選任が必要となることがあるが、保護者の選任も家庭裁判所の審判事件である。成年後見制度や保護者制度に関する疑問・質問、調停や審判の費用、鑑定に要する費用など、家族などからの多様な相談に応じている。相談は無料である。

　相談時間は各家庭裁判所によって異なっているので、電話やホームページで確認する必要がある。夜間相談を行っている家庭裁判所もある。相談にあたるのは、家庭裁判所調査官や裁判所書記官などの家庭裁判所の職員である。裁判所書記官は法学を基盤にした専門職であり、家事事件の審判・調停に関しては専門家であるが、痴呆に関する理解に関しては濃淡がある。家庭裁判所調査官の多くは行動科学の専門家であり、痴呆に関してもかなりの理解を有している。また多くの家庭裁判所には、精神科医が常勤や非常勤の技官として勤務しており、必要に応じて調停や審判にかかわったり、家事相談を支援している。平成13年度における全国の家庭裁判所での家事相談の件数は40万481件にも上っている。

2 弁護士会

　日本弁護士連合会(日弁連)は「高齢者・障害者の権利に関する委員会」を設置し、アルツハイマー病を含む高齢者・障害者の権利擁護に取り組んでいる。なお、本委員会は、1998年1月に、高齢者・障害者の権利の確立と自立の支援および権利侵害の予防・救済の見地から、①高齢者・障害者の権利および制度に関する総合的調査・研究、②各弁護士会が行っている高齢者・障害者問題に関する諸活動の連絡・調整および支援、③そのほか、高齢者・障害者の権利や制度を充実・発展させるための諸活動、を行うために設置された。

　各地の弁護士会では高齢者の権利擁護のために、会員弁護士の個人的活動にとどまらず、組織的

活動にも取り組んでいる。具体的には高齢者の権利擁護のための委員会活動などを行い高齢者問題に関する研修を行うとともに、「高齢者・障害者総合支援センター」などを設置して、実践的に高齢者の権利擁護に取り組んでいる。これらのセンターの活動の中心の１つが法律相談であり、弁護士の専門性をいかした相談が行われている。相談は、相談者がセンターや弁護士の法律事務所を訪問して相談する形態が一般的ではあるが、高齢者や障害者の多くが移動弱者であることに注目して、出張相談も行われている。

　弁護士による法律相談の特色として、単に相談にとどまらず、財産管理支援および任意後見業務、介護・福祉支援業務、法定後見制度の利用、財産権の侵害や虐待の解決などによって、実態的解決につなげる努力が行われている。

　弁護士会によっては、福祉の当番弁護士制度を設置しているところもあり、行政機関、福祉団体・施設などにおいて高齢者の相談を担当している人を対象に電話相談を行い、高齢者の相談を担当している人の疑問を、法的な側面からアドバイスする制度を行ったりしている。

3 日本司法書士会連合会

　司法書士は「他人の嘱託を受けて、登記または供託に関する手続きについて代理すること、裁判所、検察庁または法務局もしくは地方法務局に提出する書類を作成すること」などを業務としている。このため司法書士は相続に必要な書類の作成などの日常の業務において、高齢者などの財産に深いかかわりがあり、高齢者に関する相談をかなり受けてきた。成年後見制度の導入に合わせて、日本司法書士会連合会は社団法人成年後見センター・リーガルサポートを設立し、全国50の単位司法書士会ごとに支部を設置した。これらの支部では、登録司法書士に研修を行い、成年後見人や成年後見監督人候補者として推薦し、司法書士の活動を広げる働きを行っている。関係者からの相談には個々の司法書士が応じている。

4 日本社会福祉士会

　社会福祉士とは法によれば「社会福祉士の名称を用いて、専門的知識および技術をもって、身体上もしくは精神上の障害があることまたは環境上の理由により日常生活を営むのに支障がある者の福祉に関する相談に応じ、助言、指導その他の援助を行うこと(第7条において「相談援助」という)を業とする者をいう」と規定されており、社会福祉士の業務の大きな割合が相談にあることは疑いない。しかし、弁護士や司法書士の多くが個人開業であるのに対し、社会福祉士の多くは福祉機関や福祉施設などの生活相談員などの職員であり、被用者である点が異なっている。

　日本社会福祉士会の下部組織として、成年後見人および成年後見監督人の養成および紹介、成年後見制度に関する調査・研究などの活動を担う、成年後見センター「ぱあとなあ」を有している。日本社会福祉士会の委員会として、成年後見センター運営委員会や成年後見制度利用促進事業委員会がある。各都道府県に日本社会福祉士会の支部があり、各支部では本部「ぱあとなあ」と連携して、法定後見や任意後見にかかる紹介、連絡調整、研修、相談、広報などに取り組んでいる。例えば福岡県では権利擁護委員会で、相談援助の専門職として福祉サービス利用者の権利擁護の視点か

ら、成年後見制度や地域福祉権利擁護事業にどう対応していくのか、ほかの専門職との連携も視野に入れて研究・検討した。その中で、社会福祉士が積極的に成年後見人としての責務を担おうと、平成12年1月に成年後見センター「ぱあとなあ福岡」を立ちあげた。

5 その他の相談機関

アルツハイマー病などの痴呆性高齢者に関する相談を行っている団体はかなりある。簡潔に紹介しよう。

(1) 呆け老人をかかえる家族の会

社団法人「呆け老人をかかえる家族の会」(日本アルツハイマー病協会)は、1980年京都で発足したぼけ(痴呆)にかかわる当事者を中心とした全国的な唯一の民間団体である。全国41都道府県に支部をもち、国際アルツハイマー病協会(本部：ロンドン)に加盟している。ぼけの人を介護している家族、ぼけの介護に携わっている専門職、ぼけにかかわる医療職や研究者、ぼけに関心のある人、ボランティアなどが会員で、①家族の集い、②会報(月刊「ぽーれぽーれ」)の発行、③電話相談、などの活動を行っている。

(2) 国民生活センター

国レベルでは国民生活センター、都道府県や政令指定都市などには消費生活センターが設置されており、各種情報提供とともに、商品に関する強引な勧誘や宣伝、悪徳商法などに関する相談に応じている。痴呆性高齢者が必要のない商品を購入させられた場合などの、まず最初の相談窓口として意義がある。

(3) 高齢者総合相談センター

高齢者およびその家族が抱える保健、福祉、医療、介護など広範多岐にわたる心配ごと、悩みごとの相談に総合的かつ迅速に対応するために、各都道府県に1ヵ所のセンターが設置されている。来所の相談だけでなしに、電話での相談にも応じている。曜日を定めて、弁護士などの専門家が相談に応じているセンターもある。

(4) 在宅介護支援センター

在宅の要援護高齢者を抱える家族などに対し、ソーシャルワーカーや看護師などの専門家が在宅介護に関する総合的な相談に応じている。法律相談の専門機関の紹介なども行っている。在宅介護支援センターは全国で約7,000ヵ所あり、身近なところにあり相談しやすいことが特色の1つであろう。

(5) 国民健康保険団体連合会

介護保険の要介護認定や介護保険料に関する苦情に関しては、都道府県の介護保険審査会に苦情

を申し立てる制度となっている。介護保険事業者が提供するサービスなどに関する苦情は、市町村役場でも対応してくれるが、介護保険法で各都道府県の国民健康保険団体連合会で取り扱うことが定められている。このため、各地の国民健康保険団体連合会では、相談窓口を設置している。痴呆性高齢者に対する処遇を含めて、介護保険サービスに関する相談窓口の1つとなっている。

(6) 都道府県社会福祉協議会

介護保険制度が実施された 2000 年に、社会福祉事業法が社会福祉法に改正され、痴呆性高齢者などの地域生活を支援する地域福祉権利擁護事業(福祉サービス利用援助事業)、福祉サービス利用者の苦情解決制度などが導入された。地域福祉権利擁護事業や、苦情解決制度の適正な運用のために、各都道府県社会福祉協議会に運営適正化委員会が設置された。これに伴い、各都道府県社会福祉協議会に権利擁護センターなどの名称で相談窓口が設置された。

(7) 心配ごと相談

心配ごと相談は、全国のほとんどの市町村社会福祉協議会で取り組まれており、どんな相談にも応じるのが特色である。専門性は高くはないが、必要な専門機関などの情報を得るために一定の貢献を果たしている。

おわりに 痴呆性高齢者の生活課題には多様なものがあり、今後も相談機関の充実が期待される。さらに、単に相談にとどまらず、必要なサービスや機関への紹介や送致も重要である。極端なケースに関しては、刑事告発に結びつけていくことも必要であろう。情報化時代に対応したIT機器を活用した相談も期待される。各相談機関における相談事例の蓄積によって、痴呆性高齢者の生活と権利が守られていくことを期待したい。

(宮崎昭夫)

6 アルツハイマー病の告知をどうするか

はじめに 1994年11月に、元アメリカ大統領Ronald Reaganがアルツハイマー病（Alzheimer's disease；AD）であることを告白する手記を発表した。このことはまだ記憶に新しい。彼は診断の告知を受け、病名を公表し、表舞台から引退するという選択を採った。身体疾患と同様にインフォームド・コンセントが精神科にも適用される現代において、この出来事は象徴的であった。ADの告知は、診断確定後に直面する最初の課題であり、特に患者本人に対する告知についてはなかなか結論が出ない。本稿ではADの告知について、諸調査の結果を踏まえながらその是非を考察したい。

1・インフォームド・コンセントについて

かつて患者・医師関係は「患者は医師にすべて任せておけばよい」という医学的パターナリズムに支配され、医師は専門家として強権的であり、その関係は対等ではなかった[1]。

その一方で、英米では治療を受ける決定権に対する観念が培われてきた。18世紀のイギリスでは患者の自己決定権を尊重する判決が出され、アメリカでも19世紀から20世紀にかけて自己決定権の尊重が妥当であるとの認識が示された。しかし実際は、20世紀半ばまで、治療同意は形式的なものであり、治療拒否をした患者に強制的に治療を行うことはなかったものの、医師の説明義務について論じられることも少なかった。医師推定や誘導が背景にある不十分な説明での患者同意は、十分なインフォームド・コンセントに対して、単純同意と呼ばれている。20世紀後半の一連の訴訟では単純同意は排斥され、医師側には治療に伴う危険を含む医療情報開示義務があるとされた[1]。その理念は、患者は自分の前に提示された十分な選択肢から意義ある選択をするための情報を得る権利があるという信念に基づいている。さらに、この理念はニューンベルク綱領やヘルシンキ宣言などの国際的な要綱や宣言に採択されていった[2]。ヘルシンキ宣言は改正を繰り返し、法的無能力者や未成年者に対するインフォームド・コンセントの適用を促し、国連総会では精神疾患を有する者の保護およびメンタルヘルスケアの改善のための原則が採択され、インフォームド・コンセントについての定義が検討された (**表1**)。

このような歴史的背景により、ほかの身体疾患と同様に精神疾患に対してもインフォームド・コンセントを得る動きが活発になった。しかし、痴呆性疾患は認知機能障害により意思決定能力が低下し、患者の自律自体が損なわれる点で一般的な身体疾患とは特徴を異にする。また、患者自身の苦痛もさることながら、痴呆性疾患については家族や介護者が実感する苦痛や負担が甚大である。インフォームド・コンセントの基本的要件として病名告知の問題は避けて通れない問題であり、介

表 1. 精神病者の擁護およびメンタルヘルスケア改善のための原則について

原則 11 の 2：インフォームド・コンセントとは威嚇または不適切な誘導なしに、患者が理解
できる方法および言語により、適当で理解できる以下の情報を患者に適切に説明した後
に、自由に行われる同意をいう。
　a）診断の評価
　b）提案された治療の目的、方法、予測される期間および期待される利益
　c）より押しつけ的でないものを含むほかの治療方法および
　d）提案された治療で予想される苦痛または不快、危険および副作用

（文献 3）より引用）

護上の負担もあり、治療者が家族に対する告知をためらうことはないと考える。一方で、患者自身に対する病名告知についてはさまざまな議論が交わされてきたが、いまだ十分な結論は出ていない。以下に現在までの議論や意識調査の結果を列挙したうえで、AD の告知に関して考察する。

2・病名告知に対する意識

1 患者の意識

　患者の意識を調査した報告は少なく、その中で、Marzanski[4]は 30 人の痴呆性疾患の患者に対して、自身の疾患をどのようにとらえているかを調査した。患者は 63〜92 歳（平均 81 歳）、AD が 11 名、血管性痴呆が 9 名、その他が 10 名、mini-mental state examination（MMSE）では 7〜29 点（平均 18 点）であった。どこが悪いのかとの問いに対して「記憶の問題」と挙げたものが 14 名いた。病気についてどのように説明されてきたかとの問いには、20 名が何も知らされていないと認識し、そのほかには看護師などの周囲から情報をもたらされている例もあったが、家族からは何も知らされていないとの認識であった。診断を告知されていた例はたった 1 名であった。また、どのような情報がもたらされたのかまったく思い出せない例や理解できずに誤解している例も少数ながらいた。患者自身が何を知りたいのかという問いには、21 名が「どこが悪いのか知りたい。もっと情報を得たい」と回答し、10 名が診断名を知りたいと述べた。9 名は「何も知りたくない」と回答した。
　Marzanski は調査の方法に限界はあるものの、この結果から、医師は痴呆性疾患の患者に対して診断名を知りたいかを尋ねるべきと述べたが、同時に病名を告知すること、もしくはしないことがどのような影響を患者にもたらすのかは不明であるとしている。

2 家族の意識

　Maguire ら[5]は 100 名のアルツハイマー病患者の家族に対して調査を行った。そのうち 17 名が、患者本人に対して診断告知がなされるべきだとし、83 名がなされるべきではないと回答した。告知に賛成の例は「患者に病気の自覚があること」や「知る権利」を主な理由としたのに対して、反対の者は「告知によって患者が落ち込んでしまう」「アルツハイマー病の進行を心配する」ことを理由とした。その一方、自身が AD を呈したときには 71 名が告知を受けたいと述べていたが、

告知を受けたいあるいは受けたくない者の双方に「自殺する」という理由があり、告知自体が衝撃的であることがうかがえる。

本邦では、今井ら[6]がAD患者の家族あるいはその主たる介護者20名を対象とし、告知に対する調査を行った。患者本人に対して告知に肯定的な家族と否定的な家族は50%ずつと同数であった。しかし、1名を除くほぼすべての家族は、自分がADになった場合には「告知されたい」と回答した。

3 一般成人の意識

Holroydら[7]は237名の老年期成人(平均年齢79.7歳)に対してADおよび末期がんの告知について調査を行った。ADについては79.5%が告知を望み、望まない例は10%であった。配偶者がADに罹患した場合には、配偶者がいる者の65.7%が告知を望んだ。末期がんの告知を希望する者は91.7%に上り、ADと有意差を認めた。

Erdeら[8]は224人の成人(65歳以上は18.5%)に対して調査を行い、91.9%が痴呆という診断を知りたいと回答し、40～60代に限定すると97.5%が告知を希望したが、70～90代は87.5%と相対的に低下した。Sullivanら[9]は17～56歳(平均26.83歳)の成人100名に対して調査を行い、93%が自身に対する告知を望み、95%が近親者に対する告知を望むという結果であった。

4 医師の意識

Vassilasら[10]は一般臨床医における痴呆と末期がんの告知に対する意識調査を行った。末期がんの告知を「常に」行うのは27%、「しばしば」が67.6%と積極的に告知するのが大半の姿勢であるのに対し、痴呆の告知を行うのは「常に」が5%、「しばしば」が34.2%、「時折」が41.3%、「ごく稀に」が17.1%、そして「行わない」ものが2.5%いた。末期がんの告知をしない例はなかったことを考え合わせると、がんの告知と比較して痴呆性疾患の告知については消極的な姿勢がみられる。

Johnsonら[11]は、老年医学を専門とする医師および精神科医に対して調査を行い、必ず告知するとした医師はいなかったが、40%が「通常」は行い、35%が「たまに」、20%が「稀に」行い、決して告知しない医師が5%という結果であった。

Riceら[12]はイギリスの老年期部門の顧問リストに載っている医師に対して調査を行った。痴呆性疾患の患者家族に対してほぼ常に告知を行う医師が大半であったのに対し、患者自身に告知を行う医師は末期の患者に対してはほとんどおらず、中期では常に告知を行う医師が約10%、初期では約40%がほぼ常に告知を行っていた。告知の際には、与える情報に対しての患者の認知能力に疑問を抱いていることも多く、初期例については、はっきりとした予後を伝えるには診断が不確定過ぎるという意見もあった。

岸川ら[13]は痴呆の倫理的問題について日米医師の考え方を比較検討した。痴呆の病名告知については、日本の医師が10.6%、米国は29.1%が「必ずする」「すると思う」などの肯定的な態度を示したのに対し、「するとは思わない」という強い否定的態度を示した医師は日本で27.9%、米

国で32.7%であった。患者家族への病名告知については肯定的な態度を示した医師が日本では92.3%であったのに対し、米国は67.5%と低く、「するかも知れない」「するとは思わない」などの否定的な態度を示す医師が31.5%であった。日本の医師は患者自身には積極的な告知を行わないが、家族には積極的に行う傾向がみられた。

3・告知は是か非か

1 告知を行う利点

さまざまな調査の中では、告知を望む理由、利点として以下のようなことが挙げられ、これは一般成人や家族の意識とも一致すると考えられる。

①知る権利がある。
②将来の計画が立てられる。
③セカンドオピニオンを得られる。
④患者本人の病識につながる。
⑤患者と治療や介護上の協力を得やすくなる。
⑥治療選択を広げられる。

本邦でも痴呆に対する関心が高まったこと、「物忘れ外来」などの比較的受診しやすい外来が増えたこと、抗痴呆薬が開発されたことが一般にも知られるようになったことから、軽度痴呆患者の受診が増えてきている。彼らは物忘れに対して何らかの自覚があるため検査結果や薬物についての説明を求め、予後や生活上の注意点などについて教示を請うことが多い。また、成年後見制度の導入により、医師は病名告知および経過や予後に関する情報提供が必須となってきた。また、告知により治療の導入や薬剤のコンプライアンスが改善する場合も十分に想定できる[14]。初期のADに対しては、このような利点があると考えられる。

2 告知を行う欠点

痴呆性疾患の告知と患者の精神的負担の関連について実証した報告は乏しく、告知を実際に行ったときに生じる欠点よりも、家族や医師が告知前に「生じるかも知れない」と懸念している因子を挙げる。

①診断を受けることによって抑うつ的になったり不安感や焦燥感が生じる
②自殺企図の恐れ
③生きる望みを失う

ADを含む痴呆性疾患が現段階では治癒の望みがないこと、知能や判断力が低下して本人の意思決定能力がすこぶる低下することを恐れて、初期の患者にはそのような告知が心理的負担になるという意見もある。Shenk[15]の著書には、ADの診断を受けた患者の言葉として、「絶望に打ちのめされて病院を出、夜のサンディエゴを歩き回り、どんな生きる希望があるのか考えていたのを覚

えている」という記述がある。現時点では AD を完治する方法はなく治療法も十分に進歩していないにもかかわらず、なるべく初期に病名告知と説明が行われる。しかし、この説明を受けた患者にいったい何をさせたいのか、告知によって患者を追い詰めることがないのか、と告知の意義や影響について疑問を投げかけている。

3 告知の是非

　実際の臨床場面では、患者自身への告知に際してさまざまな因子を考慮する必要がある。Johnson ら[11]の調査では告知の際に影響を与える因子として、患者の洞察力、告知に関する意思の表明、痴呆の重症度、診断の正確さ、家族の意思、患者の年齢や合併症などを挙げている。この中で実際に告知をする際に最も考慮される因子は患者の洞察力や重症度であると考えられる。どんなに本人や家族の告知に対する意思が強くても、重度の痴呆患者では本人の理解や認識が十分に得られるとは考え難い。

　平井[16]は、AD は早期から病識の欠如がみられ、病名を告知されてもそれを了解できないため、家族へは必要であるが、患者本人には必要ないと述べている。自分の物忘れを自覚しているような時期では、告知は不安を増大させるばかりで、精神症状や場合によってはうつ状態を引き起こす恐れもある。またこのような時期では良性健忘や仮面うつ病との鑑別も困難であり、疑診段階であることも多く、慎重であるべきである。そして、患者は間もなく告知された病名もまったく忘却してしまうのである。したがって、患者本人に対する告知は無意味で、有害でさえあると結論づけた。

　その一方、今井らは医師は極力告知する努力を払うべきであるとし、告知には患者の利得もあり、必ずしも否定的要因だけではないとしている[6]。

　まとめてみると、本人への告知が有機的に作用し、将来的な計画をそれなりに立て、経済的な問題を解決し、自身の余生についての選択を行えるのはごく限られた病初期にしか過ぎないとする点では一致をみると考える。また病識の消失が早期に起こるため、一般的には病名を告知されても了解できない場合が多い。

　前述の患者、家族、一般成人の意識調査では告知を積極的に「受けたい」と考える例は多数であるが、患者本人に「受けさせたい」と考える例は相対的に低下する。患者自身が「もっと情報を得たい」との意思を表明しても、周囲の説明がどの程度本人に正しく理解されているかは不明であり、実際の患者の理解とは乖離する可能性が残される。

　現時点では告知を行った後の精神的影響について患者の立場に立脚した調査報告は乏しい。しかし、Johnson の調査では、告知を行った医師の 80％が、利益があったと考えていた[11]。告知についてはとかく患者の視点に立った議論よりも、医師や介護者側の視点からの推論になりがちである。できるだけ患者本人の立場に立った調査方法を検討する余地がある。

4・何をどのように告知するか

　家族に対して、そして希望があれば患者に対して病名告知が行われる。インフォームド・コンセ

ントの理念に従えば病名告知に加え、予想される経過、予後、治療法の選択肢などが告げられるが、実際的には患者本人に対して「物忘れがあるため、判断を誤ることが起こり得るので、治療や検査を行い、それらにどう対処すべきかはこれから考えましょう」という程度の症状告知にとどまることが多いのではないかと考えられる[17]。

今井ら[6]は告知を行う条件として、

①家族に疑診の段階から、疑診であることを含めて、病態、経過、治療法ならびに介護支援に対して十分な説明を行う

②治療者は、患者への告知に対する家族の不安を解消するために、予測される事態への対応について説明する

③患者への告知は、必ず家族の同意を得る。その際に、告知の利得を家族とともに十分に検討する

④患者への告知に際しては、ADに関する可能な限り多くの情報をわかりやすく説明する努力を試みる。しかし、不穏、攻撃性、集中力の障害などで告知が困難な例に対してはその不履行はやむを得ない

⑤告知後のモニタリングを行う

としている。

家族に対しては初診時から数回の面接のうちに、家族のニーズがどこにあるのかを明確に把握し、できるだけ早いうちに①原因、②周辺症状への対応、③予後、④在宅介護支援センターへの紹介、⑤社会サービスの早期利用の効果、⑥薬物の使用の効果と限界、⑦介護保険の説明や介護保険における訪問調査の受け方、⑧家族会の紹介、などについての十分な説明が必要である[18]。

特に家族に対しては疑診であることも含め、ありのままに話すことがお互いの信頼関係にもつながり、以後の関係の樹立と構築に役立つと考える。家族はストレスを常に抱えており、心身ともに疲弊状態にある。医師にとっては、告知以上に患者を取り巻く周囲へのケアやマネジメントに十分配慮することが責務である[19]。

(荻原朋美、髙橋　徹、天野直二)

● 文　献

1) 北村總子, 北村俊則：精神医学・医療における倫理とインフォームド・コンセントの歴史；概説. 精神医学・医療における倫理とインフォームド・コンセント, 臨床精神医学講座S12, 第1版, 松下正明(編), pp 3-15, 中山書店, 東京, 2000.

2) 水野　肇：インフォームド・コンセントの歴史. インフォームド・コンセント；医療現場における説明と同意, 第15版, 中央公論新社, pp 17-34, 東京, 1999.

3) 国連人権委員会［南野　肇(訳)］：精神病者の擁護及びメンタルヘルスケア改善のための原則. 日精協誌 10：559-566, 1991.

4) Marzanski M：On telling the truth to patients with dementia. West J Med 175(3)：318-323, 2000.

5) Maguire CP, Kirby M, Coen R, et al：Family members'attitudes toward telling the patient with Alzheimer's disease their diagnosis. BMJ 31：313(7056)：529-530, 1996.

6) 今井幸充, 杉山美香, 北村世都：アルツハイマー病告知の現状と問題点. 老年精神医学雑誌 11(11)：1225-

1232, 2000.
7) Holroyd S, Snustad DG, Chalifoux ZL：Attitudes of older adults' on being told the diagnosis of Alzheimer's disease. J Am Geriatr Soc 44(4)：400-403, 1996.
8) Erde EL, Nadal EC, Scholl TO：On truth telling and the diagnosis of Alzheimer's disease. J Family Practice 26(4)：401-406, 1998.
9) Sullivan K, O'Conor F：Should a diagnosis of Alzheimer's disease be disclosed? Aging & Mental Health 5(4)：340-348, 2001.
10) Vassilas CA, Donaldson J：Telling the truth；what do general practitioners say to patients with dementia or terminal cancer? Br J Gen Pract 48(428)：1081-1082, 1998.
11) Johnson H, Bouman P, Pinner G：On telling the truth in Alzheimer's disease；A pilot study of current practice and attitudes. Int Psychogeneriatr 12(2)：221-229, 2000.
12) Rice K, Warner N：Breaking the bad news；What do psychiatrists tell patients with dementia about their illness? Int J Geriatr Psychiatry 9(6)：467-471, 1994.
13) 岸川雄介，上田英樹，Whitehouse PJ，ほか：痴呆の倫理的問題に対する日米医師の考え方；日米共通アンケートによる比較検討．精神医学 42：705-712, 2000.
14) 宇野正威：告知とインフォームドコンセント．精神科治療学 14(増)：209-214, 1999.
15) Shenk D［松浦秀明(訳)］：だんだん記憶が消えていく；アルツハイマー病，幼児への回帰，第1版，pp 54-55, 光文社，東京，2002.
16) 平井俊策：Alzheimer 病；脳血管性痴呆．脳神経 48(5)：431-435, 1996.
17) 小澤　勲：老人性老人の人権．老年期痴呆診断マニュアル，長谷川一夫(編)，pp 190-199, 日本医師会，東京，1995.
18) 上村直人，諸隈陽子，北村ゆり，ほか：もの忘れ・痴呆外来における痴呆性疾患への早期治療・ケアの取組み．老年精神医学雑誌 11(11)：1233-1237, 2000.
19) 斉藤正彦，片山成仁，佐野威和雄，ほか：痴呆性疾患を中心とする老年精神疾患におけるインフォームドコンセント；患者の人権と臨床上の諸問題．精神経誌 96；1001-1006, 1994.

7 アルツハイマー病患者のターミナルケア①

はじめに 現在、世界一の長寿国である日本においてさまざまな慢性疾患、病態により終末期の医療を行う際、治療方針の決定が困難であることは事実である。このような医療現場での判断の困難さは何も日本に限られたことではない。著者が実際に経験した5年間の米国での内科、老年病内科での臨床研修においてもさまざまな疾患を抱え、終末期を迎える患者の医療方針を決定するにあたって医療従事者が最大限の努力を行おうとしていたのも事実である。その際、アルツハイマー病に限ったことではないが終末期医療において最も強調されなければいけないのは患者の死は患者自身、その家族に帰属するものであって、医療従事者がその機会を奪うことがあってはいけないこと、また、終末期にある患者の病状、病態を医療従事者がコントロールしようとしてはいけないことである。以上の点を踏まえ、アルツハイマー病患者に対してのターミナルケアについて述べていきたいと思う。

1・アルツハイマー病の病期

アルツハイマー病の病期を大まかに分けると mild（軽度）、moderate（中等度）、severe（重度）、そして terminal（終末期）の4期に分けられる。病期が進行するにつれて患者の自立して行える日常生活動作は減少していく。それぞれの病期で患者がどのように変化していくかを大まかに示したのが図1である。図1にも示してあるように終末期にあるアルツハイマー病患者は、臥床しがちで、発動性が極端に低く、嚥下障害を伴い、さまざまな感染症に罹患しやすくなっている。

ここで述べておきたいのはアルツハイマー病は長期にゆっくりと経過していき、患者の生活を制限し、いずれは死に至らせる病気であるということである。その診断から死に至るまでの期間は文献によりさまざまであるが、2～20年と非常に幅広いものになっている。そのような事実よりアルツハイマー病患者の施設入所時期あるいは死期を予期するのは非常に困難なものとなる。ある長期追跡調査によると236人のアルツハイマー病患者が施設入所を必要とするにあたって以下のような傾向があったとされている。それらは、①アルツハイマー病と比較的若い時期に診断されていること、また②初診の時点で認知テストの点（日本では長谷川式簡易知能スケールを用いることが多い）が低いこと、③病気の経過が早いと思われるとき、そして④錐体外路徴候あるいは精神症状を認めたとき、である。死亡率は以下の患者で高いと報告している報告もある。①錐体外路徴候を認めるとき、②認知テストの点が低いとき、③病気の経過が早いとき、そして④男性、である。主な死亡原因は食事摂取が困難になることに伴う肺炎などの感染症、機能障害に伴う臥床、失禁そして晩期にみられる行動異常によるものしている。

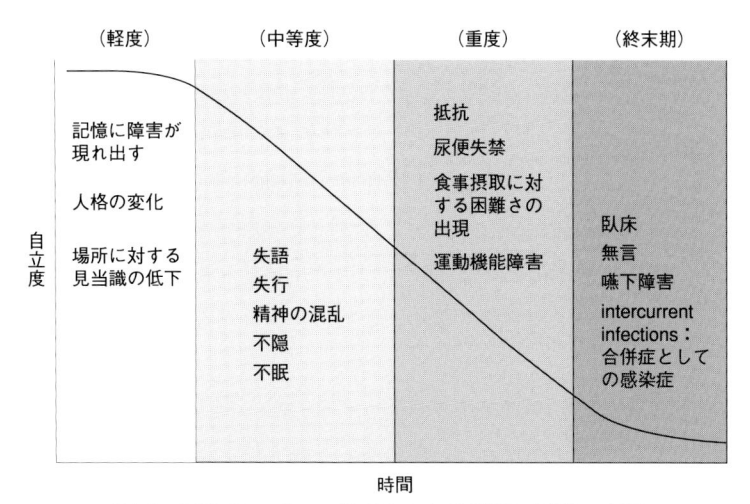

図 1. アルツハイマー病でみられる病期と障害の出現
(Ann C Hurley, et al：Alzheimer Disease "It's Okay, Mama, If You Want to Go, It's Okay". JAMA 288(18)：2324-2331, 2002 より引用)

2・栄養と水分補給

　どの病期においてもそうであるがアルツハイマー病患者のケアにあたって重要なことは経口摂取により食事を供給し、食事の拒否を予防することにある。ここで注意しなければいけないのは、食事を拒否する患者の個人的な要求に応えられるように食事介助にあたって十分な時間をかけてあげること、そして患者をケアしている状況(在宅医療であれ施設入所であれ)が患者を養護しなければいけないということである。例えば、人手が少ないので介助が十分できないあるいは食事の時間に制限を設けるなどといった障壁を極力なくすように医療現場が努力しなければいけない。ある文献によると、高齢者ケア施設の最も重要な役割の1つに、食事を行ってもらうということは患者が食卓に座り、アイコンタクトできる環境をつくり、おしゃべりをする機会を設け、食事を行うことが楽しいという思いになってもらうこと、というのがある。実際に米国で著者が受けもっていた患者のいたナーシングホームでの食事風景は上記のようにされており、できるだけ利用者に快適になってもらうように努力がなされていた。しかしながらアルツハイマー病患者が食事を拒否することはよくみられることであり、ある調査ではアルツハイマー病患者の51％に食事拒否がみられたとの事実がある。しかしこの調査では一度は食事拒否をした患者すべてが最終的には経口摂取が行えるようになり、それらの患者の死亡率は食事拒否を一度もしなかった患者と差異はなかったとしている。

　ここで注意しなければいけないのは、長期的あるいは永久的にわたっての経管栄養は(胃瘻であっても経鼻経管栄養であっても)進行した痴呆患者においては、たとえその患者が食べ物や飲み物で窒息の危険があろうとも推奨されないということである。欧米で行われてきた臨床研究の結果を紹介すると、経管栄養は誤嚥の予防にならず、機能あるいは生活の質の回復には役に立たず、快

適さにも欠け、なおかつ体重増加は得られないとされている。また別の研究によるとアルツハイマー病の患者が急性期病院に入院し退院後6ヵ月以内の死亡率は、経管栄養を施行してもしなくても両群で50％程度であり差異はなかったとしている。進行したアルツハイマー病患者に経管栄養を長期にわたり使用することは何よりも医療従事者の都合によるものである。例えば、時間の節約に役立つ、また栄養摂取量が少ないと感じながらその患者をケアする恐怖から逃れるために行われることがある。逆に、患者にとっては以下の点で不利益を被ることになる。食事の楽しみが奪われる、人間としてコンタクトが少なくなる、そしてチューブを抜かないように抑制をされることである。

　このように、進行したアルツハイマー病患者に対して経管栄養を施すことは現在欧米においては極力避けるようにするのが現状となっている。一番大切なのは患者が経口摂取を続けられるように適切な評価をされなければいけないことである。現在でも進行した痴呆患者に対して経管栄養、特に胃瘻を用いて栄養管理をすることに対してよい結果が得られたとする英文による研究報告が得られることもあるが、非常に不明な点として、果たしてこれらの患者がこの時点で経口摂取を諦めなければいけなかったのか、適切な評価、治療が行われたのかというものがあり、多くの場合むしろそのような評価が十分にされていないのが事実である。その際大切なのは先にも記述したように患者が食事を拒否しないような食事環境をつくることが大切であることであり、さらに患者の嚥下機能の評価も行われなければならない。しかしながら、進行したアルツハイマー病患者に対してどのような手段が嚥下機能の評価として役に立つのか確立した方法はない。多くの場合、患者の病歴とベッドサイドでの評価により行われる。アルツハイマー病患者の嚥下機能の評価にビデオによる嚥下造影を用いる方法は現時点では確立されていない。著者らは痴呆患者の嚥下評価にはまず、それらの患者が90度の座位を保てるかどうかを評価する。そのうえで簡単な質問を行った後、ベッドサイドでの水飲みテスト(表1、図2)を看護、介護サイドで実施し、特にむせ込みがなければ食事を誤嚥しにくいものから開始し、食事形態をより常食に近いものへ上げていく。仮に、多少のむせ込みがあっても咀嚼能力、嚥下能力より誤嚥しにくいものからゆっくりと食事を開始するようにしている。著者が日本に帰国してから経験していることであるが、痴呆を伴った入院患者で胃瘻を造設されてくる患者の中には上記の方法で評価し経口摂取が可能となり胃瘻が抜去できた症例も少なからずいる。

　ここでは、主に経管栄養について述べてきたが、アルツハイマー病に限らず終末期の状態を患っている患者についてはどのような形にせよ脱水に対する強制的な水分補給についても患者に利益はもたらさず、むしろ不利益を与えることも強調されなければならない。

　医療従事者の多くがこれらの知識を欠いている。最も気をつけなければいけない点は、進行した痴呆患者は自分の治療方針に対して判断能力が欠如しているので、その判断が家族に委ねられることが多いという点である。家族に栄養・水分の供給が医学的に不利益であることを伝えたとしても、ほとんどあるいはまったく何も栄養・水分を患者が受けられない状態に対して家族が抱く不安には計り知れないものがある。しかし、痴呆のない、意識がはっきりとした状態で終末期を迎えた32人の患者による臨床研究では20人はまったく空腹を感じず、11人は空腹を感じたとしてもそ

表 1. 食事・飲み込みについてのアンケート

記入日　平成　　年　　月　　日
回答者　本人・その他（続柄：　　　　）

当院に入院される前の状況についてお答えください。「はい」か「いいえ」のどちらかに○をつけてください。
この質問紙は、今後のお食事の計画を立てるときに必要ですので、ご協力お願いいたします。
また、＊印のついた項目は、患者様ご本人に伺って頂くか、困難な場合はご家族にお伺いしてください。

1	38℃以上の熱を出されることがよくありますか	はい・いいえ
2	痩せてきましたか	はい・いいえ
3	食事中にむせていることがありますか	はい・いいえ
4	お茶を飲むときにむせることがありますか	はい・いいえ
5	食事中や食後、それ以外のときにも喉がゴロゴロ（痰がからんだ感じ）がすることがありますか	はい・いいえ
6	声がかすれてきましたか	はい・いいえ
7	食べるのが遅くなりましたか	はい・いいえ
8	硬いものが食べられますか	はい・いいえ
9	口から食べ物がこぼれることがありますか	はい・いいえ
10	口の中に食べ物が残ることがありますか	はい・いいえ
11	食べた後に嘔吐したことがありますか	はい・いいえ
12	義歯（いれば）を使用されている方についてお伺いします。	
	食事のときに義歯を使用していますか	はい・いいえ
	義歯が合っていますか	はい・いいえ
13	前院（または家）でのお食事形態は何ですか。	
	（例：主食：ごはん、お粥　おかず：形のあるもの、刻んだもの、潰したもの　など）	
	（主食：　　　　　　　　　　　　　　　　　おかず：　　　　　　　　　　　　　　）	
＊14	ものが飲み込みにくいと感じることがありますか	はい・いいえ
＊15	喉に食べ物が残った感じがすることがありますか	はい・いいえ

の初期にのみであった。20人はまったくあるいはその初期においてのみ「喉が渇いた」と感じた。

　死への過程において身体は機能を失いもはや食物や水分は必要なくなる。事実、水分補給を減少させることは以下の点から有用であると考えられる。①疼痛に対する感覚を減少させる、②浮腫を防ぐ、③気道内の分泌物を減少させる、そして④嘔吐、下痢を減少させる、などである。脱水に伴う不快感としてはおそらく、口腔内、唇あるいは眼の乾きなどがあるかも知れないが、それらはスプレーやスワブあるいは氷片を用いて口腔内を湿潤させてあげること、そして人工涙液などの点眼薬を使用することにより軽減が可能である。著者も日本に帰国してから終末期にある患者に対して、意識がはっきりしていれば患者自身、そしてどのような場合にも家族を含んで食事、水分の補給が経口からできなくなったときの治療法について、できれば入院したその時点から話し合い、検討を繰り返すようにしているが、多くの場合患者、家族からの訴えは日本であろうと米国であろうとほぼ同じであることには多少驚いた。彼らの多くは、自分自身あるいは家族の病態が終末期にあり、不可逆的な状態であることを理解すると「死ぬのは怖くない。しかし、苦しみたくない、苦しませたくない」という思いから、終末期の強制的な栄養補給、水分補給は望まず、最後を迎えることに対して了承をすることが多い。

3・アルツハイマー病終末期の諸問題に対するマネジメント

　アルツハイマー病患者が終末期に合併するさまざまな病態について重要なのは、その医療行為によって得られる利益と不利益をよく考えることである。不利益あるいは患者に与える不快感は患者

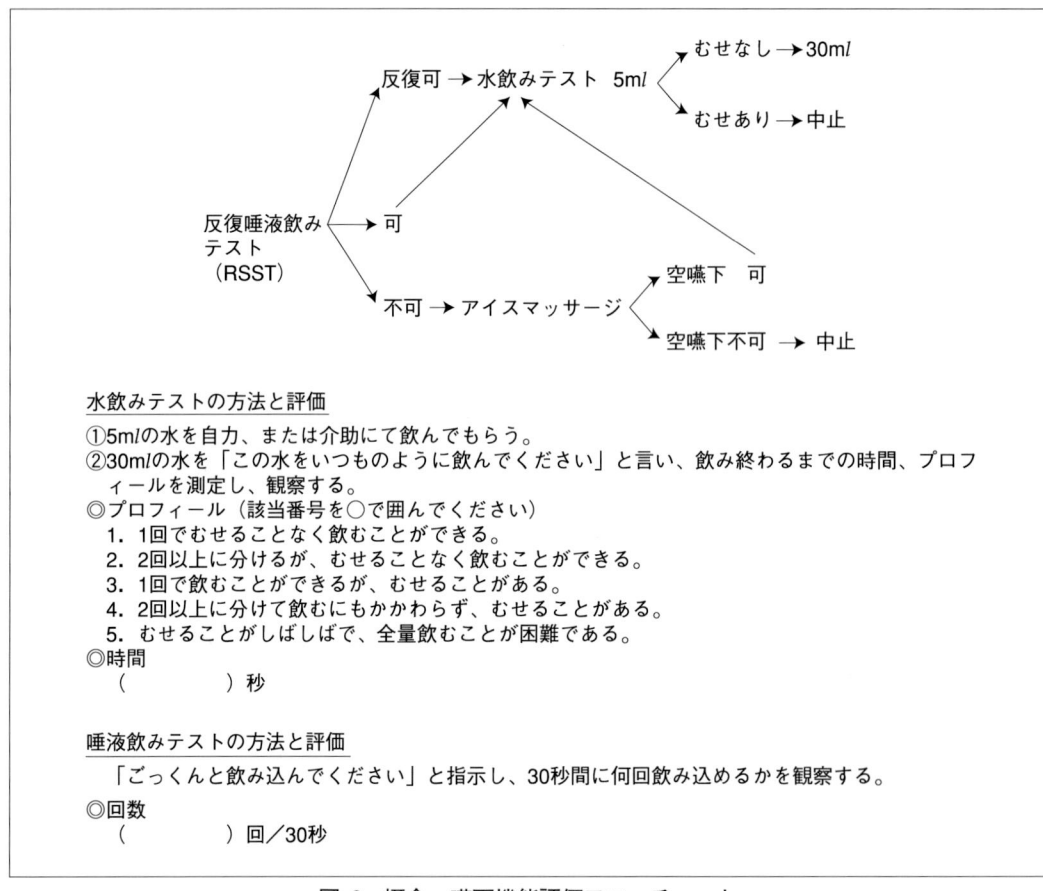

```
                                                    むせなし → 30ml
                        反復可 → 水飲みテスト 5ml
                         ↑              ↑          むせあり → 中止
                         |              |
    反復唾液飲み    →    可             |
    テスト                              |
    （RSST）                            |
                                        |          空嚥下 可
                         ↓              |
                         不可 → アイスマッサージ
                                                    空嚥下不可 → 中止
```

水飲みテストの方法と評価
①5mlの水を自力、または介助にて飲んでもらう。
②30mlの水を「この水をいつものように飲んでください」と言い、飲み終わるまでの時間、プロフィールを測定し、観察する。
◎プロフィール（該当番号を○で囲んでください）
 1. 1回でむせることなく飲むことができる。
 2. 2回以上に分けるが、むせることなく飲むことができる。
 3. 1回で飲むことができるが、むせることがある。
 4. 2回以上に分けて飲むにもかかわらず、むせることがある。
 5. むせることがしばしばで、全量飲むことが困難である。
◎時間
    (   ) 秒

唾液飲みテストの方法と評価
「ごっくんと飲み込んでください」と指示し、30秒間に何回飲み込めるかを観察する。
◎回数
    (   ) 回／30秒

図 2. 摂食・嚥下機能評価フローチャート

が治療の内容を理解できない点や、治療行為に抵抗する可能性があり得るので痴呆を伴わない患者に比べて増加する。利益は治療によって得られる効果がそれほど得られず、生命予後があまりよくないことより減少するとしている報告もある。さらに考えなければいけないのは患者が副作用を報告する能力が欠如している可能性が高いということである。それ故患者の慢性疾患(高血圧、糖尿病など)の管理はむしろ治療を行い過ぎることにより生じる副作用(血圧が下がり、めまい感から転倒を起こす、あるいは低血糖など)を起こさないように行うべきである。

　重度の痴呆患者に対してドネペジル(アリセプト®)のようなアセチルコリンエステラーゼ阻害薬を投与し認知能力の回復を期待するのは現実的ではない。現在までに証明されている臨床結果はmini-mental state examination(英語圏内で行われる簡易知能検査テスト、30点満点で24点以下は認知機能障害についてさらに検査が必要とされることが多い)において10〜24点の中等度から軽度のアルツハイマー病患者についてはある程度の認知能力の回復が期待できるが、重度の患者についての有効性は確立されていない。ビタミンEの投与に関しても中等度の痴呆患者に投与すると進行を遅くするが、死亡率は変化させない。エストロゲンを用いたホルモン補充療法では現時点で軽度から中等度の痴呆に対して認知能力の回復をさせるという臨床結果は得られていない。そ

ればかりか、エストロゲンは冠動脈疾患の増悪を引き起こす可能性があるので進行したアルツハイマー病のある女性に対して投与することは勧められない。

　進行したアルツハイマー病患者が感染症に罹患するのはよくみられることである。その理由として免疫能力の低下、尿便失禁、活動性の低下、そして嚥下障害などが挙げられる。抗生剤を用いた治療に際しては同様の効果が期待されるのであれば静脈投与より経口投与が望ましい。そうすることにより、不必要な抑制や静脈ラインの抜去といった事態を避けることができる。経口摂取がよくない患者に対してセファロスポリン系抗生剤を筋肉注射にて投与することは代替手段として適当である。

　終末期のアルツハイマー病の患者に対しての感染症に対する治療に関しての報告をいくつか述べると、

　①長期療養型の施設において発生した肺炎患者を急性期病院に入院させることにより、肺炎の治癒に対して改善が得られなかったばかりか身体機能の悪化を招いた

　②終末期のアルツハイマー病患者では抗生剤から得られる効果は減少しており、感染症を再発する

　③自分で移動ができず、自発性のみられないアルツハイマー病患者に対して感染症の際抗生剤を投与しても生存期間を延ばすことはできない

　④痴呆患者の死亡原因の1位は肺炎によるもの

などの報告もあり、これらの患者群に対しての抗生剤の投与に関して限られた有効性しか得られないということを反映している。

　アルツハイマー病患者の緩和ケアにおいて抗生剤は必要ない。そのような患者に対しては、解熱剤、鎮痛剤を使用することにより緩和は得られるし、抗生剤の投与はアルツハイマー病の進行に影響を与えることはないからである。

　そのほかの慢性的な病態としては疼痛の管理が挙げられる。進行したアルツハイマー病患者の疼痛を評価するのは困難であることが多い。その際疼痛の評価は顔の表情、発声、体動、人に接する反応の仕方の変化、行動様式そして精神状態により行われることもある。疼痛の緩和と行動異常のマネジメントを行うことは進行したアルツハイマー病患者にとって重要である。それらの評価、治療を行う際大切なのは、①できる限りその原因を探り、取り除くよう努めること、②薬物による治療を開始する前に薬物を投与しないでマネジメントできないか評価すること、③薬物により治療を開始するにあたっても患者に快適な状態を与えることを目標とし、高齢者に対しての投薬の原則"Start low and go slow.(少ない投与量より開始しゆっくりと増量すること)"を守ること、である。

　また、欧米においてもみられることであるが進行したアルツハイマー病患者がホスピスケアを受けることは少ない。ある報告によるとホスピスケアを受けている患者のうち痴呆と診断された患者の割合は1%以下であり、悪性腫瘍を患っている痴呆患者の割合を含んでも7%程度であったとしている。その主な原因の一因は介護者がアルツハイマー病患者がホスピスケアを受けられるとは知らないことや進行したアルツハイマー病患者の生命予後を6ヵ月以内と判断するのが難しい点など

が挙げられている。

おわりに　アルツハイマー病患者をケアすることは挑戦であり、判断を行うにあたっては困難を伴うことが多いが、安らかな最期を迎えてもらうことは可能である。治療にあたってはその病期が軽度のときより患者の希望する治療についてよく検討し、家族に対してどの病期にどのように対処すべきかという教育を行うことにより、医師は患者そして家族に安心感を与えることができる。終末期の痴呆患者に対しては生存期間を延ばすことよりも患者により快適なケアを与えることを最大限に考慮に入れるべきである。

（土田昌一、西村知樹）

● 参考文献

1) Ann C Hurley, RN DNSc, et al：Alzheimer Disease "It's Okay, Mama, If You Want to Go, it's Okay". JAMA 288(18)：2324-2331, 2002.
2) Chouinard J：Dysphagia in Alzheimer disease；a review. J Nutr Health Aging 4(4)：214-217, 2000.
3) C Fernández-Viadero, MD PhD, et al：Percutaneous endoscopic gastrostomy；better than nasoenteric tube? JAGS 50(1)：199-200, 2002.
4) Ladislav Volicer, MD PhD：Is percutaneous endoscopic gastrostomy really better? JAGS 50(11)：1907-1908, 2002.

7 アルツハイマー病患者のターミナルケア②

はじめに

ターミナルとは

一般にターミナル(終末期)とは、死が目前に迫った状態という意味で用いられるが、アルツハイマー病のターミナルとはどのようなものをいうのか？

アルツハイマー病の臨床病期を初期、中期、末期、晩期の4期に分けるが、末期では尿便失禁が始まり、人格変化、攻撃、不安、興奮などの精神症状が悪化する。日常生活動作はほとんど単独では行えず、介護者が常時看視する必要がある。言語崩壊も進行する。さらに進行して晩期になると、運動障害が進行し、四肢は拘縮、屈曲し、寝たきりになる。痙攣やミオクローヌスが起こることもある。ここでは末期の始まりから、晩期をターミナルと考えることにする。

アルツハイマー病の罹病期間は一般に数年から20年、平均8年といわれているが、それぞれの病期の長さについては個人差が大きい。死因はほとんどが感染症で、肺炎、気管支肺炎が半数以上を占める。多くは誤嚥に伴う嚥下性肺炎と考えられる。そのほかに尿路感染症や敗血症などがある。

本稿ではターミナルのケアでよく遭遇する以下の3つの問題について述べる。

1．患者のケア上の問題
　①摂食困難
　②感染症
　③褥瘡
　④関節拘縮
2．患者の家族の、こころの問題
3．倫理的な問題

1・患者のケア上の問題

1 摂食困難

(1) 何とか口から食べるために(表1)

食事がうまく入らない場合、その原因がどこにあるかつかむことが大切である。

(2) 栄養アセスメント

1．徘徊があると上乗せが必要である。運動量によっては1日1,600 Kcalも増やす必要がある。

表 1. 摂食障害の状態像と対策

症状・問題行動	状態像	対策
失行	・道具を認知して適切に使用することができない ・自分で食事をすることができない	・箸を止め１本の大きめのスプーンだけにすると、患者が使いやすく介助の際にもけがが少ない ・皿の縁を高くすると、１本のスプーンですくってもこぼれにくい ・手や指で摑んだり、摘んだりすることのできる食物にする ・ストローや吸い飲みの使用
失認	・食事をするということがわからなくなる ・食物以外のものも間違って食べてしまう ・１つの器にしか目がいかず、ほかの料理に手をつけない	・食卓には食物以外のものを置かない ・一皿に少な目の量を入れて順番に出す ・気が散らないように声かけをする ・「噛んで」「飲んで」などの指示や励ましが必要な場合もある
徘徊	・数分以上座っていることができず食事が中断する ・食卓の周りを徘徊し、他人の食事を食べ自分の食事は食べない ・歩き続けて疲れてしまい食欲がなくなる ・消費エネルギーが増大しやせていく	・食事の時間は車椅子に座ってもらい、オーバーテーブルを付ける ・休息時間を設け、一緒に座ったりして休ませる ・栄養価の高い食事を出す ・高カロリーの栄養剤で食事を補う
感情の動揺、混乱	・食事のときにはさまざまな刺激があり、混乱、興奮が起こりやすい ・幻覚や妄想があると、自分の食事を横取りされないかと怒り出す ・視覚が悪くなって色や影のコントラストが見分けにくくなり、混乱を増す	・スタッフは食事の時間中できるだけ声を低く抑え、物音も立てないように工夫する ・座席をはっきり分け、座る場所を決めておく ・部屋や食卓を整頓する ・十分な明るさが必要 ・落ち着いた音楽
拒食 ・うつ状態のため食べることを拒否する ・味覚の変化（甘いものはほとんどの患者が好き） ・食事介助を急ぎ過ぎてむせたり、むりやり食物を入れられたことが恐ろしい記憶として残ってしまうことがある	・食べさせようとすると顔を背ける ・歯を食いしばる ・唇をすぼめる ・食物を吐き出す、だらだら流れ出るままになる	・時間をかけ、ゆったりした雰囲気をつくる ・好物で誘導し、主食と交互に口に入れる ・下唇に少量の食物を小さいスプーンで載せると食べてくれることがある ・口の中に食物が入りさえすれば食べてくれる場合は、カテーテルチップ型注射器でミキサー食を口の中に入れてみる
口溜め ・嚥下障害の初期の徴候	・食物を口の中に溜めたままいつまでも噛み続けている ・指示してやっと嚥下する	・そのまま飲み込めるような、柔らかいものを少量ずつ入れる
嚥下障害（急性） ・肺炎や尿路感染症 ・口の中のトラブル（口腔カンジダ症、う歯、歯肉炎、潰瘍） ・褥瘡の痛み ・便秘、イレウス ・尿閉	・促しても口を開けようとしない ・食べ始めても少量で止めてしまう	・一時的な経管栄養 ・歯科受診 ・口腔ケア ・身体症状の治療
嚥下障害（慢性） ・原疾患の進行に伴うものがほとんど	・液体が飲み込みにくい（液体の飲み込みが最初に困難になることが多い） ・固形物が飲み込みにくい	・食事の際の体位（上体の角度、頭はやや前傾） ・ストローで少しずつ飲んでもらう ・増粘剤の利用 ・刻み食、ミキサー食など患者の今の状態に合ったテクスチャーの工夫 ・食事介助の姿勢（患者の前に立つか座り、視線を合わせる）

2．身体が小さく、寝たきりの場合は必要な熱量はずっと少なくなる。高齢女性では1日1,000 Kcalでも体重が増えていく場合がある。過度の体重増加は、患者の健康のためにも、介護をするためにも好ましくない。
3．褥瘡や感染症があると必要熱量や蛋白は増える。

(3) 量の配分
- 朝は頭がはっきりしていて協力的だが、夕方になると疲れてきて機嫌が悪くなる患者が多い→朝、昼の食事配分を多くする。
- 不眠や薬の影響で朝はボーッとしているのであれば、昼と夕の比重を大きくする。

(4) 嚥下食
嚥下困難の場合、嚥下訓練のときにステップアップしていく食事を逆行させてみる方法もある (表2)。

表3、4のような増粘剤を用いる方法もある。

(5) 強制栄養
いろいろな努力をしても経口摂取が困難な場合は強制栄養を選択することもある。強制栄養を行うかどうかは本人、家族の意思を尊重する必要があり、3.「倫理的問題」(367頁)も参照して頂きたい。急に嚥下障害が進行して体力が低下した場合などは、早目に強制栄養を行って悪循環を断ち切ることで、経口摂取が可能になる場合もある(表5)。

強制栄養の中では胃瘻は最も患者に負担が少なく生理的な方法ということができる。

a．経腸栄養剤
大きく分けて食品と医薬品がある。入院と自宅療養では患者の経済的な負担が違ってくるので、経済的な面も配慮してあげたい。

特徴について述べる。食品の分類には半消化態しかない(表6)。

重要
- 大変でも最低月に1回は体重を測定する。
- 必要な熱量は状態によってかなり変わる。

表 2. 嚥下訓練食

種類	メニュー例	形態	増粘食品
開始食 (丸飲み込みしやすく、咽頭を通過しやすい食品)	果物のゼリー	・ゼリータイプ(ゼラチン濃度 1.6 w/w%)	ゼラチン
嚥下食 I (ゼラチンゼリー使用。野菜など繊維のあるものは裏ごしする)	ゼリー(重湯、スープ、味噌汁など) マグロたたき 絹ごし豆腐 ヨーグルト、シャーベット	・ゼリータイプ ・ピューレ状 ・丸飲み可能なもの ・変形するもの ・滑らかに喉を通過するもの	ゼラチン
嚥下食 II (ミキサーを使用すれば裏ごしは不要)	パンプディング 温泉卵 魚のゼリー寄せ カボチャゼリー ホウレン草ゼリー ミートゼリー	・ゼリータイプ 上記にプラスして ・多少ざらつきやべたつきのあるもの	ゼラチン 増粘剤
嚥下食 III	全粥、重湯 パン粥 くず湯 ペースト(魚、肉、ジャガイモ、カボチャ、トマト、大豆、リンゴ缶、モモ缶) とろろ汁、バナナ 麩の煮つけ	・ペースト状 上記にプラスして ・押しつぶし咀嚼 ・すりつぶし咀嚼 ・水分にはとろみをつける	ゼラチン 寒天 澱粉 増粘剤
移行食	ハンバーグ スクランブルエッグ レバーの煮つけ 肉団子あんかけ、豆腐 マグロ刺身、煮魚 野菜の煮びたし、イモ類の含め煮 キウイ、イチゴ	・水分を多く含み、軟らかく煮たもの ・とろみをつけてもよい	ゼラチン 寒天 澱粉 増粘剤

(文献 1 より一部改変して引用)

表 3. 増粘剤の種類と特徴

	ゼラチン	寒天	ペクチン	加工澱粉	増粘多糖類
溶解	30℃	90℃ 以上	100℃ まで	60℃ 以上	80℃ 以上
凝固	10℃ 以下	30℃ 前後	常温	4～10℃	常温
保水性	よい	離水しやすい	種類、糖度、塩類の添加により異なる	温度で変化	よい
冷凍	不可	不可	種類による	再加熱すれば可	可
消化吸収	非常によい	されない	されない	よい	されない
特徴	・変形する ・口内温度で溶ける ・食塊を形成しやすい	・口内温度で溶けない ・クラッシュしやすい	・滑らか ・小腸粘膜に付着する	・口内温度で溶けない ・付着しやすい	・口内温度で溶けない ・熱や塩類に対し安定

＊増粘多糖類：カラギーナン、グアーガム、キサンタンガムなど

(文献 1 より一部改変して引用)

表 4. 市販品の比較

分類	澱粉系	澱粉(デキストリン) 増粘多糖類系	澱粉(デキストリン) 増粘多糖類系…液状タイプ
原材料	澱粉(デキストリン)	澱粉(デキストリン) 増粘多糖類	澱粉(デキストリン) 増粘多糖類
利点	・ダマになりにくい ・とろみがすばやく安定する	・使用量が少ないので色・味が変わりにくい ・低コスト ・とろみが弱くならない	・ダマにならない ・追加してとろみを強くすることができる ・すぐにとろみが安定する ・どんな食品にもとろみがつけられる ・透明
留意点	・使用量が多くなると色・味・コストに影響する ・長時間おくと離水する ・熱いもの、塩分の強いものはとろみがつきにくい	・ダマになりやすいので、溶くのにコツがいる ・とろみが安定するのに時間がかかる(特に乳化剤が入ったものや酸味の強いもの)	・使用量が多くなる(強いとろみをつけようとするとコスト高になる)
商品例	トロメリン® (378 Kcal)	ソフティア® (259 Kcal) スルーソフト S® (365 Kcal)	スルーソフトリキッド® (56 Kcal)

＊量が多くなるとカロリーを考慮しなければいけない場合もある。糖尿病では注意。 (文献1)より一部改変して引用)

表 5. 強制栄養の比較

	方法	利点	欠点
点滴	末梢点滴	・水分の補給ができる	・十分なカロリーを入れようとすると血管炎を起こしてしまう
点滴	中心静脈栄養(IVH)	・十分な栄養を摂ることができる ・消化管に負担がかからない	・カテーテル感染が起こることがある ・胆石ができやすくなる ・肝臓への負担が大きくなる ・消化管の機能が衰えてしまう(免疫機能も含めて) ・長期になると四肢の拘縮で、カテーテルの挿入が困難になることが多い
経管栄養	経鼻経管栄養	・有資格者であれば簡単に入れたり抜いたりすることができる ・食事の都度挿し抜きする間欠注入の方法もある	・鼻孔のただれや感染が起きやすい ・顔面の保清がやりにくい ・チューブに対する違和感がある(自己抜去の危険) ・唾液や痰の分泌が増え、肺炎を起こしやすくなる ・注入の途中で自己抜去したり、胃食道逆流が起こると嚥下性肺炎を起こすことがある ・経口摂取を組み合わせることが難しい
経管栄養	胃瘻による経管栄養	・経口摂取を組み合わせることができる ・顔面の保清がしやすい ・管理がしやすい ・患者の違和感が少ない ・抜けば簡単に閉じてしまう	・胃瘻をつくるために処置が必要である ・胃瘻周囲の皮膚のトラブルが起こることもある

表 6．経腸栄養剤の比較

分類	半消化態	消化態	成分栄養剤
成分の特徴（糖と蛋白質）	最終段階まで分解されていない成分から成る	デキストリンとアミノ酸・ペプチドで構成されている	デキストリンとアミノ酸のみで構成されている
消化・吸収	腸管での分解を要する。残渣が残る	消化を要さずに吸収され、無残渣	消化を要さずに吸収され、無残渣
用途	アミノ酸やペプチドの特有の味がしないので経口摂取にも適している	経口摂取には適さない 腸瘻にも用いることができる	経口摂取には適さない 腸瘻にも用いることができる
使用上の注意	含有する亜鉛、銅などが少な目なので、長期にわたるときは欠乏症に注意	浸透圧が高目なので下痢に注意し、ゆっくり投与する	左に同じ
商品例（医薬品のみ）	エンシュア・リキッド®、エンシュア H® クリニミール® ハーモニック-F®、ハーモニック-M® ラコール®	ツインライン® エンテルード® アミノレバン EN®（肝不全用）	エレンタール® エレンタール P®（新生児・乳幼児用） ヘパン ED®（肝不全用）

(文献 1) より一部改変して引用)

2 感染症

　アルツハイマー病の患者の死因は過半数が感染症であり、感染症のコントロールは極めて重要である。感染症を重症化させないためには早期診断が重要だが、診断が難しい場合が多い。

(1) 感染症を増やす要因
●a．尿・便失禁と尿路感染症

　　トイレの場所がわからない
　　神経因性膀胱（膀胱機能の障害）　　　→ 失禁 → 尿路感染症
　　加齢による免疫能力の低下

　膀胱留置カテーテルを入れると細菌汚染はほぼ全例に起こる。

●b．運動能力の低下

　自力歩行が困難になると尿路感染症の危険は 3.4 倍、肺炎の危険は 6.6 倍になるといわれている。褥瘡や深部静脈血栓症の危険性も増える。

ポイント　早期診断の難しさ

①症状の現れ方が若年者と違う。
②自覚症状を訴えることができない場合が多い。
　・必ずしも発熱を伴うとは限らない。
　・行動の変化、せん妄、食欲低下に注意する。
　・感染症の原因を突き止めるためには何度も全身を観察することが大切である。

c．誤嚥

　食物や水分でむせ、誤嚥すると嚥下性肺炎を起こすことがある。食事をしていない患者でも嚥下性肺炎を起こすことがある。気道分泌物の誤嚥は健常人でも45％、意識レベルが低下すると70％に起こるとされている。

　嘔吐の際に胃内容を気管に吸引することがある。酸性の胃内容により化学性肺臓炎をきたすと重い呼吸困難が起こる。

(2) 感染症の予防

　①失禁患者でもこまめなケアで皮膚を清潔にし乾燥させておくと尿路感染を起こしにくくなる。
　②リハビリテーションにより、自力歩行をできるだけ維持する。
　③嚥下しやすい食事の工夫。
　④流行する感染症はほとんどは外来者(職員、患者の家族)が持ち込み周囲に広がったものであり、スタッフの感染予防教育は極めて重要である。
　・体調の悪いときには無理をして出勤しない。
　・スタッフと患者の手洗い。
　・ドアノブや手すりなどよく触るところをこまめに拭く。
　・インフルエンザなどのワクチン接種。
　⑤ワクチン接種
　・インフルエンザ・ワクチン：高齢者はインフルエンザに罹ると重症化しやすく、肺炎などで死亡する確率が高い。集団生活をしていると感染する可能性が高くなる。1回の接種でも効果があるとされており、発症を約70％程度抑えるといわれている。また肺炎など重症化も防ぐとされている。
　・肺炎球菌ワクチン(ニューモバックス®)：市中肺炎の起炎菌で最も多いのは肺炎球菌とされており、致死率も高い。5歳以上の全員に勧められる。1回接種すると約1ヵ月で抗体価が上昇し5年間有効とされる。肺炎球菌の耐性化が問題になっており、まず感染を予防することが重要と考えられる。

(3) 感染症の治療

a．抗生剤

　発熱の患者の30％は原因が究明できないとされている。よってすべての発熱に対して自動的に抗生剤を投与するのは疑問である。高齢者は腎機能障害など抗生剤による副作用が出やすいことにも注意が必要である。

b．緩和ケア

　感染症の危険因子は痴呆が重症化すればするほど増えていくものであり、感染症は進行した痴呆の一徴候と考えることもできる。予防と根本治療に努めることは基本としても、患者の苦痛除去にもっと目を向けてもよいのかも知れない。

例）・発熱時のアセトアミノフェンの投与。
　　・肺炎で瀕死の患者への低流量の酸素(呼吸困難を鎮めるのに効果がある)。
　　・気道分泌が多いときのアトロピン投与。
　過剰な輸液をすると気道分泌がさらに増え、吸引が繰り返し必要になるので注意する。

3 褥瘡

　運動能力の低下により、ベッドで過ごす時間が長くなると褥瘡の危険が増す。一旦できてしまうと完治させるのはなかなか大変であり、予防が最も大切である。平成14年の診療報酬改定により褥瘡対策が義務づけられた。

(1) 褥瘡の予防

　褥瘡の危険因子を評価し、早目の予防対策を立てる。
　①基本的動作能力
　②栄養状態の低下
　③皮膚・皮下組織の条件…皮膚湿潤・浮腫
　④関節拘縮や病的な骨突出の有無

(2) 褥瘡の治療

　医師とスタッフがチームをつくり積極的に推し進める必要がある。
　新しい情報を得て実際に試みる。以前とは治療の考え方も変わり、使用する薬剤なども飛躍的に進歩している。褥瘡は治る！

4 関節拘縮

(1) 四肢の拘縮

　①屈曲部位の皮膚の湿潤→皮膚炎・真菌感染
　②オムツ交換や着替えの際、肘や股関節を伸ばすことが難しい→無理に力を加えると骨折する可能性がある。
　③突出部位や圧迫されるところに褥瘡ができやすい。
　ROM訓練など行うが、屈曲拘縮の進行を食い止めるのは現実には困難である。適応を慎重に検討する必要があるが、腱の離断術も考慮すべき場合があると思われる。

2・患者の家族の、こころの問題

1．家族が痴呆症の診断の意味を本当に理解するには時間が必要なことを認識する。
　病気を認めたくない気持ちがある。症状を否定する。
　「まだまだそんなに状態は悪くない。これもあれもできるのだから」

- 病状が悪化すると否定することができなくなってくる。
- 失望感を抑えようとして、否定の気持ちが怒りに変わる（ターゲットが医療スタッフになったりすることもある）。

2．家族が背負った責任に対して理解を示し、介護者の苦労を評価する。
　とにかく話をよく聞く。介護者にとっては、あまり先のことを考えたりするより1日1日をこなすことが大切だということを理解する。身内だから全部1人でやらなければいけないわけではない。

3．痴呆症に関する情報を提供する。
　公共のサービスを利用する方法、介護に関する工夫など。

4．入院・入所の時期をアドバイスする。
　患者が徘徊して危険なところへ行ったり、けがをしたりしないように、また迷子にならないように気を配ったりして介護者が疲労困憊する。

　患者の錯乱や猜疑心が昂じたり、また家族が被害妄想の対象になったりすると疲労はさらに増し、癒されることがない。まだ入所は必要でないと介護者が抵抗することがよくあるが、このような状況では施設入所や入院が必要だという判断をしてあげることが必要である。
　介護者の離別の不安、最後まで看てやれなかったという罪悪感、挫折感、さらには裏切りの気持ちを抱かせることになる。一方では介護の重荷を背負い続けることの絶望感や無力感から入所を受け入れるようになる。
　入院や入所が適切な判断であり、介護者が自分を責める必要はないことを介護者に納得してもらう。また、入院中はたとえ病院にいても病状は徐々に悪化することを理解してもらう。
　病院、施設のスタッフと家族のコミュニケーションが良好で、病状の変化も理解してもらっていると患者の死を受け入れやすいようである。

3・倫理的問題

1 痴呆患者に対するホスピス的ケアについて

　北欧やアメリカでは進行性痴呆症の患者に対しホスピス的ケア、限定的治療を選択する場合が増えているという。果たして日本で馴染むものか、それとも受け入れられないものか？

2 ホスピス的ケアとは

　（できれば患者本人と）患者の家族、医療スタッフが時間をかけて話し合いさまざまな身体的トラブルが起こったときに、どのような対処をするかをあらかじめ決めておく(**表7**)。
　アメリカでは、リビング・ウィルが法律的にも認められており、レベル4、5の対応についても医師が法的義務違反に問われることはないと思われるが、日本ではまだそこまでの法整備はなさ

表7. ターミナルケアのレベル

レベル	1	2	3	4	5
侵襲的な検査や治療	○	○	×	×	×
急性期病棟に移送しての治療	○	○	大腿骨頸部骨折などは移送して治療する	×	×
心肺蘇生	○	×	×	×	×
経管栄養などの人工栄養	○	○	点滴のみ	×	×
感染症に対する治療（抗生剤投与）	○点滴	○点滴	○点滴	経口の抗生剤まで	×
解熱剤や鎮痛剤	○	○	○	○	○

（文献2）より引用）

れていない．ただ，今後このような対応を望む患者，家族も増えてくると思われ，国民の意識を惹起する必要があると考えられる．国民一人ひとりが「その時にならないとわからない」とか「痴呆症になると思いたくない」「死ぬことは考えたくない」というのでなく，自分の最期はどうしてほしいのかをいざというときの前にあらかじめ考えて議論すべき時代になっているのではないか？参考文献2，3を是非読んで頂きたいと思う．

　病院に入院するということは治療を拒否しないということが原則ではないだろうか（すべての治療を無条件に受け入れなさいという意味ではない）．逆にいえば，施設に病院と同じような医療を要求するのもおかしな話なのである．医療サービスを受けたいのであれば病院で，医療はまったく不要と考えるのであれば自宅や老人保健施設・特別養護老人ホームのような介護施設で看取りをするというように病院・施設の役割をより明確にする必要がある．その前提として，自宅で看られなくなったときに病院や施設を希望に応じて選択することができ，それほど待たずに対応できるようにしておかなければならない．選択の自由がないのが一番の問題かも知れない．

(小松﨑八寿子)

● 参考文献

1) 金子芳洋，千野直一（監修）：摂食・嚥下リハビリテーション．医歯薬出版，東京，2000．
2) 村井淳志（監訳）：重度痴呆性老人のケア；終末期をどう支えるか．第1版，医学書院，東京，2000．
3) 斎藤義彦：死は誰のものか；高齢者の安楽死とターミナルケア．ミネルヴァ書房，京都，2002．
4) Mace NL, Rabins PV：ぼけがおこったら．サイマル出版会，東京，1992．

8 アルツハイマー病と社会支援

はじめに 我が国のアルツハイマー病を含めた痴呆疾患の人とその介護家族への社会支援は、この20年ほどの間に国や自治体の「痴呆性老人対策」として、また民間の宅老所やグループホームなどの取り組みとして進展してきた。その結果、社会支援はメニューとしてほぼ出揃ったともいってよいほどである。しかし支援の量や質の面、また地域格差など、なお多く課題が残されているのが現状である。例えば、無視されがちな利用者中心の視点、人権への配慮が乏しい虐待など不適切な介護、不十分な医療と介護の連携など課題が多い。我が国では、アルツハイマー病の人と介護家族に限った特別な社会支援はなく、痴呆全般、特に痴呆性高齢者を中心とした支援があることを踏まえて、痴呆全般にわたる社会支援の現状と問題点および今後の課題について述べる。

なお社会支援の重要な柱である介護保険について、および法的な側面については別に述べられているので本稿では触れない。またアルツハイマー病など痴呆の人の身体疾患への通常の外来、入院、往診、訪問看護、デイケア、デイサービス、身体障害者手帳なども重要な社会支援であるが、これについても改めて述べないことをお断りしておく。

1・社会支援の実態と課題

1 老人精神保健相談

保健所で行われている医療や介護面の相談事業である。介護家族の依頼により主に精神科医が相談を担当している。事業そのものがあまり知られていないうえに、介護家族にとって決められた日時に保健所に行くことは容易ではないなどの理由から、保健所による違いはあるが、この相談事業は活発ではないようである。しかしこの相談をきっかけに保健師や精神保健福祉士に事例が引き継がれ、保健所として継続したかかわりが行われる。また相談に来所した介護家族らによる家族の会を定期的に開催している保健所もある。

2 老人性痴呆疾患センター

公的な制度として通常有床の精神科のある総合病院に併設されて、都道府県ごとに数ヵ所ある。センターの職員は、精神科医と医療ソーシャルワーカーらである。センターの機能は、痴呆とほかの精神疾患との鑑別、痴呆の原因の診断、診断後の指導、介護相談、および緊急時の一時入院である。このため、常に1床が用意されている。診断後は、同じ医療機関に通院または入院すること

もあり、痴呆の人の居住する地域の医療機関へ紹介されるか関係機関へ紹介される。

　このセンターの診療と従来の総合病院の精神科外来での診療との区別が曖昧であり、実際、医師や医療ソーシャルワーカーが兼任しているところが多い。また都道府県内でのセンターの数が少なく一般に利用者は限られ、センターによっての活動状況にはかなりばらつきがある。痴呆に関する地域の医療センター的な役割を担っているところもあれば、利用者が少ないセンターもある。

　2002年度から同センターは都道府県主体の事業として介護保険に関連して介護予防などの役割も担うようになっている。

3 「痴呆外来」「物忘れ外来」

　痴呆や記憶障害を対象とした外来診療として「痴呆外来」や「物忘れ外来」などと称する専門的な診療を行っている医療機関が増えている。これらは公的な制度ではなく個々の医療機関や診療所の精神科、神経内科、脳神経外科、老年科などが自主的に開設・運営している。この専門外来では、問診、診察、心理テスト、血液検査、頭部のCTやMRIなどの画像診断などを組み合わせた総合的診察を行い、加齢に伴う記憶障害と疾患による記憶障害の判別、早期のアルツハイマー病の診断、痴呆の原因疾患の鑑別、痴呆の人の「問題行動」の原因究明などを行う。こうした専門外来、とりわけ「物忘れ外来」はその名称からして軽度の記憶障害の人も自ら受診しやすく今後一層増加するものと思われる。しかし診療内容と診断技術、診断後の治療、介護相談、介護保険など社会的支援の情報提供、関係機関への紹介などについては医療機関でまちまちである。

4 重度痴呆患者デイケア

　「重度痴呆患者」に対して保険診療上認められた精神病院や精神科診療所に併設して行われるデイケアである。施設基準は、1人以上の精神科医師、専従する作業療法士または看護師、そのほか専従する精神保健福祉士などのスタッフおよびデイケアにふさわしい60 m²以上の専用施設（1人あたり4 m²以上）を有するなどである。

　全国的にその数は必ずしも多くない。また「重度痴呆患者」の基準が曖昧であるが、同デイケアに通所している痴呆の人とほかの介護保険の通所施設―デイケアやデイサービス―に通所している痴呆の人の状態の違いが必ずしも明確ではなく、この種のデイケアの役割も曖昧である。但し、行動が激しくなりやすい若年期のアルツハイマー病などの患者を積極的に受け入れているデイケアもある。

5 老人性痴呆疾患治療病棟

　老人保健法により導入された医療施設で、痴呆性高齢者を対象とした専門的な入院治療や入院療養を行う精神病院に併設された「老人性痴呆疾患治療病棟」と「老人性痴呆疾患療養病棟」がある。前者の治療病棟の施設基準は、常勤の精神科医、作業療法士、精神保健福祉士または臨床心理士、および介護にかかわる職員の2割は看護師、定員は40～60人、床面積は高齢者1人あたり23 m²以上、60 m²以上の生活機能回復訓練室などである。これは従来の精神病院の基準からみる

とかなり余裕のある療養環境であり、精神科的な鑑別診断、治療、介護方法の試みが行われる。後者の療養病棟は治療病棟より基準が緩やかであるが、介護保険施設の1つである療養型病床群としても位置づけられている。

この2種類の病棟の間で、診断、治療、看護、介護など入院診療の内容の区別が明確に規定されているわけではない。また本来の入院治療の目的とは別に家族の介護疲れなどによるレスパイトケア（代行ケアまたは休息ケア）の役割も担わされ、ほかの特別養護老人ホームや老人保健施設など介護保険施設との役割分担も曖昧である。

この種の病棟を有する精神病院の一般病棟にも相当数の痴呆の人が入院している。そうした人の療養環境は劣悪なことが少なくない。また精神保健福祉法で法的には整備されているとはいえ、少ない医療職の中で不適切なケア、日常的な身体拘束、時に虐待が少なからず生じていると聞く。

欧米では精神病院に痴呆の人を入院させることは例外的となりつつある中で、我が国のこうした病棟は、入院診療が必要なほど精神症状が著しい事例に限り利用されるなど、その役割をより限定的にすべきであろう。

6 「宅老所」「託老所」

ボランティア団体やNPOが民家など既存の建物を利用して自主的に痴呆の人を昼間介護している施設である。介護保険の導入後はその多くが通所介護施設に移行したが、なお介護保険とは別に独自の活動を続けているところもある。この施設の利点は、介護時間が自由で早朝から夕方まで長時間であり、日曜日も開所したり、介護家族の希望で一泊介護することができる点である。また痴呆の人だけでなく、身体障害者や子どもまで障害や年齢に関係なく多様な人を受け入れているところもある。

介護保険の給付の対象となっていないため利用者の自己負担が高く、制度によらないため自主的に介護の質をどのように維持向上させるかの課題もある (表1)。

7 グループホーム

グループホームは、1980年代前半にスウェーデンで導入され、その後日本で自主的に先駆的な人たちが取り入れた後、特に介護保険の支給対象となってから急速に普及している痴呆の人の専用施設である。施設とはいえ介護保険では在宅介護サービスの一部とされ、痴呆対応型共同生活介護を提供する場として位置づけられている。

表1. 本文に関連するホームページ

①宅老所	宅老所・グループホーム全国ネットワーク	www.clc-japan.com/takurousyo_net/index.html
②グループホーム	全国痴呆性高齢者グループホーム協会	www.zenkoku-gh.jp
③家族の会	社団法人呆け老人をかかえる家族の会	www.alzheimer.or.jp
④高齢者痴呆介護研究研修センター	痴呆介護情報ネットワーク	www.dcnet.gr.jp
⑤痴呆の人自身への支援	Dementia Advocacy and Support Network International	www.dasninternational.org

その基本的理念は、痴呆の状態にふさわしい居住環境と小規模で生活を重視した家庭的な雰囲気の中で残存能力をいかしながら安心して落ち着いた生活を支援することにある。老人保健施設や特別養護老人ホームなど従来の「大規模施設」が痴呆の人にとって生活の場としてはふさわしくなく、施設にいることによって痴呆症状が悪化したり、「問題行動」が生じていることもあるなどの反省から導入された。実際、老人保健施設で徘徊など「問題行動」が多かった痴呆の人がグループホームで生活することでそうした行動が少なくなり笑顔さえみせ落ち着いた生活を送るようになったとの例は多い。施設の基準は、居室は個室で、定員は9名までで、職員は最低3名などである。
　グループホームが全国的に急速に普及しているとはいえ、介護保険外の利用料が高額で利用できる人が制限されたり、建物はできても介護する職員の介護レベルが十分でない、小規模の施設であることによる介護の密接性による不適切なケアが生じやすいなど問題が生じている。これについてはサービスの質について第三者評価も開始され、施設の改善が期待される。
　ところでグループホームは1施設で9人が定員であり、全国に1万ヵ所できていたとしても9万人の痴呆の人しか利用できないという現実を認識しておきたい(表1)。

8 ユニットケア

　痴呆の人の多くは特別養護老人ホームや老人保健施設で生活しているが、これらの施設は長期、中期、短期の入所介護を提供している。こうした施設は、発足当初には痴呆の人を介護することは想定していなかったが、施設が増える中で、年々利用者の中に痴呆の人が多くなってきた。多くの施設では痴呆の人の管理が優先され、決められた日課、決められた食事など集団的で一律な介護が行われてきた。その中でプライバシーは無視され一人ひとりの痴呆の人への個別的な介護が行われにくく、結果として痴呆の人の精神的な混乱を招き、「問題行動」を増悪させてしまう傾向がみられる。または集団生活に馴染まずほかの利用者に迷惑になると施設から排除されることもある。
　これに対して施設でも痴呆の人の個性や生活歴を尊重し、集団的介護から小グループの介護さらには個別的な介護を始めようとする取り組みが始まった。既存の特別養護老人ホームや老人保健施設で施設を10人前後のグループに分け、小グループ化した介護を志向したものがユニットケアである。
　ユニットケアでは、居住環境として3、4の居室を1つのユニットとし、そのユニットごとに専任の複数の職員をおき、できるだけ痴呆の人の近いところで継続的な介護ができる利点がある。痴呆の人の痴呆の程度、生活歴などを考慮して、グループ分けすることでより個別的な介護が可能となる。
　ユニットケアは、新設の施設では積極的に取り入れつつあるが、既存の施設では入所者の定員が減り職員をより多く配置する必要があるなどの経営的な理由から導入が進んではいない。

9 電話相談

　痴呆の人を在宅で介護する家族への支援として電話相談は有用である。痴呆の介護相談として全国的に行われているのは、社団法人呆け老人をかかえる家族の会の「ぼけ電話相談110番」、財団

表 2. 主な電話相談

「ぼけ電話相談 110 番」	TEL：0120-294-456	平日	10：00〜15：00
「ぼけ 110 番」	TEL：03-3215-1166	毎週月曜日・木曜日	10：00〜15：00
「高齢者介護支え合い相談」	TEL：0120-070-608	平日	10：00〜15：00

法人ぼけ予防協会の「ぼけ 110 番」、国際長寿センターの「高齢者介護支え合い相談」がある（表 2）。また都道府県では「高齢者総合相談」の中で行われ、市町村でも独自に電話相談を提供しているところがある。電話相談には、介護家族が家にいながら匿名でも相談できる利点がある。電話相談を担当している相談員は、看護師や介護職らの専門職、また痴呆の人の介護経験のある元介護家族らである。「ぼけ電話相談 110 番」の相談員は元介護家族のみで行われ、相談の中で介護している家族と共鳴しやすいなどの特長があるが、自分たちの経験からのみ助言することがないように電話相談の研修を行っている。電話相談では、相談員の質を上げるために定期的な研修は不可欠である。

10 徘徊老人早期発見システム

1990 年代前半に北海道釧路市で導入され、その後全国各地で普及してきたシステムである。このシステムは地域の警察署が中心となり、市区町村、社会福祉協議会、保健所、消防署、バスやタクシーの交通機関、ガソリンスタンド、コンビニエンスストアなど地域の諸団体や会社が加盟・連携することで 24 時間体制で徘徊する痴呆の人を早期に発見し、保護し、生命を守ろうとする地域的な社会支援である。

介護家族は徘徊の恐れがあると前もって、または徘徊して行方不明になったときに警察署に届けることで地域のシステムに加盟する団体や会社にその事実が FAX などで通知され地域ぐるみで早期発見につなげる。このシステムによって、徘徊する痴呆の人を早期発見し保護することに役立っているだけでなく、痴呆の人とその介護家族の現状について地域住民の理解が広がるという効果も上げている。

なお PHS や GPS の位置確認機能を利用して徘徊する痴呆の人を発見しようとするサービスを自治体や企業（NTT の「いまどこサービス」やセコムの「ここセコム」など）が行っている。

11 家族の会

1980 年に京都で発足した「社団法人呆け老人をかかえる家族の会」*は、現在会員数約 8,000 人、全国 41 都道府県に支部をもつ、痴呆にかかわる唯一の当事者による全国的な民間団体である。介護家族の集い、電話相談、会報の発行、調査研究、国や自治体への要望、「ぼけの人と家族への援助をすすめる全国研究集会」の開催、ホームページによる情報提供、国際アルツハイマー病

---

*：「社団法人呆け老人をかかえる家族の会」の本部所在地
　〒602-8143　京都市上京区堀川丸太町京都社会福祉会館内
　Tel：075-811-8195　　　Fax：075-811-8188
　メール：office@alzheimer.or.jp　　　ホームページ：www.alzheimer.or.jp

協会（66の国と地域のアルツハイマー病協会が加盟し、本部はロンドンにある）に加盟し国際交流などを行っている。この団体とは別に、全国各地の保健所、市区町村、社会福祉協議会、病院、老人保健施設、特別養護老人ホームなどでさまざまな形での小規模な家族の会がある。これらの家族の会の中心的な活動は介護家族の集いである。この集いで介護家族らは悩みを語り合い、慰め合い、助け合いさらには介護の知識、医療や介護保険に関する情報交換なども行っている。

社団法人呆け老人をかかえる家族の会は、国際交流の一環として2004年10月に「国際アルツハイマー病協会第20回国際会議・京都・2004」を開催する（**表1**）。

12 高齢者痴呆介護研究研修センター

2001年から開設した痴呆介護に関する公的な研究、研修センターである。所在地は、仙台市（運営：社会福祉法人東北福祉会）、東京都杉並区（同浴風会）、愛知県大府市（同仁至会）である。

このセンターは研究部門と研修部門から成り、科学的裏づけのある痴呆介護に関する専門的研究を行うと同時に、痴呆介護の専門職、特に都道府県において指導的な役割を担う介護専門職の研修、養成を行っている。こうした研究と研修によって我が国における痴呆介護の質的向上に寄与することが期待されている。また同センターは、介護専門職や一般の人を対象にしたセミナーやフォーラムも開催し痴呆介護に関する啓発にも努めている。

しかしどのセンターも職員数が少なく、十分な研究や研修を行える体制にあるとはいえず今後の拡充が望まれる。また同センターで研修を受けた介護専門職は、都道府県における介護指導者に専従する立場にはなく介護の日常業務を兼務している人がほとんどで、センターでの研修の成果が地域でいかされているとはいえない点も改善しなければならない（**表1**）。

13 研究

痴呆疾患や痴呆介護の研究も極めて重要な社会支援である。近年、我が国でもアルツハイマー病など痴呆疾患の研究がますます盛んになっている。生化学、遺伝子、薬学、診断、薬物療法、非薬物治療、介護方法、在宅介護状況、建築、法律、疫学、予防など多領域で広範囲に及ぶ研究が進められている。こうした研究は、厚生労働省、文部科学省など政府が助成するもののほか、民間団体の助成や企業による研究がある。また日本痴呆学会、日本痴呆ケア学会など痴呆に関する学術団体も活動を進めている。我が国におけるアルツハイマー病など痴呆の研究の中には国際的に高く評価されたものも少なくないが、他方意義が乏しい研究も散見される。さらに各分野の研究は、連携が乏しく個別的に進められ、その成果が分散し、痴呆の医療や介護や社会的対策に十分いかされているとはいえない。世界の痴呆研究の動きをみながら、アルツハイマー病など痴呆疾患に関する総合的、学際的、系統的な研究が求められ、その成果が社会にいかされてほしいものである。

2・これからの課題

　我が国で痴呆の人とその介護家族への社会支援はこの20年余の間に進展したとはいえ、なおいくつかの課題が残されている。

1 痴呆の人の身体疾患の入院治療

　痴呆の人も、肺炎、心筋梗塞、悪性腫瘍、骨折などの疾患に罹ることはいうまでもないが、こうした人の既存の医療施設での入院治療は容易ではない。我が国の痴呆の人への社会支援で最も取り組みが遅れている領域ではなかろうか。

　入院による環境の変化や入院理由が理解できないことによる痴呆の人の精神的混乱、痴呆への医療職の無理解からくる不適切な対応などにより、①検査できない、②点滴してもラインを抜去する、③手術後の安静を保てない、④夜間の不穏や徘徊、⑤他患者への迷惑行為、などにより入院が継続できず、退院を強いられることが生じやすい。

　我が国の入院患者の多くは高齢者であり、当然痴呆の人の入院も少なくない。痴呆の人も適切な入院治療を受ける権利がある。これを保障するためには、医療職が痴呆の理解を深め、その対応の技術を高め、また総合病院での精神科、神経内科、老年科などの連携を強め、さらには痴呆の人の身体治療を専門とする病棟を整備することなどが望まれる。

2 若年期痴呆

　これまでアルツハイマー病など痴呆疾患の社会支援の対象者は、専ら高齢者とその介護家族であり、高齢者でない65歳未満の痴呆の人と家族への社会支援は乏しかった。若年期痴呆の人は痴呆性高齢者と比べその数は少ないが、その問題の深刻さは痴呆性高齢者以上ともいえる。子どもたちへの精神的な影響、子どもたちの結婚や就職での偏見と差別、発病した本人の退職に伴う収入の激減などの問題を抱えている。また介護保険によって一部の若年期痴呆の人が給付対象者になったとはいえ、要介護の認定を受けても実際に適切な介護サービスを受けられるとはいえない。高齢者中心の特別養護老人ホームやデイサービスでの介護に若年期痴呆の人は馴染めない、また行動が激しくなりやすいために介護が継続できないと施設などから排除されることが少なくない。介護保険給付の保障、年金などによる所得保障、偏見や差別を少なくする啓発など若年期痴呆の人と介護家族への総合的な社会支援の在り方が早急に検討され実現されることが強く望まれる。

3 痴呆の人自身への支援

　欧米ではアルツハイマー病の初期の人あるいは軽度の痴呆の人自身が自らの体験を語り、励まし合いや情報交換を行い、社会へ訴えている。こうした人たちによる国際団体である国際痴呆擁護支援ネットワーク（Dementia Advocacy and Support Network International）も結成されている。こうした中で欧米のアルツハイマー病協会などは痴呆の人自身、特に若年期のアルツハイマー

病の人自身への支援に取り組んでいる。精神的な支援と同時に、疾患の理解、日常生活での注意や工夫、所得保障、後見制度などの法律についての情報提供をし、アルツハイマー病の初期または軽度の痴呆の人の自己決定を尊重した支援が行われている。

　我が国ではこうした取り組みが遅れており、社団法人呆け老人をかかえる家族の会など民間団体によるこうした支援活動が期待される(**表1**)。

4 地域での社会支援のネットワーク

　痴呆の人と介護家族の課題は単独の社会支援で解決することは少ない。多様な支援が組み合わされる必要がある。例えば、訪問診療、デイサービス、ショートステイ、電話相談、家族の会での介護家族の集い、徘徊老人早期発見システム、納税控除など多様な支援を組み合わせて初めて地域で痴呆の人はふさわしい生活を営める。

　こうした多様な社会支援がいかされるには、地域での連携が欠かせない。この連携のためのネットワークが乏しいのが多くの地域での現状であろう。その原因の1つとしてネットワークをまとめるキーパーソンの不在がある。キーパーソンは医師、保健師、介護支援専門員、社会福祉士、医療ソーシャルワーカーなど地域や事例によって特定の職種でなくともよい。こうした職種を中心に社会支援のネットワークが地域で構築され連携してより有効な支援となることが望まれる。

おわりに　アルツハイマー病など痴呆の人と介護家族への社会支援について、研究から地域のネットワークまで幅広く取りあげ、その現状と問題点について私見を述べた。今後ますます増えると予測される痴呆の人とその介護家族への社会支援が量的にも質的にも改善され、地域間の格差が小さくなることが我が国にとっては重要な課題である。

（三宅貴夫）

和文索引

あ

アクティビティ	302
アセスメント	313
アセチルコリン	281
アセチルコリンエステラーゼ	281
——阻害薬	9, 246, 281, 356
アセチルコリン賦活療法	9
アテローム性動脈硬化	241
アドボカシー	335
アドボケイト	331, 335
アポリポ蛋白E	156, 176, 196
——E ε4	197
アミロイドβ蛋白	6, 169, 226
——前駆体	6
アミロイドカスケード仮説	6, 170, 178, 184, 226
アミロイド前駆体蛋白	196, 219
アリセプト®	9
アルツハイマー	3
アルツハイマー型痴呆	4, 62, 178
アルツハイマー型老年痴呆	4, 178
アルツハイマー病	4, 41, 72, 133, 178, 258, 345
——の機能評価尺度（FAST）	38, 78
——評価尺度（ADAS）	37
新しい痴呆ケア	310

い

いまどこサービス	373
インスリン分解酵素	209
インフォームド・コンセント	335, 345
インフルエンザ・ワクチン	365
医療ソーシャルワーカー	369
意味記憶	18
意味性痴呆	110
遺伝因子	195
一般病院	303
飲料水中のAl濃度	227

う

うつ	14, 101, 263
うつ病	118
運動	210, 221
運動ニューロン疾患	63
運動療法	275

え

エイコサノイド	207
エストロゲン	218, 356
——補充療法	219
エピソード記憶	18
エンパワーメント	335
疫学	41
園芸療法	279
塩酸ドネペジル	9, 103, 156, 164, 246, 281, 301, 334
嚥下機能の評価	354
嚥下食	361

お

往診	297
音楽療法	274

か

かかりつけ医	294, 295, 304
カロリー制限	209
ガランタミン	103, 255, 283
可逆性痴呆	64
仮性痴呆	299
家族介護者	328
家族性British型痴呆	197
家族性Danish型痴呆	197
家族性アルツハイマー病	76
家庭裁判所	341
家庭内暴力	268
替え玉妄想	265
介護	331
——サービス計画	325
——支援専門員	325
介護者支援	298
介護者のストレス	300
介護破綻	329
介護負担	328
介護保険	293, 321
——サービス	321
——制度	339
介護報酬改定	326
回想法	273
改訂長谷川式簡易知能評価スケール（HDS-R）	82
海馬	133
——領域	183
絵画療法	278
感染症	364
——に対する治療	357
関節拘縮	366
関節リウマチ	215
環境因子	196
観念運動失行	21
観念失行	21
考え不精	108

き

危険因子	50, 225
記憶機能	60
記憶障害	312
喫煙	220
虐待	340, 371
逆向健忘	18
急性精神病状態	267
嗅内野	181
魚油	206
強制栄養	361
教育歴	221

く

クレペリン	4
クロイツフェルト・ヤコブ病	63, 141
グループホーム	305, 325, 326, 339, 371
楔前部	152
屈曲性対麻痺	6

け

ケース・コントロール研究	51
ケア	9
ケアプラン	331, 332
ケアマネジャー	293, 305
ケアモデル	309
ゲルストマン・ストロイスラー・シャインカー病	63
化粧療法	279
計算障害	6
経管栄養	353
経口摂取	353
経腸栄養剤	361
軽度認知機能障害	34, 60, 68, 76
警察署	373
血液胎盤関門	233
血管性痴呆	41, 63, 91, 141, 156, 282
——の臨床診断基準	92
見当識障害	6, 312

i

幻覚・妄想	6	視床	96	世話	330
原因遺伝子	195	歯状核赤核淡蒼球ルイ体		正常圧水頭症	141
原発性進行性失語症	61,62	萎縮症	138	生活援助行為	331
		自覚的認知機能障害段階	70	制酸剤	230

こ

		事象関連電位	160,165	精神運動発作	13
ここセコム	373	時刻表的生活	108	精神症状	259,297
ことわざの補完現象	110	失外套症候群	6	精神性注視麻痺	22
コラージュ療法	278	失語	14,60	精神保健福祉士	369,370
コリン作動系	246	失行	60	摂食困難	359
コレステロール	176,216	失認	60	専門医	304
後帯状回	152	嫉妬妄想	267	線状体	96
語頭音効果	110	社会資源	319	全人的な対応	331
行動心理学的症候	260	社会福祉士	342	前向健忘	18
行動評価法	78	周徊	107	前頭側頭型痴呆(FTD)	
抗炎症薬	289	周辺症状	246		62,107,135
抗酸化物	203	終末期	359	前頭側頭葉変性症	106
後期(第3期)	36	初期(第1期)	34	前頭葉	96
高カロリー輸液	233	初期効果	249	前頭葉―線状体―淡蒼球―	
高血圧	237	初老期痴呆	49	視床回路	96
高次構造	225	――の有病率と発生率	49	前頭葉機能障害	99
高齢者介護支え合い相談	373	諸外国における晩発性ADの			
高齢者総合相談	373	有病率	46	### そ	
硬膜動静脈瘻	143	諸外国における老年期		早期発見	333
告知	303,346,348	痴呆の有病率	46	早発性AD	41
国際アルツハイマー病協会	373	徐波	161,162	――の有病率と発生率	49
国際痴呆擁護支援ネット		常同症	107	側頭葉てんかん	13
ワーク	375	常同的食行動	107	尊厳	307
国民健康保険団体連合会	343	情報提供者	10		
国民生活センター	343	植物の細胞死	230	### た	
国立精研式スクリーニング・		褥瘡	366	ターミナル	359
テスト	86	心理検査法	79	タウオパチー	8
混合型痴呆	91	身体活動	271	タウプロテインキナーゼ-I	8
		身体拘束	371	タウプロテインキナーゼ-II	8

さ

		神経原線維変化	3,178	他覚的認知機能障害段階	69
サプリメント	205	――型老年痴呆	188	他分野連携型	294
再生	17	神経細胞死	182	立ち去り行動	108
再認	17	神経心理学	91	多価不飽和脂肪酸	206
在宅継続	268	神経成長因子	218	多職種連携型	294
魚・乳製品・野菜食	211	進行性核上性麻痺	63,114,136	多量体	228
三次元立体的表面投影画像	8	進行性非流暢性失語	111	大脳皮質基底核変性症	137
残存する機能	295	診断感度	124	大脳辺縁系	95
残存能力	372	診断マーカー	8	大脳予備能	221
				大脳連合野	95

し

		### す		代行申請	324
シクロオキシゲナーゼ	207,216	スタチン	217	第三者評価	372
支持療法	302	ストレス	314	脱抑制(我が道を行く行動)	107
司法書士	342	水分補給	354	単純萎縮	182
死亡率	352			単純同意	345
指定介護療養型医療施設	322	### せ		淡蒼球	96
施設移行	269	せん妄	15,58,101,296		
施設入所	352	――の原因	59	### ち	
視覚失調	22	――の診断基準	58	地域介護支援サービス	336
視覚性注意障害	22	セレギリン	255	地域との連携	304

索　引

地域福祉権利擁護事業	344
治療可能な痴呆	64
知的機能	316
知的グレイゾーン	67
遅延再生障害	5
痴呆	57, 271
──の概念	57
──の鑑別手順	64
──の原因疾患	61
──の発生率	47
──の予防	333
──を伴う筋萎縮性側索硬化症	140
──ケアモデル	310
──行動障害スケール	261
──対応型共同生活介護	325, 371
──老人の日常生活自立度	319, 320
着衣失行	21
中核症状	245
中期(第2期)	35
中脳被蓋	136
長期効果	249
長期投与	254

て
デイケア	298
デイサービス	298
手続記憶	18

と
トランスジェニックマウス	7, 173, 184
トランスフェリン	232
ドネペジル	9, 103, 156, 164, 246, 281, 301, 334
時計描画テスト	89
当意即答	108
透析痴呆	226
疼痛の管理	357
陶芸療法	278
糖代謝	145
糖尿病	204, 208, 239
特異性	124
特定困難な痴呆	43
特定施設入所者生活介護	322

な
| 馴染みの関係 | 262 |

に
ニコチン受容体	284
ニコチン性アセチルコリン受容体	283
ニューモバックス®	365
ニューロピルスレッド	180
日本における晩発性ADの有病率	45
日本における老年期痴呆の有病率	44
日本版 short-memory questionnaire(SMQ)	79
認知機能	245
──障害	58

ね
| 捻れ細管 | 8 |
| 年間発生率 | 47 |

の
脳血管性痴呆	41, 63, 91, 141, 155, 282
脳血流	145
脳梗塞	91, 240
脳卒中起因性痴呆	236
脳の機能画像	65
脳の形態画像	65
脳波	161

は
ハンチントン病	63, 138
ハンチントン舞踏病	139
バリデーション	278
パーキンソン痴呆複合	63
パーキンソン病	63
長谷川式簡易知能評価スケール(HDS)	37
肺炎球菌ワクチン	365
徘徊	6, 264
白質病変	95
発生率	41, 47
半側空間無視	23
晩発性AD	41
晩発性ADの発生率	47

ひ
びまん性レビー小体病	135
びまん性老人斑	184
ビタミンE	205, 356
ビンスワンガー病	97, 98
ピック病	62, 154
皮質─皮質下回路	95
皮質下虚血型血管性痴呆	97
皮質下痴呆	63
皮質基底核変性症	61, 63, 112
皮質性痴呆	62
非ステロイド系消炎鎮痛薬	215
非定型的神経遮断薬	286
非認知療法	262
非薬物療法	261, 271
被影響性の亢進	108
微小管結合蛋白	8
病期	352
昼寝	221

ふ
ブラークのNFTステージ分類	188
プレセニリン1	7, 125, 196
プレセニリン2	7, 196
不安症状	262
振り向き徴候	16
副作用	251

へ
ヘルシンキ宣言	345
ベントン視覚記銘力検査	89
ペット療法	278
弁護士会	341

ほ
ぼけ110番	373
ぼけ電話相談110番	372
ホスピスケア	357
ホスピス的ケア	367
ホモシステイン	220
ホルモン補充療法	356
ポジトロンCT	8
保健師	369
保健所	369
呆け老人をかかえる家族の会	343, 373
法律相談	338
訪問看護	297
訪問調査	43

ま
マイネルト核	246
マイネルト神経核	181
マッサージ療法	277
幻の同居人妄想	265

み
ミクログリア	216
ミニメンタルステート検査(MMSE)	37, 83, 249
三宅式記銘力検査	88

む

ムスカリン受容体	285
無症候段階	70

め

メマンチン	255

も

モノアミン	181
──酸化酵素-B阻害薬	286
物盗られ妄想	6,16,27,264
物忘れ外来	298
物忘れクリニック	293
問題行動	259,271
──評価尺度	261

や

夜間せん妄	266
薬物治療	301
薬物療法	261

ゆ

ユニットケア	325

ユビキチン	8
湯浅・三山型	140
夕暮れ症候群	36,263
有酸素運動	222
有病率	41,43

よ

予防	9
要介護認定	322,324
──のプロセス	323
葉酸	203
抑うつ状態	296

り

リアリティ・オリエンテーション	273
リズム	315
リハビリテーション	272
リバーミード行動記憶検査	88
リバスチグミン	255,284
リン酸化tau	126,129
良性老人性健忘	12
良性老人性物忘れ	33
緑黄色野菜	211

臨床診断マーカー	77
臨床痴呆評価尺度(CDR)	38,79,187

れ

レクリエーション療法	276
レスパイトケア	371
レビー小体型痴呆	63,72,115,156

ろ

ロッテルダムスタディ	236
老人性痴呆疾患治療病棟	304
老人の物忘れ	60
老人斑	3,178
老人福祉	321
老人保健	321
老年期記憶減退	33
老年期前に発症する痴呆	49

わ

ワイン	219
ワクチン	174
──療法	288

欧文索引

α セクレターゼ	7
α トコフェロール	289
βAPP	7,125
β セクレターゼ	7,171
γ セクレターゼ	7,171
──阻害薬	288

A

Aβ	6,128,217
Aβ_{1-42}	127
Aβ 40とAβ 42の比(Aβ ratio)	127
activity of daily life(ADL)	250,335
ADAS	37
ADAS-Jcog.	83
ADDTC	92
age-associated memory impairment(AAMI)	33
Alzheimer's disease(AD)	3,72
American Academy of Neurology の Quality Standards subcommittee	123

amnestic type	68
apoE	127,196
APP	196,219
──遺伝子変異	199

B

Bálint 症候群	22
biomarker	69
brain reserve	221

C

CADASIL	97,99,140,141
CARASIL	141
CERAD クライテリア	189
clinical dementia rating(CDR)	38,79,187
conformation	225
conformational disease	229
COX	216
Creutzfeldt-Jacob 病	63,141
CSF-Aβ 40	126
CSF-Aβ 42	126
CSF-tau	69,126

cyclin-dependent kinase 5 (CDK 5)	8

D

delirium	58
dementia of the Alzheimer type(DAT)	4
dementia with Lewy bodies (DLB)	72,115
DSM-III	92
DSM-IV	72,92

E

ERT	219
EURODEM	46,47,48,220
evidence base medicine	131
eZIS	148

F

fronto-temporal dementia (FTD)	107,135
functional assessment staging (FAST)	38,78

G

glycogen synthase kinase 3β
　(GSK 3β) 8
GTT 1 128
GTT 2 128
GTTO 129

H

hachinski ischemic score
　(HIS) 92
HDS 37
HDS-R 82

I

ICD-10 57, 73, 92

K

Klüver-Bucy 症候群 6

M

mental function impairment
　scale (MENFIS) 79
mild cognitive impairment
　(MCI) 13, 34, 60, 68, 130,
　　145, 187, 217, 333
mini-mental state examina-
　tion (MMSE) 37, 83, 249

N

nAChRα-7 サブユニット 285

neurofibrillary tangle (NFT)
　　3, 178
NGF 218
NINCDS-ADRDA 74
　──クライテリア 189
　──診断基準 123
NINDS-AIREN 92
NM スケール 79
non responder 253
NSAIDs 208, 215
N 式精神機能検査 84

P

P 300 165
paired helical filament 8
Papez 回路 96
perihippocampal fissure
　(PHF) 133
positron emission CT
　(PET) 8, 145
PS 1 196
PS 2 196
PS 遺伝子変異 200
PUFA 206
pure Alzheimer 239

R

RA 215
Rey 複雑図形検査 89
routinizing therapy 118

S

semantic dementia (SD) 110
senile dementia of the
　Alzheimer type (SDAT) 4
senile plaque (SP) 3, 178
single photon emission CT
　(SPECT) 8, 145
SPM 146
SSRI 301
strategic infarct dementia 95
stroke-related VD 236
sundowning 36
Syst-Eur Study 210

T

tau 129, 180
The Nun Study 240
The Rotterdam Study 236
three-dimensional stereo-
　tactic surface projection
　(3 D-SSP) 8, 146
TPN 液 233
treatable dementia
　　163, 164, 299, 332, 334

W

WAIS-R 成人知能検査 87
WMS-R 記憶検査 88

Y

Yakovlev 回路 96

よくわかるアルツハイマー病―実際にかかわる人のために―
ISBN4-8159-1687-X C3047

平成16年4月5日　第1版発行

編　集	中　野　今　治
	水　澤　英　洋
発行者	松　浦　三　男
印刷所	三　報　社　印　刷　株式会社
発行所	株式会社　永　井　書　店

〒553-0003　大阪市福島区福島8丁目21番15号
電話(06)6452-1881(代表)/Fax(06)6452-1882
東京店
〒101-0062　東京都千代田区神田駿河台2-10-6(7F)
電話(03)3291-9717(代表)/Fax(03)3291-9710

Printed in Japan © NAKANO Imaharu, MIZUSAWA Hidehiro, 2004

- 本書の複製権・翻訳権・上映権・譲渡権・公衆送信権（送信可能化権を含む）は株式会社永井書店が保有します．
- JCLS ＜㈱日本著作出版権管理システム委託出版物＞
本書の無断複写は著作権法上での例外を除き禁じられています．複写される場合には，その都度事前に㈱日本著作出版権管理システム（電話03-3817-5670，FAX 03-3815-8199）の許諾を得て下さい．